도수치료

질환별 임상매뉴얼

PAIN MANIPULATION

저자 박장호

RAINBOW CLASS
통합건강 지도회

PM

The Medicine

Nearest

Simplest

Credible

Integrated

머리말

"의사는 모든 의학적 이론과 더불어 마사지도 습득하라"- 히포크라테스-

1. PM(통증도수치료)에 대하여

PM은 pain manipulation의 약어로서 통증의 도수적 조절을 의미하며 근골격계 질환(soft tissue injury 연조직 손상)의 치료에 있어서 현대 의학적 진단과 전통의학의 도수치료법(stimulation & reduction 자극과 교정)을 함께 채택하고 있는 동서통합의학이라 할 수 있다.

본서는 총론, 각론, 부록의 3부분으로 구성되었으며 총론은 저자의 통증에 대한 독자적 연구와 이론을 설명하고 있으며 각론은 수천 년 간의 경험의학으로서의 도수치료를 집대성하여 현대 중국 추나推拿를 체계화시킨 유따팡兪大方교수님의 강의록을 중심으로 저자의 독자적 이론과 현대적 해석을 통하여 내용을 가감 서술하고 있다. 마지막 부록 부분에서는 실제 도수시술에 임하게 되는 관련 종사자들의 이해를 돕기 위하여 기초의학 부분(생리 및 병리, 진단)을 간략히 삽입하고 있다.

2. Thinking of Integration (통합적 사고)

인체의 질병이나 상태를 바라보는 관점은 현대의학에서 비중을 두고 연구하는 regional study(국소적 연구) 즉 Lesion(병소)의 개념과 동양의 전통의학에서 중시하는 Holistic concept(전인관)으로 대별할 수 있을 것이다.

환자를 진료함에 있어서 이 두 가지의 개념 어느 한쪽도 소홀히 다루어져서는 아니 될 부분이므로 동서양 의학은 상호 보완적 위치에 있다고 할 수 있을 것이다.

상대성이론과 음양이론, Feed back regulation(되먹임 조절)과 오행의 상생상극이론, 그리고 64 Genetic codes(유전암호)와 주역 64괘卦의 관계를 살펴본다면 동서양 의학의 거리가 그리 멀지만은 않다는 것을 알 수 있다.

환자 중심의 의료서비스에 있어서 동서양 의학의 구분이나 주류, 비주류, 또는 제도권내외의 구분은 큰 의미를 갖지 못할 것이다.

실버인구의 증가와 더불어 보존적 치료를 요하는 환자의 수는 차츰 증가할 것이 자명하며, 이에 현대의학의 기계적 물리치료와 함께 도수시술을 접목시켰을 경우 통합의학으로서 긍정적 결과를 기대할 수 있을 것이다.

열린 사고와 능력을 갖춘 제도권 내 의료인들의 대체의학에 대한 과학적 접근을 기다리며 본서가 통합의학의 첫 걸음으로서 많은 관련 종사자들의 임상시술에 보탬이 될 것을 기대한다.

초판 2007. 1. 1
증보개정판 2023. 9. 1
박장호

목차

총론

각론 (진단 및 치료)

부록

총론

Chapter I

통합적 관점에 의한 통증 기전의 이해
Hypothesis For Pain Understanding

1 Pain Trigger(통증유발요인)

Hemodynamic balloon effect explain the puzzle of the chronic pain
혈관 풍선효과(미소혈관 확장)에 의한 만성통증기전의 이해

Abstract

병리학의 발전으로 통증 및 염증에 관여하는 많은 요소들이 연구되고 있으나 직접적인 조직 손상의 원인이 명확하지 않은 만성통증에 관하여는 현재까지도 그 원인 및 발생과정에 대하여 정확한 기전이 밝혀지지 않고 있다.

특히, 심인성 통증(mind-body: psycho-somatic interaction) 또는 기후(기압)와 통증과의 관계 등은 현재까지도 본 연구 분야의 Puzzle(미해결과제)로 남아있다.

반면, 동양의학에서는 순환장애를 통증의 근본원인으로 전제하고 임상치료에 임하고 있음에 주목하여 현대적 해석을 통하여 이를 이해하고 만성통증의 병리적 기전을 확인코자 하였으며 연구결과, 통증을 유발하는 요소들과 통증사이에 Hemodynamic Balloon Effect(혈관풍선효과: Focal vasodilation)라는 통증촉발원의 존재를 추론할 수 있었다.

(1) 동양의학에서의 통증의 이해

(Understanding of the Pain mechanism in Oriental medicine)

동양의 전통의학에서 통증에 대하여 적용되는 기본적 이론은 다음과 같다.

(가) 불통즉통 통즉불통 不通卽痛 通卽不痛

"There is pain if there is obstruction, there is no pain if there is no obstruction"
순환정체가 통증의 원인이다

(나) 통자 한기다야 痛者 寒氣多也

"Cold causes further stagnation of blood, hence aggravates the pain"
체온저하가 통증의 원인이다

(다) 제통양창 개속어심 諸痛痒瘡 皆屬於心(p.330 참고)

통증(pain)과 가려움(itching), 궤양(ulcer) 등은 마음의 문제이다.

1) **심주혈맥** 心主血脈 마음은 혈액순환을 주관한다
"Heart is the motive force for blood circulation"

2) **심주장신** 心主藏神 마음은 정신의식 사유활동을 반영한다.

"Heart is the residence of the spirit"

"The heart dominates vessels and vessels house mind"

(라) 비증痺症 (Bi syndrome:근골격계 통증)(p.392 참고)

수풍한습기 이성비야 受風寒濕氣 而成痺也: 풍, 한, 습이 비증의 원인이다.

Bi syndromes may include such diseases rheumatoid fever, rheumatic arthritis, rheumatoid arthritis, fibrositis, neuralgia and gout.

Bi syndromes are caused by obstruction of energy and blood due to invasion of the blood vessels by pathogenic 1) wind 2) cold 3) damp

근골격계 통증은 교감신경의 항진(wind), 체온저하(cold), 기압의 하강(damp) 등이 원인이다

Pathogenic 1) wind(風), 2) cold(寒), 3) damp(濕) are defined as follows

1) Pathogenic wind is explained as symptoms of sympathetic erethism
2) Pathogenic cold is explained as symptoms of body temperature down
3) Pathogenic damp is explained as symptoms of low atmospheric pressure

이상의 외인성 병인들(wind, cold, damp)을 종합하여 추론하면 만성통증의 발생 및 악화에는 **1) 교감신경의 흥분(풍)** 및 **2) 체온저하에 의한 혈관수축(한), 3) 기압 하강(습)** 등의 요소들이 관여됨을 알 수 있다.

(마) Pulse pattern in pain syndrome

동양의학에서는 질병을 진찰하는데 있어서의 주요 진찰법으로 환자의 손목부근의 요골동맥(radial artery)의 맥박의 형태를 참고하며 이는 환자의 심박동과 혈관의 긴장도 및 혈관의 상태에 따라 그 유형을 달리한다(그림 1-1).

그림 1-1 손목에서 pulse pattern을 촉지하는 부위

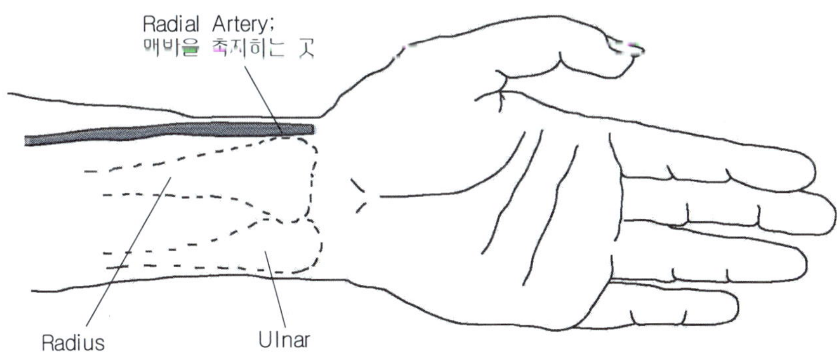

질병의 원인 및 증상을 나타내는 대표적인 28개 맥상(맥의 형태)이 있으며(표 1-1) 이 중 통증이 있을 때 관찰되는 주요 맥상은 다음과 같다.

표 1-1 28맥脉 비교표

병맥 유형	병맥 명칭	맥의 형태	관련질환
浮맥류	浮 부	輕取卽得, 重取稍弱而不空	表証, 亦主虛証
	洪 홍	指下極大如波濤洶湧, 來盛去衰	熱邪亢盛
	濡 유	浮而細軟	主虛, 又主濕
	散 산	浮散无根至數不齊	元氣離散, 臟腑之氣將絶
	芤 규	浮大中空, 如按葱管	失血傷陰
	革 혁	弦急中空, 如按鼓皮	精血虛寒
沉맥류	沉 침	輕取不應, 重按始得	里證
	伏 복	重按推筋著骨始得	邪閉, 厥證, **痛極** pain
	牢 모	沉按實大弦長	陰寒內實, 疝氣, 癥瘕
	弱 약	柔細而沉	氣血不足
遲맥류	遲 지	脉來遲慢, 一息不足四至	寒証
	緩 완	一息四志, 脉來怠緩	濕証, 脾虛
	澀 삽	往來艱澀, 如輕刀刮竹	氣滯血瘀, 精傷血少
	結 결	脉來緩慢, 時見一止, 止无定數	陰盛氣結, 寒痰血瘀
數맥류	數 삭	一息五至以上	熱證, 亦主虛證
	促 촉	脉來急數, 時見一止, 止无定數	陽盛實熱, 氣滯血瘀
	疾 질	一息七至以上, 脉來急疾	陽極陰竭, 元氣將脫
	動 동	脉短而豆, 滑數有力	**痛** pain, 驚
虛맥류	虛 허	擧之无力, 按之空虛	虛證, 多爲氣血兩虛
	微 미	極細極軟, 似有似无, 遲數不明	陰陽氣血諸虛, 陽虛危候
	細 세	脉細如線, 但應指明顯	氣血兩虛, 諸虛勞損, 主濕
	代 대	脉來一止, 止有定數, 良久方來	脉氣衰微, 跌扑損傷, **痛** pain
	短 단	首尾俱短, 不及本位	有力爲氣鬱, 无力爲氣損
實맥류	實 실	擧按均有力	實證
	滑 활	往來流利, 應指圓滑, 如盤走珠	痰飮, 食滯, 實熱
	緊 긴	緊張有力, 如轉繩索	寒, **痛** pain, 宿食
	長 장	首尾端直, 超過本位	陽氣有余, 熱證
	弦 현	端直以長, 如按琴弦	肝膽病, **痛** pain, 痰飮, 瘧疾

1) String-taut Pulse(弦脈 현맥)

A string-taut pulse feels taut, straight and long, giving the feeling of a string of a violin. 바이올린의 현과 같은 팽팽한 맥.

2) Tense Pulse(緊脈 긴맥)

A tense pulse feels and forceful like a stretched rope. 당겨진 밧줄처럼 팽팽한 맥.

3) Regularly intermittent Pulse(代脈 대맥)

A regularly intermittent pulse is slow and weak with missed beats at regular intervals. 규칙적으로 사라지는 간헐적인 맥박.

4) Hidden Pulse(伏脉 복맥)

극단적으로 숨은 맥.

이상에서 살펴본 바와 같이, 혈관의 긴장도(혈관수축)는 통증과 밀접한 관계가 있음을 알 수 있다.

(2) 혈관수축은 통증의 전제조건

현대 통증연구의 많은 분야들이 각종 화학적 요소 및 통증 전달경로 등 신경학적 연구에 비중을 두고 있는 반면 앞에서 살펴본 바와 같이 동양의 전통의학에서는 신체내외의 물리적 자극 또는 심리적 자극 및 체온저하에 의한 혈관수축을 통증의 근본적 원인으로 인식하고 있다.

역설적으로, 인체가 통증을 일으키기 위해서는 각종 원인에 의한 혈관수축이 전제됨을 추측 할 수 있다.

(3) 혈관수축으로 인한 혈관의 형태적 변화

(가) 혈관 풍선효과(Hemodynamic balloon effect)

다양한 원인으로 인하여 혈관 수축이 일어나게 되면 다음과 같은 변화를 예측할 수 있다.

일정한 속도로 액체가 흐르고 있는 내경이 일정한 파이프라인(혈관)에 외부로부터 내경을 좁게 하는 방향으로 파이프라인 전체에 균일한 압력이 기해지면 즉, 혈관평활근의 수축력이 혈관에 가해지면 파이프라인(혈관)에는 다음과 같은 변화를 예상할 수 있다(그림 1-2).

혈관속의 혈액이 A위치에서 B로 흐를 경우 혈관내벽에 미치는 혈압은 혈관내벽과의 마찰성 손실(frictional loss)로 인해 이동하는 거리에 비례하여 줄어들게 된다. 따라서 혈관의 내경은 혈액이 이동하는 방향으로 점점 좁아지게 된다.

즉, 혈관의 굵기는 혈관의 수축력(sympathetic vasoconstrictor tone)과 혈관의 확장력(혈압)의 차이에 의해 결정된다.

그림 1-2 A위치에서 B위치로 혈액이 흐르는 혈관에 평활근의 수축력이 가해질 때 혈관의 위치에 따른 직경의 변화

1. 1단계: 평활근의 수축력이 존재하지 않을 때의 혈관의 형태
2. 2단계: 평활근의 수축력이 혈관에 가해질 때의 혈관의 형태
   ▶: ▶는 혈관벽 및 혈류의 진행방향으로 가해지는 혈압의 크기 및 방향을 표시
   ⬇: ⬇는 혈관 평활근에 가해지는 교감신경기인 혈관수축을 표시한다.

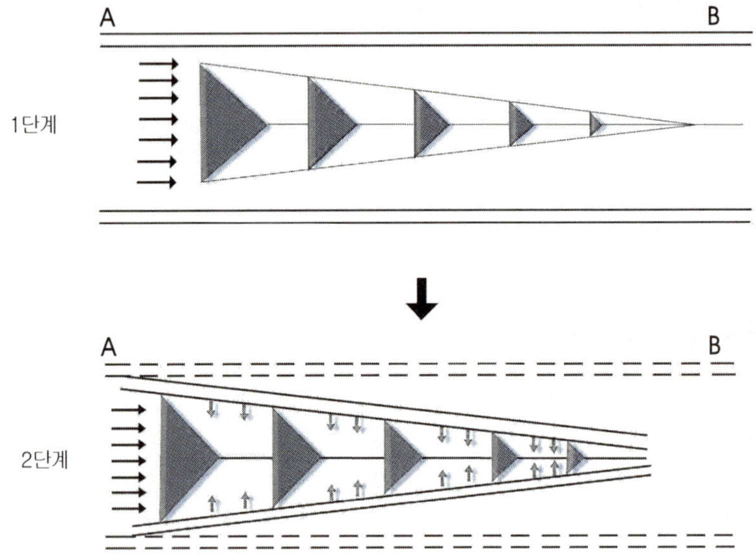

정상적인 상태에서 혈관운동중추의 혈관 수축부위는 1.5~2 times/sec 정도의 속도로 지속적인 흥분파를 혈관 수축신경에 보낸다. 이 지속적인 흥분파를 긴장성 교감신경성흥분(sympathetic vaso-constrictor tone)이라 부른다. 이 흥분파에 의하여 혈관은 지속적이고 부분적인 수축 상태를 유지하는데 이를 긴장성 혈관 운동(vasomotor tone)이라 한다.

한편, 혈관 수축의 원동력인 교감신경의 흥분은 극심한 스트레스의 경우 심박수를 정상의 3배까지 증가시키며 심근의 수축력도 함께 증가시킴으로서 심박출량을 정상에 비하여 2~3배 증가 시킨다. 이 경우 동맥압은 정상보다 2배 이상 증가하며 이를 경고반응(alarm reaction)이라 한다.

이와 같이 교감신경의 과도한 흥분으로 인하여 혈관에 가해지는 수축력이 클 경우 결국에는 혈관의 한 부위에 Critical closing(일시적 혈관 막힘)현상이 발생하게 되며 이때 closing 부위 뒤쪽으로의 혈액흐름은 일시적으로 정지된다(따라서, 혈액흐름 정지이후의 부위에는 맥박이 사라지는 현상이 나타나게 된다).

이와 같이 혈관에 유입되는 혈액량이 혈관이 수용할 수 있는 용량을 넘어설 경우 혈액이 유입되는 입구부위에는 끝부분이 막힌 긴 막대모양의 풍선을 불 때(그림 1-3)와 같은 조건이 형성되므로 혈관내벽에 가해지는 압력이 급격히 증가하여 혈관의 혈액유입부위로부터 국소적으로 그리고 단계적으로 혈관이 팽창하게 된다(Focal vasodilation). 이후, 이를 Balloon effect라 칭한다(그림 1-4).

그림 1-3 막대모양의 풍선에 외부로부터 공기 또는 액체가 유입 될 때, Balloon effect(풍선효과)에 의한 풍선의 형태 변화

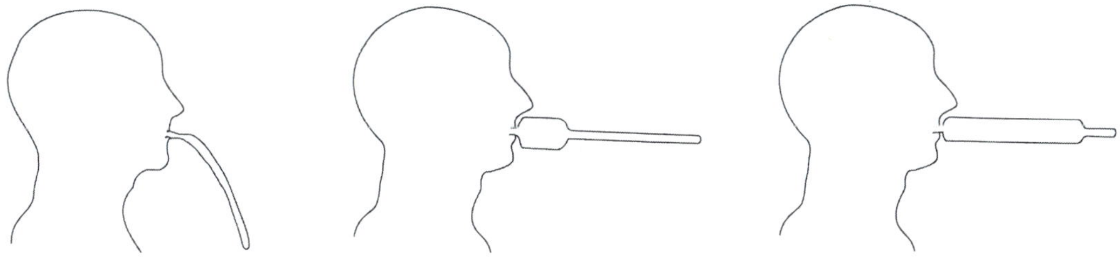

1. 1단계: 유입량이 0일 때의 풍선의 형태

2. 2단계: 초기 유입 시의 풍선의 형태

3. 3단계: 유입량이 계속 증가할 때의 풍선의 형태

그림 1-4 교감성 혈관수축(sympathetic vasoconstriction)의 과항진에 의한 임계막힘현상(critical closing)의 발생과 이로 인한 혈액유입부위의 풍선효과[balloon effect: 국소적 혈관확장(focal vasodilation)]의 형성

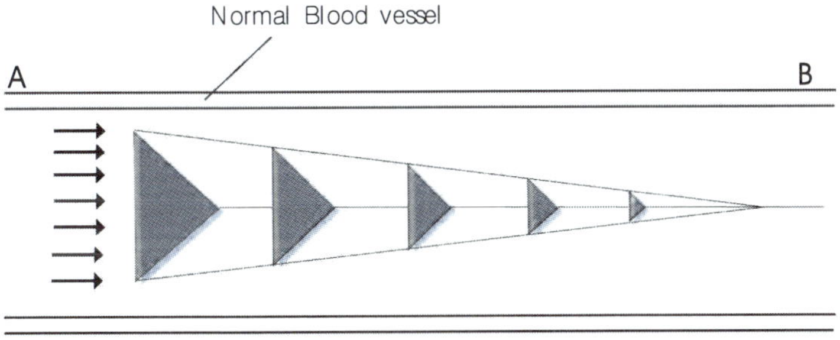

1. 1단계: 평활근의 수축력이 가해지지 않은 혈관의 형태

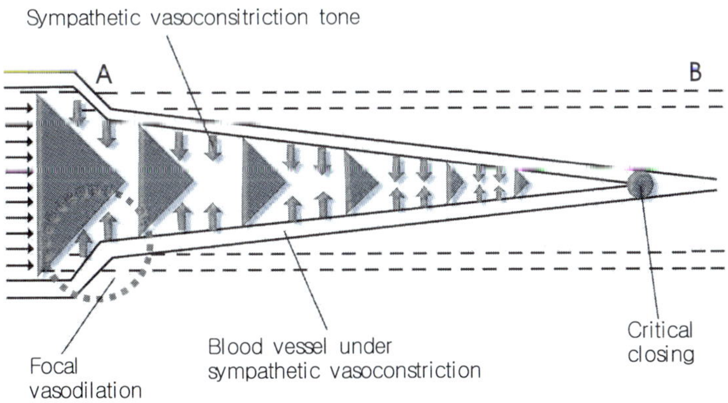

2. 2단계: 과항진된 vasoconstriction(혈관수축)에 의한 critical closing(임계막힘)의 발생 및 이로 인한 focal vasodilation(국소혈관확장) 형성.

한편, 말초부위의 혈관(세동맥, 모세혈관, 세정맥)은 그 부위에 따라 구성성분(내피세포, 탄성섬유, 평활근, 콜라겐섬유 등)의 비율이 다르다(p.375 참고).

표에서 보는 바와 같이 모세혈관은 내피세포로만 구성되어 있으며 모세혈관과 세정맥에는 Elastin fiber와 평활근이 존재하지 않는다(표 1-2).

또한 말초에서의 교감신경은 아래 그림에서와 같이 세동맥에 집중분포 되어 있다(그림 1-5).

표 1-2 혈관부위별 구성성분의 비교

혈관의 종류	구성비율	
Aorta(대동맥)	Endothelium Elastin fiber Smooth muscle Collagen fiber	▣ ▤▤▤▤▤▤ ▩▩▩▩ ■■■■■
Artery(소동맥)	Endothelium Elastin fiber Smooth muscle Collagen fiber	▣ ▤▤▤ ▩▩▩▩▩ ■■■
Arteriole(세동맥)	Endothelium(내피세포) Elastin fiber(탄성섬유) Smooth muscle(평활근) Collagen fiber(교원섬유)	▣▣▣ ▤ ▩▩▩▩▩▩ ■■
True capillary(모세혈관)	Endothelium Elastin fiber Smooth muscle Collagen fiber	▣
Venule(세정맥)	Endothelium Elastin fiber Smooth muscle Collagen fiber	▣ ■
Vein(소정맥)	Endothelium Elastin fiber Smooth muscle Collagen fiber	▣ ▤▤▤ ▩▩▩ ■■
Vena cava(대정맥)	Endothelium Elastin fiber Smooth muscle Collagen fiber	▣ ▤▤▤▤ ▩▩▩▩▩ ■■■■■

그림 1-5 말초혈관에서의 부위별 교감신경의 분포

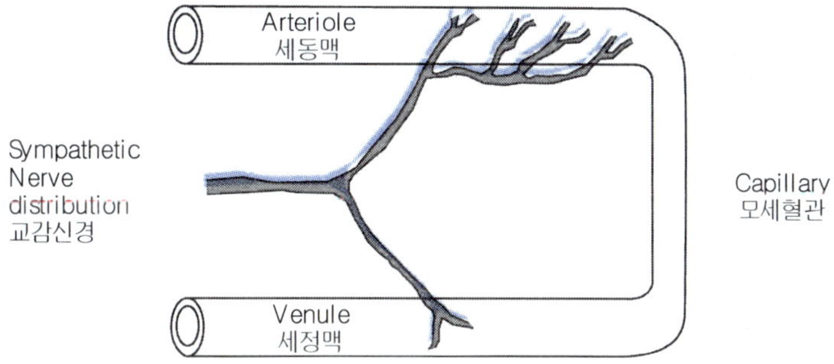

따라서 교감신경의 흥분은 1차적으로 평활근을 갖고 있는 동맥을 수축시키게 되며 특히, 이와 함께 심박동의 가속은 말초혈관(세동맥)으로의 혈액유입량을 증가시킴으로서 Hemodynamic balloon effect(혈관 풍선효과)를 유발하게 된다.

세동맥의 경우 smooth muscle(평활근)의 비율이 상대적으로 큰 반면, Elastin fiber(탄성섬유)와 Collagen fiber(교원섬유)는 적은 비율을 차지하고 있다(표 1-2).

즉, 세동맥은 혈관의 다른 부위에 비해 교감신경에 의한 혈관수축력은 강하게 작용되고 있는 반면 탄성섬유와 교원섬유의 비율이 작으므로(즉, 복원력이 약하므로) 국소혈관확장(Focal vasodilation)에 대한 저항력이 약하게 구성되어 있음을 알 수 있다.

표 1-3과 같이 소동맥(Artery)에서 세동맥(Arteriole)로 진행함에 따라 혈관내압은 1.2×10^5 dynes/cm^2에서 8×10^4 dynes/cm^2으로 약 2/3 수준으로 줄어드나 혈관의 장력은 60,000에서 500으로 약 1/100 수준으로 급격한 저하를 나타낸다.

표 1-3 부위별 혈관의 특성비교

혈관의 종류	평균혈압 (mmHg)	혈관내압 (dynes/cm^2)	반경	혈관벽의 장력 (dynes/cm^2)	탄성섬유의 함량
Aorta 대동맥	100	1.3×105	1.3 cm이하	170,000	Very elastic two coats
Artery 소동맥	90	1.2×105	0.5 cm	60,000	Much elastic tissue but more muscular
Arteriole 세동맥	60	8×104	0.15 mm~ 62 μ	1,200~500	Thin elastica intima only
Capillary 모세혈관	30	4×104	4 μ	16	없음
Venules 세정맥	20	2.6×104	10 μ	26	거의 없음
Vein 소정맥	15	2×104	200 μ	400	탄성섬유가 나타남
Venacava 대정맥	10	1.3×104	1.6 cm	21,000	Very elastic

따라서 세동맥(Arteriole)은 혈관수축으로 인한 혈관풍선효과(국소혈관확장)에 대한 저항력이 가장 약하게 구성되어 있음을 알 수 있다. 즉, 국소혈관확장이 가장 잘 일어날 수 있는 곳임을 알 수 있다.

한편, 강한 피부 자극 후 Lewis의 3중 반응(flush-flare-weal)에 앞서 White line(백선)의 형성(세동맥의 수축현상)을 최초로 관찰 할 수 있음은 **염증을 유발하기 위하여 세동맥(Arteriole)의 수축이 전제됨을 알 수 있는 증거**라 할 수 있다(p.379 참고).

(4) Balloon effect(풍선효과)에 의한 각종 변화들

풍선효과에 의한 국소 혈관확장(Focal vasodilation) 이후 다음과 같은 변화들의 형성을 추측할 수 있다.

(가) 아라키돈산대사의 활성화와 프로스타글란딘에 의한 통증의 생산

Focal vasodilation(국소적 혈관확장)에 의하여 혈관이 이완 될 경우 세포외 기질층의 extension에 비해 내피세포의 extension(신장)이 미치지 못할 경우(특히, 조직온도의 저하 또는 히스타민 활성화 또는 노화에 의한 내피세포의 수축 시) 내피세포간의 결합(cell to cell junction)이 끊어지거나 또는 내피세포의 세포막에 직접적 손상이 가해짐으로서 인지질(phospholipid)의 노출로 인한 arachidonic acid metabolism(아라키돈산 대사)의 활성화와 이로 인한 프로스타글란딘(prostaglandin)의 생성을 예측할 수 있다(그림 1-6).

혈관의 경우 외부로부터의 유입이 계속될 경우 유입부위로부터 진행방향으로 점진적인 혈관확장이 일어날 것이나 혈관의 경우에는 내피세포(Endothelium)의 국소적 손상에 기인한 막인지질(phospholipid)의 노출 및 이로부터 생성된 혈관확장물질 프로스타글란딘(Prostaglandin)의 활성화에 의하여 혈관의 이완이 유도되어 유입혈액을 수용함으로서 국소적 혈관수축 및 풍선효과(Focal vasodilation) 상태가 해제되게 된다.

그림 1-6 아라키돈산 대사(Arachidonic acid metabolism; Brief)

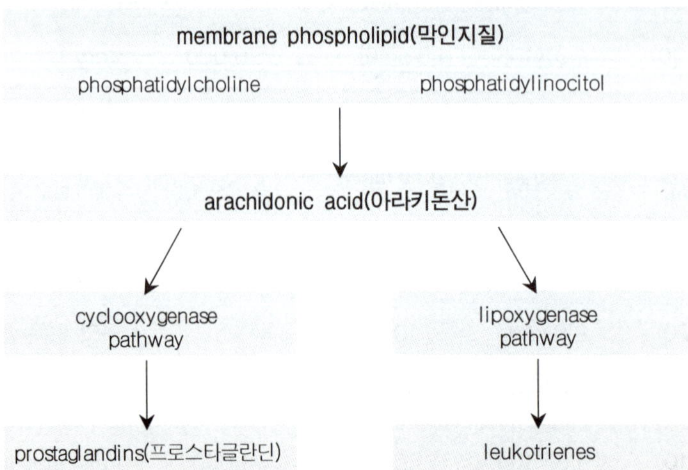

이와 같이 교감신경항진(sympathetic vasoconstriction tone)에 의한 혈관수축과 프로스타글란딘(prostaglandin)에 의한 혈관확장 간에는 아래와 같이 동적평형상태(dynamic equilibrim state)를 유지하게 된다.

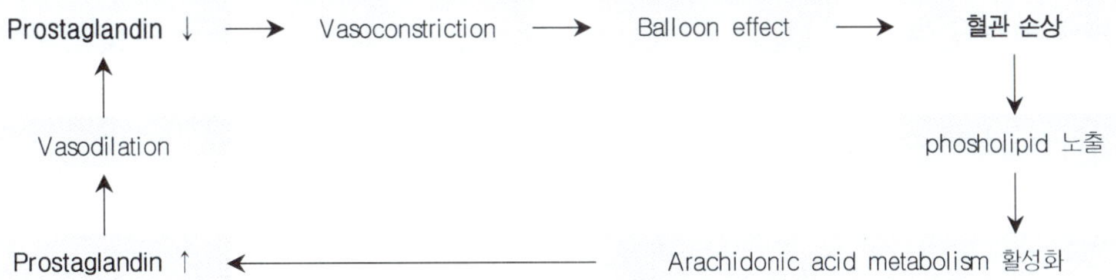

(나) 내피세포간의 간극(gap) 형성 및 투과성 증가(increased permeability)

국소혈관확장(Focal vasodilation)과 혈관내피세포의 온도 의존성 또는 히스타민 의존성 수축은 내피세포간의 간극(gap)을 형성하여 다음과 같은 변화를 유도한다(그림 1-7).

그림 1-7 국소적 혈관확장(Focal vasodilation)에 기인한 염증반응의 시작

1 단계: 정상 상태의 혈관
2 단계: 국소혈관확장(focal vasodilation)에 의한 내피세포의 국소적 손상과 내피세포의 간극(gap) 형성에 의한 혈장 단백질의 삼출

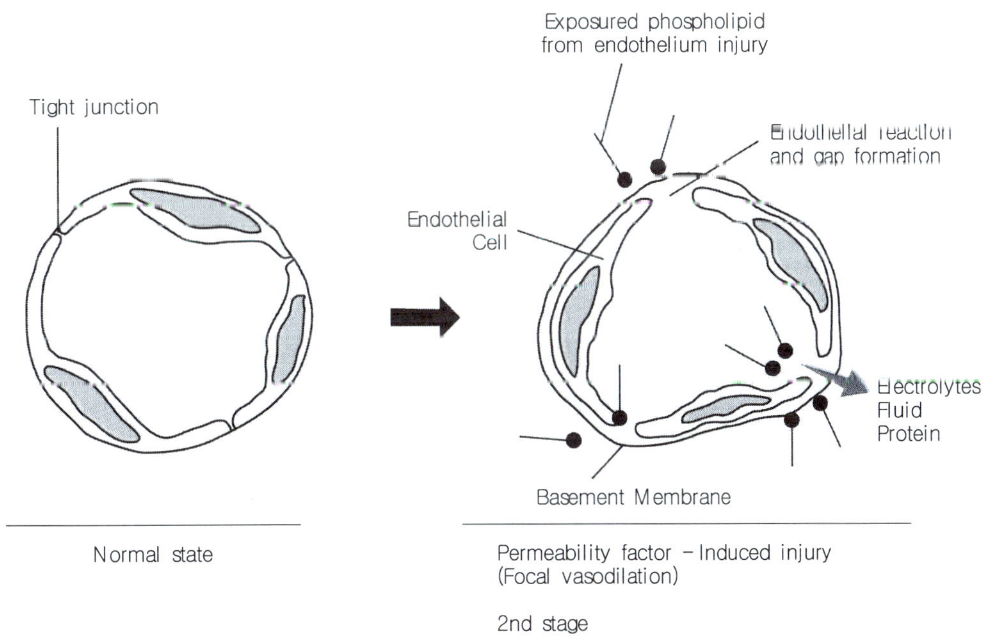

1) **기저막(Basement membrane)의 노출**

기저막의 강한 음전하(Negative charged surface)의 노출 및 이로 인한 Hageman factor의 활성화와 통증활성화 물질 브래디키닌(Bradykinin)의 생성에 의한 통증의 생산

2) **혈관 내피세포간의 간극(gap) 형성에 의한 혈장성분의 누출(Exudation) 및 이로 인한 Local swelling(부종 Edema)**

3) **혈장 성분 삼출로 인한 적혈구 비율(Hematocrit)의 증가와 이로 인한 혈액의 점성도(viscosity) 증가 및 혈류속도의 저하**

(다) 백혈구의 변연추향 및 유주(Margination & Emigration of Leukocytes)

풍선효과에 의한 혈관확장물질들(chemical mediators)의 활성화 이후에는 세 동맥의 수축력에 대한 저항이 약화되므로 심박동 항진에 따른 증가된 혈액량이 보다 쉽게 말초로 유입되게 된다. 따라서 1차적 혈관확장은 세동맥에서 가장 뚜렷이 관찰되며 계속되는 혈액유입의 증가는 재차 혈관벽의 내압을 증가시키게 되며 증가된 압력은 말초혈관 전반에 영향을 끼치게 된다. 이어서 2차적 혈관확장을 일으키게 된다. 이 경우 혈관확장의 정도는 혈관의 평활근의 수축력과 탄성섬유(elastin) 및 교원섬유(collagen) 함량 및 치밀도에 따른 저항력의 합에 반비례하게 된다.

그림 1-8 혈관확장에 의한 교원질 노출과 이로 인한 margination 및 transimigration과정

1. 1 단계: 기저막(음전하)의 노출 및 점성도(viscosity) 증가에 따른 혈류속도의 저하와 이로 인한 PMN(다형핵호중성백혈구, polymorphonuclear leukocyte)의 변연추향과 롤링현상의 발생 (Margination and Rolling).
2. 2 단계: 음전하 표면(Negative charged surface)의 노출 확대 및 혈류속도의 저하가 심화됨에 따른 PMN과 기저막의 firm adhesion.(견고한 접착)
3. 3 단계: 기저막의 이완과 PMN의 화학주성에 따른 transmigration.

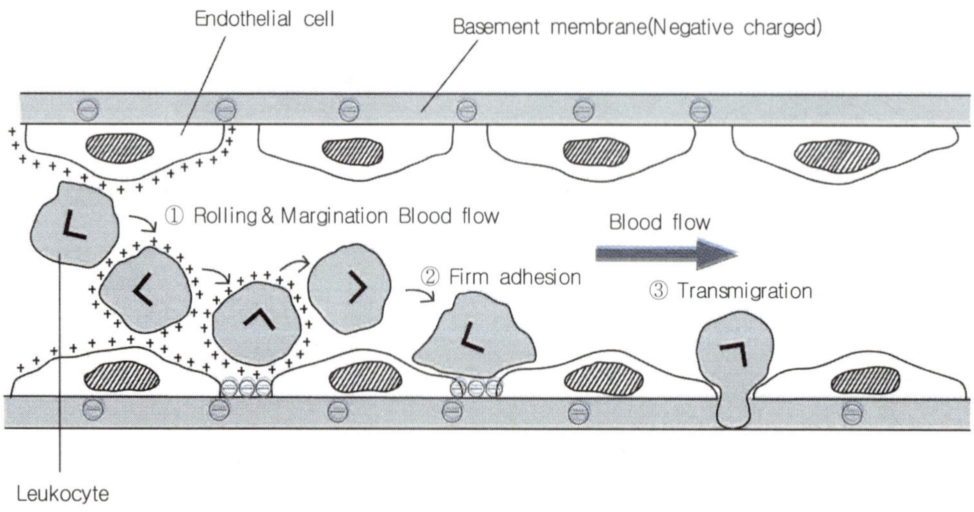

따라서 위의 표에서 나타나는 바와 같이 혈압에 대한 저항력이 약한 모세혈관과 세정맥의 확장이 뚜렷이 나타나게 된다.

이러한 확장효과는 내피세포간의 간격을 넓게 만들어 기저막의 음전하(negative charged surface)를 노출시킴으로서 백혈구의 변연추향(margination)을 유도하게 된다. (백혈구와 혈관 내벽의 firm adhesion을 위하여는 이와 같이 기저막(basement membrane)의 음전하(negative charge)와 백혈구 표면의 양전하(positive charge)의 접촉이 요구된다. (그림 1-8).

이상과 같이 혈관풍선효과(Hemodynamic balloon effect)에 의한 국소혈관확장(focal vasodilation)이 염증성 통증(inflammatory pain)의 촉발요소(trigger)임을 추측 할 수 있다.

(5) 통증촉발요소(Pain Trigger)인 국소 혈관확장(focal vasodilation)의 실험적 증명

이상의 통증촉발요인(pain trigger)의 존재여부는 다음과 같은 간단한 실험으로 증명될 수 있다.

손가락 등에 화상으로 인하여 수포(blebbing)가 생겼을 경우 이에 따라 통증이 수반된다.

이때의 통증은 욱씬거린다는 표현으로 맥박에 따라 통증이 주기적으로 생산됨을 알 수 있다.

이때 아래그림과 같이 테이핑(taping)을 사용하여 강하게 환부를 압박(compressing)함으로서 통증은 수분 후 사라지게 된다(그림 1-9).

이는 압박에 의하여 국소혈관확장(풍선효과)이 형성되지 못하기 때문이며 통증을 유발하는 화학적 매개체(chemical mediator)도 더 이상 생산되지 못하기 때문이다.

따라서 이미 생산된 화학적 매개체의 자연적 분해시간이 경과 된 후에는 통증이 사라지게 된다.

압박에 의하여 통증이 사라지게 되는 것을 관문통제이론(gate control theory)로 설명하려 할 수도 있겠으나 이 경우 통증은 압박 후 즉시 사라지는 것이 아니라 수분 후 사라지게 되므로 관문통제설은 적절한 설명이 되기 어렵다.

그림 1-9 압박에 의한 화상부위의 진통효과

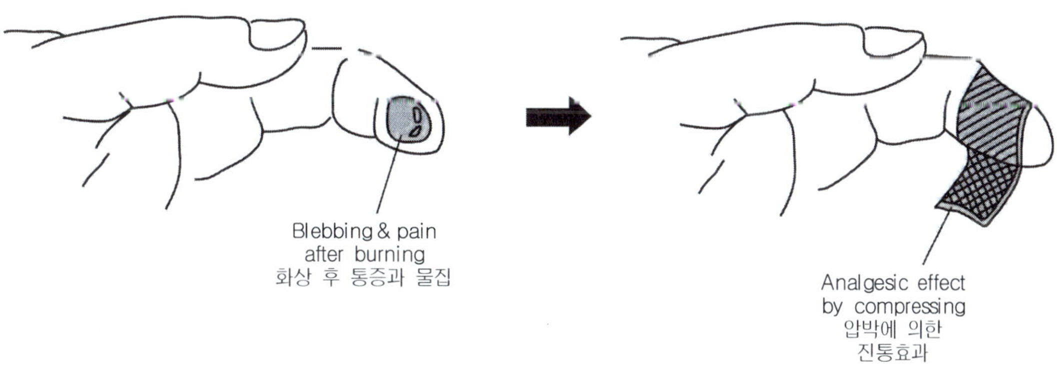

(6) 다양한 통증 유발 요소

이상에서 살펴본 바와 같이 통증을 일으키거나 악화시키는 요소는 혈관수축을 일으키는 요소들로서 이를 구체적으로 살펴보면 다음과 같다.

(가) 외적 환경 요소(Environment: External stressors)

교감신경을 과도흥분 시킬 수 있는 외부의 각종 환경적 긴장요소들이 심박동의 증가와 더불어 긴장성 혈관수축을 가중시킴으로서 Focal vasodilation에 의한 통증을 유발하거나 악화시킬 수 있다.

즉, 긴장성 환경은 혈압상승을 유도함으로서 통증을 유발하거나 악화할 수 있다.

(나) 부정적인 감정과 과도한 욕구(Emotion & Motivation: Internal stressors)

부정적인 감정과 과도한 욕구는 교감신경의 과 항진을 유도하여 통증의 원인이 된다.

(다) 체온 저하(Low temperature)

체내·외 온도의 하강(energy deficiency & cold attack)

(라) 피로(Fatigue)

과도한 운동 및 노동에 의한 에너지 부족 및 젖산 등의 대사산물의 축적

(마) 영양결핍(Malnutrition)

- 에너지원의 섭취부족
- 마그네슘의 부족에 의한 ATP 분해율 저하
- 철분부족으로 인한 산소공급 장애와 이로 인한 ATP 생산성 저하 및 Lactate 생산 증가

(바) 기압의 하강(Low atmospheric pressure: Oxygen deficiency)

기압의 하강은 대기 중 산소농도를 떨어뜨림으로서 조직으로의 산소공급을 저하시키게 된다. 따라서 인체는 이에 대한 보상반응으로 말초 조직으로의 혈액유입량을 증가시키기 위해 심박동을 가속 시키게 된다.

이는 곧 말초의 혈압 상승을 의미하며 국소혈관확장(Focal vasodilation)을 촉진하는 요소가 된다. 따라서 기압의 하강은 통증을 유발하거나 가중시키게 되며 이때 내외적 요인에 의하여 말초의 체온저하는 상황을 더욱 악화시킬 수 있다.

(사) 노화(Aging)

노화로 인한 기초대사율의 저하(체온저하)와 체수분 감소로 인한 내피세포의 수축과 조직의 교원섬유(Collagen) 및 탄성섬유(Elastin)의 치밀도와 장력의 약화는 풍선효과(국소혈관확장)에 대한 저항력 약화의 조건을 제공하여 보다 쉽게 내피세포의 손상을 유발하게 된다.

이는 곧 아라키돈산 대사(arachidonic acid metabolism), 즉, 프로스타글란딘의 활성화를 의미한다. 이외에 당뇨와 같은 질병에 의한 에너지 생산 부족도 통증을 악화시키는 요인이 된다.

그림 1-10 Overall mechanism of Pain production(Brief)

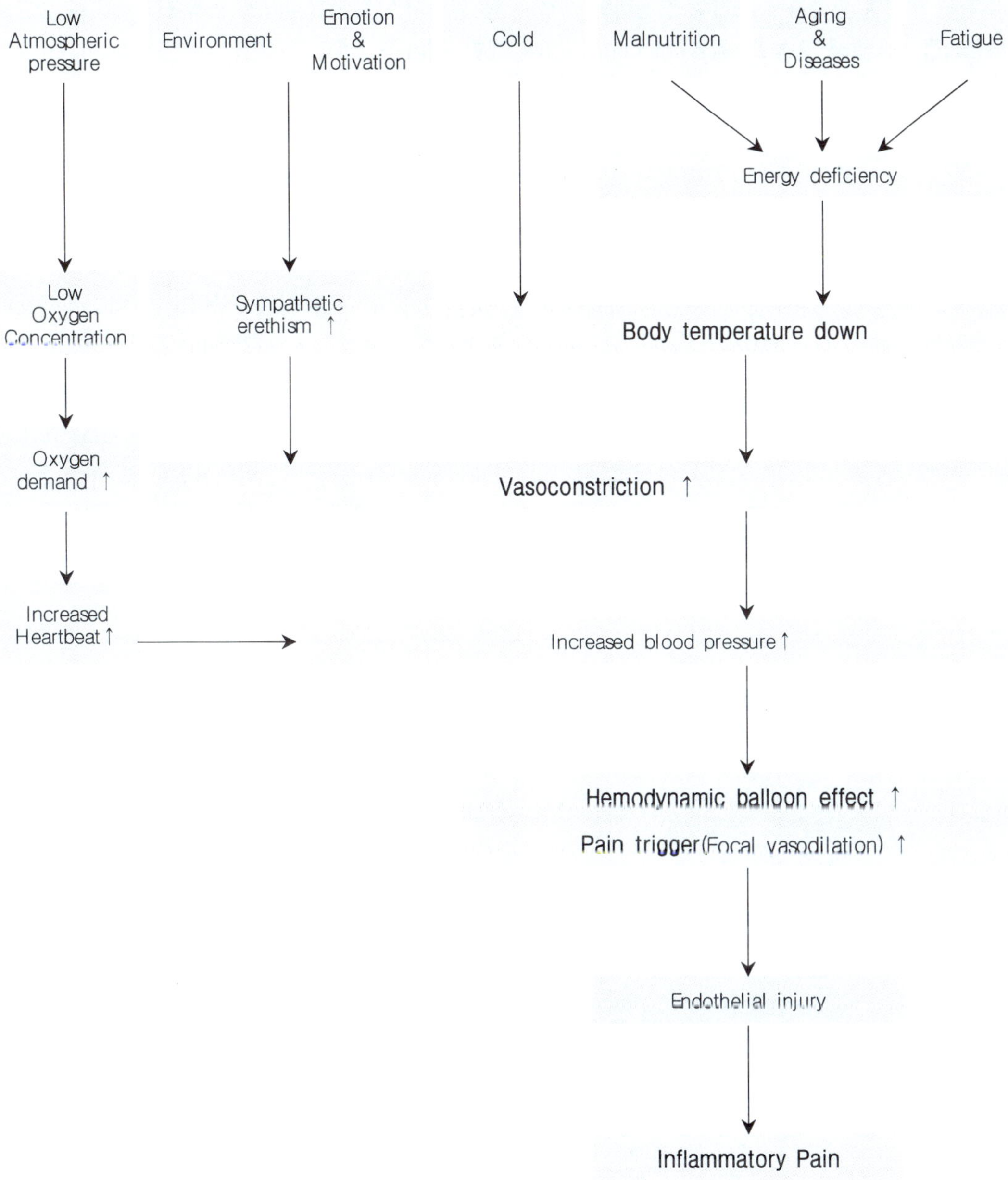

(7) 결론(만성통증의 치유적 접근 Treatment of the chronic pain)

이상에서 살펴본 바와 같이 만성통증과 염증은 자연 상태에서 다양한 위해 요소에 의하여 인체가 받을 수 있는 손상에 대비하여 설계되어 있는 방어시스템임을 알 수 있다.

즉, **교감신경계의 방어기전은 기존의 외부환경에 대한 투쟁 또는 도피(fight or flight)의 목적뿐 아니라 혈관수축을 통하여 염증을 유도하여 혈관내의 백혈구 등 방어시스템을 혈관밖의 조직으로 이동케 함으로서 투쟁과정 중 발생 가능한 감염(infection) 등에 대한 대비**를 하고 있음을 추측할 수 있다(그림 1-10).

이와 같이 만성통증은 수많은 요인에 의하여 반복적으로 발생하거나 악화될 수 있으며, 싸이토카인(cytokine)을 비롯한 생체 내 활성물질들의 중복성과 다기능(redundancy & pleiotropy)이라는 특성을 고려할 때 특정 화학적매개체(chemical mediator)의 비활성화 또는 신경차단 등의 국소적 처치가 근본적 치료가 되기 어려움을 알 수 있다.

이상의 연구에서 보여주듯이 수많은 통증유발 요인(원인)들과 통증(결과) 사이에는 혈관풍선효과(국소혈관확장)라는 통증촉발요소(pain trigger)가 존재하고 있으며 이 촉발요소(Trigger)를 자극할 수 있는 요소는 너무도 다양하다는 것을 알 수 있다. 또한 통증촉발요소(Pain trigger)의 활성화 이후의 기전(mechanism) 역시 매우 복잡하기 때문에 통증의 조절은 가급적 초기(up-stream: Initial stage) 단계 즉, 화학적 매개체의 활성화 이전의 단계에서 다루어지는 것이 바람직 할 것이다. 특히, 만성적 통증은 치료에 앞서 환자 스스로 통증의 원인과 기전을 이해하고 내외적 통증유발요인을 제거하거나 관리함으로서 조절할 수 있는 대상임을 깨닫는 것이 우선되어야 할 것이다.

2 근골격계 질환의 발생기전

인체의 관절에는 이를 지지하고 움직이는 건(tendon)과 인대(ligament)가 있다.

건과 인대는 그 구성성분에서는 유사한 결체 조직이나 역할에서는 정반대의 일을 하고 있는 것이다. **건은 뼈와 근육을 연결하여 관절을 움직이는 역할을 하며 인대는 뼈와 뼈를 연결하여 관절을 고정시키는 역할**을 한다. 즉, 인대와 건의 역학적 평형이 이루어 질 때 건강한 관절이 유지되는 것이다.

운동(mobility)을 위한 관절의 골격근은 수축과 이완의 양방향에서 언제나 길항적으로 작용하게 된다. 즉, 한쪽의 근육이 수축을 하게 되면 상대적인 근육은 이완하게 되어 관절강의 공간(space)를 확보 할 수 있도록 협조한다. 그러나, 긴장 또는 조직온도 저하는 길항적인 관계에 있는 근육을 동시에 수축시킴으로서 관절내부의 공간을 줄어들게 하는 결과를 가져온다. 이러한 지속적인 근 수축으로 인한 건장력의 증가는 상대적으로 인대장력의 악화를 가져오게 된다.

즉, 건이 팽팽해지면 인대는 느슨하게 되어 관절의 **정상위치 이탈(drifting)**이 용이하게 된다.

따라서 지속적인 근 수축은 결국 근 유연성(이완력)을 떨어지게 하여 정상범위의 움직임에도 근건 연결부의 물리적 손상을 일으키고 관절면의 마찰과 정상위치 이탈로 인한 각종 근골격계 질환을 일으키게 된다.

우리인체는 구조기능상 물리적 손상을 쉽게 받는 다음과 같은 부위들을 가지고 있다.

- 외부의 한냉한 온도(cold attack)에 쉽게 노출되는 부위(얼굴, 손, 목, 어깨, 무릎, 발, 엉덩이 등)
- 반복동작을 자주하는 부위(frictional injury)
  (TMJ, 중수지관절, 발가락 제1관절, 슬관절, 제3요추횡돌, 요추면관절 Facet joint of low back 등)
- 견인력을 많이 받는 부위(제3요추 횡돌, 견갑거근, 승모근 등)
- 체중부하를 많이 받는 부위(요추 경추, 무릎관절 등)
- 장시간 고정을 요하는 부위(척추 기립근, 승모근, 견갑거근 등)

이와 같이 근 수축은 신체의 일개부분이 아닌 전신적 손상을 용이하게 일으키게 된다.

(통증과 염증, pain & inflammation)

더불어 교감신경항진과 관련된 기타증상(sudomotor activity, pilomotor reflex etc)을 나타낸다. 따라서 환자는 움직임이 줄어들게 되며 근조직에의 산소 및 영양공급은 더욱 줄어들게 되어 그 악순환으로 전신적 근 골격계의 퇴행이 진행되게 된다.

Notes

1. Rene Cailiet
PAIN: Mechanisms and Management
F.A..Davis Company, Philadelphia, Pennsylvania. 1993

2. Perl, ER:
Pain and nociception.
In Darian-Smith, I(ed):
Handbook of physiology, Sect I, the Nervous System. Vol 3. The Sensory Processes.
American Physiology Society, Bethesda, MD, pp 915-975. 1984,

3. Yokota T.
Physiological basis of acute pain.
Pain Clinic 13: pp 797-806, 1992

4. Fields, HL and Levine, JD:
Pain mechanisms and management.
Westen J Med 141 (3): pp 347-357

5. Roberts, WJ:
A hypothesis on the physiological basis for causalgia and related pains.
Pain 24: pp 297, 1986

6. Levine, JD, Coderre, TJ, and Basbaum, AI:
The peripheral nervous system and the inflammatory process.
In Dubner, R, Gebhart, GF and Bond, MR(eds):
Pain Research and Clinical Management, Vol.3. Proceedings of the 5th World Congress on Pain.
Elsevier, Amsterdam, 1988, pp 33-43

7. Wall PD:
The gate control theory of pain mechanisms-a re-examination and restatement.
Brain 101: pp 1-18, 1978

8. Melzack R, Wall PD:
Pain mechanisms: A new theory.
Science 150: pp 971-979, 1965.

9. Mersky, H:
Classification of chronic pain: Description of chronic pain syndromes and definitions:
Pain(Suppl)3: pp S1-S225, 1986.

10. Ganong, W:
The stress response: A dynamic overview.
Hosp Pract 23(6): pp 155-190, 1988

11. Aganati, LF, Tiengo, M, Ferraguti, F, Biagani, G, Benfenati, F,
Benedetti, C,Rigoli,M and Fuxe,K:
Pain, analgesiam and stress: An integrated view.
Clinical J Pain 7(Suppll): pp S23-37, 1991

12. O'Leary, A.(1990)
Stress, emotion, and human immune function.
Psychological Bulletin, 108, 363-382.(12)

13. Stanford, S.C.(1995)
Central noradrenergic neurons and stress.
Pharmacology & Therapeutics, 68, 297-342.(12)

14. Janig, W:
The sympathetic nervous system in pain: Physiology and Pathophysiology. In Stanton Hicks, M(ed):
Pain and the Sympathetic Nervous System.
Kluwer, Dordrecht, pp 17-89. 1990,

15. Janig, W, Blumberg, HG, Bosa, RA, and Campbell, JN:
The Reflex sympathetic dystrophy syndrome. Consensus statement and general recommendations for diagnosis and

Clinical Management.
Proceedings of the 6th World Congress on Pain, Elsevier, Amsterdam,
pp373-376, 1991,

16. Stephen Bruehl, Ok Yuhg Chung, Pamela Ward, Benjamin Johnson,
James A. McCubbin
The relationship between resting blood pressure and acute painsensitivity in healthy normotensives and chronic back pain sufferers: the effects of opioid blockade.
PAIN, 2002 Nov;100(1-2):191-201.

17. Pearlstein, E., Gold, L. I., and Garcia-Pardo, A.
Fibronectin: a review of its structure and biological activity.
Mol. Cell. Biochem. 29: pp 103-128, 1980

18. Akiyama, S. K. and Yamada, K.M.
Fibronectin in disease.
In Connective Tissue Diseases(Wagner, B.M, Fleishmajer,P.,and
Kaufman,N.,eds.) pp.55-96. Williams & Wilkins, Baltimore.(1983)

19. Ruoslahti, E.
Fibronectin and its receptors.
Annu. Rev. Biochem. 57: pp: 375-413, 1988

20. Takeichi, M.
Cadherins: a molecular family important in selective cell-cell adhesion.
Annu. Rev. Biochem. 59: pp 237-252, 1990

21. Shwarz, M.A., Owaribe, K., Kartnbeck.J., and Franke,W.W.
Desmosomes and hemidesmosomes: constitutive molecular components.
Annu. Rev. Cell Biol. 6: pp 461-491, 1990

22. Takeichi, M.
Cadhein cell adhesion receptors as a morphogenic regulator.
Science 251: pp 1451-1455, 1991

23. Burridge, K., Fath, K., Kelly, T., Nuckolls, G.,and Turner, C.
Focal adhesions:
trasmembrane juntion between the extracellular matrix and thecytoskeleton.
Annu. Rev. Cell Biol. 4: pp 487-525, 1988

24. Albeda SM, Buck CA:
Integrins and other cell adhesion molecules.
Faseb J 4: PP 2868-2880, 1990

25. G. Sagvolden, I.Giaever, E. O. Pettersen, J. Feder
Cell adhesion force microscopy
Proc. Natl. Acad. Sci. USA
Biophysics. Vol 96, pp. 471-476, January 1999.

26. Paci E, Karplus M.
Unfolding proteins by external forces and temperature: the importance of topology and energetics.
Proc Natl Acad Sci U S A. 2000 Jun 6;97(12):6521-6.

27. Brown EJ, Bohnsack JF, O'Shea JJ, McGarr J.
Evidence for a conformational change in human fibronectin which occurs between 4 and 37 degrees C.
Mol Immunol. 1987 Mar;24(3):221-30.

28. Sakai K, Fujii T, Hayashi T.
Conformational change precedes the formation of multimeric fibronectin.
J Biochem(Tokyo). 1996 Jan;119(1):58-62.

29. Arnoldus W. P. Vermeer and Willem Norde
The Thermal Stability of Immunoglobulin: Unfolding and Aggregation of aMulti-Domain Protein
Biophys. J. 2000 78: 394-404.

30. Martinez-Hernandez A, Amenta PS:
The basement membrane in pathology.
Lab Invest 48: pp 656-677, 1983

31. Chahl, LA:
Pain inflammatory mediators.
In Beers, RF and Bassett, EG(eds):
Mechanisms of Pain and Analgesic Compounds.
Raven Press, New York, 1979, p 273.

32. Alam R:
Chemokines in the biology of cell movement and inflammation.
In: Middleton Jr. E, Reed CE, Ellis EF, Adkinson Jr. NF, Yunginger JW, Busse WW(ed)
Allergy; principles & practice.
Mosby p 124-36, 1998

33. Gura T:
Chemokines take center stage in inflammatory ills.
Science 272: pp 954-956, 1996

34. Arai KI, Lee F, Miyajima A, Miyatake S, Arai N, Yokota T:
Cytokines: Coordinators of immune and inflammatory responses.
Ann Rev Biochem 59: 783-836, 1990

35. Martin P:
Wound healing-aiming for perfect skin regeneration.
Science 276: pp 75-81, 1997
Perez-Tamayo R:
Pathology of collagen degradation.
Am J Pathol 92: pp 509-566, 1978

36. Shosham S:
Wound healing.
Int Rev Connect Tissue Res 9: pp 1-24, 1981

37. Ley K, Tedder TF:
Leukocyte interactions with vascular endothelium:
New insights into selectin-mediated attachment and rolling.
J Immunol 155: pp 525-528, 1995.

38. Cassell, JF, McLachlan, EM, Sittiracha, T:
The effect of temperature on neuromuscular transmission in the main caudual artey of the rat
J Physiol 397: pp 31-44, 1988

39. Agnati, LF, Zoli, M, Merlo Pich, E, Benfenati, F, and Fuxe, K:
Aspects of neural plasticity in the central nervous system,VIII.
Theoretical aspects of brain communication and computation.
Neurochem Int 16: pp 479-500, 1990

40. Wakisaka, S, Kajander, KC and Bennett, GJ:
Abnormal skin temperature and abnormal sympathetic vasomotorinnervation in experimental painful peripheral neuropathy.
Pain 46: pp 299-313, 1991.

41. Ma Q-P, Woolf CJ.
Prgressive tactile hypersensitivity:
an inflammation-induces inctemental increase in the excitability in thespinal cord.
Pain 67: pp 97-106, 1996

42. Kraus H:
Trrigerpoints.
NY State J Med 73: pp 1310-1314, 1973

43. Gunn CC, Milbrandt WE:
Tenderness at motorpoints-an aid in the diagnosis of pain in the shoulder referred from the cervical spine.
JAOA 77: pp 196/75-212/91, 1977.

44. Abbas AK, Lichtman AH, Pober JS.:
Immediate hypersensitivity.
Cellular and molecular immunology. 4th ed. p 424-444
W.B. Saunder Company, Philadelphia, 2000

45. Martinez E, Lacroix JS, Moeschlar MB, Hogendijks S, Spertini F, Polla BS: Allergy and the environment: A meeting report.
Review on environmental Health 14: 63-78, 1999

46. Kay AB:
Concepts of allergy and hypersensitivity.
In: Kay AB ed.,
Allergy and allergic diseases, 1st ed., p 23-35
Blackwell science, Austrailia, 1997

47. De Swert IFA:
Risk factors for allergy.
Eur J Pediatr 159: 89-94, 1999

48. Uchino, B.N., Cacioppo,J.T., & Kiecolt-Glaser,J.K. (1996).
The relationship between social support and physiological processes:
A review with emphasis on underlying mechanisms and implications for health.
Psychological Bulletin, 119, 488-531. (12)

49. Arthur Vander: James Sherman, Dorothy Luciano Human Physiology: The Mechanisms of Body function.
8th edition,

50. Emanuel Rubin: John L. Farber
Pathology
3rd edition
Lippincott-Raven publishers, Philadelphia. New York

51. Bruce Alberts, Alexander Johnson, Julian Lewis, Martin Raff, Keith Roberts, Peter Walter
Molecular Biology of THE CELL
4th edition GS Garland Science, Taylor & Francis Group, New York

52. James W. Kalat
Biological Psychology.
6th edition(Korean language edition)
International Thompson Publishing Asia & Sigma press, 1999

53. Toshio Hirano
Cytokine molecular biology for bioscience & molecular medicine.
Korean language edition.
World science, Seoul, Korea. 2002

54. C. CHAN. GUNN
The Gunn Approach to the treatment of chronic pain 2nd edition (Korean language edition) koonja publishing.inc Seoul.Korea.2000

55. D. H. Kang
Physiology
4th edition (Korean language edition)
Shin Kwang publishing, inc, Seoul, Korea

56. John Sarno
Mind over back pain

Chapter II

전인적 통증관리 (Holistic treatment)

국소적 치료에도 불구하고 통증이 반복되거나 지속적으로 발생할 경우 근본적 원인에 대한 전인적(Holistic) 접근이 고려되어야 할 것이다.

즉, 국소적 치료가 결과물에 대한 접근이라면 **국소적 혈관확장(Hemodynamic balloon effect)을 유발 할 수 있는 원인에 대한 근본적 접근을 전인적 치료(Holistic treatment)라 할 수 있겠다.**

이의 구체적 내용은 다음의 7가지이다.

- R Rest
- A Avoidance & Affirmation
- I Innate
- N Nutrition
- B Blood
- O Oxygen
- W Warmth & Water

상기 7개 단어의 머리글자를 인용하여 RAINBOW 라는 하나의 단어로 내용을 함축하고자 한다. 이를 구체적으로 살펴보면 다음과 같다.

무엇을 어떻게 바꾸어야 하는가?
전인치유를 위한 7가지 조건
RAINBOW

1 휴식(Rest)

(1) 몸과 마음의 휴식

"통증은 쉬라는 신호이다"

충분한 수면과 휴식은 긴장을 해소하는 첫 번째 요소이다.

휴식과 수면은 교감(긴장)신경을 안정시키고
혈관의 긴장도를 낮춰줌으로서
통증을 경감시킨다.

또한, 코로나바이러스나 암세포 등을 청소하는
NK 세포나 림프구의 경우
부교감신경의 지배하(안정상태)에서 활성화 된다.

**즉, 몸과 마음이 안정 상태에 있을 때
우리의 면역기전이 활성화된다.**

따라서, 몸과 마음의 충분한 휴식을 통하여
질병에 대한 저항력을 높일 수 있다.

(2) 면역기초

면역 : 나 이외의 모든 것을 퇴치(공격)하는 시스템 – 자기와 비자기를 인식

인체의 면역체계(세포성 면역) 중 외부로부터 침입한 세균 등을 먹어치우는 식균작용을 하는 과립구는 교감신경의 지배(긴장상태)하에 있으며, 바이러스와 암세포 등을 청소하는 임파구는 부교감신경의 지배(안정상태)하에 있으므로 충분한 휴식을 통하여 부교감 신경을 활성화시켜 임파구의 면역력을 강화시켜야 한다.

교감신경 우세 시 (긴장 상태)	과립구가 활성화 됨	침입세균이나 죽은 세포를 먹어치움(식균작용)
부교감신경 우세 시 (안정 상태)	임파구가 활성화 됨	바이러스나 세균, 암세포, 감염세포를 파괴

밤과 낮이 바뀐 생활을 하는 사람은 정상적인 사람에 비하여 과립구가 증가하고 임파구가 격감한다.

(3) 선천성 방어기전과 후천성 방어기전

	선천성 방어기전	후천성 방어기전
특이성	비특이적	특이적
세포성 특성	백혈구	림프구
유도 방법	면역조작이 필요없음	면역 조작

(4) 인체의 3단계 방어기전

1차 방어벽 : 피부와 점막, 콧물, 침(항체 IgA)
2차 방어벽 : 혈액내의 과립구와 대식세포: 교감신경 지배(긴장상태)
3차 방어벽 : 임파구와 보체(Complement): 부교감 신경 지배 (안정 상태)

<table>
<tr><td rowspan="14">혈액</td><td rowspan="2">혈장성분</td><td colspan="2">혈장단백질</td><td colspan="4">알부민, 글로블린, 피브리노겐, 응고관련 단백질</td></tr>
<tr><td colspan="2">기타 혈장성분</td><td colspan="4">물, 염류, 용존가스, 호르몬, 포도당, 노폐물</td></tr>
<tr><td rowspan="12">세포성분</td><td colspan="2">적혈구</td><td colspan="4"></td></tr>
<tr><td colspan="2">혈소판</td><td colspan="4"></td></tr>
<tr><td rowspan="10">백혈구</td><td colspan="2" rowspan="3">과립구</td><td colspan="2">호산구</td><td>기생충 감염, 알레르기에 의해 활성화
부신피질 호르몬에 의해 조절 됨
1. 항원제시 기능
2. 비만세포조절
3. 염증반응의 개시와 증폭</td></tr>
<tr><td colspan="2">호염기구</td><td>기능이 잘 알려져 있지 않음</td></tr>
<tr><td colspan="2">호중구
(과립구의 95%)</td><td>세균 탐식 살균</td></tr>
<tr><td rowspan="7">무과립백혈구</td><td rowspan="6">임파구</td><td rowspan="3">T임파구</td><td>킬러 T세포</td><td>바이러스, 암세포 파괴</td></tr>
<tr><td>헬퍼 T세포</td><td>B세포에게 항체를 만들도록 함
암, 바이러스를 발견, 킬러T세포에게 공격명령
(인터루킨을 합성하여 킬러 T세포에 발사)</td></tr>
<tr><td>서프레서 T세포</td><td>과잉면역반응 억제능력</td></tr>
<tr><td colspan="3">B임파구</td></tr>
<tr><td colspan="3">NK세포</td></tr>
<tr><td colspan="3">NKT세포</td></tr>
<tr><td>단구</td><td colspan="3">성숙하여 대식세포(macrophage)가 된다
(강력한 탐식능력)</td></tr>
</table>

(5) 암과 자율신경(통증과 암을 만드는 생활)

밤낮이 뒤바뀐 생활을 하는 사람은 정상적인 사람에 비하여 과립구가 증가하고 임파구가 격감한다.

젊고 건강한 사람들도 하루에 약 3,000~5,000 여개의 암세포가 생성된다. 이렇게 생성된 암세포는 NK세포와 T임파구에 의하여 파괴되며 이러한 면역세포들의 활동은 편안하고 안정적일 때 활발해진다.

따라서, 각종 스트레스와 피로, 수면부족으로
교감신경이 항진되어 있는 사람은
암에 걸릴 확률이 그만큼 높아지는 것이다.

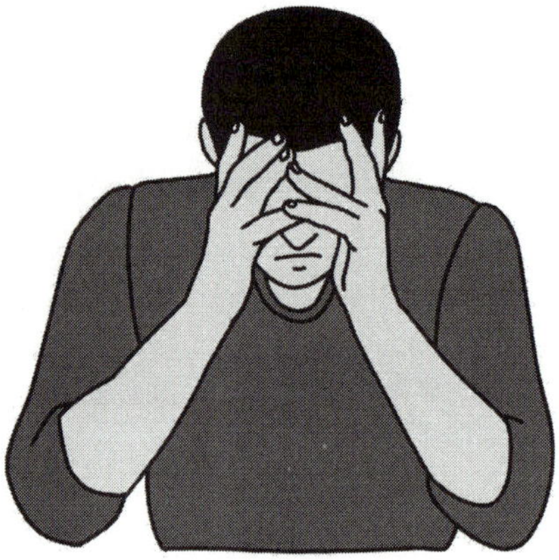

2 유해환경의 회피 및 긍정적 사고태도와 절제 (Avoidance & Affirmation)

(1) Avoidance(유해환경의 회피)

First, Do not Harm!

건강을 위한 첫째는 해로운 것을 하지 않는 것이다
-히포크라테스-

몸과 마음에 해가 되는 모든 유해환경을 멀리하라.

(가) 정신적 스트레스를 제공하는 환경을 멀리하라.

(나) 합성 식품첨가물이 함유된 가공식품을 멀리하라.

(다) 피부에 악영향을 주는 세제, 화장품, 향수, 환경성 건축자재, 염료, 도료 및 섬유유연제와 섬유마감제의 사용에도 주의를 기울여라

(라) 카페인과 니코틴을 멀리하라.

(마) 캡사이신이 함유된 매운 음식을 멀리하라.

(바) 구강 (호흡기와 소화기)로 들어오는 알레르기 유발원이나 미세 먼지등을 차단하라.

(사) 눈과 귀를 자극하는 강한 빛이나 소음 등의 환경을 멀리하라.

(아) 교감신경을 항진시키는 에페드린이 함유된 약물(예. 종합감기약 등)을 멀리하라.

(가) 정신적 스트레스를 제공하는 환경을 멀리하라

1) 감정의 조절

명상 등을 통하여 감정을 조정함으로서 교감신경을 안정시킨다.

• 명상(Mrditation)

뇌파나 맥파 등의 생체 신호는 사람의 감성에 따라 변한다. 집중할 경우 뇌파의 세타파 대역의 파워는 감소하고 낮은 베타파 대역의 파워는 증가한다.

명상은 점차로 자신이 어떤 생각을 하고 있는지도 모르는 상태가 되는 몰입상태이며 이때는 생체항상성 유지를 위한 자율신경계의 조절력이 활성화 된다. 몰입상태에서는 집중 시에 나타나는 낮은 베타파 대역의 증가와 더불어 생체 항상성 유지를 위한 자율신경계의 자기조직화(Self organization) 능력이 향상되며, 특히 부교감 신경대가 더욱 활성화 된다.

2) 절제(Temperance)

절제라는 것은 비우는 과정, 욕망(성적 욕망, 물욕, 명예욕 등)과 집착을 내려놓는 과정이다. 우리가 욕망과 집착을 비울 때 통증도 함께 비워진다.

성과 통증 : 성적쾌감(오르가즘)에 대한 잘못된 이해

최근 많은 성의학 전문가들이 규칙적인 성생활을 권장하고 있다. 그 논리로는 규칙적인 성생활을 하는 사람들이 성생활을 하지 않는 사람에 비하여 평소 엔돌핀의 분비가 왕성하여 질병에 대한 저항력이 강해지고 건강하다는 것이다.

그렇다면, 통증환자들도 이러한 논리에 따라 규칙적인 성생활을 하도록 노력하여야 할 것인가? 성생활을 통하여 얻고자 하는 오르가즘이란 무엇이며 어떠한 과정을 통하여 이를 느끼게 되는가?

필자의 견해로는 오르가즘은 변형된 통증이다.

우리 몸이 성적 극치감 즉, 오르가즘을 얻기 위하여는 자율신경의 흥분이 필요하며 특히 교감신경의 극도의 흥분이 이러한 극치감을 이끌어 낸다.

남성의 경우 부교감 신경의 항진은 남성 성기의 발기력을 강하게 하며 교감신경의 항진은 사정중추를 강력하게 자극하여 극치감과 함께 사정(정액분출)이라는 과정을 이끌어 낸다.

앞에서, 설명한 바와 같이 우리 몸은 교감신경의 흥분을 통하여 혈관을 수축시키고 통증물질을 생산해낸다. 따라서, 통증환자가 계속해서 성적쾌감을 추구하는 행위는 상처난 곳에 다시 상처를 내는 것과 같다고 할 수 있다.

규칙적인 성생활을 통하여 건강해지는 것이 아니라 규칙적인 성생활을 하는 사람들은 그만큼 건강이 뒷받침되기 때문에 가능한 것이다.

통증으로 고통받는 환자는 성에 대한 집착을 버리고 다른 취미생활(명상 등)에의 몰입을 통하여 건강을 개선 할 수 있을 것이다.

참고로, 우리가 명상을 통하여 몰입을 하게 되면 성적쾌감보다 차원 높은 쾌감물질(세로토닌 등)이 뇌에서 분비된다고 한다.

3) 플라시보 효과(Placebo effect : 위약효과)의 긍정적 활용

치료자로서 환자에 대하여 플라시보 효과(Placebo effect)를 긍정적 방향으로 활용한다. 치료효과에 대한 믿음은 기장을 완화하여 좋은 결과를 이끌어 낸다. 많은 종류의 대체의학이 이 원리에서 벗어나지 않는다. 플라시보 효과는 맨손보다는 도구를 사용하는 편이 환자로부터 신뢰성을 높여 그 효과를 배증시킨다. 대표적인 도구로서 카이로프랙틱에서 사용하는 시술 베드(드롭테이블)가 있다. 이 분야의 오랜 경험이 있는 시술자들은 이 테이블의 치료 효과가 교정에서 오는 것이 아닌 심리적 효과가 더 크다는 것을 알고 있다. 이러한 베드를 사용하게 되면 실제의 교정효과를 확인할 수 없기 때문에 사용을 기피하는 시술자들도 상당히 많으나 필자는 이러한 기구들의 사용을 권하는 편이다. 이유는 교정의 효과가 아닌 강력한 플라시보 효과 때문이다.

배가 아픈 아이에게 초콜릿을 약이라고 먹이면 아픈 배가 낫는다.

4) 정신적 긴장을 주는 환경을 회피하라.

주변환경을 개선할 수 없다면 피하여야 한다.

스트레스–긴장–통증의 악순환의 고리를 끊어야 한다.

(나) 유해 환경을 멀리하라: 합성 식품첨가물의 섭취를 줄여라

전세계적으로 1만여 종의 식품화학물질과 첨가물이 사용되고 있으며 일반인은 년간 약 6 kg의 식품화학물질을 섭취하고 있다. 따라서, 일생동안 약 0.5톤에 이르는 합성첨가물을 섭취한다.

대표적인 식품 첨가물로는 감미료, 발색제, 방부제, 산화방지제, 착색제, 팽창제, 화학조미료, 유화제, 염지제, 착향료, 표백제, 살균제, 연화제 등이 있다.

이들 화합물들의 부작용은 뇌와 골격 이상, 경직 또는 경련, 소화기 콩팥 장애, 두드러기, 편두통, 강한 독성, 간암, 의식불명, 발한, 호흡 기능 악화, 빈혈, 급성구토, 염색체 이상, 발암, 눈과 피부 점막 자극, 중추신경 마비, 출혈성 위염, 콜레스테롤 상승, 신생아 무뇌증, 혈소판 자반증, 중금속 중독, 현기증, 손발 저림, 소아 입신경 세포 파괴, 갑상선 장애, 소아 뇌 손상, 천식, 우울증, 중국 음식 증후군(얼굴 경직, 가슴 압박, 불쾌감), 구소마비, 운동기능 저하, 간염, 피부염, 고환위축, 등을 들 수 있다.

한편, 식품 화합물 간의 상호작용과 독성에 대해서는 거의 알려진 바가 없다.

염지제(curing ingredients): 염지과정에 사용되는 복합 첨가물로 합성첨가물의 총합체라 할 수 있다.

염지(curing): 육류(훈제 닭, 오리, 햄 종류)의 미생물의 생육을 억제하여 보존성(저장성)을 높이고 풍미를 증진시키기 위하여 식품에 염(식품 첨가물)을 주입하는 과정이다.

소금에 절이는 과정을 염장(salting)이라고 하며 짠맛을 덜 느끼는 첨가물을 사용하여 식품을 절이는 과정을 염지(curing)이라고 한다(입에서는 짠맛을 못 느끼나 체내의 염 농도는 급격히 높아지게 되므로 갈증을 일으키게 되며 이는 치킨 매장에서의 탄산음료의 매출과도 연결된다).

단어에서 나타나듯이 치료한다는 의미의 염지(curing)는 과거 냉장기술이 없던 시절 훈제제품에 미생물이 번식하여 부패하는 것을 막기 위한 방부의 목적으로 사용 되었으나, 최근에는 수분 흡습

성으로 인한 식감증대와 각종 첨가물에 의한 풍미 증가용으로도 많이 사용된다.

국내의 많은 체인업소가 이러한 염지 처리된 닭이나 오리 등을 사용하고 있다. 주입되는 첨가물의 종류는 폴리인산염(피로인산 나트륨), 화학조미료(MSG), 향신료, 감미료, 유화안정제(카제인나트륨), pH조절제, 합성 보존료(소르브산)등 매우 다양하며 이들의 작용을 통하여 미생물의 번식을 억제하고 육류의 근육으로부터 근섬유(마이오신과 액틴: 사람의 근육도 같은 구조이다)를 녹여내어 그물구조의 젤을 형성하고 그물구조 내부에 물을 저장함으로서 육류의 식감을 높여준다(이를 통하여 염지 처리한 닭은 가슴살의 퍽퍽한 맛이 사라진다).

염지법에는 마사지 방법, 침지법, 텀블러 방식, 주사요법 등이 있다.

최근 대기업에서는 다침법이라하여 수십개의 주사바늘로 동시에 염을 주입하는 기계를 사용한다.

• 대표적인 식품첨가물의 종류와 독성

	종류	용도	사용 식품군	부작용
감미료	아스파탐	설탕의 수백 배 단맛	과자, 음료, 빙과류, 간장, 다이어트 음료, 무가당주스, 요거트, 껌, 사탕, 각종소스, 시리얼, 제로칼로리 식품	뇌와 골격이상 경직 또는 경련 소화기 콩팥장애 두드러기 편두통
	둘신			
	사이클레메이트			
	사카린			

	종류	용도	사용 식품군	부작용
발색제	아질산나트륨	색을 선명하게	각종가공식품 햄 소세지 어묵 족발	강한 독성 간암 의식불명 발한 호흡기능 약화 헤모글로빈 빈혈 급성구토
	아초산나트륨			

	종류	용도	사용 식품군	부작용
방부제	소르빈산칼륨	변질과 부패방지	각종가공식품 치즈, 초콜릿, 음료수, 칵테일, 짜장면, 마가린, 빵, 어육, 단무지, 케찹, 유산균발효유, 오이지, 수산가공품, 햄, 고추장, 간장, 된장, 잼, 해조류절임제품, 어패류가공건제품(오징어채, 진미포등), 곡류가공품(팥앙금 등) 옥수수통조림	염색체 이상 간기능 장애 경련 발암 눈과 피부 점막 자극 중추신경마비 출혈성 위염
	벤조산나트륨			
	살리실산			
	디히드로 초산나트륨			
	피로피온나트륨			

	종류	용도	사용 식품군	부작용
산화 방지제	무틸하이느록시 아니졸 (BHA)	탄수화물과 지방의 변질방지	수프 주스 크래커 쇼트닝	발암 콜레스테롤 상승 염색체 이상 신생아 무뇌증
	부틸하이드록시 톨루엔 (BHT)			

	종류	용도	사용 식품군	부작용
착색제	타르색소	착색	과자 아이스크림 사탕 햄 소세지	발암 콩팥장애 뇌장애 빈혈 호흡기능 약화 급성구토 의식불명 발한 혈소판자반증

	종류	용도	사용 식품군	부작용
팽창제	명반 D-주석산 수소칼륨	빵과자 부풀림	빵 과자 초콜릿	헤모글로빈 빈혈증 구토 중금속 중독

	종류	용도	사용 식품군	부작용
화학 조미료	MSG	식품의 맛 증진	대부분의 가공식품 다시다 맛소금 통조림 음료수 라면 햄 소세지 어묵 즉석식품 중국음식	현기증 손발저림 두통 소아입신경세포파괴 갑상선장애 어린이 뇌손상 천식 우울증 중국음식 증후군 (얼굴경직, 가슴압박,불쾌감)

	종류	용도	사용 식품군	부작용
유화제	모노글리세라이드	유지방의 균일한유화 공기함량 조절 탄력 보존성	아이스크림 빵, 케이크 두부 스파게티,라면,면류 커피믹스	다른 영양소의 흡수를 방해 발암

	종류	용도	사용 식품군	부작용
착향료	안식향산염	발향	청량음료 간장 화장품	국소마비 운동성 저하 간염

	종류	용도	사용 식품군	부작용
살균제	표백분 치아염소산나트륨 에틸렌옥사이드 사라시분유지	세균 발육억제	두부 어육제품 햄 소세지 야채 과실류 식혜 과일야채음료	피부염 고환위축 발암

	종류	용도	사용 식품군	부작용
표백제	아황산나트륨	색깔을 희게	백설탕 정제소금 합성 조미료 정제 밀가루 각종샐러드 백진미채 건조과일 토란 연근	발암 두통 위장장애 복통 메스꺼움 순환장애 천식쇼크 (미국에서는 알러지 환자에서 사망 사례 이후 야채샐러드 등에 사용 금지)

(다) 피부에 악영향을 주는 세제, 화장품, 향수, 환경성 건축자재, 염료, 도료 및 섬유유연제와 섬유마감제의 사용에도 주의를 기울여라

1) 유해 환경성 건축자재

	종류	사용 제품군	부작용
휘발성 유기화합물	벤젠	연기, 세척용품, 청소용품, 페인트, 접착제, 파티클보드	골수손상 혈소판감소증 백혈구감소증 빈혈증
	톨루엔	페인트, 접착제, 난방기구, 카펫트, 단열재, 왁스, 코팅제	간, 혈액, 신경 등에 독성 피로감, 정신착란(맹독성)
	자일렌	페인트, 접착제, 난방기구, 카페트, 코팅제, 염료착색제	신경계 독성
	에틸벤젠	가구광택제, 페인트, 바디왁스, 전기용품	신경계 독성
	펜타클로로벤젠	목재방부제, 곰팡이제거제, 좀약	정서불안, 정신착란, 피로감
	디클로로벤젠	방향제, 곰팡이제거제, 좀약	어지럼증, 신경계손상 피로감
	포름알데히드	목재방부재, 화장품, 가구, 합판, 단열재, 접착제	어지럼증, 신경계 손상 피로감, 발암

2) 의복 침구류

종류	사용 제품군	부작용
포름알데히드	합성섬유(의복, 침구류)	신경독성, 발암

3) 각종 세제류

종류	사용 제품군	부작용
각종세제	비누	피부건조
	샴푸	탈모
	락스	각막 호흡기 점막 자극, 호흡곤란, 질식
	치약	구내염
	핸드워시	유익균 살균
	섬유유연제	알러지, 피부호흡 방해

4) 화장품, 향수 류

유해성분	용도	유해성
파라벤	방부제	내분비계, 알레르기, 유방암
페녹시에탄올	방부제	마취성, 피부자극, 알레르기
아미다졸리딜우레아	방부제	발암
디아졸리디닐우레아	방부제	발안
이소프로필알콜	방부제, 살균제	현기증, 두통
포름알데히드	방부제, 살균제	발암, 알레르기
미네랄워터	방부제, 연화제	발암, 피부질환, 모공폐색
파라핀	방부제, 점증제	발암, 모공폐색
폴리에틸렌글라이콜	계면활성제	발암, 간, 신장 손상
폴리프로필렌글라이콜	보습제, 계면활성제	발암, 간, 신장 손상
트리에탄올아민	유화제, 계면활성제	발암, 간, 신장 손상
디메치콘	점증제, 계면활성제	모공폐색
BHT/BHA	산화방지제	발암, 신경독성, 피부질환
소듐라우레트설페이트	세정제	발암, 피부질환
소듐라우릴설페이트	세정제	발암, 피부질환
탈크	커버력(파우더)	발암, 호흡기 장애
사이클로메치온	연화제	모공폐색
디에탄올아민	유화제	발암, 간, 신장장애, 피부
디에탄올아민	유화제	발암, 간, 신장장애, 피부
벤조페논	자외선차단제	발암, 신경독성, 환경호르몬
옥시벤존	자외선차단제	순환기장애, 피부자극
신나메이트	자외선차단제	피부염
디소듐이디티에이	점증제	알레르기, 신장장애
인공향료	착색제	발암, 알레르기
쿼터늄15	살균보존제	발암, 알레르기
트리클로산	여드름살균제	발암, 신경계, 내분비
살리실산	여드름살균제	피부염, 홍조, 발진, 소양

(라) 카페인과 니코틴을 멀리하라.

카페인은 근 조직에서 근형질세망(Sarcoplasmic reticulum, 칼슘주머니)으로의 칼슘의 회귀를 저해함으로서 근이완을 방해하고 지속적인 근수축을 유발하여 통증을 가중 시킨다.

근육조직에는 근형질세망이라고 하는 칼슘을 보관하는 조직이 있다.

이곳에 운동신경으로부터의 전기적 자극이 가해지면 보관되어 있던 칼슘이 방출되어 근육의 수축운동에 관여하게 된다. 반면, 운동신경으로부터의 전기적 자극이 사라지게 되면 방출된 칼슘은 원래의 근형질세망으로 되돌아 가게되며 근육은 이완된다. 카페인은 칼슘의 근형질세망으로의 복귀를 차단하여 근육이 지속적으로 긴장 상태에 머물게 하므로서 혈액순환에 장애를 주어 통증을 가중시킨다.

니코틴도 이와 같은 병리적 기전을 일으킨다.

사지 말단이 썩어 들어가는 버거씨병은 흡연자에게만 발생하는 질병이다.

(마) 캡사이신이 함유된 매운 음식을 멀리하라.

캡사이신(고추의 매운성분)에 대한 잘못된 상식

캡사이신이 교감신경을 항진시켜 BMR(기초대사율)을 올려주므로 체지방을 연소시켜 체중감소를 유도하므로 다이어트에 좋은역할을 한다거나 엔돌핀의 분비를 촉진하여 면역을 강화시켜 우리 건강을 증진시킨다는 이론들은 오랜 기간 민족음식으로 자리잡고 있는 김치와 고추장 등에 대한 신토불이적 민족적 자긍심에 힘입어 정설로 자리잡아가고 있는 실정이다. 그러나 실상 우리가 고추를 먹기 시작한 것은 배달민족의 반만년 역사 중에서 200 여년에 불과하며 1700년대 남방으로부터 일본을 통하여 들어온 것으로 알려져 있다.

다음은 고추 예찬론자들이 주장하는 고추의 장점들이다.

- 고추에는 캡사이신이라는 성분이 함유되어 있어 음식을 발효시킬 때 아주 좋은 효능이 있다.
- 고추의 캡사이신은 매운 맛을 내고 우리 몸의 열을 내기 때문에 혈액순환에 도움이 된다.
- 고추를 섭취하면 우리 입안과 위를 자극하여 소화액 분비를 촉진하여 식욕을 돋구어 준다.
- 고추에는 비타민A가 풍부하여 우리 몸의 호흡기 계통의 감염에 대한 저항력과 면역을 높여준다.
- 풋고추의 경우 비타민C가 풍부하여 우리 몸의 피로를 풀어주는 역할을 한다.
- 고추의 캡사이신 성분은 암세포를 억제하고 노화방지에도 도움을 준다.

그렇다면, 우리나라의 세계 1위의 고춧가루 섭취량과 세계1위의 위암 발생률은 우연의 일치일까?

왜, 우리는 매워 죽겠다고 말하면서 매운 고추를 계속해서 먹고 있을까? 이러한 행위들이 정말 고추 예찬론자들이 이야기하는 대로 우리 건강에 도움이 될까?

캡사이신의 작용으로 알려져 있는 발열과 혈액순환 활성화작용(혈관확장)은 사실 염증매개물질 프로스타글란딘에 의한 염증반응의 한 현상이다.

고추를 먹어서 입과 위를 자극하면 입과 위가 헐게 된다. 입과 위에서는 점막을 보호하기 위하여 완충제(Buffer)로 점액을 분비하게 되는 것이다. 이를 고추예찬론자들은 소화촉진이라고 해석한다.

캡사이신은 암을 예방하는 것이 아니라 유발하는 인자이다.
고추의 매운 맛을 내는 캡사이신의 정체는 신경파괴물질이다.
또한, 우리가 느끼는 매운 맛은 맛이 아닌 통증이다.
우리 혀에서 느끼는 맛은 신맛, 단맛, 쓴맛, 짠맛, 떫은 맛 등이다.
캡사이신은 우리 혀의 통각세포(통증감수기: 침해수용체)를 파괴하게 되며 이때 통증이 발생하게 된다.
반면, 캡사이신의 공격이 반복 될 때마다 통각세포의 수가 줄어들어 매운 것을 반복적으로 먹게 되면 처음에는 몹시 맵게 느끼다가도 나중에는 점차 매운 맛에 무디어지게 된다. 즉, 통증역치가 차츰 높아지게 되는 것이다(예로서, 통증유발물질로 알려져 있는 Substance P의 수용체, 즉, 통각신경을 파괴하여 통증에 둔감하게 만듦으로서 통증조절에 사용되기도 한다).

그렇다면, 매운 맛을 즐기는 사람들은 왜 이러한 통증을 즐기는 것일까?
그것은 바로 엔돌핀의 생성 때문이다.
엔돌핀(Endorphine)은 엔도몰핀(Endo-morphine)의 줄임말로서 그대로 번역하면 체내에서 생성되는 마약이라는 뜻이다.
이 엔돌핀은 통증물질(신경파괴물질)에 대항하여 진통작용을 수행하는 동시에 쾌락중추를 자극하여 쾌감을 느끼게 한다.
따라서, 고추의 매운맛을 즐기는 것은 마치 변태성욕자(Masochist)들이 회초리로 맞으면서 쾌감을 느끼는 것과 같은 이치이다.
즉, 고추섭취에 의한 엔돌핀의 생성은 인체에 위해요소 또는 강한 자극에 의하여 세포손상과 함께 프로스타글란딘 등의 통증물질이 생성되는 것을 의미한다.

엔돌핀(Endorphine)

엔돌핀은 스트레스를 호르몬으로 쾌락중추를 자극하여 통증 불안 등을 경감시키고 쾌감과 진통효과를 주는 물질이다. 반면, 멜라닌 색소를 증가시켜 스트레스 시 피부를 검게 변하게도 한다.
엔돌핀의 분비는 스트레스 받을 때는 증가되나 즐거울 때는 억제된다. 예를 들어 통증 자극이 가해질 때나 임신 중 산통이 시작 될 때에 산모와 태아의 뇌에서 엔돌핀 유리가 최고조에 달하며 출산 후 급격히 떨어지게 된다. 그러나 장기간 지속되는 심한 스트레스에 의해서 엔돌핀이 과도하게 유리될 때는 면역기능을 담당하고 있는 임파구의 기능이 억제되어 감염이나 암 발생이 증가 할 수 있을 뿐만 아니라 마약 중독과 같은 증세도 나타날 수 있으며 자폐증이 발생될 수도 있다는 학설이 제기되고 있다. 이처럼 엔돌핀이 만병통치약처럼 항상 좋은 방향으로만 작용하는 것은 아니다.

(2) Affirmation(긍정적 사고와 확신)

매사를 긍정적으로 바라보는 사고태도(Positive thinking attitude)를 갖도록 노력한다.
분노, 걱정, 우울, 조급, 짜증, 공포, 슬픔, 증오 등의 부정적 감정을 갖지 않도록 한다..
부정적 사고는 부정적 감정을 이끌어내어 신체적 긴장을 가중시킨다.

3 타고 난대로(Innate):
친환경적 생활(Innate means Eco-friendly Life)

인체는 생리적 범위 내에서 환경에 적응하는 능력이 있다.

그러나 환경조건이 정상범위를 초과해 생리조절(항상성Homeostasis)의 한계를 넘으면 생물학적 질서가 파괴되고 질병이 발생한다. 과거 인체가 적응해야 했던 대상은 과도하거나 불충분한 외부 환경, 즉 추울 때 옷을 입거나 따뜻한 곳을 찾는 것, 더울 때 옷을 벗거나 그늘을 찾는 것이었다.

그러나 현대 산업화 이후 인체가 적응력을 갖추지 못하는 다양한 환경적 요인이 나타나고 있다. 이들은 인체의 눈과 귀, 코와 입, 피부를 통해 인체에 무차별적으로 침입하고 있다.

우리 인체는 이러한 비자연적 요인에 대한 적응 메커니즘이 준비되어 있지 않다. 체내 분해 · 흡수 · 해독 · 여과 등의 대사 메커니즘을 갖고 있지 않기 때문에 **유해 환경에 대한 우리 인체의 일차적 대응은 긴장과 혈관수축을 통해 이러한 환경을 배척하는 것이다.**

예를 들어 유해한 미세먼지를 흡입했을 때 재채기, 콧물 등을 통한 물질 유입을 막는 것과 같은 이치다. 이러한 거부반응은 인체의 모든 곳에서 나타난다.

그렇다면, 친환경적 생활이란 무엇인가?

유해 환경을 피하고 유기농 식품을 먹는 것만이 친환경적인 삶인가?

진정한 의미에서 친환경은 인체에 영향을 미치는 모든 환경을 자연상태의 사람에게 적합하도록 구성하는 것이다.

입을 통해 섭취하는 음식뿐 아니라 시각, 촉각, 청각, 후각, 피부 접촉 등 모든 환경이 포함된 셈이다.

궁극적인 친환경은 인간의 생태 위치를 원시의 자연 상태(Innate)에서 파악하는 것이다.

다시 말하면, 인간 스스로의 주제 파악에서 출발한다.

원시 환경에서 인간의 먹거리는 무엇이었을까?
원시 인류가 과연 잡식 동물이었을까?

•육식동물의 치아(carnivorous teeth)

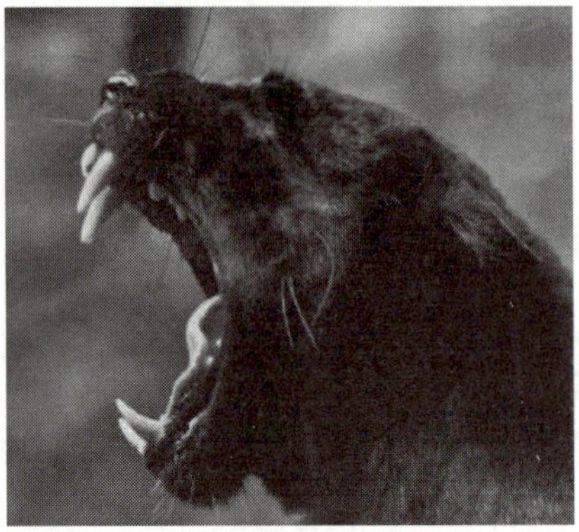

•송곳니가 없는 원시 인류(canine-free primordial)

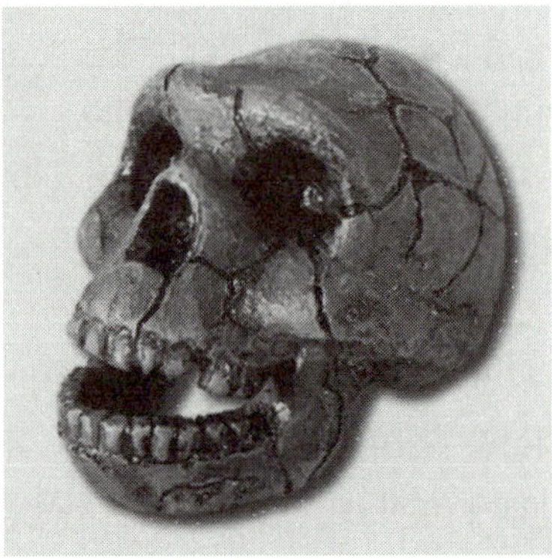

그렇다면, 곡물(grain)이 인간의 주식이었을까?

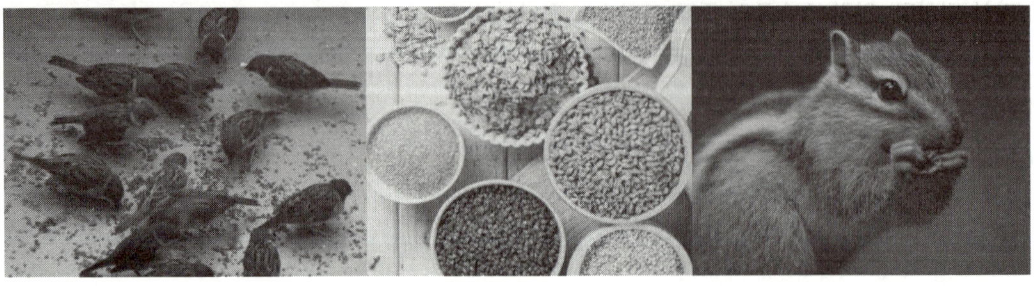

「친환경」이라는 단어의 원래 의미는
원시적 자연상태에서의 인간의 본래 위치를 파악하는 것이다.

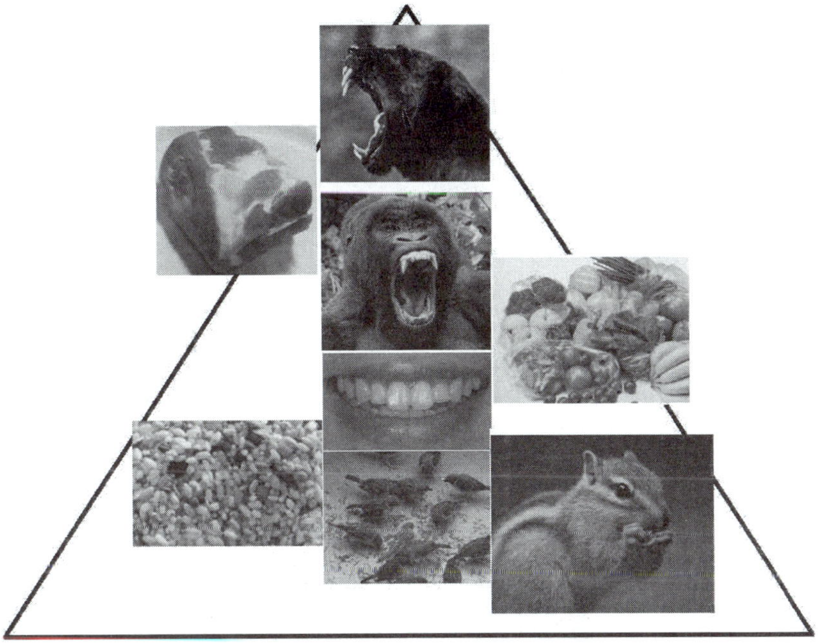

What is Human food?
인간의 먹거리는?

농경문화에서 시작된 인간의 만성질환
칼로리 섭취와 소비의 불균형

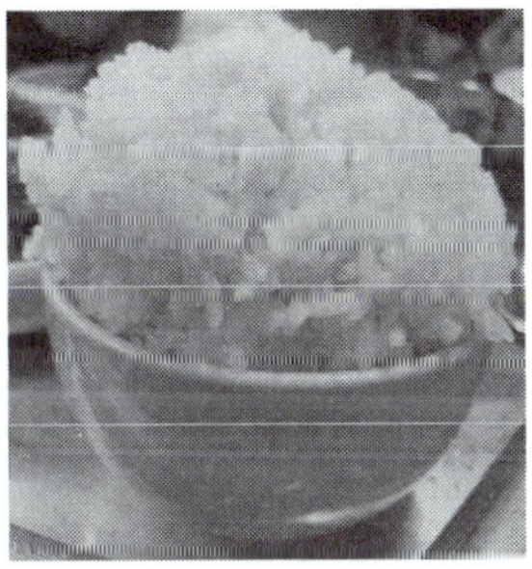

반복적 영농에 의한 토양환경의 파괴와 영양소의 불균형

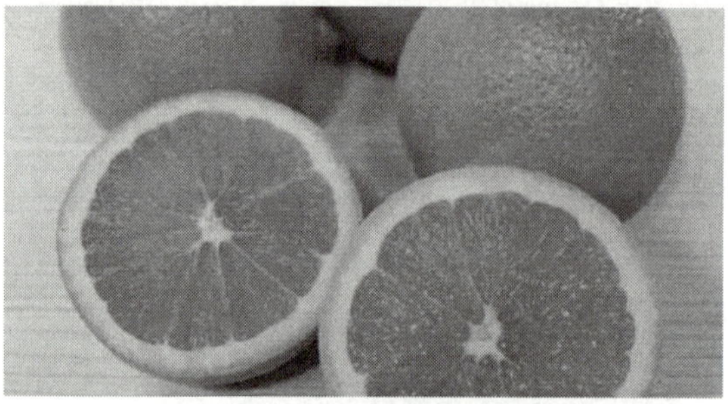

갈은량의 비타민A를 삽취하려면 100년 전에 비해 8배의 오렌지를 먹어야 한다

인류건강과 생존을 위하여 채식주의로의 전환만한 것이 없다

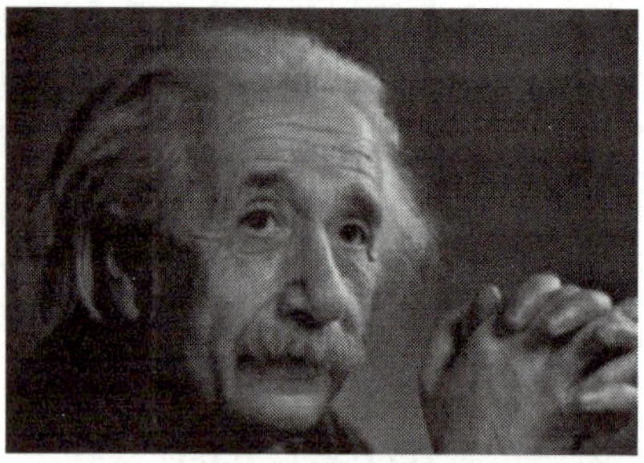

- 아인슈타인 -

육류는 사육과정에서 모든 환경오염물질을 체지방과 내장에 축적한다.

4 영양(Nutrition)

앞에서 설명한 바와 같이, 우리 몸은 혈관수축이라는 과정을 통하여 통증을 생산한다.
이러한 혈관수축 과정에는 다양한 요소들이 개입하고 있다.

다양한 혈관 수축 요인들(Vasoconstriction factors)

- 유해 환경 및 정신적 스트레스
- 부정적인 감정과 과도한 욕구
- 체온 저하
- 피로
- 영양결핍
- 낮은 기압 및 산소 부족
- 노화

건강을 위하여 모든 영양소들을 균형있게 섭취하여야 하나
이 장에서는, **통증을 개선 할 수 있는 영양소들**에 대하여 소개한다.

(1) 마그네슘 (Magnsium)

마그네슘은 칼륨 다음으로 체세포 내에 많이 농축되어 있는 미네랄이다.
마그네슘의 일일 권장량은 성인기준 남성 350mg, 여성 280mg 이다.
인체는 약 21-28 g의 마그네슘을 함유하고 있으며, 이중 약 60%는 뼈 안에, 20%는 근육 내에, 나머지는 기타 연조직과 체액 속에 있다.
인체에서 마그네슘의 농도가 가장 높은 조직은 에너지 대사가 가장 활발하게 이루어지는 조직들로서 뇌, 심장, 간, 신장 들이다.
마그네슘은 인체의 정상적인 열 생산에 필수적이다(체온 유지).

(가) 마그네슘의 인체내 역할

- 에너지(열) 생산: 근육 이완작용, 떨림 현상 완화
  칼슘은 근수축에 작용하며, 마그네슘은 근이완에 필수적이다.
  인체의 화학에너지 ATP가 분해되어 ADP가 되는 열 생산과정의 필수 촉매제이다.
- 단백질 합성
- 세포 복제
- 수십 가지의 효소 반응의 촉매
- 나트륨과 칼륨펌프의 활성화(신경전달)
- 칼슘길항제(Nature's calcium channel blocker) - 혈압 강하

(나) 마그네슘의 복용

주사제보다 경구 투여가 효과적이다.

TCA cycle의 중간물질(citrate, succinate, malate, fumarate etc)들과 결합 시 더욱 효율적으로 흡수된다.

구연산과 마그네슘을 함께 복용할 경우 피로회복에 좋은 결과를 얻을 수 있다.마그네슘 제품을 선택할 시 칼슘과 함께 처방된 제품을 선택하지 않는 것이 좋다. 마그네슘과 칼슘은 길항 작용이 있으므로 마그네슘 단독제품을 선택하여야 한다.

(다) 마그네슘의 복용 기간

조직 내의 마그네슘의 정상농도 회복에는 약 6주의 경구투여가 필요하다.

(마) 복용량

체중 1kg 당 6mg의 복용이 필요하다.
따라서, 체중 60kg의 성인의 경우 일일 360mg의 복용이 필요하다.
체중 90kg의 경우 540mg의 복용이 필요하다.

(바) 기타

마그네슘은 기타 미네랄들과 광범위하게 상호작용을 일으킨다. 특히, 칼슘괴 비타민D 강화 유제품 등은 마그네슘 흡수를 감소시키며 비타민 B6는 생체 내 많은 효소작용 시 마그네슘과 함께 작용하며 마그네슘의 세포 내 축적을 증가 시킨다.

(사) 급원 식품들

다시마, 호박씨, 견과류, 메밀, 아몬드, 호두, 땅콩, 호밀,콩, 현미 등

(아) 주의사항

신장 질환이나 심각한 심장병 환자의 경우 의사의 지시하에 복용을 결정하여야 한다.

(2) 코엔자임(Co enzyme) Q10

코엔자임 Q10은 많은 장기의 적절한 기능 및 신체 내 화학 반응에 필요한 중요한 비타민 유사 물질이다

몸 전체, 특히 심장, 간, 신장, 췌장에서 발견되는 비타민 E와 비슷한 작용을 갖고 있다. 육류와 해산물에 소량 포함되어 있으며 합성할 수 있다.

코엔자임 Q10은 심부전과 체내 체액 축적, 흉통, 고혈압과 같은 심장에 영향을 미치는 질환에 가장 일반적으로 사용된다. 이외에 편두통, 파킨슨병, 그리고 다른 많은 질병 들의 예방에도 사용된다.

세포에 에너지를 공급(ATP생산)하는데 도움을 준다.

코엔자임 Q10은 또한 항산화 활성을 가진 것으로 평가된다.

이외에 고혈압, 잇몸 질환, 파킨슨병, 혈액 감염, 근육의 특정 질병, 그리고 HIV 감염자들은 Q10의 조효소 수치가 낮을 수 있다.

(3) PQQ(Pyrroloquinoline quinone)

PQQ로도 알려진 파이롤로퀴놀린 퀴논은 새로운 미토콘드리아 세포의 형성을 돕는 것으로 여겨지며, 토양과 특정 식품에서 자연적으로 발견되는 화합물이다. 또한 다른 아미노산으로부터 체내에서 자연적으로 생성되어 조직과 체액에서 발견된다.

(가) 미토콘드리아 세포(에너지생산세포)의 형성

PQQ의 미토콘드리아 생성능력은 미토콘드리아가 세포의 배터리 역할을 하고 전력을 생성하는 역할을 하기 때문에 에너지 측면에서 상당한 이점을 가져다 줄 수 있다. 실제로 에너지 수준을 높이고 수명을 연장하기 위한 보충제에서 PQQ와 CoQ10이 결합된 것을 종종 볼 수 있다.

(나) 기능

염증 완화, 뇌기능 강화, 산화 스트레스 감소, 수명 연장, 미토콘드리아 기능(에너지생산)촉진, 콜레스테롤 감소, 수면 개선

(다) 급원식품

낫토, 파슬리, 그린페퍼, 키위, 파파야, 시금치, 작두콩, 당근, 미소, 감자, 고구마, 양배추, 바나나, 토마토, 계란 노른자, 오렌지, 셀러리

(4) 트랜스 레스베라트롤(Trans Resveratrol): 항노화, 신경보호, 항바이러스, 항염증, 신장보호

(가) Resveratrol이란?

레스베라트롤(Resveratrol)은 적포도 껍질, 청포도나무(polygonum cupidatum), 땅콩, 블루베리 및 기타 열매에서 발견되는 천연 화합물이다.

레스베라트롤은 환경적인 스트레스로부터 자신을 보호하기 위해 일부 식물들에 의해 생산되는 **강력한 산화 방지제**이다.

산화 방지제는 노화의 원인으로 여겨지는 활성산소를 중화시킨다. 꽃잎풀(Japanese knotweed)은 레스베라트롤 함량이 가장 높은 식물원이다.

(나) Resveratrol 의 작용

레스베라트롤은 세포의 **DNA를 보호**하며 강력한 산화 방지제이다.

항산화제는 활성산소로 인한 세포 손상을 예방하는데 도움을 줄 수 있다.

활성산소는 오염과 햇빛, 인체가 자연적으로 지방을 연소시켜 생기는 불안정한 원자로 암과 노화, 뇌의 퇴행성 병변을 일으킬 수 있다.

레스베라트롤은 **심장과 순환계를 보호하고 콜레스테롤을 낮추며 심장마비와 뇌졸중을 일으킬 수 있는 혈전으로부터 보호**하는 등 많은 건강상의 이점을 가지고 있다.

동물 연구에서 **혈당 수치를 낮출 수 있다**고 보고하고 있다. 레스베라트롤은 항산화제로서 **항암효과와 뇌병변 예방효과** 등이 보고되고 있는 영양제이다.

(5) NMN(Nicotinamide mononucleotide): 대표적 항노화제

NMN이란?

NMN은 모든 생명체에서 자연적으로 발생하는 분자인 니코틴아마이드 모노뉴클레오타이드를 의미한다.

NAD+는 **생명과 세포 기능에 필요한 필수 조효소**이다. 효소는 생화학 반응을 가능하게 하는 촉매이며 조효소는 효소의 작용을 돕는 헬퍼 분자이다.

NMN은 NAD전구체로서, **손상유전자 복구, 항노화, 인슐린 정상화, 시루투인 활성화에 관여**한다.

NAD+는 에너지 대사와 DNA 수복을 위해 필요하다.

NMN은 필수 분자 NAD+(니코틴아마이드 아데닌 다이뉴클레오타이드)의 직접적인 전구체이며, 세포에서 NAD+ 수준을 증가시키는 핵심 성분으로 간주된다.

NAD+는 물을 제외하고 체내에서 가장 풍부한 분자이며, NAD+가 없다면 유기체는 생명 유지를 할 수 없다. NAD+는 **손상된 DNA를 복구하는 시르투인(sirtuin)과 같은 신체 전체의 많은 단백질에 의해 사용된다. 우리 몸이 사용하는 화학적 에너지를 만들어내는 미토콘드리아에서 중요한 물질**이다.

NAD+는 DNA 손상을 조절한다.

유기체는 나이가 들면서 방사선, 오염, 부정확한 DNA 복제 등 환경적 요인에 의해 DNA 손상이 발생한다. 현재의 노화 이론에 따르면 DNA 손상축적이 노화의 주요 원인이다. 거의 모든 세포는 이 손상을 복구하는 '분자 기능'을 가지고 있다. 이 기능은 NAD+와 에너지 분자를 소비한다. 그러므로 과도한 DNA 손상은 귀중한 세포 자원을 고갈시킬 수 있다.

노년층에서는 NAD+ 수치가 감소한다. 정상적인 노화 과정의 결과로 DNA 손상이 축적되어 NAD+ 농도가 감소한다. 이것은 미토콘드리아에서 더 많은 DNA 손상으로 악화된다.

(가) 시르투인(Sirtuin, 서투인)

시르투인은 손상 유전자를 복구한다.

시르투인은 세포 건강과 항상성을 조절하고, 에너지 대사를 지원하고, 뇌 건강을 개선하고, 세포 수복을 돕고, 건강한 노화를 돕는 단백질 그룹이다.

시르투인은 신진대사의 센서 역할을 하며 세포의 항상성과 세포 건강을 조절하는데 도움을 준다. 시르투인은 NAD+의 도움을 받아야만 기능을 할 수 있다.

시르투인은 염증, 면역 반응, DNA 전사, 아포토시스, 노화 그리고 열량 제한에 대한 반응을 조절하는 데 도움을 준다.

시르투인은 또한 미토콘드리아 생물 생성, 일주기 리듬, 그리고 산화성 및 유전독성 스트레스에 대한 세포 스트레스 반응에서 중요한 역할을 한다.

건강한 몸에서, 시르투인은 우리의 몸을 건강하게 유지하고 수명을 연장하는데 도움을 준다.

시르투인의 활성화 방법

•리얼 푸드 케토 다이어트

케톤성 식단은 탄수화물이 매우 낮고 지방이 많으며 적당한 양의 단백질을 제공하는 식단이다. 포도당을 제한하는 것은 NAD+와 시르투인 활동을 증가시키고 그 결과 인간 섬유아세포의 수명을 연장하는데 도움을 줄 수 있다.

케토제니아나 케토 식단을 먹는 것은 포도당을 제한하는 가장 좋은 방법 중 하나이다.

노화 신경과학 프론티어지에 실린 2013년 연구에 따르면 케톤증과 케톤은 시르투인 활동을 지원한다.

•저탄고지(고지방저탄수화물식단)

케톤성 식단은 전반적으로 포도당 수치가 낮기 때문에 시르투인의 생산과 기능을 지원하고 대사 기능도 지원하는 것으로 보인다.

케토 다이어트

- 폴리페놀이 풍부한 음식
- 아연이 풍부한 음식
- 오메가-3가 풍부한 음식
- 나이아신(비타민B3)이 풍부한 음식
- 비타민D가 풍부한 식품
- 간헐적 단식

폴리페놀이란?

활성산소(유해산소)를 해가 없는 물질로 바꿔주는 항(抗)산화물질, 그 종류는 수천 가지가 넘는다. 녹차에 든 카테킨, 포도주의 레스베라트롤, 사과·양파의 퀴르세틴 등을 들 수 있다. 또 과일에 많이 함유된 플라보노이드와 콩에 많은 이소플라본도 폴리페놀의 일종이다.
폴리페놀은 활성산소에 노출되어 손상되는 DNA의 보호나 세포구성 단백질 및 효소를 보호하는 항산화 능력이 커서 다양한 질병에 대한 위험도를 낮춘고 항암작용과 함께 심장질환을 예방하는 데도 도움이 된다.

폴리페놀이 풍부한 급원식품: 베리류, 양파, 아스파라거스, 브로컬리, 포도, 키위, 적포도주, 체리, 자두, 정향, 피칸, 녹차

(나) 아연

아연은 면역체계를 튼튼하게 유지하는데 도움을 주는 매우 중요한 영양소이다. 아연은 다양한 장수 경로를 지원함으로써 수명을 증가시킨다.

•**아연이 풍부한 급원 식품**: 굴, 치킨, 풀 먹인 유제품, 브로컬리, 캐슈넛, 아스파라거스, 수박씨, 시금치, 호박씨, 연어, 카카오, 조개류, 적색육, 달걀, 견과류, 케일

(다) 나이아신(비타민3)

니아신 또는 비타민 B3는 뇌와 정신 건강에 매우 중요하다.

•**나이아신(비타민3)이 풍부한 급원식품**: 간, 내장류, 버섯, 방목육류, 자연산 어류, 조류, 해조류, 풀먹인 유제품, 방목한 가금류, 영양효모, 목초에서 자란 유제품 등이 있다.

(라) 비타민D

비타민 D는 면역, 뼈, 근육, 치아, 뇌, 정신 건강에 필수적인 가장 중요한 비타민 중 하나이다. 비타민 D는 건강한 스트레스 반응, 단백질 항상성, 그리고 장수를 지원한다.

•**비타민D가 풍부한 급원 식품**: 기름진 생선, 간, 내장, 붉은 고기, 계란 노른자

간헐적 단식

영양실조를 하지 않고 영양소 섭취를 충족시키면서 단식이나 칼로리 제한을 실천하는 것이 염증을 줄이고 질병을 예방하며 수명을 늘리는 효과적인 방법이다.

열량 제한은 스트레스 반응을 향상 시키고, 노화와 관련된 질병을 감소시키고, 신진대사를 지원하고, 노화 과정을 감소시킬 수 있다.

간헐적 단식을 어떻게 하는가?

6시 저녁 식사 후에는 먹지않는다. 단식은 12시간 후 아침 6시에 아침을 먹는다. 공복 기간을 점차 늘려가라.

아침 식사를 오전 7~8시로, 그리고 결국 오전 9시나 10시로 늦춘다.

오전 10시 이후에 아침을 먹고 저녁 6시 이후에는 먹지 않는다

(6) 피세틴(Fisetin): 노화세포 청소, 항염증, 항암

피세틴은 딸기아 보라색 양파에 많이 함유되어있는 플라보노이드이다.

최근의 연구는 항산화제가 손상된 DNA의 복제를 막는데 효과가 있으며 강력한 항노화 작용을 가지고 있다는 것을 시사한다.

시험관내 피세틴은 인간세포의 노화세포를 감소시킨다.

나이가 든 생쥐(22~24개월)에서 피세틴 처치는 신장, 간, 지방, 비장의 세포노화를 감소시켰다.

(7) 퀘르세틴(Quersetin): 만성염증 개선

퀘르세틴(Quercetin)은 식물색소(플라보노이드)이다. 적포도주, 양파, 녹차, 사과, 그리고 베리와 같은 많은 식물과 음식에서 발견된다. (양파껍질에서 주로 추출)

퀘르세틴은 부기를 가라 앉히고, 암세포를 죽이고, 혈당을 조절하고, 심장병을 예방하는데 도움을 줄 수 있는 항산화 및 항염증 효과가 있다.

퀘르세틴은 **심장과 혈관의 질환과 암을 예방**하기 위해 가장 일반적으로 사용된다.

관절염, 방광염, 당뇨병에도 사용된다.

(8) 베르베린(Berbrine): 항염증, 항암

베르베린은 황백나무의 껍질 속에 들어있는 노란색의 알칼로이드 성분이다. 진한 노란색 베르베린은 염료산업에 의해 사용된 초기염료였고 전통적인 인도 염료로 사용되었다

베르베린은 강력한 건강 보충제로서 **혈당수치를 조절하고 에너지레벨을 높이고 심혈관 건강을 증진**시키고 면역 체계를 강화시킨다.

(9) 나토키나제(Nattokinase): 순환개선

낫토키나제는 콩을 발효시켜 만든 일본의 음식인 낫토에서 추출한 효소이다. 낫토(Natto)는 오랫동안 **심혈관 질환을 치료**하기 위해 민간의학에서 사용되어 왔다.

낫토는 치즈같은 냄새가 강하고 끈적끈적한 성질이 강한 것으로 유명한 삶은 콩에 바실러스 서브틸리스 낫토라는 박테리아를 넣고 발효될 때까지 방치해 만든다.

낫토키네이스의 유일한 공급원은 낫토이며, 나토키네이스는 이러한 특정 발효과정을 통해서 생산된다.

(10) 아르기닌(L-arginine): 혈액순환, 혈관평활근이완, 말초순환 활성화, 당뇨합병증 예방

L-arginine은 적색육(붉은고기), 가금류, 생선, 유제품에서 자연적으로 발견되는 아미노산이다. 단백질을 만드는데 필요하고 순환개선에 흔히 사용된다.

L-아르기닌은 체내에서 일산화질소(NO)라고 불리는 화학물질로 전환된다. 일산화질소는 혈류를 개선하기위해 **혈관을 확장**시킨다.

L-arginine은 체내에서 **성장호르몬, 인슐린 및 기타물질의 분비를 촉진**한다.

L-아르기닌은 가슴통증과 다양한 **순환문제**, 발기부전, 임신중 고혈압 등에 사용된다

(11) 피크노제놀(pycnogenol)

피크노제놀(Pycnogenol)은 피너스피나스터(Pinaster)로 알려진 소나무 껍질에서 유래한 제품의 미국등록상표명이다.

피크노제놀은 혈액순환장애, 알레르기, 천식, 귀울림, 고혈압, 근육통, 골관절염, 당뇨병, 주의력결핍, 과잉행동장애(ADHD), 자궁내막증, 갱년기증상, 통증, 발기부전을 치료하는데 사용된다.그리고 망막병증에 사용하기도 한다.

뇌졸중, 심장병, 하지정맥류를 포함한 심장과 혈관의 장애를 예방하는데도 사용된다.

피크노제놀은 노화과정을늦추고, 건강한 피부를 유지하며, 운동지구력을 향상시키고, 남성의 생식능력을 향상시키는데 사용된다.

피코제놀을 함유한 스킨크림을 "노화방지" 제품으로 사용하기도 한다.

- 기능: **혈소판 응집억제**, 천연 항염증작용, 활성산소 억제, **노화예방**, 심혈관 기능 강화, 운동지구력증진, 관절 건강 개선, 갱년기 증상완화, 생리통 완화, 히알루론산합성, 시력개선, **콜라겐 합성 촉진**, 성기능 강화, 당뇨개선

(12) TA 65: 텔로미어를 유지 또는 재건

TA-65는 특허받은 천연식물(**황기**)기반 화합물로서, 나이가 들수록 감소하는 텔로미어를 유지 또는 재건하는데 도움이된다.

사람의 텔로미어의 길이는 전반적인 건강상태를 나타내는 좋은지표이다. 짧은 텔로미어는 세포의 노화와 기능장애와 연관되어 왔다. 사람의 생물학적 나이는 그들 실제의 나이보다 많거나 적을수 있다. 텔로미어 길이는 사람의 생물학적 나이를 측정 하는데 있어서 중요한 지표가 된다.

텔로미어(telomere)는 진핵생물 염색체의 말단에 존재하는 반복적인 염기서열을 가지는 DNA조각으로서 염색체 말단의 손상 혹은 근접한 염색체와의 융합으로부터 보호하는 역할을 수행한다.

진핵세포가 분열하는 동안 DNA 복제가 일어날 때 길이가 줄어드는데 그 이유는 DNA 중합효소(DNA polymerase)가 염색체의 끝까지 복제를 계속할수 없고, 반드시 RNA primer가 필요하기 때문이다.

길이가 줄어든 텔로미어는 **텔로머레이즈**(telomerase)에 의해 보충된다. 하지만 체세포에는 텔로머레이즈의 활성이 매우낮기 때문에 나이가 들수록 텔로미어길이가 감소하는 경향이 있어서, 인간에서의 평균 텔로미어길이는 출생시 약 11 킬로베이스에서 노년기에서는 4 킬로베이스 미만으로 감소한다.

(13) MSM(Metylsulfonylmethane) 식이유황: 골관절염에 사용

메틸 설포닐메탄(MSM)은 일부녹색 식물과 동물뿐만 아니라 사람에게도 자연적으로 발생하는 화학물질이다. 합성 될 수 있으며. 일반적으로 골관절염에 MSM을 사용한다. 통증, 붓기, 피부노화, 꽃가루알레르기,그리고 다른 많은 상태에도 사용된다.

골관절염에 MSM을 입으로, 단독으로 또는 글루코사민과 같은 다른 성분과 함께 복용하면 골관절염 환자의 통증과 붓기를 약간 줄이고 기능을 향상 시킬 수 있다.

염증성 싸이토카인(NF-KB, TNF-알파, 인터루킨6)의 생성을 억제한다.

부작용

- 경구복용시: MSM은 최대 6개월 동안 사용할 수 있다. 일부 사람들에게 MSM은 베스꺼움, 설사, 팽창, 그리고 위장의 불쾌감을 일으킬 수 있다.
- 피부에 바르는 경우: MSM은 실리마린이나 히알루론산, 티트리 오일등 다른 성분과 함께 최상 20일 간 사용할 수 있다.

계란, 마늘, 브로컬리, 양파, 파, 콩나물 등이 유황을 함유하고 있다.

(14) 아피제닌(Apigenin): 항암, 항노화, 진정, 항염증

아피제닌은 다양한 식물과 허브에서 발견되는 바이오플라보노이드 화합물이다. **케모마일차에 풍부하게 함유**되어있어, 고용량으로 섭취하면 불안감을 경감시키는 효과와 진정효과가 있다.

아피제닌은 또한 매우 강력한 항암제다. 또한 매우 높은 안전성을 가지고 있고, 야채와 과일이 풍부한 식단을 섭취함으로써 활성(항암) 용량을 얻을 수 있다.

(15) 글루코사민(Glucosamine): 관절 건강

글루코사민은 체내에서 발견되는 화학물질이다. 글루코사민 보충제는 글루코사민 황산염, 글루코사민 염산염 및 N-아세틸 글루코사민으로 판매된다.

글루코사민은 힘줄, 인대, 연골, 그리고 관절을 둘러싸고 있는 액체를 만드는데 사용된다.

관절은 주변의 관절액과 연골에 의해 완충된다. 글루코사민을 복용하는 것은 관절주변의 연골과 액체를 증가시키고 또는 관절파괴를 막는데 도움을 줄 수 있다.

사람들은 골관절염에 글루코사민 황산염과 염산염을 흔히 사용한다. 글루코사민은 관절통, 류마티스 관절염, 다발성 경화증, 그리고 다른 많은 질환에도 사용된다.

비록 연골은 신체에 의해 자연적으로 생성 되지만, 시간이 지남에 따라 마모될 수 있고 뼈를 함께 마모되게 하여 운동제한과 함께 심한 관절통을 일으킨다.

글루코사민 보충제는 관절내 연골의 마모를 늦추는데 도움을 줄 수 있다. 또한 붓기를 줄이고 운동범위를 향상시킨다.

글루코사민과 콘드로이틴을 결합하면 관절의 완충작용과 관절을 보호하는데 필요한 연골을 생산하고 유지할 수 있도록 도울 수 있다. 또한 히알루론산, MSM 등의 성분도 건강한 관절기능을 도와준다.

(16) 레시틴(Lecithin):
신경전달 물질 아틸세콜린과 세포막 구성 성분인 포스파티딜콜린의 공급원

레시틴은 인체의 세포에 필수적인 지방들의 혼합물이다. 콩과 계란노른자를 포함한 많은 음식에서 발견된다.

레시틴은 비타민B와 유사한 영양소인 **콜린의 주요 공급원**이다. 레시틴은 **신경자극을 전달하는 물질인 아세틸 콜린으로 변환**된다.

알츠하이머병, 치매, 파킨슨병, 그리고 많은 다른 질환에 레시틴을 사용한다.

세포막의 주요 인지질(PL) 중 하나는 세포생성, 재생 및 분화에 필수적인 분자인 포스파티딜콜린(PC)이다. 세포막은 세포로 들어가는 분자와 들어가는 양을 조절한다. 세포막의 인지질은 오메가3 지방산과 같은 "좋은지방"을 포함하고 특정세포기능을 조절하는 특수효소의 활동을 유지한다. 인지질은 또한 ATP 형성을 위한 인산염을 제공하고, 지방을 분해하는 것을 돕고, 적혈구 응집을 조절한다.

(17) 콜라겐과 비타민 C

콜라겐과 비타민 C는그 작용이 무척 많지만, 그 중에서도 혈관벽을 구성하는데 있어서 꼭 필요한 요소들이다.

일부 영양학자들은 콜라겐이나 다른 종류의 단백질이나 모두 체내에서 소화과정을 거쳐 아미노산 단위로 분해되어 흡수되기 때문에, 반드시 콜라겐을 먹을 필요는 없다고 주장 한다.

그러나 중국 전통 의학에서는 혈관의 장력을 강화시켜 출혈성 질환을 개선하는데 콜라겐(아교: 당나귀 껍질) 섭취를 처방하였다.

또한, 체내에서 콜라겐층을 구성하려면 반드시 비타민C가 필요하다. 원콜리겐이 벽돌이라면 비타민C는 벽돌사이의 시멘트와 같은 역할을 한다.

(18) 비타민 K2: 뼈와 혈관노화 예방기능을 갖는 노화방지 비타민

비타민K는 혈액응고에 필수적인 영양소로 혈액응고조절, 뼈 건강강화, 심혈관 건강 등에 관여한다. 최근 세포주기조절 기능으로 노화예방 영양소로 주목 받고 있다.

비타민K에는 두 가지 주요형태가 있다.

K1(필로퀴논)은 시금치, 상추, 브로콜리 등과 같은 녹색채소에 주로 함유되어 있고, K2(메나퀴논)는 우유, 천연치즈, 버터 등의 유제품과 청국장, 낫토아 같은 발효식품에 포함되이 있다.

(19) 비타민 B(Vit B)

비타민B 복합체는 8개의 비타민 B로 구성되어 있다.

- B-1(티아민)
- B-2(리보플라빈)
- B-3(니아신)
- B-5(판토텐산)
- B-6(피리독신)
- B-7(바이오틴)
- B-9(초산)
- B-12(코발라민)

이 필수 비타민들은 각각 전반적인 신체기능에 기여한다.

비타민B는 건강과 웰빙을 유지하는데 중요한 역할을 한다. 건강한 몸의 구성요소로서 비타민B는 에너지수준, 뇌 기능, 그리고 세포대사에 직접적인 영향을 미친다.

비타민B 복합체는

- 감염 예방
- 세포 건강
- 적혈구 증식
- 에너지 레벨
- 좋은 시력
- 건강한 뇌 기능
- 소화 기능
- 건강한 식욕
- 적절한 신경 기능
- 호르몬과 콜레스테롤 생성
- 심혈관 건강
- 근육 긴장도 조절 등에 관여한다.

비타민B 결핍 시 나타날 수 있는 증상들

- 피부 발진
- 입술 갈라짐
- 입술 피부 벗겨 짐
- 부어오른 혀
- 피로
- 쇠약
- 빈혈
- 혼동
- 과민성 또는 우울증
- 메스꺼움
- 복부경련
- 설사
- 변비
- 다리와 손의 저림 또는 따끔거림

비타민B 함유식품

달걀, 우유, 치즈, 간과 신장, 닭고기, 붉은고기, 참치, 고등어, 연어 등의 생선, 굴과 조개, 병아리콩 등의 견과류 그리고 감귤류, 시금치와 케일 등의 짙은 녹색채소, 비트, 아보카도, 감자 등의 채소, 통곡물과 곡물, 콩, 검은콩, 바나나, 수박과 같은 씨앗 과일, 두유와 같은 콩 제품, 당밀, 밀배아, 효모 및 영양효모 등

(20) 비타민 B12(코발라민)

신경시스템, DNA합성, 지질대사, 및 아미노산 대사에 관련한 효소들의 조효소(coenzyme)로서 사용된다.

비타민 B12는 고기, 생선, 유제품과 같은 음식에서 발견되는 수용성 필수비타민이다. 인공합성될 수 있고 종종 다른 비타민B와 함께 복용된다.

비타민 B12는 뇌, 신경, 혈액세포를 포함한 신체의 많은 부분의 기능과 발달에 필요하다.

구내염, 백내장, 알츠하이머병, 골다공증, 기억력 감퇴, 피로개선을 위하여 사용된다.

5 혈관강화 및 혈액 순환 촉진 (Blood vessel & circulation)

전신순환운동과 마사지 등을 통한 국소와 전신순환 개선

순환조건

- 긴장 완화
- 유산소 운동
- 마사지
- 온열

혈관강화(P.57 참조)
콜라겐층과 엘라스틴층의 강화
혈관복원력의 주요물질인 콜라겐과 엘라스틴을 Vit C와 함께 섭취

6 Oxygen 산소(충분한 산소의 공급)

유산소 운동과 심호흡을 통한 충분한 산소의 체내 공급

충분한 산소가 세포에 공급됨으로서 효율적인 에너지 생산과 체온상승을 기대할 수 있다.

만성통증의 경우 **기압이 낮은 고지대에서의 생활도 피할 것을 권한다.**

7 체온 유지와 체수분 보존 (Warmth & Water)

체온유지와 충분한 수분 섭취

체온 상승은 근 조직과 혈관 내피세포를 이완시켜 줌으로서 혈관 풍선효과에 의한 내피세포 손상을 감소시키는 동시에 인체의 체순환을 개선 시킨다.

세포에 충분한 수분을 공급하는 것은 내피세포의 건강한 형태를 유지하는데 매우 중요하다.

건강한 내피세포는 통증에 저항하는 기본 요소가 된다.

세포내액을 건강하게 유지하는 것은 통증개선 뿐만 아니라 노화예방에도 필수요소이다.

세포내액 유지를 위하여 **채식을 권장한다.**

체온을 유지하고 몸을 따뜻하게 하는 방법들

따뜻한 물 마시기, 동절기 머플러와 마스크 착용하기, 유산소 운동, 근육운동을 통한 기초대사율 높이기, 온욕, 쑥찜질, 원적외선 등 각종 온열도구 사용. 손발의 국소적 통증 완화를 위하여는 파라핀팩을 권한다.

마그네슘 섭취

계피, 생강, 견과류, 쑥차(애엽), 식초 및 구연산 류 섭취

체수분 보존을 위한 방법들

야채주스 마시기

전해질 음료의 섭취.

더덕, 둥굴레, 구기자, 산수유, 등의 차류 음용.

증류주(소주, 위스키 등)는 탈수현상을 유발하므로 삼간다.

인체에서 통증물질을 배출하라(림프순환을 활성화하라)

통증을 제거하기 위하여는 통증물질을 체외로 배출하여야 한다
인체에는 통증물질을 배출하기 위한 림프라는 배수시스템이 존재한다.
이러한 림프 시스템의 배수 순환을 위하여는 세가지 조건이 전제된다.
우리는 이 조건을 3R condition이라고 한다

•통증물질 배출 제1 조건

1st R (Relaxation): **긴장완화**

긴장완화를 통하여 혈압을 낮출수 있으며 이어서 림프순환을 촉진 할 수 있다.

•통증물질 배출 제2조건

2nd R (Respiration): **심호흡**

심호흡을 통하여 횡격막 운동을 촉진하며이는 림프배출의 원동력이 된다.

•통증물질 배출 제3조건

3rd R (Run): **보행운동**

보행운동을 통하여 림프순환을 활성화 할 수 있다.

전신순환을 위하여 일반 보행에 비하여 두 배의 순환효율을 갖고 있는 팔과 다리를 동시에 사용하는 **4족 보행 유산소 운동(네발 걷기 운동 : 암워커 운동)을 추천한다.**

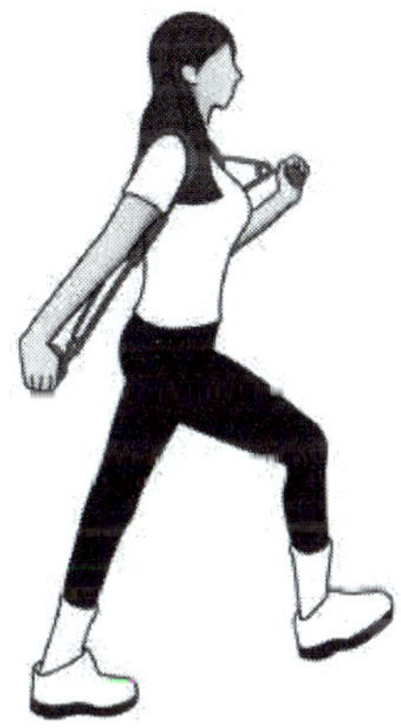

암워커
www.armwalker.co.kr

• 네발 걷기 운동의 효율성

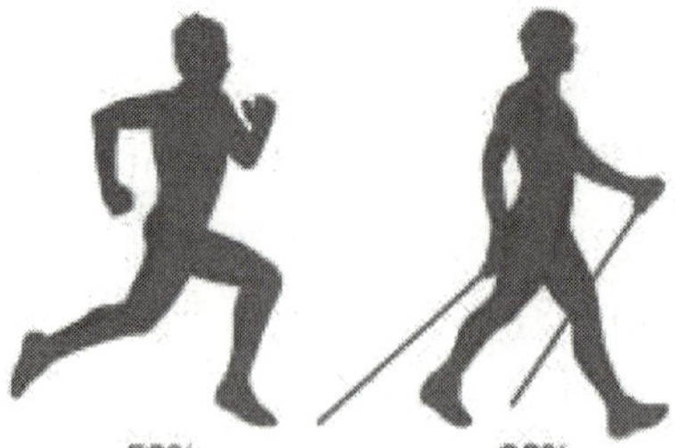

우리가 두 발로 걷게되면 인체의 50%의 근육만이 운동에 참여하게 된다. 이는 인체의 50%의 순환을 의미한다. 반면에 폴(지팡이)을 짚고 걷는 노르딕 워킹과 같은 네발걷기 운동을 하게되면 인체의 90%의 근육이 운동에 참여하게 된다. 즉, 90%의 체순환을 기대할 수 있다.

순환운동은 통증치유의 가장 중요한 요소이다.

노르딕워킹은 뛰어난 순환운동기능으로 **통증을 없애주는 운동**으로 널리 알려져 있다. 노르딕워킹은 뛰어난 순환효율성에도 불구하고 포장도로나 실내에서의 사용이 불가한 등의 사용상의 많은 단점을 안고 있다.

암워커는 실내 및 실외, 포장도로 등 언제 어디서나 사용가능한 착용형 4족 보행 운동기구이다. 또한 런닝머신, 스텝퍼, 이립티컬, 아크트레이너 등 각종 유산소 운동기구와 함께 사용 시 순환효율성을 두 배로 향상시킨다.

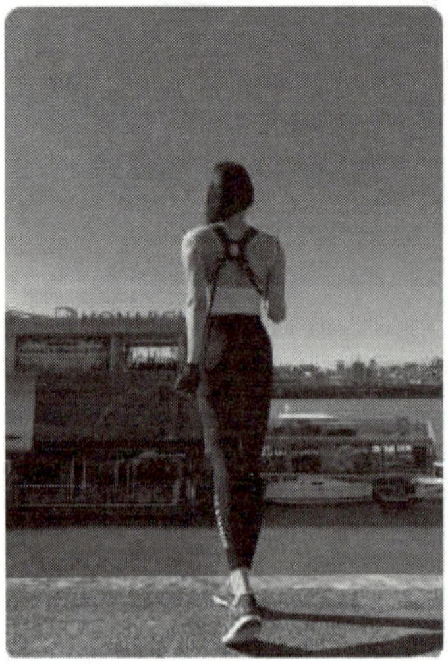

•4족 보행운동과 척추건강

4족 보행운동은 노인성 척추후만과 굽은 어깨, 거북목 등을 예방하고 개선한다.

척추가 굽게 되는 가장 큰 원인은 에너지 부족이다.

척추를 바로 세워주는 척추기립근에 충분한 에너지가 공급되지 않으면 척추는 굽고 자세는 무너지게 된다. 그러므로 척추벨트 등을 착용하여 척추를 세우는 것은 일시적인 현상일 뿐이다. 전문가들 사이에서는 이러한 요추벨트를 일컬어 '애인으로 만나서 원수로 헤어진다' 는 표현을 하곤 한다.

당장은 척추를 세워주는 효과가 있으나 궁극적으로는 척추를 극도로 약화시킨다. 따라서, 부득이 요추벨트를 사용할 경우에는 장시간 사용을 피하고 수시로 순환운동을 해 주어야 한다. 척추의 바른자세를 위하여는 척추를 바로 세워주는 척추 기립근에 순환을 통하여 충분한 에너지가 공급되어야 한다.

4족 보행운동은 뛰어난 순환능력으로 척추 기립근에 충분한 에너지를 공급한다.

60대의 연령대에서는 자세에 따라 외견상 20년의 연령차이를 보이기도 한다. 대부분의 만성질환은 자율신경계와 깊이 연관되어 있다. 뇌신경을 제외한 모든 자율신경은 척추를 통과한다

•4족 보행(네발걷기 운동)과 전신 건강

네발 걷기운동은

척추 주변 조직을 자극하여 **자율신경의 흐름을 개선**한다.

척추 주변근육을 활성화하는 **네발걷기 운동은 전신 건강을 개선**한다.

뇌신경을 제외한 모든 자율신경은 척추를 통과하며 **척추주변의 순환개선은 자율신경과 연결된 내과적 증상의 개선**에도 도움이 된다.

고대 중국의 의사 화타는 척추기립근 부위의 위치(혈)에 침을 찔러서 내과질환들을 치료하였다.

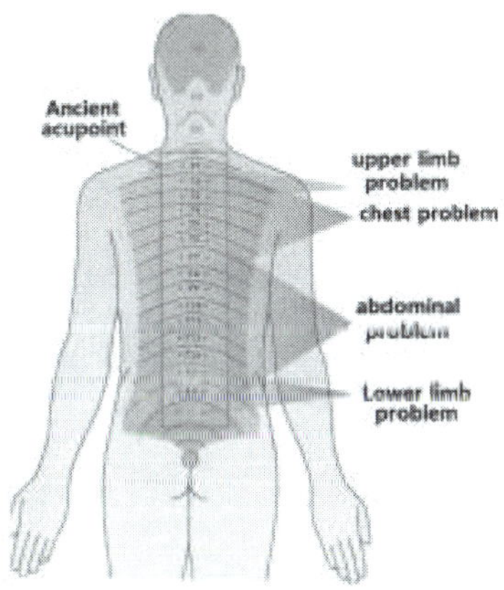

•4족 보행(네발 걷기 운동)의 뇌기능 활성화

4족 보행운동은 목과 어깨 주변근육의 순환을 활성화하여 **뇌로 가는 혈류량을 증대**시킨다. 따라서 4족 보행운동은 사무인력이나 수험생 등 **두뇌 노동 인력의 뇌기능을 향상** 시켜준다. 또한 노년층의 **파킨슨병이나 치매 예방**에도 기여를 한다.

Chapter
III

통증의 국소적 관리(도수치료)
Manipulation

1 도수치료

도수치료(Manipulized physical therapy)의 정의

마사지(stimulation) + 교정(mobility & reduction)
환자(體表)의 특정부위(specialized point)에 수기적기법(Manipulized technique)을 작용시켜 질병을 치료
특정부위(Specialized point): 발통점(trigger point), 침구혈위(acupoint) etc

(1) 도수치료(Manipulation)의 기원 및 발생

수기적 치료 = 자연발생적 최고最古의 치료행위

인류

↓

생존을 위한 자연과의 투쟁 혹 노동 중의 손상

↓

통증을 무마시키려는 본능적 무의식적 행위
본능적 치료행위(Instinctive Medicine)

↓

환부를 덮거나 누르거나 비비고 문지른다
(covering&compressing&rubbing & kneading)

↓

결과: 통증의 악화 또는 감경 및 소실

↓

경험축적
경험적 치료행위 Empirical medicine
(Folk Medicine)

↓

이론적 체계화
논리적 치료행위 Scientific Medicine
(약 2,500년전 春秋戰國시대)

↓

의료목적에 부합되는 치료술기로서 발전
•통증해소
•기능회복

(2) 동양 전통의학에서의 도수치료(manipulation)의 위치

TOM(Traditional Oriental Medicine)	
외치(External treatment)	내치(Internal treatment)
도수 요법(Manipulation) 침구 요법(Acupuncture & Moxibustion) 기공 요법(Qi gong & Exercise) 고마 요법(Ointment treatment) 수술 요법(Surgery) 반사 요법(Reflexology)	경구 요법(Supplement) 항장 요법(Anus treatment) 흡입 요법(Inhalation)

(3) 도수치료의 기본원리

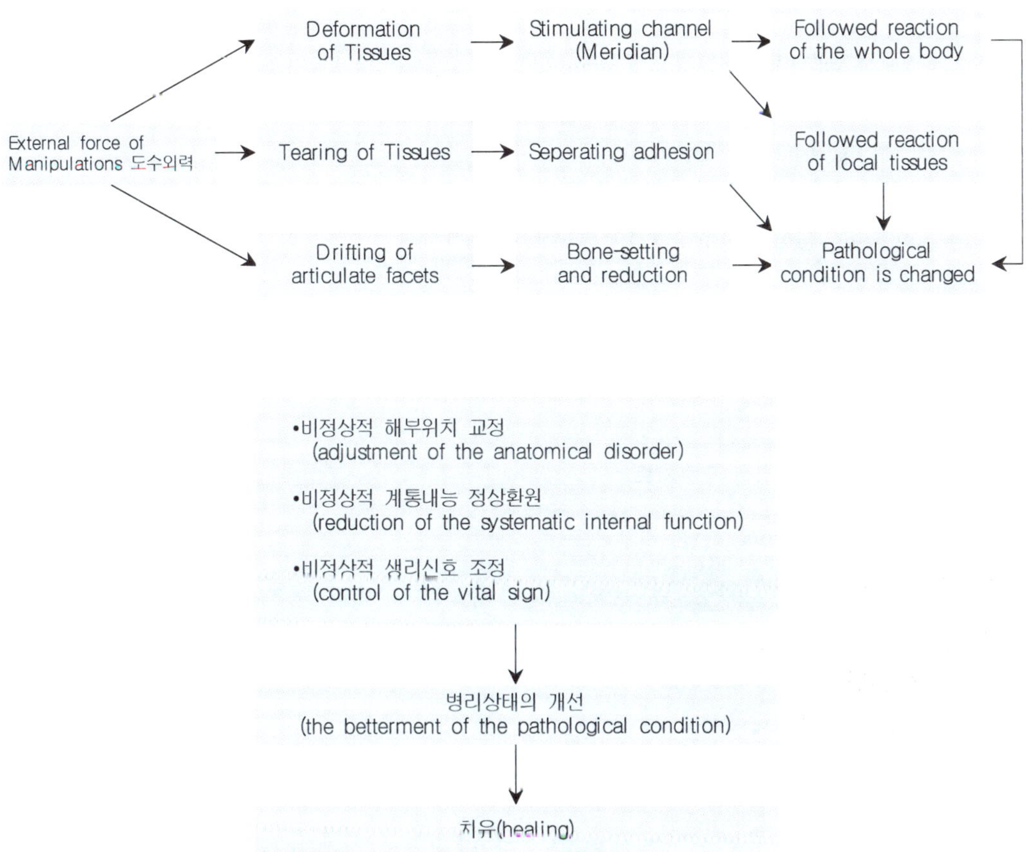

(가) 비정상적 해부위치 교정의 예(Bone-setting and reduction)

Facet joint subluxation(drifting of articulate facets)

(나) 비정상적 계통내능 정상환원(Reduction of the systematic internal function)

계통(system): 인체의 구성단위 모두(cell → tissue → organ → system → body)를 포함: 세포에서 호흡기, 소화기, 생식기, 내분비계 등

1) 근육경련(muscle spasm): 근육의 길이가 짧아진다.

가) 원인: 근육 계통 내능의 이상항진: 과도수축

단계별 근 수축(muscle contraction)

연축(twitch)	전기적 자극에 대한 반응
↓	
긴장(tonus)	지속적 수축 상태(연축이 합하여 진 것)
↓	
강축(tetanus)	경련(spasm)
↓	
강직(contracture)	병리적 상태(활동전압이 유발되지 않고도 강축을 일으키는 비가역적 상태) 예; a. Rigor mortis(postmorterm rigidity) 근육내 ATP도 없고 활동전압도 발생하지 않지만 골격근이 강축을 일으킴. b. 근육이 과도하게 피로할 때.

나) 근육경련 해제를 위한 도수치료:

직선운동형식의 마찰법(Linear rubbing)

국소혈액 순환 5~7배 증가

- 혈액 계통내능 증가(순환증가)
- 근육 계통내능 감소(수축해제)

Manipulations → force → energy → ability → Adjust internal function

2) **위경련**(Gastrospasm, Stomach cramps, Convulsion of the stomach)

명치부위를 중심으로 돌발적으로 일어나는 동통발작 때로는 구역, 구토를 동반하며 담석(Cholelithiasis), 췌장염(Pancreatitis), 위궤양(Stomach ulcer), 십이지장궤양(Duodenal ulcer) 등의 질환의 수반증세로 일어나기도 하나 반드시 위에 원인이 있는 것은 아니며 정신신경 인자와 관련하여 자주 증상을 일으킨다. 대증 요법으로는 진정제(Sedative), 진경제(Anticonvulsive) 등을 사용한다.

가) 원인

위 평활근 과도수축(평활근 계통내능 이상항진)

나) 치료

Pointing with the interphalangeal joint of the index finger

(식지근측 지간관절을 이용하여 일점 부위를 강하게 압박)

- 약 2분간 압박(Pointing): 지통효과 큼
- 30초 후 통증이 사라짐(통증 소실 후 2분간 계속 유지)

T7~12 척추기립근 사이의 압통점(특히, T10~12)

T11: 비수脾兪

T12: 위수胃兪

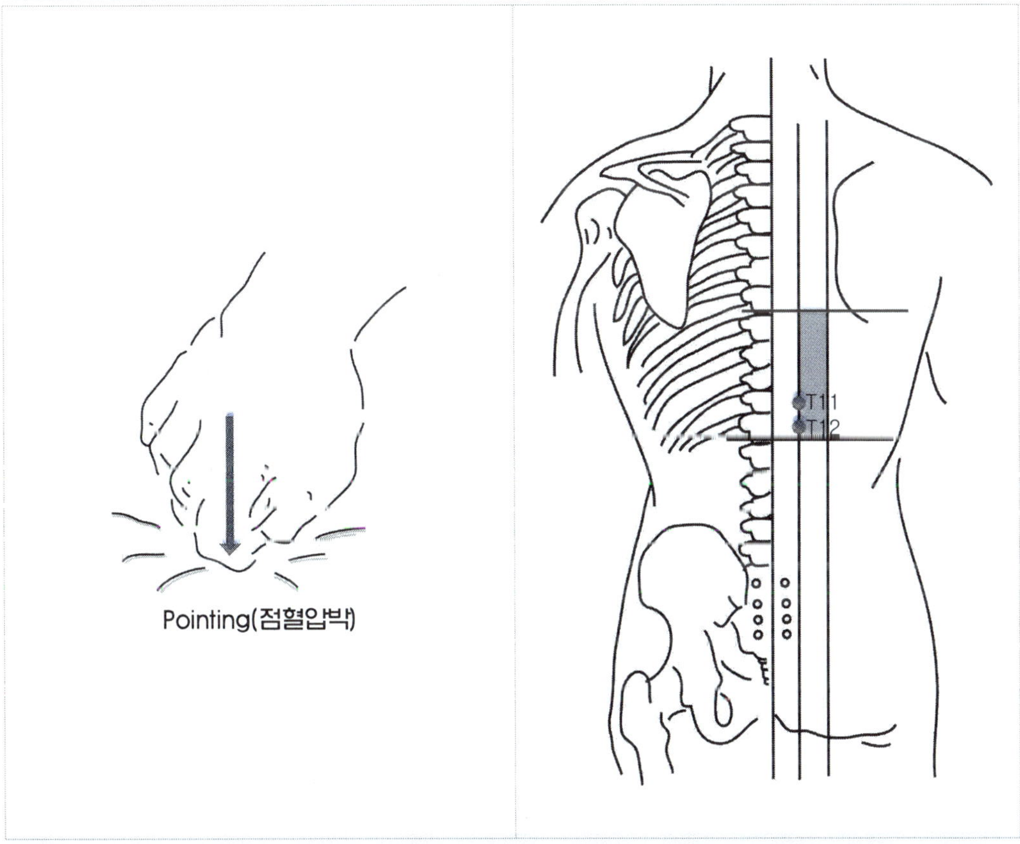

3) **위궤양**(Stomach ulcer)

위벽의 점막근층粘膜筋層을 지나서 점막하층으로부터 근층에까지 손상이 있는 위장병

가) 원인

위의 연동운동 저하로 조체阻滯(계통내능 저하)

나) 치료

T7,8,9,10 → 보補법(Rolling & Linear rubbing)

복부

Circular rubbing(회선형 마찰) 5~6분(장기의 연동운동이 빨라짐)
손의 큰 이동방향 → 시계방향(추동운동을 도와 줌)
손의 움직임 → 반시계방향(교반운동을 도와 줌)

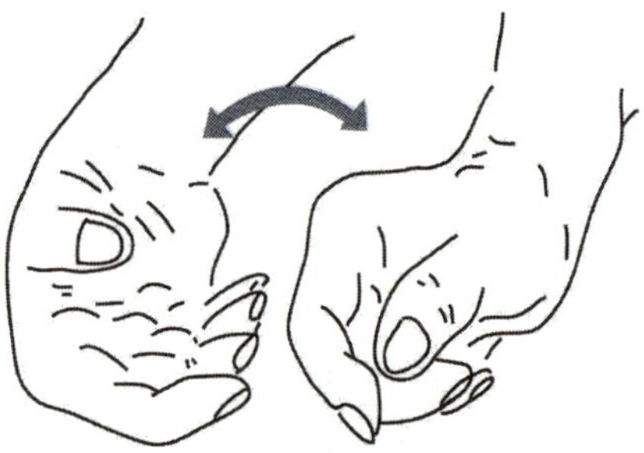

Rolling 굴림요법

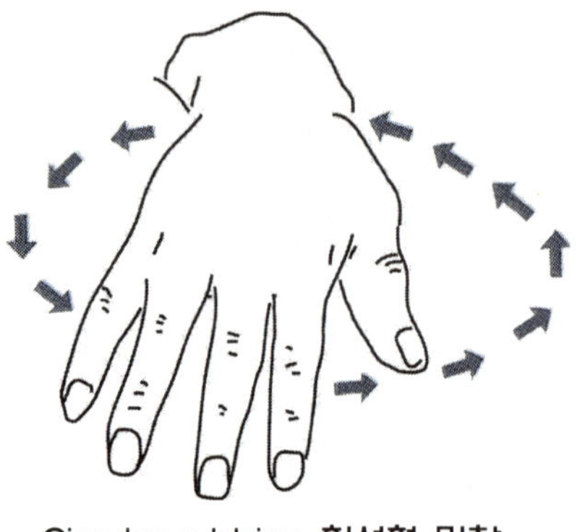

Circular rubbing 회선형 마찰

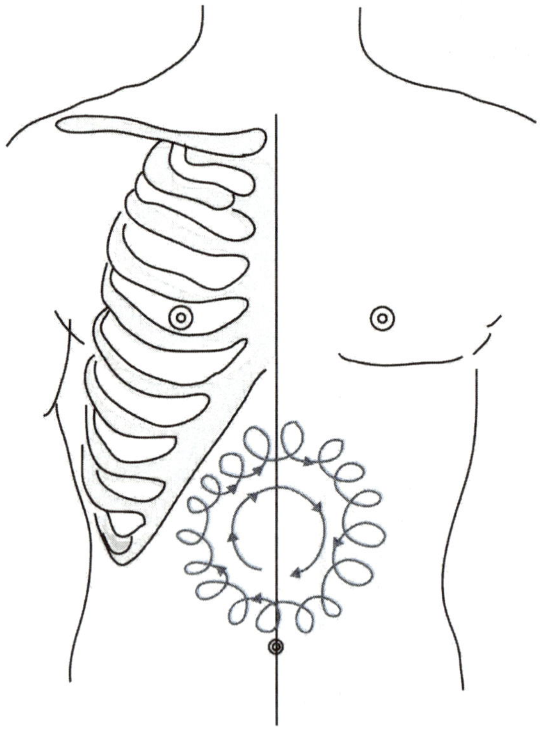

4) 파킨슨병(parkinsonism)

- 3대 증상
  - 진전(tremor)
  - 뻣뻣해 짐(lead-pipe rigidity)
  - 종종 걸음(festination: slow, shuffling gait with decreased excursion of legs)

가) 원인

혈액(산소)공급이 되지 않아 뇌의 문상체(선상체: 렌즈핵+미상핵)와 창백구와 흑질이 변성된 병

혈액의 용존 산소량: 정상혈액 17~18%

파킨슨병 14~15% → 치료 후 2% 증가(일시적) → 치명적 13% 이하 → 6개월 치료(40% 효과)

나) 치료

단위시간당 혈액공급량을 늘인다.

쇄골하동맥(subclavian artery)를 따라 Linear rubbing(직선형 마찰) 시술
쇄골하동맥→추골동맥→기저동맥(뇌)

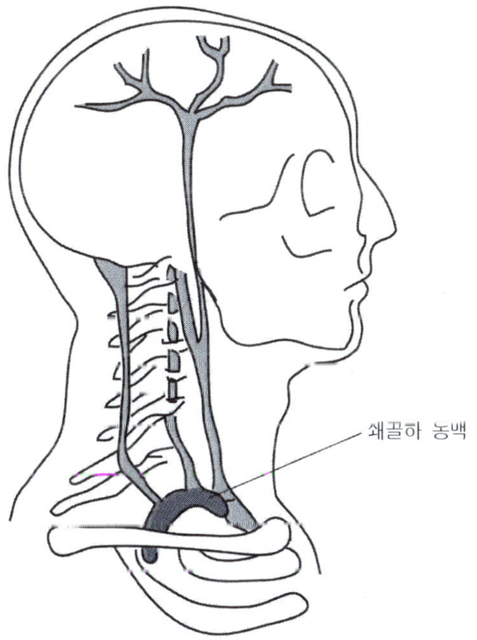

용존산소율을 높인다(즉, 혈액의 질을 높인다).

등의 극돌기 부위를 위에서 아래로 2분간 직선형 마찰 (전신 혈액순환 개선)

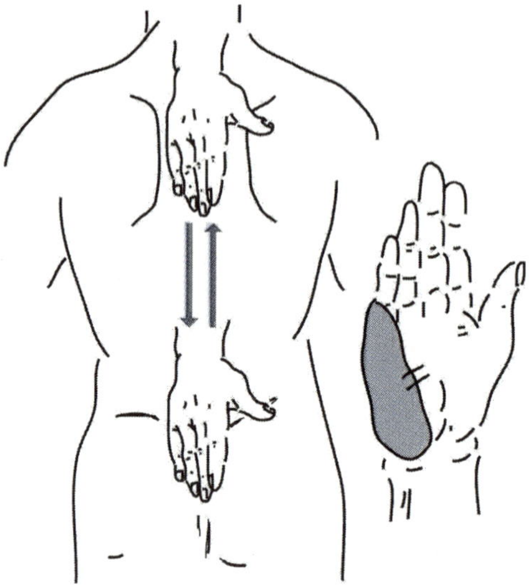

Linear-rubing 직선형 마찰

※ 바빈스키 테스트(Babinski test): 외상이나 뇌종양에 의한 뇌손상에 관련된 상위운동신경손상(upper motor neuron lesion)을 나타냄

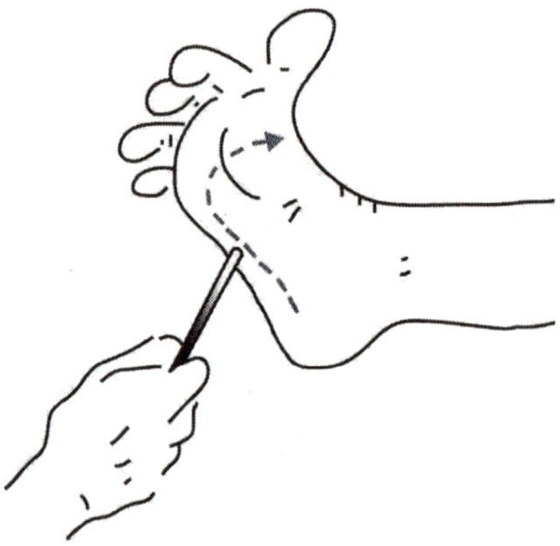

Positive babinski 바빈스키 양성반응

(다) 생리신호(vital signal)의 조정

외력(force) → 에너지(energy) → 기능(function) → 생리신호(vital signal)의 조정

1) 협심증(Angina pectoris)

가) 원인

관상동맥 혈액공급부전

왼쪽어깨에서 왼쪽팔로 방사하는 허혈성동통(Ischemia)

나) 치료

T2,3,4,5 좌측 1.5~3촌 부근(견갑골 내측연)을 가벼운 수법으로

Pressing-Kneading 가압형 회선운동

Rolling 굴림운동

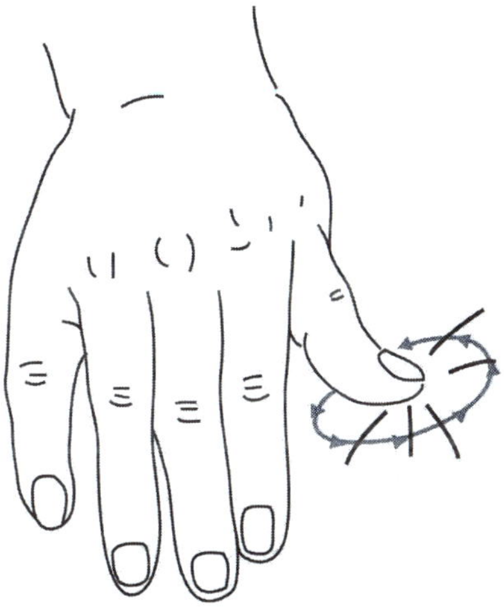

Press-kneading
가압형 회선운동

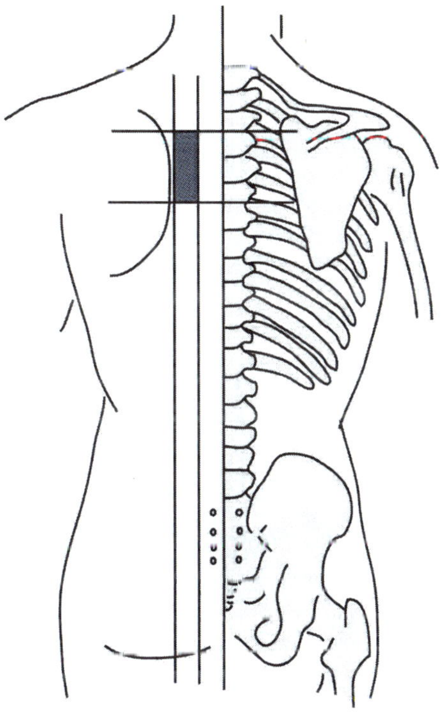

허혈성 협심증 환자는 심전도상의 T파가 도치 됨

치료 후 → 정상환원 됨

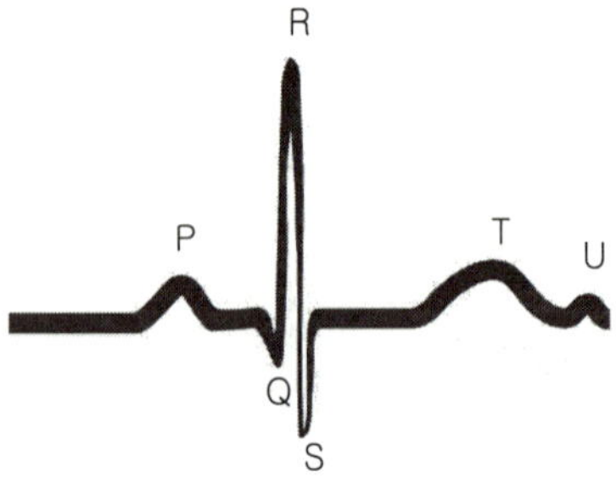

정상 심전도
(Normal Electrocardiogram)

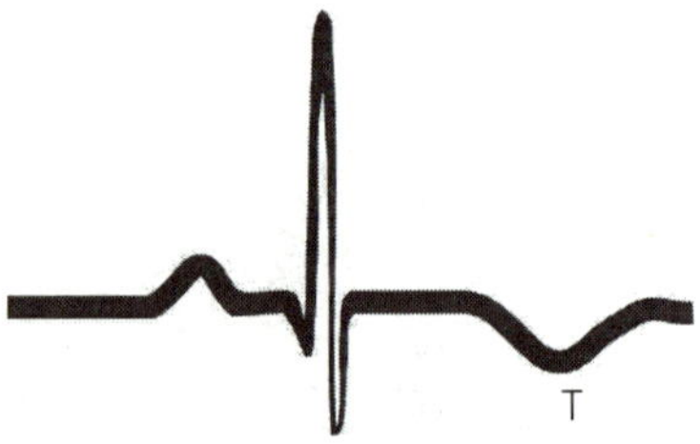

허혈에 의한 T파의 도치
(Ischemia causes inversion of T wave due to altered reproduction)

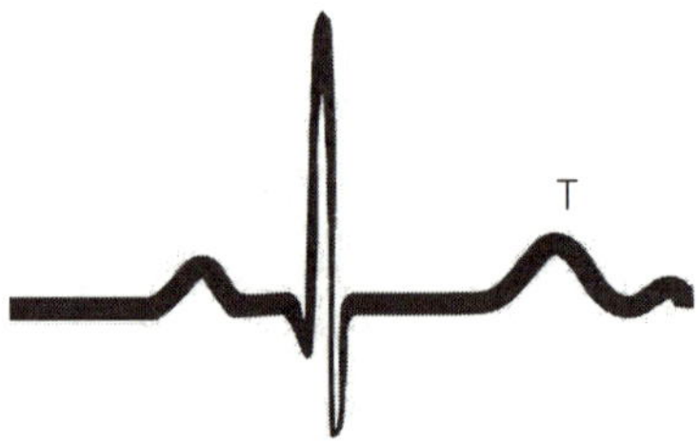

수기치료 후의 T파의 정상 환원
(Reduction of T wave after treatment)

2) **당뇨병**(Diabetes): (**삼다일소**)

가) 주 증상 및 원인

a. 다음(polydipsia): 다뇨에 따른 결과

b. 다식(polyphagia): 소변으로 배설된 포도당을 보상하기 위한 식욕의 증가

c. 다뇨(polyuria): 사구체에서 여과된 포도당의 일부가 근위세관(proximal tubule)에서 재흡수되지 않고 미세소관(lumen)에 남아 삼투장애(osmotic hindrance)로 작용하므로 물의 재흡수에 장애가 온다. 따라서 배설이 증가한다(osmotic diuresis).

d. 체중감소體重減少: 인슐린결핍으로 합성(Anabolism) ↓, 분해(Catabolism) ↑

나) 임상특증

당뇨환자는 **T7,8 극돌기**가 약간 틀어져(torsion)있거나 압통을 느낌

가족력이 있는 성인형 당뇨의 경우 당뇨가 발병하기 전 등背쪽에 반응

췌장의 insulin 분비조절

제 10 뇌신경(미주N=부교감)

T5-S1: 복강N절(특히 T8 교감)

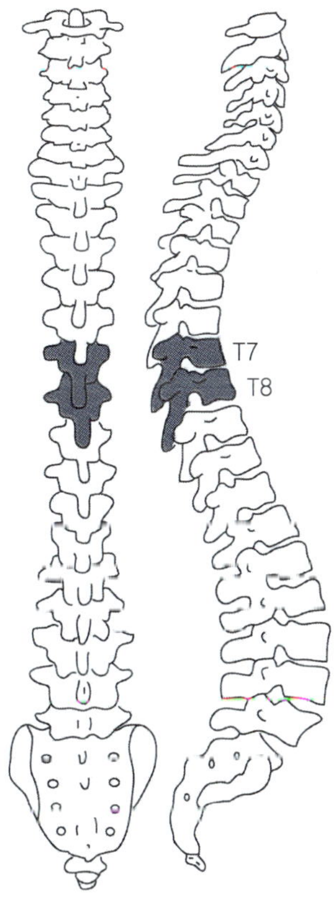

다) 치료(treatment)

- T8 좌측左側을 pressing-kneading(가압형 회선운동)
- T8 Pressing-Reduction(압박 복위법)
- Linear-rubbing(Spinous process) 극돌기 방향을 따라서 직선 마찰운동
- 침 치료 (Acupuncture)

제1일

T8 극돌기 좌측 1.5 촌(췌장수)(1촌≒3.3cm)

심자深刺(깊이 찔러서 뼈가 닿는 느낌이 나면 약간 뒤로 뺀다)

제2일

T7-T10 극돌 좌측 1.5촌

양측 삼음교(SP6)-전침자극電針(electric stimulation)

(약弱자극 20분): 보補 reinforcing

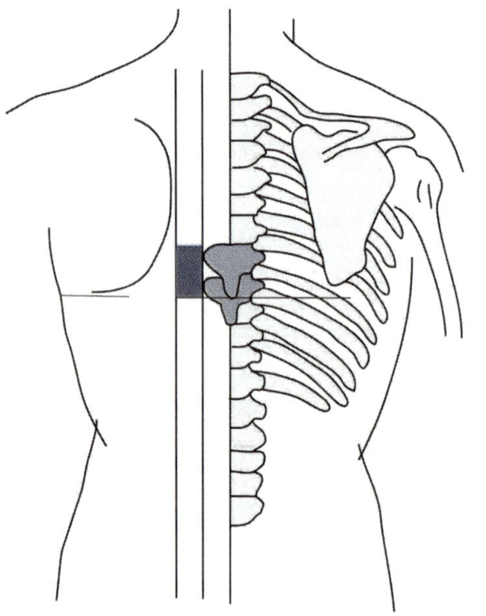

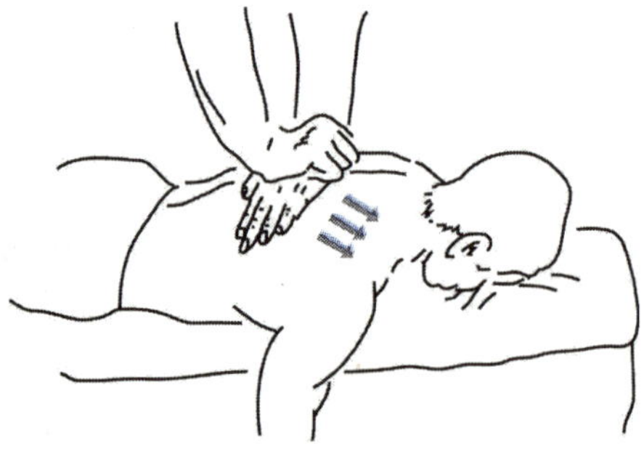

Pressing-Reduction
가압복위법

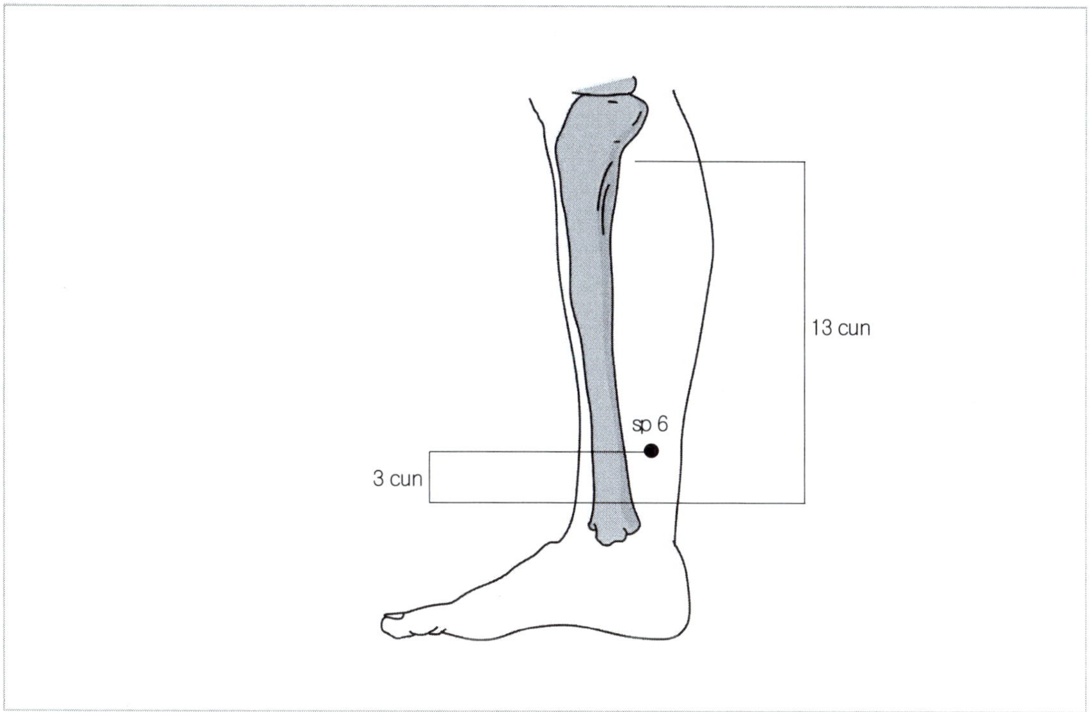

• 처방(herb formula)
황기, 옥미수, 산약 – 차처럼 농도를 약하게 해서 갈증 날 때 음용
숙지황, 백작약

(라) 치료원칙 1, 2, 3의 결합 예

정상해부위치이탈 → 관련조직 계통내능 및 생리신호 변화 → 해당장기병변

1) **담낭염**(cholecystitis)

가) 증상

- 상복부 민창감 悶脹感
- 식욕감퇴
- 기름진 음식: 소화불량, 설사
- 위부 작열감 灼熱感
- 트림
- 급성발작

나) 진단: 복부가 단단하게 굳어져 있으며 등도 굳어 있음

머피테스트(Murphy's test) 양성(+)

다) 병리기전

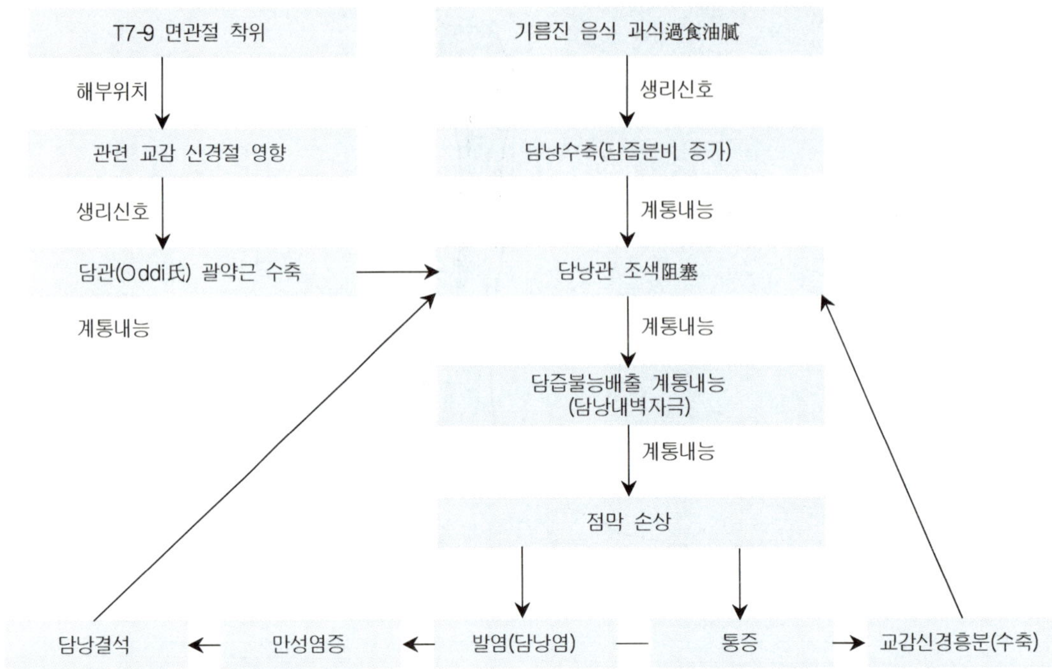

라) 치료원칙

- 해부위치 교정
- 계통내능 조정
- 생리신호 조정

마) 치료

•Pointing(점법), press-kneading (안유법) T7-9 왼쪽 압통점 2~3분: 통증을 없애 준다.	생리신호 조정을 통한 계통내능의 조정
•Rolling(곤법), press-kneading (안유법) T7-9 양쪽 방광경 1,2선 5분	관련교감N절 자극을 통한 계통내능의 조절
•Antagonistic reduction of thoracic vertebrae(대항복위법對抗復位法) or Pressing-Reduction (안압 복위법)	해부위치 교정(이상관절 위치 교정)
•Linear rubbing	혈액순환(계통내능)의 개선

☞ 1주일에 약2회(총 8~12회: 약 1개월 치료 - 완치)

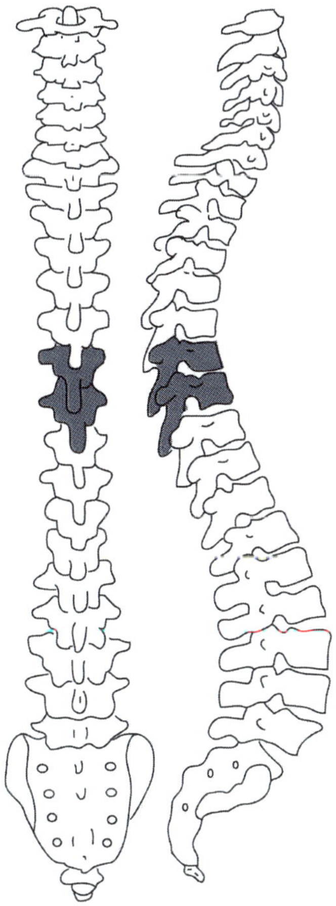

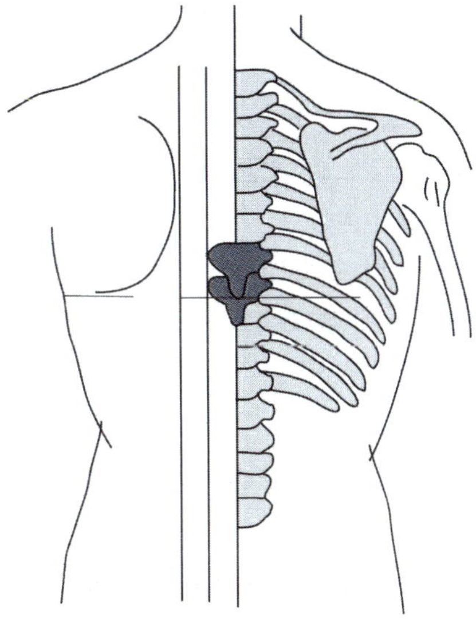

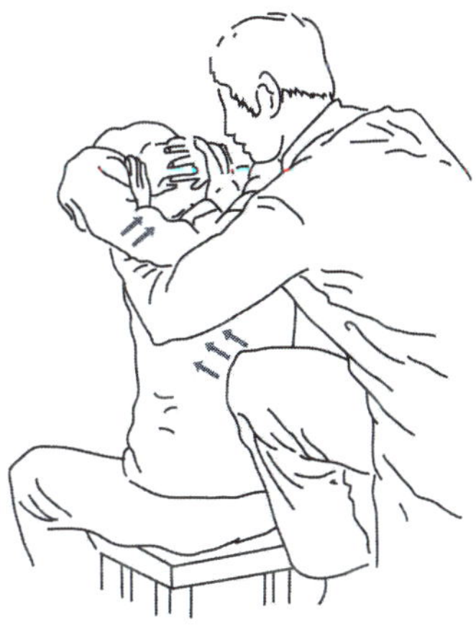

Antagonistic-Reduction
대항복위법

(4) 도수치료에 대한 실험적 연구

• **피부에 직접 접촉하는 마찰(rubbing)류 수법**

오래된 상피세포를 제거시킨다.

피부호흡을 증진시킨다.

한선과 피지선의 분비를 원활하게 한다.

피부광택과 탄성을 증가시킨다.

- **혈액성분에 대한 도수치료의 영향**
  백혈구 총수 증가
  백혈구 식균 능력 증가
  적혈구 소량증가
- **국부조직의 산소 요구량을 증가시킨다.**
- **모세혈관의 확장**
  근 수축 및 위축개선
  연조직 손상 회복속도 상승
  순환증가
  혈압하강
- **혈액 중 엔돌핀(Endorphin) 함량증가**

(5) 도수치료(manipulation)의 적용범위

- **운동계통의 질환(PM)**
- 소화계통의 질환
- 호흡계통의 질환
- 순환계통의 질환
- 신경계통의 질환
- 생식계통의 질환
- 이비인후과 질환
- 부인과 질환
- 소아과 질환
- 내분비 질환

(6) 도수치료(manipulation)의 금기사항

- 세균성 질환
- 화농균, 결핵균으로 인한 운동기관의 질환
- 암癌증의 국부
- 출혈성 질환
- 파괴된 피부, 화상부위
- 임산부의 요천부(Lumbar & Sacral) 이하
- 기아, 식후, 피로, 만취, 극렬 운동 후
- 심각한 심장 질환 자, 응급환자

(7) 도수치료(manipulation)의 특점 및 목적

- 치료특점特點: 동動 Mobility
- 치료목적目的: 통通 Circulation
- 치료원칙: ① 송(Relaxtion) ② 순(Reduction) ③ 산(Dispersion)

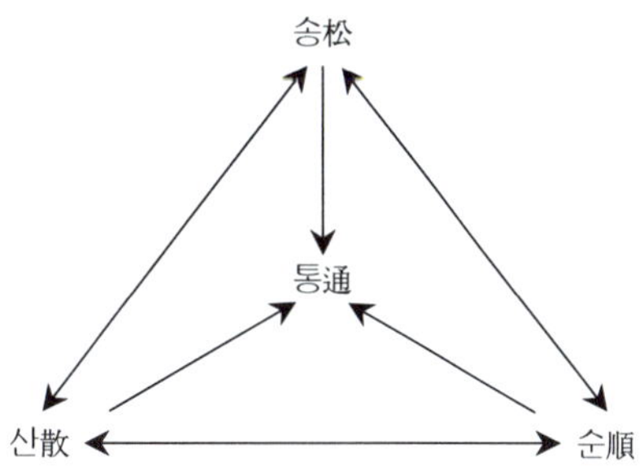

(8) 도수치료(manipulation)의 보사補瀉와 허실虛實

(가) 허실(병리상태)

허虛: 기능 또는 물질의 부족不足(Deficiency)

실實: 기능 또는 물질의 과심過甚(Excessive)

(나) 보사(치료방법)

보補: 부족不足을 보충補充함(Reinforcing)

사瀉: 과심過甚을 억제抑制함(Reducing)

(다) 사실 보허(치료원칙)

실증實症(기능항신): 사瀉법

항진된 기능(Excess)을 억제(Reducing)시켜 치료

허증虛症(기능저하): 보補법

저하된 기능(Deficiency)을 증강(Reinforcing)시켜 치료

따라서, 일정질병에는 반드시 맞는 위치에 맞는 역량의 수법을 적용시켜야 한다.

<table>
<tr><td>같은 수법의 성질과 량을 다른 부위에 적용시킬 때</td><td rowspan="2">작용효과는 모두
다르게 나타난다</td></tr>
<tr><td>다른 수법의 성질과 량을 같은 부위에 적용시킬 때</td></tr>
</table>

(라) 도수치료(manipulation)의 보사補瀉

	작용시간	자극강도	수법빈율(속도)	방 향
보補	장長	강强	저빈율 저低	경락순행
사瀉	단短	약弱	고빈율 고高	경락역행

(9) 도수치료(manipulation)시 시술부위의 선택

(가) 해부생리학 원리에 의한 선택

현대의학의 자율신경 지배영역(Sympathetic)에 따라 선택

(나) 전통 경락이론(Meridian)에 의한 선택

교감신경 지배영역	病症	전통경락 혈위선택
T2 – T5	폐, 기관지	폐수T3
T1 – T5	심장	심수T5
T5 – L1	위장, 소장, 상행, 횡행결장	위수T12
L1 – L2	하행결장, 직장	대장수L4
T7 – T9	간, 담낭 질환	간수T9
T7 – L3	신, 방광 질환	신수L2, 방광수S2

(다) 이통위수以痛爲兪

압통점(Tenderness point or Trigger point)이 곧 치료 부위이다.

(10) 도수시술(manipulation)시 기술적 요구사항

(가) 자극수법시 기술적 요구사항(Technical requirements of Stimulation Manipulations)

- **지구**(endurable)
- **유력**(forceful)
- **균일**(regular)
- **온화**(gentle)
- **심투**(penetrable)

(나) 교정 및 운동법 시술시 기술적 요구사항

(Technical requirements of Rectifying Manipulations and Mobilizing Manipulations(Both Manipulations are also called as "Manipulations of joint motion")

- 적합한 자세(Suitable posture)
- 부드럽고 가볍고 섬세하고 간편하고 조화된 시술(Smooth, light, ingenious, brief and controlled operations)
- 정확한 방향으로 힘을 주입(Correct direction of exerting force)

(11) 도수기법의 기본적 분류(Categories of Manipulations)

Vibration Low frequency(파동류)	Dhyana–thumb–pushing 일지선추법 Twinning 전법, Rolling 곤법 Kneading 유법
Rubbing(마찰류)	Pushing 추법, circular–rubbing 마법 Linear–rubbing 찰법, wiping 말법 Rubbing with two palms 차법
Vibration High frequency(진동류)	Vibration 진법
Pressing(안압류)	Pressing 안법, Compressing 압법 Pointing 점법, Grasping 나법, Pinching 날법 Pressing with toes 채교법, Plucking 탄발
Knocking(고격류)	Patting 박법, Knocking 격법 Flicking 탄법 Knocking with the stick 봉법
Joint Movement(관절운동류)	Rotating 요법, Carrying on back 배법 Wrenching 반법(카이로프랙틱으로 발전) Traction 발신(견인)

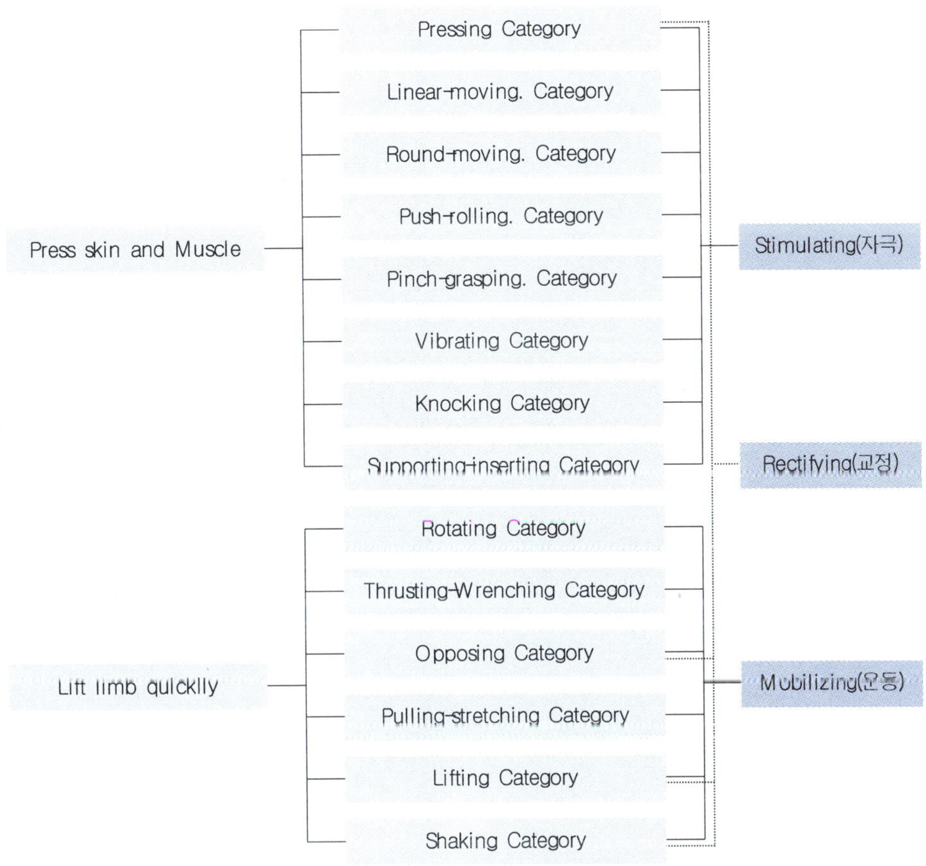

The Pedigree of Manipulations 도수기법 계통도

Chapter IV

연조직 손상치료(PM : Pain Manipulation)
Regional treatment of the soft tissue injury

1 연조직 손상

(1) 근골격계 질환의 종류

① 연조직 손상, ② 골절骨折, ③ 탈위脫位, ④ 종양腫瘍 등

(2) 연조직(Soft tissue)이란?

뼈(Bone)를 제외한 조직의 총칭

- 근육(Muscle)
- 근막(Mysium[epimysium])
- 건(Tendon)
- 인대(Ligament)
- 연골(Cartilage)
- 관절낭(Joint capsule)
- 피부(Skin)
- 신경(Nerve)
- 혈관(Blood vessel) 등

(3) 연조직 손상

연조직이 타박(hitting, sprain), 과신전(hyper-extension), 압박(compressing), 피로(fatigue), 지속적 활동 등에 의하여 손상된 것 중에서 무 골절, 무 탈위, 무 피부파손

(4) 연조직 손상傷筋의 증상

통증(pain)	연조직 손상	종양	염증
부종(swelling)	선통후종 先痛后腫	선종후통 先腫后痛	동시종통 同時腫痛

연조직 손상시 왜 통증이 나타나는가(동양의학적 관점)?

"血離經脉, 經脉受阻, 氣血流行不暢" (기혈의 운행이 원활치 못함)

- 불통즉통(circulation↓)
- 통즉불통(치료의 관건)⇒방법 동動으로 송松, 순順, 산散

2 연조직 손상의 치료원리

(1) 연조직 손상과 통증의 발생기전

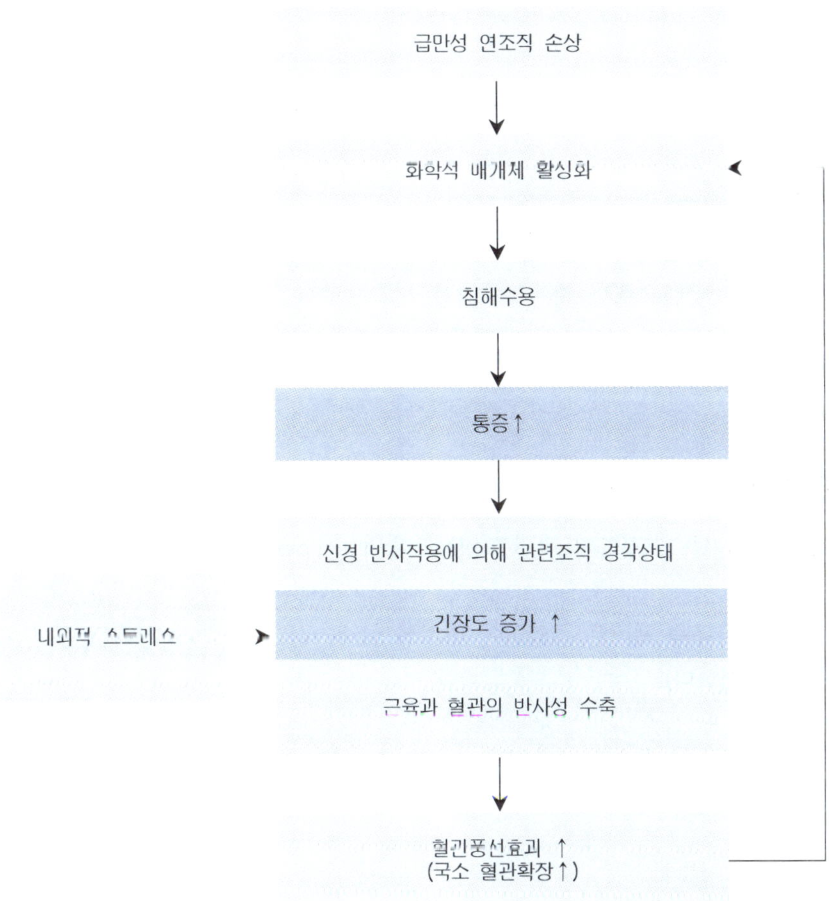

(2) 연조직 손상 및 통증의 치료원칙(산散, 송松, 순順)

상기와 같이 연조직의 급만성 손상은 통증을 생산하고 생산된 통증은 관련조직의 경각상태를 유도하여 주변조직(근육 및 혈관 등)의 TENSION(긴장도)을 높임으로서 또 다시 통증을 유발하게 된다(Pain-Tension cycle).

이와 같은 pain과 tension의 악순환의 고리(PT cycle)를 끊기 위하여는 (가) 통증과 (나) 긴장도 양측에 대한 동시적 접근이 필요하며 특히, 긴장도의 경우에는 (다) 내외적 요소(stressors)에 대한 접근 또한 필수적이다.

(가) 통증에 대한 도수적(manipulation) 접근

산散(dispersion)

조직 내의 화학적 매개체(통증물질)를 분산(scattering)시킴으로서 국소적 농도를 낮추어 통증역치(threshold)를 높이고 통증을 해제시킨다.

(나) 긴장(Tension)에 대한 도수적(manipulation) 접근

송松(relaxation)

연조직(근육과 혈관)의 긴장도를 해제시킨다.

혈관의 긴장도를 낮춤으로서 즉, 동맥압을 낮춤으로서 국소혈관확장(focal vasodilation)의 원인을 제거하고 정맥압을 낮춤으로서 통증유발인자인 화학적 매개체(chemical mediators)의 림프순환(흡수)을 촉진시킨다.

순順(reduction)

비정상적 해부위치를 교정하여 관련조직(ex; 활막 synovial membrane 등)의 긴장도를 해제시킨다.

수기로 정상적 파동을 체내로 주입하여 비정상적 생리신호를 정상화한다(병변 부위의 양자역학적 파동을 정상화한다).

(다) 긴장(Tension)에 대한 전인적 접근(holistic approach)

내외적 요인(stressors)에 대한 전인적 접근으로 개체전체의 긴장도를 해제시킨다.

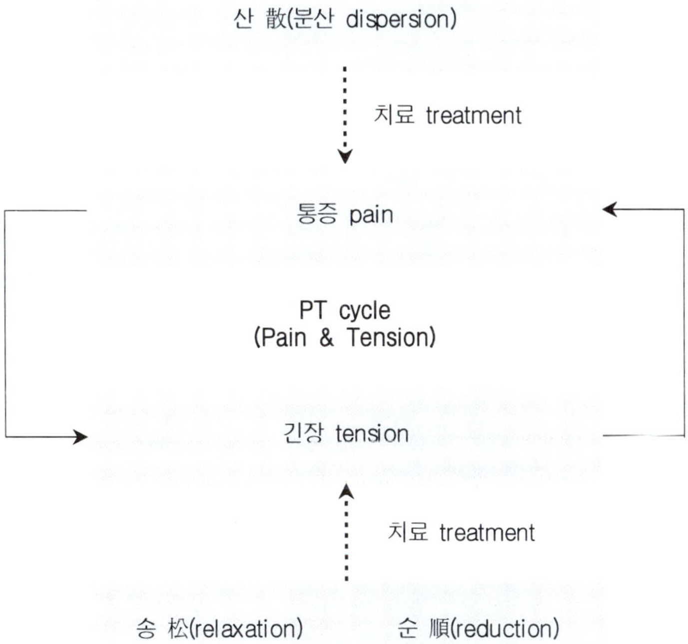

Chapter V

도수치료(manipulation)의 기본 술기 (techniques)

1 Stimulating techniques (자극류 도수기법)

<table>
<tr><th colspan="6">Rolling(곤법, 滾法) - 굴리는 동작, 실제로는 파동을 주는 동작</th></tr>
<tr><td rowspan="2">손등의
소지단小指端을
일정부위에 부착</td><td colspan="2">완관절을 굴신
(대동帶動)</td><td rowspan="2">중수지관절
中手指關節
복합활동
손등척측</td><td>교점</td><td>제5지五指의 중수지절관절</td></tr>
<tr><td colspan="2">앞팔을 외선
(주동主動)</td><td>접촉면</td><td>손등의 척측尺側과 3,4,5
중수지관절이 이루는 △형(삼추형)</td></tr>
<tr><td colspan="6">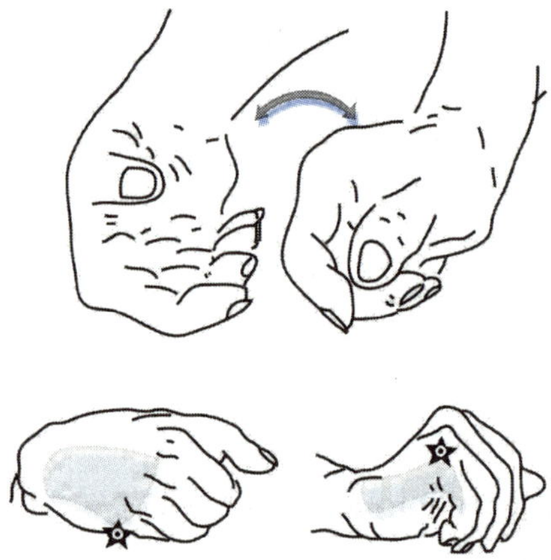</td></tr>
<tr><td>주의</td><td colspan="5">어깨, 상완上腕을 과도히 긴장시키지 말 것
주관절을 약간 굴곡(약 120°)</td></tr>
<tr><td>요구</td><td colspan="5">1) 동작시 “교점”은 항상 체표에 부착되어 있어야 한다.
손이 튀거나 마찰摩擦시키지 말아야 한다.
2) 압력, 속도(빈율), 파동폭도 등은 항상 일정할 것(v=120~160차/min)</td></tr>
<tr><td rowspan="3">특점</td><td>압력</td><td>비교적 큼</td><td colspan="3" rowspan="3">발생에너지가 크다
병변부위의 비정상적 생리파동을 정상화 시킴</td></tr>
<tr><td>접촉면</td><td>비교적 넓음</td></tr>
<tr><td>파동폭</td><td>큼</td></tr>
<tr><td>응용</td><td colspan="5">근육이 풍부한 전신 각 부분</td></tr>
<tr><td colspan="6">근육경련해제, 혈액순환촉진, 근육피로해소
⇒ 근골격계 통증, 마목감(Numbness), 감각 및 운동기능 장애에 적용</td></tr>
</table>

Kneading(유법, 揉法) - 장(掌)유법, 지(指)유법

<table>
<tr><td rowspan="3">손의</td><td>손바닥</td><td rowspan="3">일정부위에 부착 ⇒</td><td>주동: 앞팔을 파동</td></tr>
<tr><td>장근掌根</td><td>손목을 이완 relax(교점: 팔꿈치)</td></tr>
<tr><td>지문면</td><td>피동: 손목의 가벼운 파동</td></tr>
<tr><td colspan="4">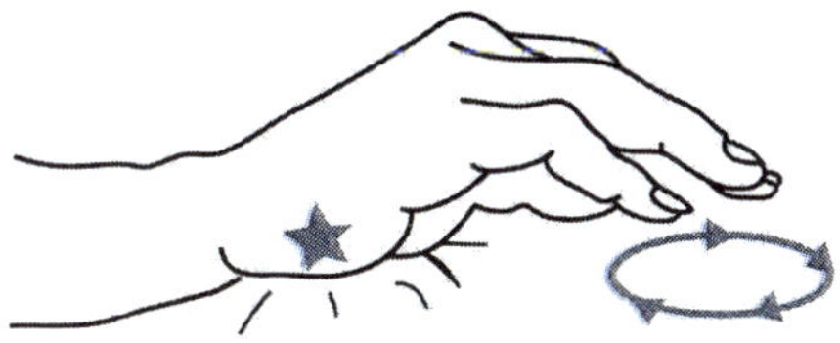
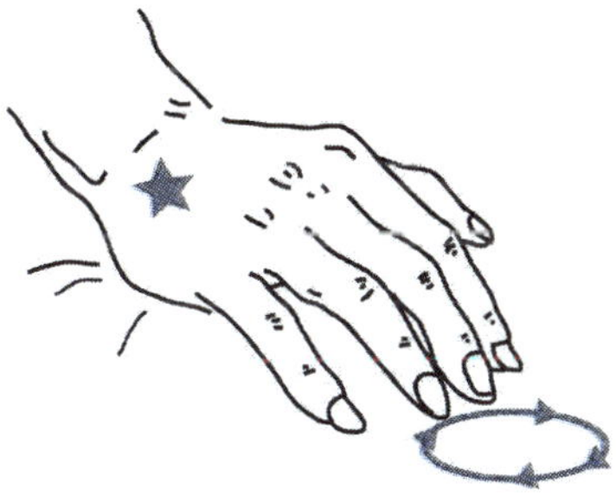
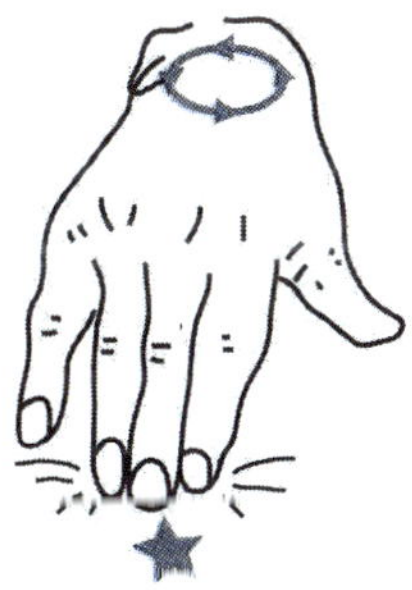</td></tr>
<tr><td>수법요구</td><td colspan="3">압력은 비교적 약함
규칙적인 파동
속도 120~160차/min</td></tr>
<tr><td>특점</td><td colspan="3">자극량이 약하다</td></tr>
<tr><td>응용</td><td colspan="3">전신각부 특히, 두면, 흉복, 협늑부에 상용
⇒ 완복통, 흉민창통, 변비, 설사 등 위장질환, 외상으로 인한 종통</td></tr>
</table>

Circular-Rubbing(마법, 摩法)			
(장마)palm rubbing	손바닥	일정부위에 부착	완관절을 중심으로 →앞팔의 규칙적 회전운동
(지마)finger rubbing	2,3,4지의 지문면		완관절을 중심으로 →손바닥과 손가락의 규칙적 회전운동

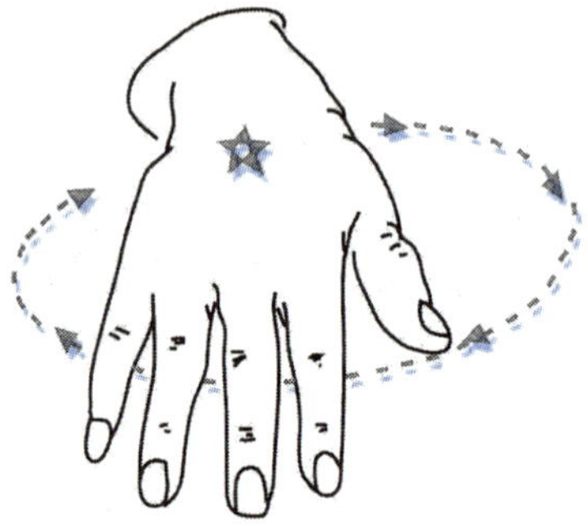

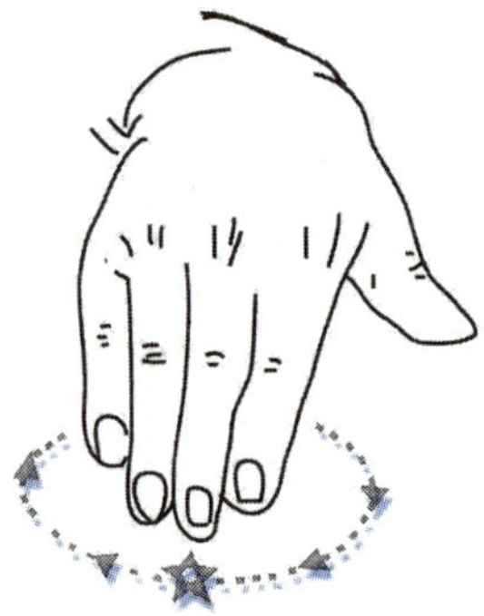

수법요구	압력	손을 자연스럽게 늘어뜨린 정도의 압력
	빈률	120차/min
	폭	병정에 따라 결정
	팔꿈치	자연굴곡
	손목	relax
	손가락 & 손바닥	자연스럽게 편다
	동작	부드럽게
임상응용	흉복부, 협늑부, 완복부 동통, 식체	
특점	자극 – 가볍고 부드럽게	
	피부 및 피하조직에 대해 직접적인 치료 작용이 있다(순환효과).	
	복부 조작 시 내장에 직접영향을 준다(내장의 유동운동).	

Linear-rubbing(찰법, 擦法)

손바닥	요측	일정부위체표에 부착시키고 직선왕복 운동을 한다	주동	상완	규칙적으로 전후 또는 상하로 왕복운동
	장측		지점支点	견관절	
	장근		피동	손바닥	

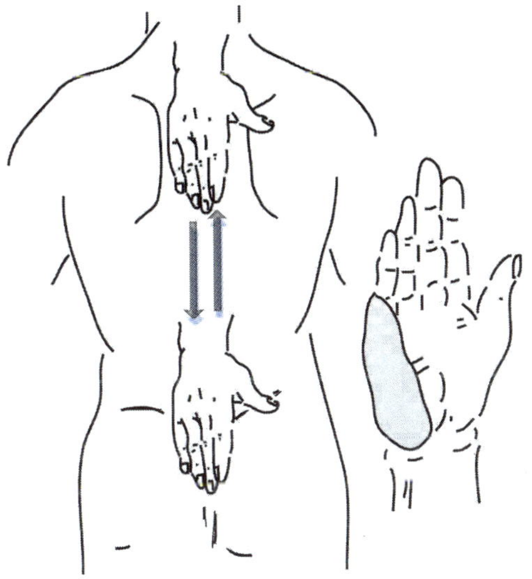

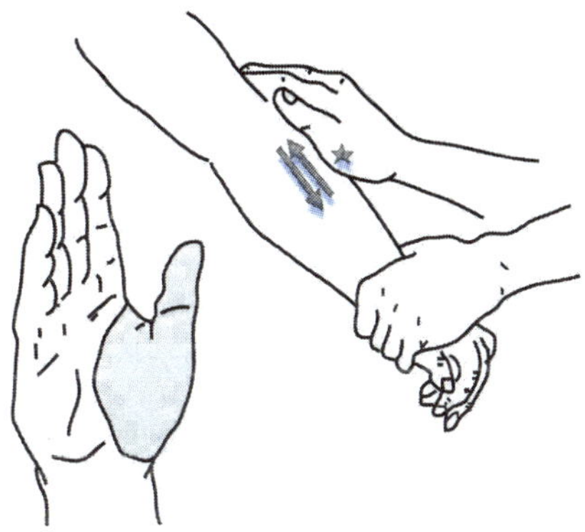

수법요구	압력	적당하게
	폭·속도	일정하게
	호흡	자연스럽게
특점	1) 내외 마찰작용으로 강한 순환 작용이 있다(국소 혈액순환이 5-7배 증가). 2) 부드럽고 따뜻한 자극	
주의사항	1) 치료부위 노출 2) 적당한 윤활제를 도포한다.	
임상응용	양측 흉상부 횡향 L-R	호흡기 강화
	좌측 상복부 및 배부 T7-T12 좌측	소화기 강화
	요부(L2) 및 좌우양측을 횡향 L-R	비뇨기 강화
	배부의 양측을 L-R	자율신경 안정
	L5, S1을 -L-R	생식기 강화
	천골부위	생리통 완화
	극돌기 좌우	내장 질환 전반
	연조직 손상부위를 종축방향으로(근섬유 방향을 따라) L-R	국소 혈액 순환

Pushing(추법, 推法)	
finger	일정부위에 부착시키고 단單방향 직선운동
palm	
elbow	

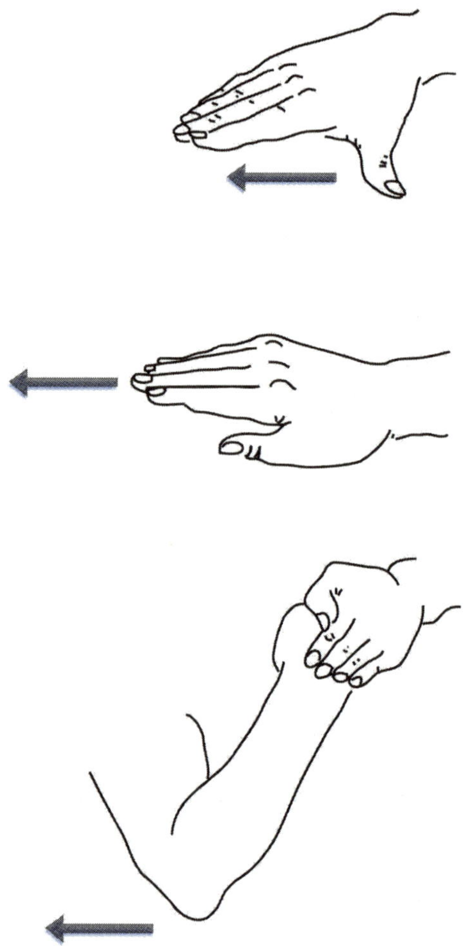

수법요구	finger, palm, elbow	체표에 부착
	용력	은은하게
	속도	천천히 일정하게
임상응용	인체각부에 사용	
효과	혈액 순환	
	근육 이완	

Pressing(안압법, 按压法)	
손가락 및 손바닥을 사용하여 체표의 일정부위에 수직으로 압력을 주는 동작	
지압(finger press)	엄지를 사용-손끝이나 지문부위로 안압
장압(palm press)	한손이나 양손바닥을 사용하여 안압

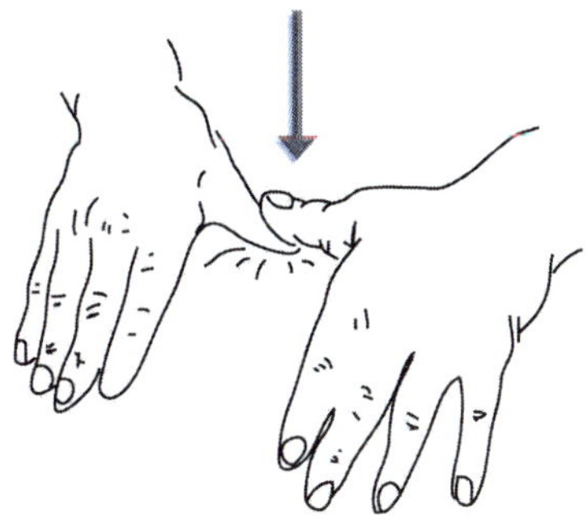

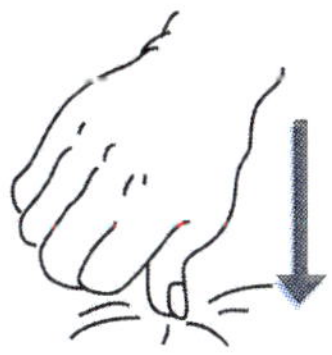

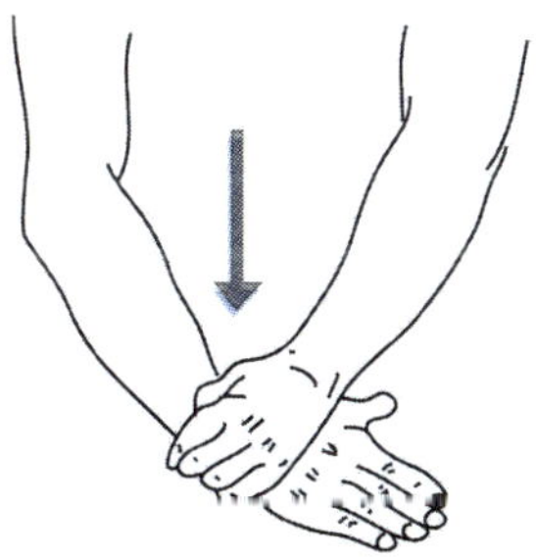

주의	안압 할 때 수직방향으로 할 것 체표에 긴밀히 부착 할 것
요구	용력은 가볍게 시작하여 점점 무겁게, 부드럽게, 힘있게 난, 갑작스런 폭력을 쓰지 말 것
응용	지압 – 전신 각 부분 장압- 주로 요배부 및 복부
임상상 안법(pressing)은 유법(kneading)과 결합하여 사용되며 이를 안유법(press-kneading)이라 함	
효과	혈액순환 및 근육이완, 진통효과, 관절복위(joint reduction)

Pointing(점법, 点法)

엄지 이용	엄지 끝부분	체표를 강하게 압박	자극면적 小 자극량 大
수지 관절 이용	엄지 또는 식지의 관절을 이용		

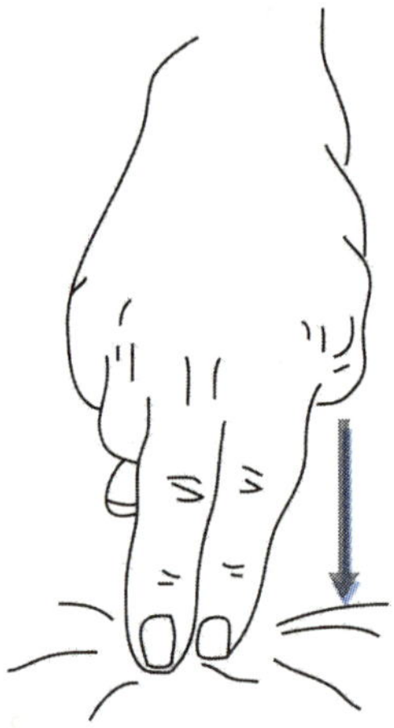

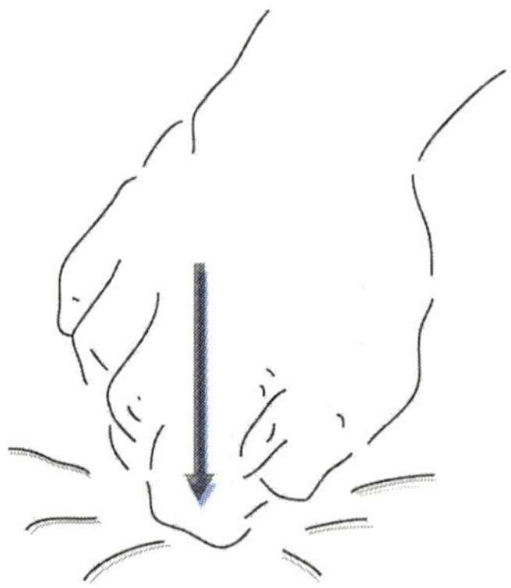

요구	환자의 정황에 맞춰 압력 조절
응용	신체 각부에 응용
효과	진통효과, 내장기능 조정

Grasping(나법, 拿法)

pinching을 하면서 shifting 해주는 것(잡아서 들어 올려주는 방법)

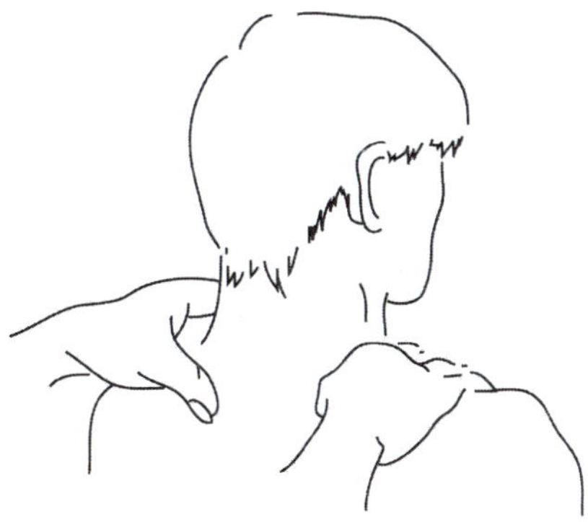

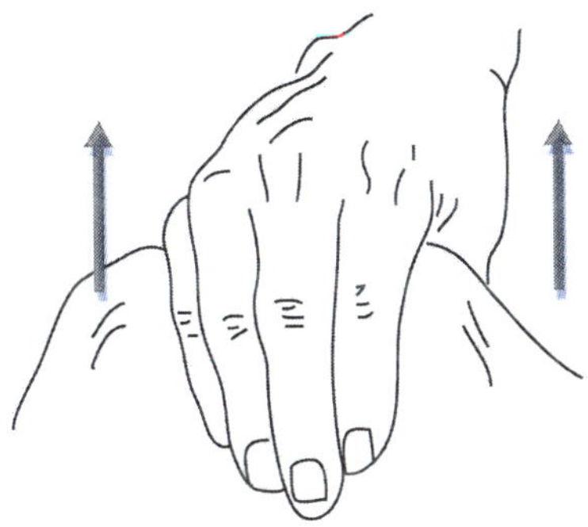

주의	용력	가볍게 시작해서 전전 강하게
		갑작스런 폭력 사용치 말 것
요구	부드럽고 연속적인 동작 pinching → 연속 → shifting → 연속 → pinching	
응용	나법(grasping)은 자극량이 비교적 강하나 기타수법과 배합하여 목의 앞뒤, 어깨, 사지에 상용한다.	

피로회복, 근육이완, 혈액순환
"拿肩井, 通氣機, 行氣血"
"捏而提起 爲之拿"

2 Mobilizing techniques 관절운동류 수법 (피동성활동)

(1) 요법搖法(Rotation)<관절피동회전운동>

경항부요법 (Neck rotation)	한손으로 환자의 후두부를 지지 다른 한손으로 턱을 감싸고 좌우로 회전시킨다.	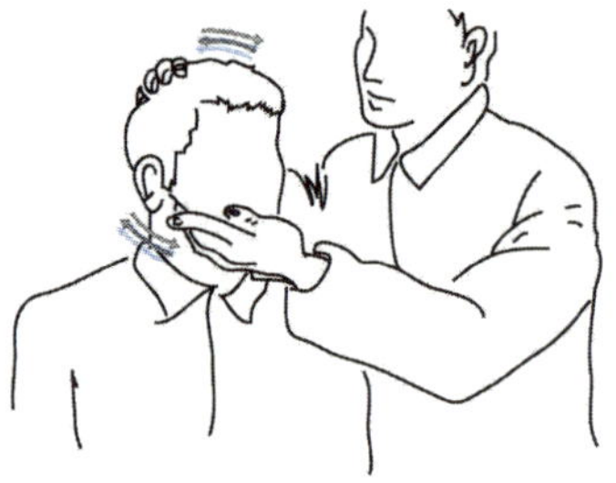
견관절요법 (Shoulder rotation)	탁주托肘요법 밀때는 엄지로 당길때는 중지로	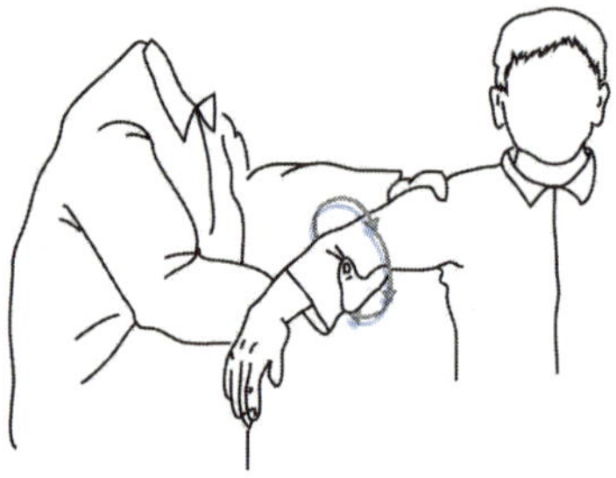
	악수握手요법	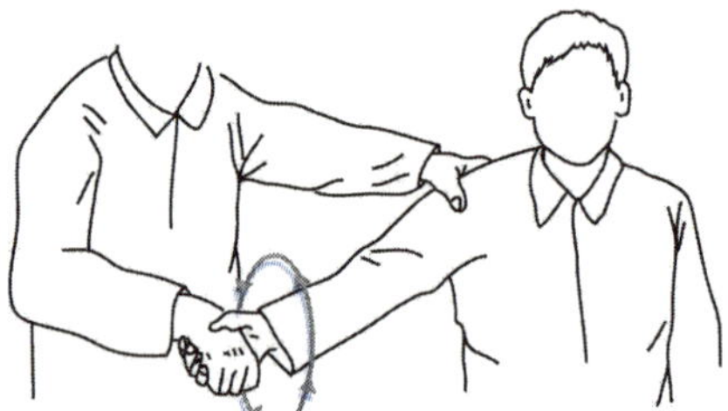
	대폭도요법(큰폭으로 회전)	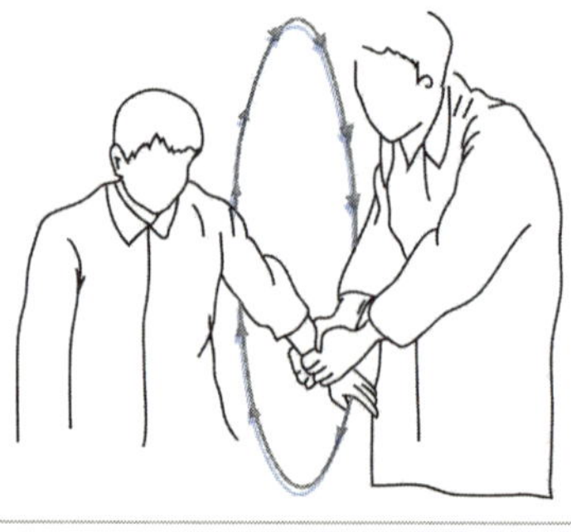

주관절요법 (Elbow rotation)	한손으로 환자의 손목을 잡아당기며 다른 한손으로 주관절 부분을 미는 상태에서 주관절을 시계방향으로 10회 반시계방향으로 10회 소폭도로 반복하여 회전시킨다.	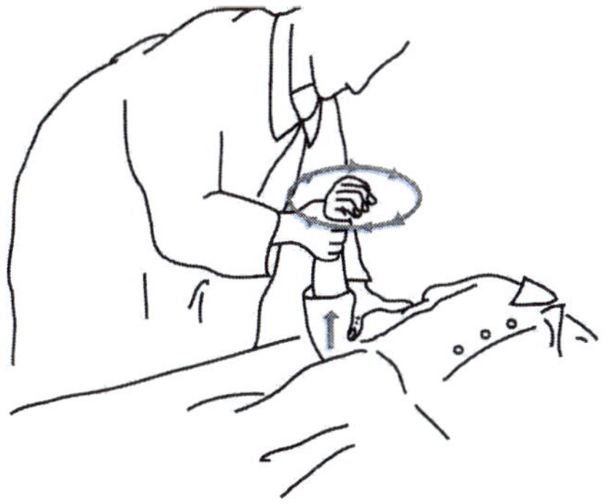
완관절요법 (Wrist rotation)	한손으로 환자의 손목아래를 잡고 한손으로 환자의 손가락과 깍지를 낀 상태에서 손목을 약간 당겨주며 회전시키고 다시 굴곡상태에서 같은 방향으로 회전시킨다.	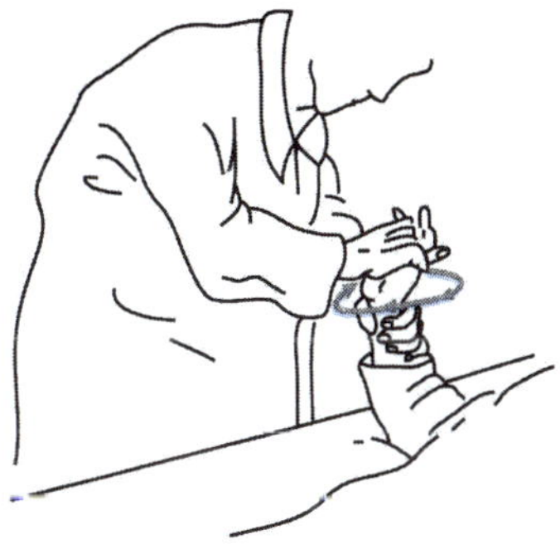
지관절요법 (Finger rotation)	한손으로 환자의 손을 잡고 다른 손의 검지와 중지에 아픈 손가락을 끼운 상태에서 잡아당긴 후 회전시킨다.	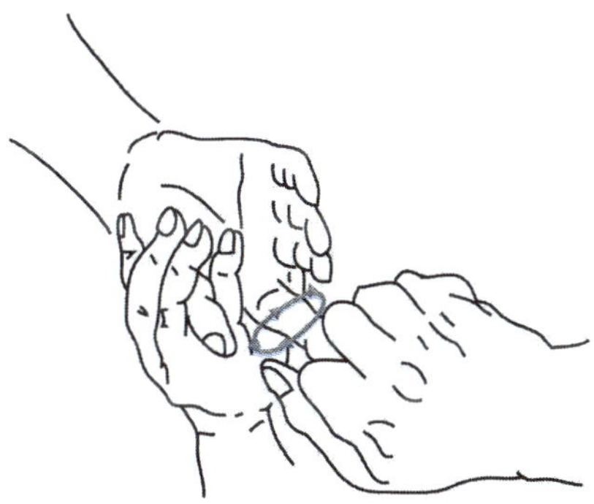
요관절요법 (Lumbus rotation)	환자는 누운 상태에서 무릎을 붙이고 고관절과 슬관절을 구부린다. 의사는 한손으로 환자의 두 무릎을 감싸고 다른 한손으로는 환자의 발뒤꿈치를 받친다. 이 상태에서 골반과 요추가 움직이도록 하반신을 시계방향과 반시계방향으로 5~10회씩 반복하여 회전시킨다.	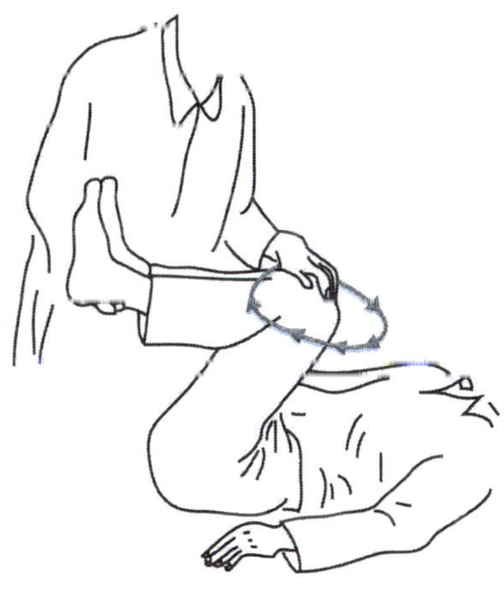

고관절요법 (Hip rotation)	환자: 앙와위, 고관절 및 무릎굴곡 의사: 한손으로 환자의 발뒤꿈치 다른 한손으로 무릎을 감싸고 고관절을 회전 시킨다.	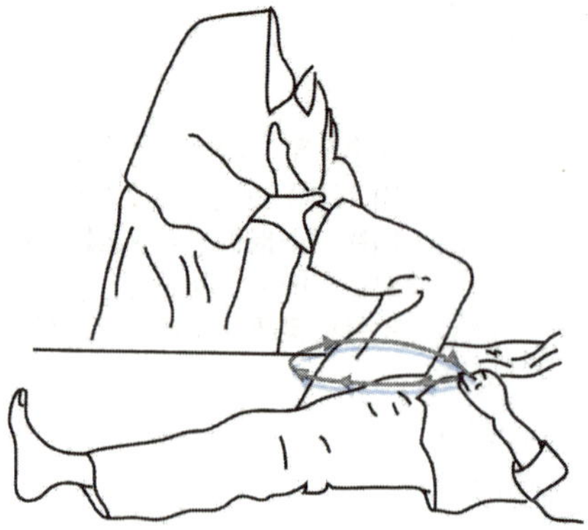
슬관절요법 (Knee rotation)	환자의 무릎을 약간 구부린 상태에서 의사의 한손으로 무릎을 지지하고 다른 한손으로 환자의 발목을 잡은 상태에서 하퇴를 회전시켜 무릎이 움직이도록 하며 이때 무릎을 펴주는 동작을 함께한다.	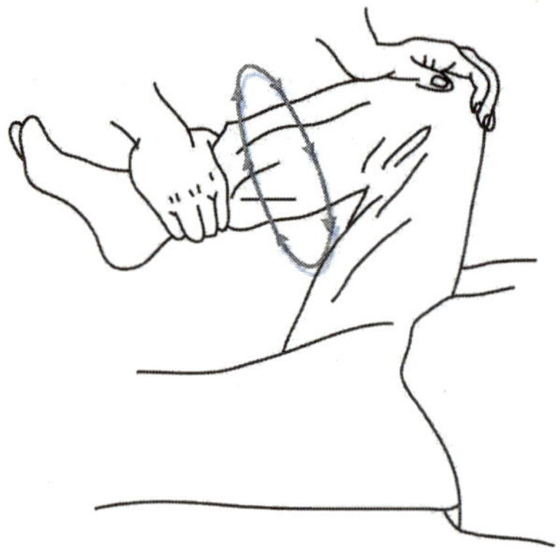
과관절요법 (Ankle rotation)	한손으로 환자의 발뒤꿈치 한손으로 엄지발가락을 잡고 발목관절을 회전시킨다.	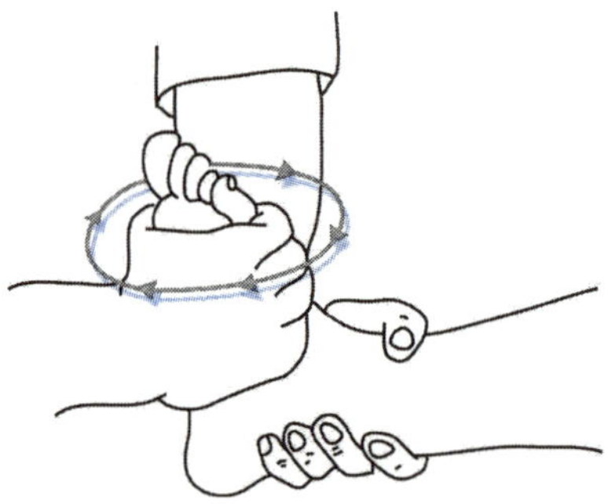

요법(搖法, rotation: 관절피동회전운동)			
rotation 시술시 요구사항	•동작-부드럽게		
	•용력-온화하게		
	•회전방향 및 폭-환자의 생리운동 범위 내에서 진행		
rotation 임상 응용	사지관절	관절강경(stiffness) →	관절활동 기능개선
	경항		
	요부		

배법(背法, Carrying on back)						
의사	→	서로 등을 마주하고 서서	→	양팔꿈치를 서로끼고	→	의사의 허리와 무릎을 구부려서 환자의 등이 반대로 휘게 한다
환자				(의사가 환자의 팔꿈치 안으로 팔을 넣는다)		
→	이후 두발이 땅에서 떨어지게 한 후		→	환자의 척주를 펴지게 한 후	→	엉덩이 부위를 떨고 흔들어준다

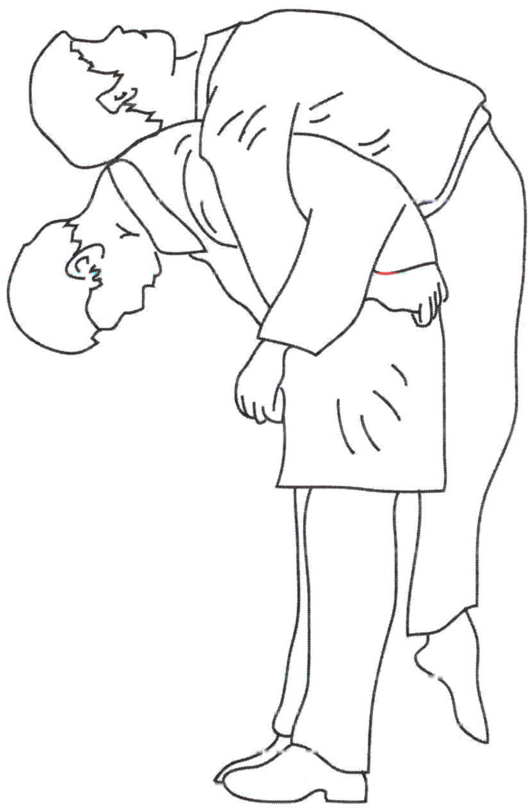

임상응용	
임상응용	면관절 복위(facet reduction of low back subluxation)
	요추간판 돌출증의 증상 개선

(2) 반법扳法 (Thrusting-Wrenching)(Reduction): 비정상관절위치 교정

흉배부반법

흉추대항복위법(Antagonistic reduction of Thoracic Vertebrae)

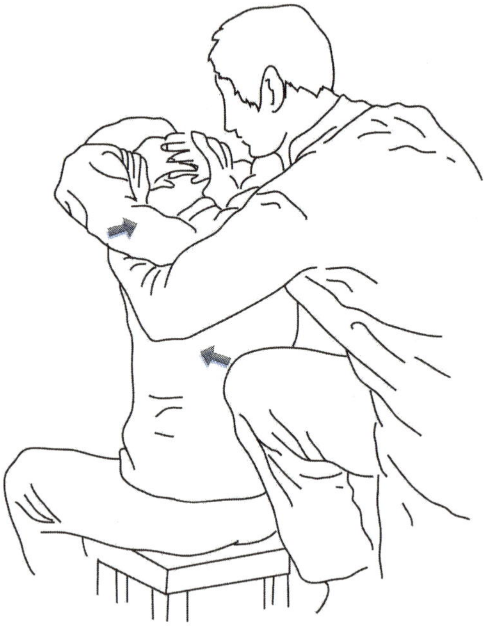

- 환자는 의자에 앉은 자세에서 자신의 후두부(occiput)에 깍지 낀다.
- 의사는 환자의 뒤에 서서 자신의 무릎을 환자의 통증을 느끼는 부위의 극돌기 아래에 위치시킨 후
- 의사의 양손을 환자의 겨드랑이를 통하여 팔꿈치 안쪽으로 집어넣어 환자의 손목을 잡는다.
- 환자의 팔꿈치를 최대한 뒤로 당긴 후 환자에게 깊게 숨을 들이쉬게 하여 근육이 이완된 상태에서 반동을 주며 복위를 시행 한다.

※ T4-T10: 늑추관절(costovertebral joint)의 착위(subluxation)에 사용한다.

요부 반법(Wrenching of Lumbar vertebrae)

사반법(斜扳法, Oblique wrenching of lumbar vertebrae)

- 환자는 옆으로 누운 상태에서 고개를 뒤로 돌린다.
- 의사는 한손으로 환자의 어깨를 뒤로 밀며 다른 팔의 팔꿈치 부위로 환자의 둔부를 앞쪽으로 당기는 자세를 취한다.
- 환자를 최대한 relax시킨 상태에서 순간적으로 반동을 준다.

*Facet reduction (면관절 복위)
*Acute sprain of the waist (손목급성유상)
*Protrusion of the lumbar vertebral disc (요추 추간판 탈출)

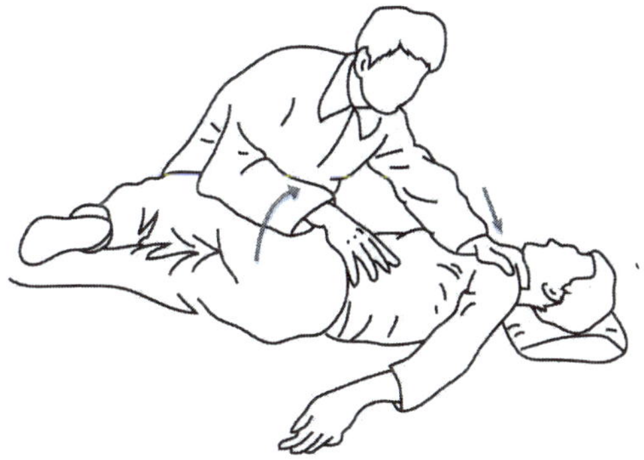

후신반법(後伸扳法, Wrenching leg while pressing on lumbus: 안요반퇴법)

- 환자는 엎드린다(prone position).
- 의사는 환자의 요추가 편왜된 측에 서서 한손의 장근부위로 환자의 편왜된 극돌기를 누르고 다른 손으로 반대편 대퇴의 하단부를 들어 올린다.
- 양손을 반대 방향으로 힘을 주어 반동 시킨다.

*L4, L5 착위 및 추간판 탈출

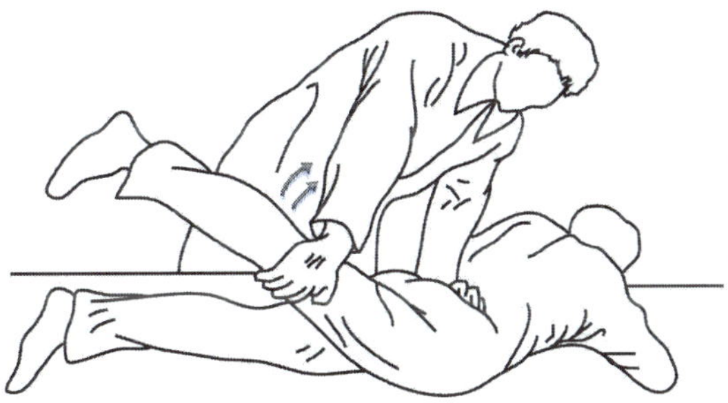

수법요구	반법 (wrenching)	과단果斷 resolution		
		쾌속快速 fast		
		봉력요은要穩 gentle & soft		
		양손 동작을 배합 협조 balance & harmony		
		반동 폭도反動暴度 – 일반 관절의 정상적 생리활동범위를 초과하지 않는다		
임상응용	척주 및 사지관절	→	관절 착위 관절기능장애	→ 근육 이완 관절 운동(움직임) 개선 비정상적 해부위치 교정

(3) 발신법拔伸法(Pulling & Stretching) traction – 견납牽拉, 견인牽引

두경부 발신(pulling of the neck)	
•환자는 앉은 자세로 의사는 환자 배후에 위치한 후 양손 엄지를 유양돌기 하방에 위치한 후 장근으로 양측 턱을 받친 후 양팔을 환자의 어깨에 위치시킨다. •양손을 위로당기며 양팔을 아래로 누른다. •손과 팔의 힘을 주는 방향을 반대로 작용시킨다.	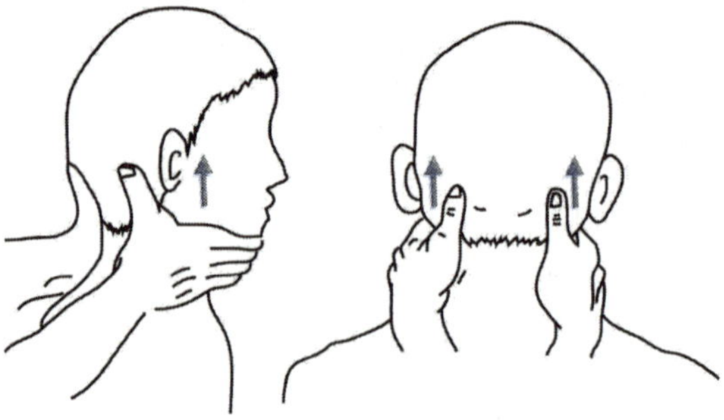

견(肩)관절 발신(pulling of the shoulder while supporting armpit with knee)	
•환자는 앉은 자세로 의사는 양손으로 환자의 팔꿈치 또는 손목을 잡고 무릎으로 환자의 겨드랑이를 지지한 상태에서 힘을 주어 앞으로 당긴다. •오래된 견관절 착위의 교정(old dislocation of the scapulohumeral joint)	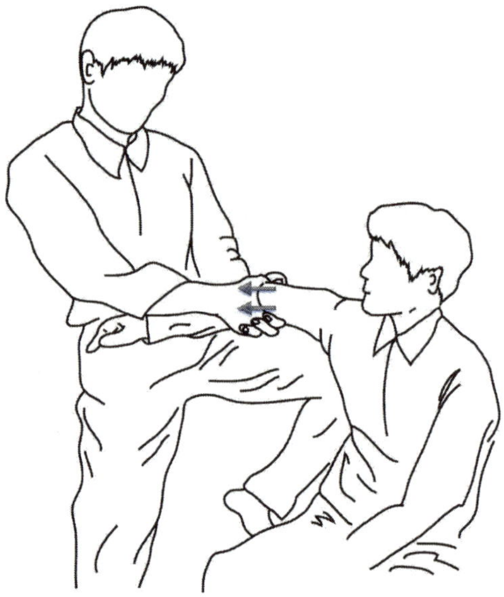

완(腕)관절(pulling of the wrist)	
•환자는 앉은 자세로 의사는 환자의 앞팔 아래쪽을 잡고 다른 한손으로 손목을 잡고 양손을 반대 방향으로 당겨준다 •완관절 착위의 교정(subluxation of wrist joint)	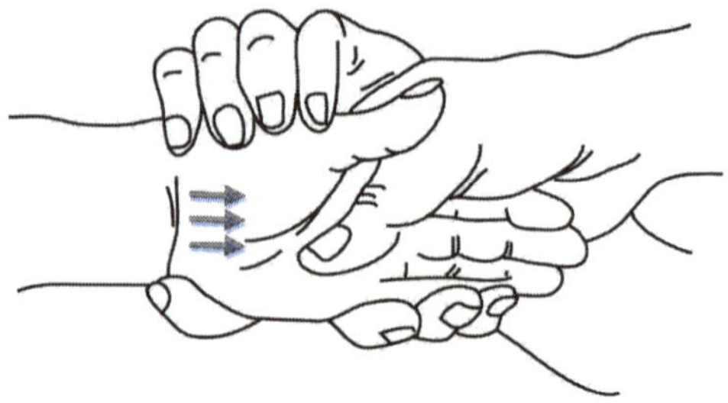

지간(指間)관절(pulling of the finger joint)

- 한손으로 당겨줄 손가락의 몸쪽 관절단을 잡고 다른 한 손으로 2지와 3지를 이용하여 환측 손가락을 잡는다.
- 지간관절과 식지 착위의 교정(sprain of the interphalangeal joint and trigger finger)

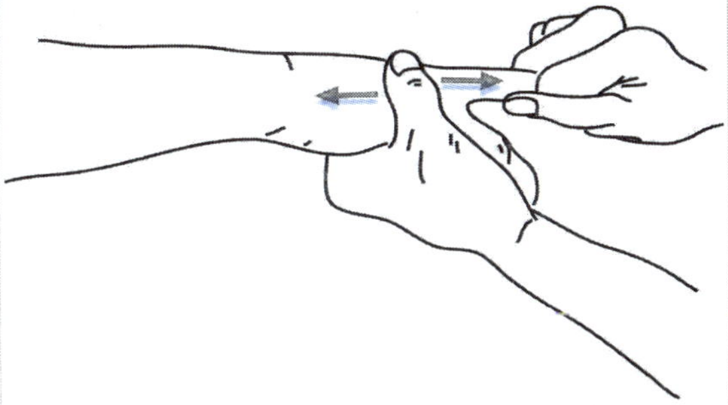

수법요구	균균(regular)		
	지구(endurable)		
	완화(gentle)		
임상응용	관절 착위(subluxation)	→	reduction 복위
	연조직 손상		

3 관절운동의 종류 및 명칭

관절운동의 종류(Types of joint movement)	
굴곡屈曲(flexion)	뼈와 뼈 사이의 각도가 감소되거나 가까워져 구부러지는 것을 말하며 팔이나 다리를 구부리는 운동
신전伸展(extension) ※ 과신전過伸展 (hyperextension)	굴곡의 반대개념으로 뼈와 뼈 사이의 각도를 크게 하거나 좀 더 먼 방향으로 운동하는 것을 말하며 팔, 다리를 펴는 운동 관절에서 과도한 신전으로 해부학적 위치 뒤쪽까지 운동하는 것
족배굴곡背屈曲(dorsiflexion)	발과 다리의 각도가 적어(구부러)지는 것 발이 발등 쪽으로 구부러지는 것
족저굴곡足底屈曲 (plantar flexion)	발과 다리의 각도가 커(펴)지는 것 발이 발바닥 쪽으로 구부러지는 것
외전外轉(abduction)	중앙선(mid-line)에서 멀리 이동하는 운동 차렷 자세에서 팔을 90 각도로 펴거나 다리를 벌리는 것
내전內轉(adduction)	몸의 먼 쪽에서 중앙선으로 이동하는 운동 팔다리를 편 상태에서 차려 자세로의 운동
회전回轉(rotation)	고정된 한축을 중심으로 원처럼 돌리는 것 (고정 목운동)
순환회전循環回轉 (circumduction)	운동점의 끝이 순환(원)궤도를 따라 하는 운동 (손의 움직임 없이 손가락으로 원운동을 하는 것)
회외전回外轉(supination), 외선	손등을 밖으로 돌리는 운동. 손바닥이 앞 쪽으로 가는 운동
내외전內外轉(pronation), 내선	손등을 안쪽으로 돌리는 운동. 손바닥이 뒤쪽으로 가는 운동
외반外反(eversion)	발바닥(sole)이 바깥쪽으로 있도록 움직이는 운동.
내반內反(inversion)	발바닥이 안쪽으로 있도록 발이 움직이는 운동.
전인前引(protraction)	전방 쪽으로 움직이는 운동
후인后引, 退縮(retraction)	후방 쪽으로 움직이는 운동
거상擧上(elevation)	일정 부분이 위로 움직이는 운동
하인下引(depression)	일정 부분이 아래로 움직이는 운동

각론

진단 및 치료

Chapter I

요천추 질환

1 요천추 착위 (Low back subluxation)

(1) 정의(Definition)

1927년 Putti에 의해 보고 되었으며 중국에서는 약 1000년전 요추골 착위로 기록되어 있는 임상상 상견(요추통증의 50% 이상을 차지)되는 요추질환

요추의 상하 관절(superior articular proceess & inferior articular process)간의 면관절(facet joint)의 접촉면이 착위(subluxation)된 후 스스로 회복되지 않아 발생하는 요부 통증(low back pain)과 기능 활동 장애(functional disorder)가 주 증상인 질환

(2) 응용해부(Regional anatomy)

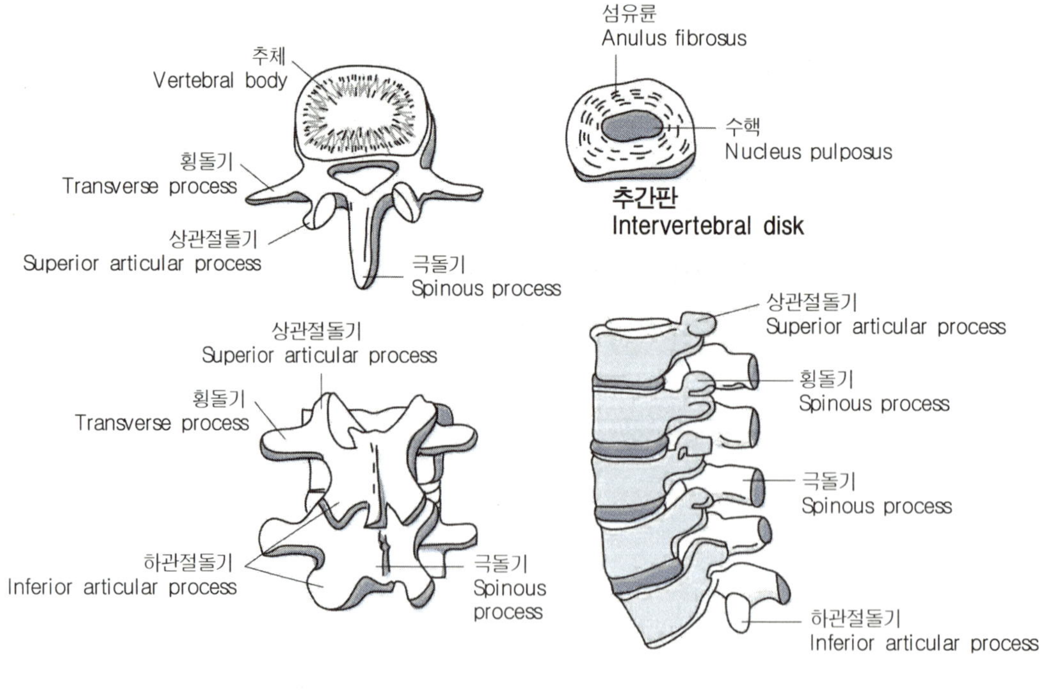

(가) 요추간 면관절(facet)은 시矢상위(좌우위 ①)의 형태로서 회전(rotation)이 주목적이며 L5와 S1간(lumbosacral)의 면관절(facet)은 관串상위(전후위 ⊖)의 형태로서 굴신(flexion)이 주목적이다. **따라서 이 부분은 여러 방향으로의 움직임이 원활하나 관절낭이 느슨해진 경우 쉽게 정상 위치로부터 이탈(drifting)됨으로서 착위 될 수 있다.**

(나) Facet의 기능

1) 척주를 안정시킨다. (Vertebral stability)
2) 척주의 운동 방향을 유도한다. (Leading mobility).

(다) 관절낭(Facet의 capsule : joint bursa): 느슨하다

1) 외층: 섬유층(fibrous capsule)
2) 내층: 활막층(synobial membrane) – 풍부한 신경 및 혈관분포, 신경(세細신경)

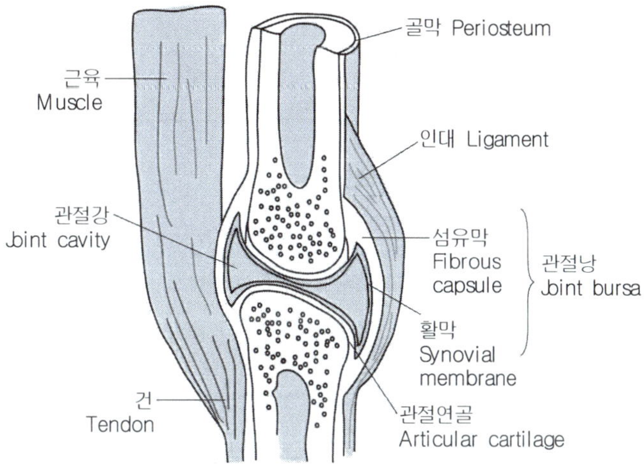

활액성(가동) 관절의 구조

활액	관절연골의 표면을 부드럽게 해주고 마찰을 적게 함
활막	혈관, 신경이 부포되어 있으며 관절 질환이 많이 발생하는 부위
섬유막	통각신경이 분포
골막	골조직을 덮고 있는 섬유막
인대	뼈와 뼈의 결합을 돕고 관절운동을 제한 함
건	뼈와 근육의 연결을 돕고 관절 운동을 유도 함

(라) 관절낭(Capsule)의 신경지배

면관절(Facet)은 상하 2개의 후지에 의해 지배된다. **후지 외측지**는 척주 주위근육들을 지배하며 후지 내측지는 극상, 극간인대를 지배한다. 관절낭은 척신경 **후지 내측지**(spinal nerve dorsal ramus medial branch)에서 뻗어 나오는 관절지의 지배를 받는다.

⇒ 요통, 둔부 동통, 대퇴후부동통, 견섭통(pulling pain)

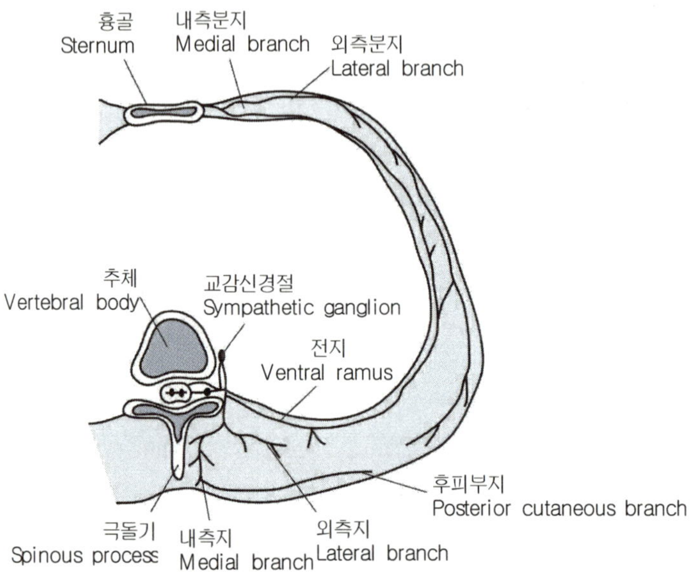

(3) 분류(Classification)

(가) 병리단계에 근거하여 (according to the pathological stage)

- acute(급성기)
- chronic(만성기)

(나) 병리표현에 근거하여 (according to the pathological condition)

- 단순성 착위(subluxation simplex)
- 감돈성 착위(strangulated subluxation)
- 만성 후관절염(facet syndrome)

(4) 병리기전(Aetiology & pathogenesis)

원인: 근 수축에 의하여 관절이 느슨해진 상태에서 무거운 물건을 들거나 허리를 좌우로 과도히 뒤틀거나 전후로 구부리거나 또는 잘못된 자세에서 기침, 추락, 교통사고 등으로 발생

(가) 급성(Acute)

1) 단순성 착위(subluxation simplex)

요추가 약간 전굴(flexion)된 상태(관절낭이 느슨한 상태)에서 허리를 갑자기 돌리게 되면(sudden rotation) 면관절이 과신전(hyper-extension)된다. 동시에 면관절을 싸고 있는 관절낭(bursa)도 과도 견납된다.

따라서, 활막층의 신경을 과도 자극하게 되어 통증을 유발시키며 뒤이어 활막층(synobial membrane)을 지배하는 관절지(척 신경 후지내측지에서 뻗어 나온 관절지)와 같은 신경 지배를 받는 근육(lumbar, sacral, iliac region)에 반사성 경련(phasic contraction)을 일으키게 된다. 그 결과 면관절 의 정상적 해부위치가 파괴된다(subluxation by drifting).

2) 감돈성 착위(subluxation strangulated)

요추가 과도하게 전굴(flexion)된 상태에서는 면관절(facet)의 뒤쪽 간격이 벌어지며(입을 벌린 상태) 면관절의 관절낭(joint capsule)의 내압이 부압(-)이 되므로 활막층이 관절사이에 빨려 들어가게 된다. 이 상태에서 갑작스런 신전(sudden extension)을 할 경우 membrane(활막 및 섬유막)이 면관절(facet)에 끼이게 된다.

따라서 membrane이 손상되며 극렬한 통증으로 인한 근육의 반사성 경련과 함께 면관절의 정상적 해부위치가 파괴된다(subluxation).

쉽게 발생하는 부위 ⇒ L5-S1 사이의 면관절(⇒ 요추부굴신의 70%를 담당한다)

☞ 활동범위가 크고 면관절이 관상위이다.

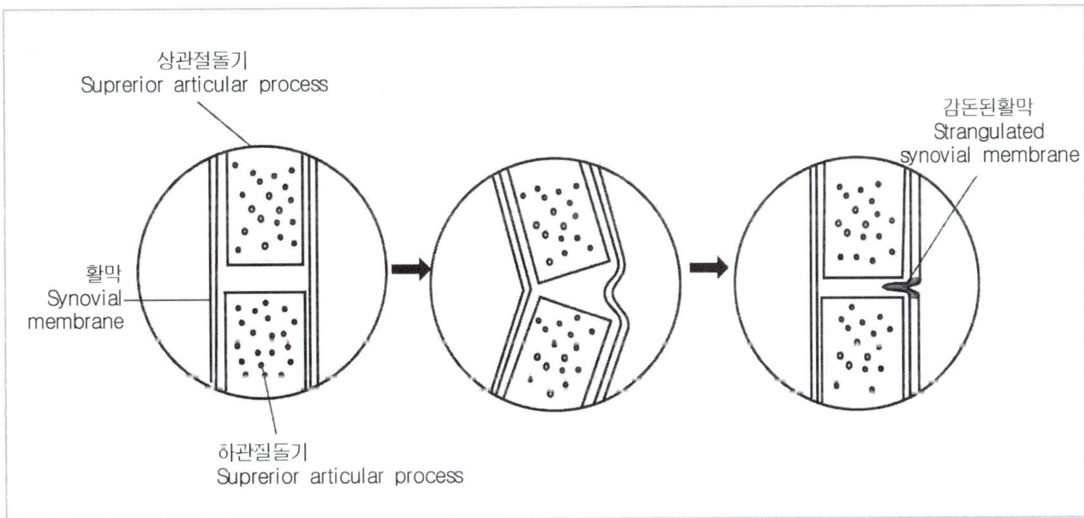

(나) 민성(Chronic arthritis: Facot syndrome)

1) L5와 S1사이의 기형(malformation)

Sacralization or lumbarization(transitional vertebra)

양측 facet의 비대칭으로 인한 역학적 평형실조

이로 인한 ⇒ 만성 손상성 염증

2) **디스크 퇴행(disk degeneration)**

추간판 퇴행(얇아짐)으로 인한 추체 간 간격이 좁아짐(stenosis)

따라서 면관절간의 간격도 좁아짐

이로 인한 마찰성 손상(frictional injury) 발생

⇒ 연골(cartilage) 파괴 및 골자 (osteophyte)생성 :대상성 compensational)

⇒ 손상성 염증

3) **요부를 장기적으로 과도하게 사용하여 발생하는 운동성 손상(frictional injury)**

지나친 하중을 지거나 과도한 굴신작용으로 면관절의 마찰 성 손상 및 관절낭(bursa)의 만성적인 견납(traction)

⇒ 이로 인한 면관절의 퇴행(degeneration) 촉진

⇒ 골자 (Osteophyte : 병리적 칼슘 침착) 생성

⇒ 주변조직과의 마찰

⇒ 손상성 염증

4) **급성단계의 착위(subluxation)를 제대로 치료치 못하였을 경우**

⇒ 손상성 염증의 만성화

(5) 임상표현(Main features)

특징: 요부(low back)에만 **통증이 국한된다**. 즉, 둔부(Sacral & Iliac region)까지만 견섭(pulling pain)되며 **방사통(radicular pain)은 없다**. 앉아 있는 것이 서있는 것보다 편하며 허리를 뒤로 젖힐 경우 통증이 증가한다.

	급성(Acute)		만성(Chronic Arthritis: facet syndrome)
	단순성(simplex)	감돈성(strangulated)	
발병특징	요추부의 밸런스가 상실된 상태에서(근육의 과도 긴장으로 인하여 건과 인대의 밸런스가 상실된 상태) 허리를 갑작스럽게 움직이는 경우 발생한다.	LS(lumbosacral) joint에 다발	•발병이 완만
Pain의 특징	•감돈성(strangulated)에 비해 약하다 •부위가 넓어 정확한 위치를 알 수 없는 경우도 있다. •완만한 요부 활동이 가능하다.	•극렬한 통증 •움직일 수 없음 •움직일수록 통증 증가	•만성적인 요통사가 있다(아침에 기상 시 허리가 뻣뻣하며 움직이면 호전된다). •요통은 호전과 악화를 반복하며 피로하면 심해진다. •요부활동은 일반적으로 정상적이다.
test 검사	•극돌기 편왜偏歪 (lateral torsion) •편왜된 극돌기 주위의 뚜렷한 압통(tenderness)(++)	•극돌기 편왜 •편왜된 극돌기 주변의 극렬한 압통(tenderness) (++++)	•극돌기 편왜 •편왜된 process 주변의 경미한 압통(tenderness)(+)
☞ 호발부위 L5-S1(요추운동의 70% 담당) L4-L5(요추운동의 20% 담당)			

(6) 치료(Treatment)

(가) 근육이완(Muscle relaxation)

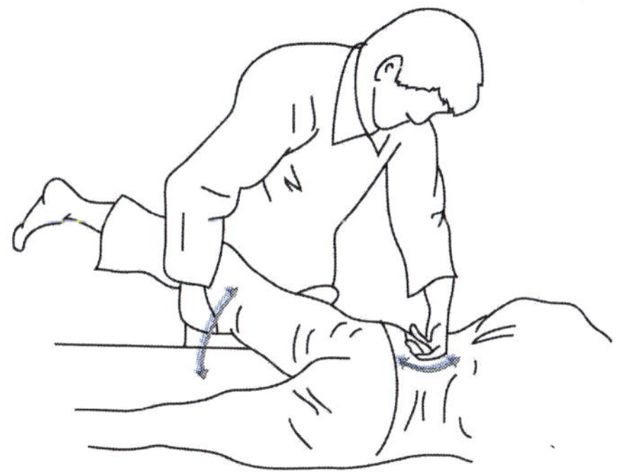

- 양측 요둔부에 곤법(rolling)과 안유법(press-kneading)-환측 위주로 부드럽고 온화하게 시술
- 피동 하지후신운동과 동시진행(5~8분간)

(나) 관절교정(Joint adjustment: reduction of anatomical disorder)

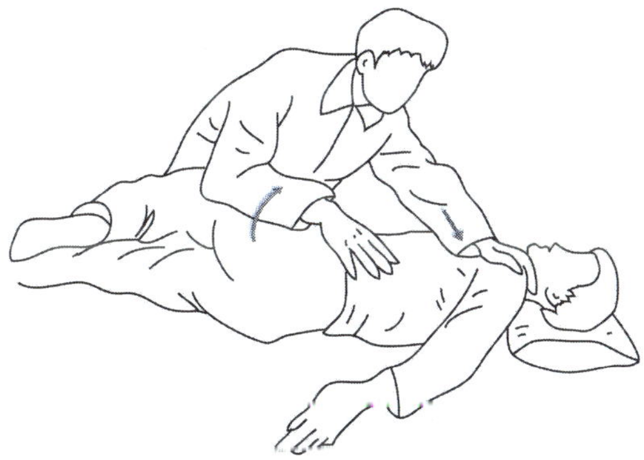

Side-wrenching(1~2 minutes): 복위 후 6~12시간 내에 통증이 나타날 수 있음

(다) 국소 혈액수환 (Regional blood circulation).

- (가)의 주변 근육이완과 함께
- 척추기립근(erector spinae muscle)을 수직방향으로 마찰 (linear - rubbing)
- 뜨거운 찜질:(이를 시행하지 않으면 수종이 생김) - 치료 후 약 3일간은 통증이 있을 수 있음

* 암워커(www.armwalker.co.kr)를 이용한 전신순환 보행운동 15~30분

감돈형(Strangulated type) 치료 시 중점사항

- (가)의 근육이완 치료를 집중적으로 하여야 한다(근 수축과 통증이 심하므로).
- 완과침 시술(병변부위 하지의 발목위 약 3 cm 부위의 S1영역(비골과 아킬레스건 사이)을 연피자(沿皮刺 transverse insertion) 한다.
  Retaining 30 minutes(30분간 유침한다)
  2촌寸(cun)짜리로 1.4촌寸(cun) 자침하며 가능한 뒤꿈치 가까운 쪽으로 한다.
- 견인 traction(25 kgs & 20 mins)
- 부항 cupping on trigger point
- 복위 reduction(oblique wrenching of the lumbar vertebrae)
- Linear rubbing 직선 마찰
- Hot pack 온찜질
- 환부 압박 Compressing(by taping or patching or wrapping)

만성 후관절염(Chronic arthritis) 치료 시 중점

- 3번 circulation 치료를 중점적으로 시행한다.
- 요부(후측부) 근육 강화를 위하여 체조 필요
  - Fish jumping 어약魚躍 엎드려 상체를 들어 올리는 동작
  - Boat rowing 획선劃船 노 젓는 동작

운동 후 통증이 심해지나 2주후부터 경감된다.

(7) 주의(Notice)

- 치료 후 최소한 2~3일간은 허리를 움직이지 않도록 한다(특히, 회전rotation하지 않도록)
- 약 7일간 주의한다.
- 딱딱한 침대를 사용한다.
- 복위(Reduction) 시 탄발음(spring sound)에 집착하지 않는다.

(8) 감별 진단(Differential diagnosis)

- 안정 상태에서의 극통極痛의 유무
  대동맥류, 뇨관결석, 췌장염, 화농성 척주염, 경막외 농양, 척추종양
- 발열유무
  신우신염, 췌장염, 경막외 농양, 화농성 척주염
- 진행성신경탈락증상(neurological deficits) 유무
  마미신경 종양, 척수종양, 경막외 농양, 거대 추간판 중앙형 탈출증(배뇨배변장애, 심한 지각장애)
- 척추외상 여부: 척추골절로 인한 신경증상 등

PM (pain manipulation) prescription

Name		Sex		Age		Date	
Diagnosis 1							
Diagnosis 2							
Diagnosis 3							

MANIPULATIONS	
Com	compressing
Con	conforming
CR	circular rubbing
Dhy	dhyana-thumb-pushing
Ext	extension
Gra	grasping
Kne	kneading
Kno	knocking
LR	linear rubbing
Pat	patting
Pin	pinching
Plu	plucking
Poi	pointing
Pr-K	press-kneading
Pr-R	press-reduction
Pus	pushing
Rol	rolling
Rot	rotating
Ru2	rubbing with 2 palms
Scr	scrapping
Sez	seizing
Sha	shaking
Sqe	sqeezing
Str	stripping
Swe	sweeping
Trc	traction
Tns	Transporting
Twi	twinning
Tws	twisting
Twz	tweezering
Vib	vibrating
Wip	wiping
S-WR	side-wrenching
B-WR	back-wrenching

Locations

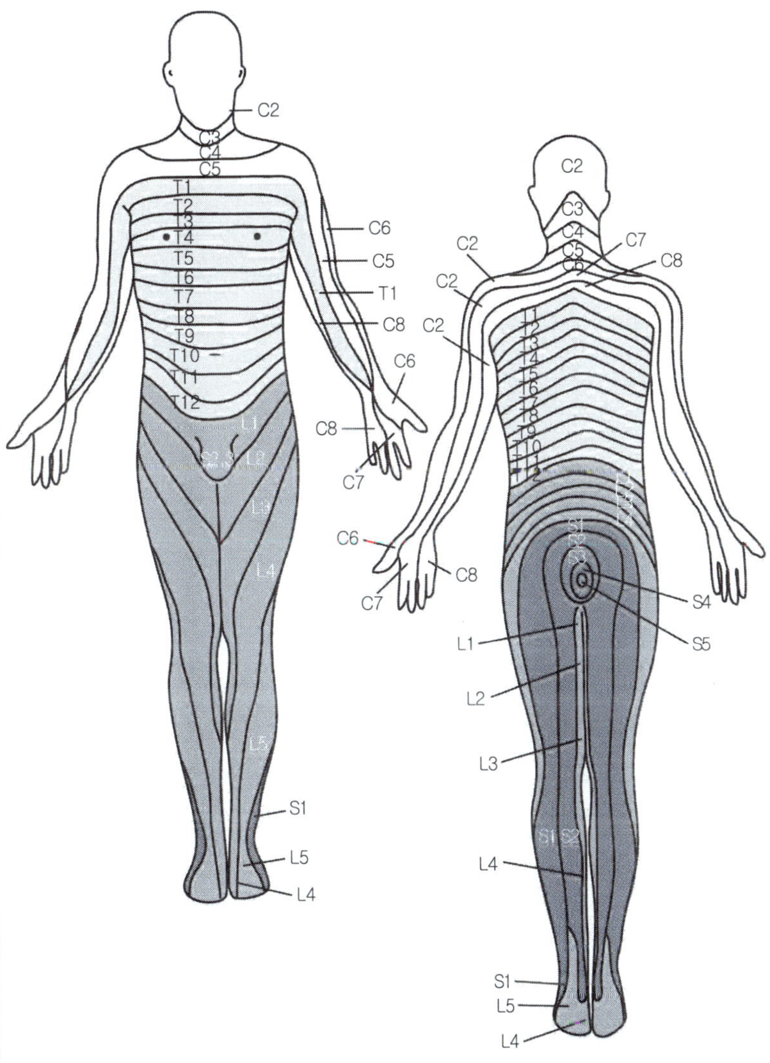

Note

Manipulator		Doctor	

2 요추골자骨刺 (Lumbar Osteophyte)

(1) 정의(Definition)

Pain in the distribution of a dermatome due to encroachment on a foramen by a bony spur.

모종의 원인으로 형성된 골자骨刺(Osteophyte), 즉, 칼슘조직의 축적에 의해 발생되는 증상으로 비대성 척주염, 증생성 척주염, 척주골성 관절염, 노년성 척주염 등으로 불리기도 한다.

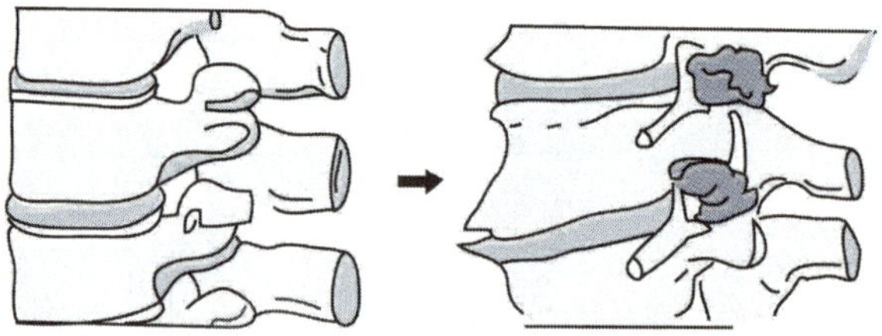

(2) 골자(Osteophyte)란?

골자(osteophyte)는 척추골 가장자리 혹은 관절변연, 관절면 및 관절돌기 주위에 작은 골질(骨質)이 자라거나 골밀도가 높아지는 것을 말한다. 조직학적 검사에 의하면 정상적인 골(칼슘)조직이다. 이로 인한 주요 병리변화는

- 관절연골의 퇴행성 변화
- 관절 변연邊緣의 osteophyte 형성
- 관절강내 활막 증후增厚 등이다.

이와 함께 관절통 및 만기 관절운동 제한 등이 병리 특징이다.

(가) 골자(Osteophyte)의 형성기전

뼈는 인체의 중량을 부담하는 기둥인 동시에 활동의 지렛대이다. 생체조직의 뼈는 강도와 탄성彈性 및 인성韌性을 동시에 가지고 있다. 따라서 기계력에 대한 적응 및 가역성을 가지고 있다. 이러한 가역성은 인체 대상기능의 반영으로 인체는 생활, 운동, 노동 중 부중과 활동 중 생산되는 큰 납력拉力, 압력壓力, 뉴력扭力을 받게 되며 뼈는 이에 대한 대응능력을 갖게 된다. 뼈에 가해지는 압력에 따라 나타나는 뼈의 대상성 반응은 다음과 같다.

압력이 지나칠 경우	골절
압력이 비교적 크며 반복적으로 작용할 경우	골자(osteophyte)
장기적으로 압력이 결핍 되었을 경우	골밀도 저하 및 위축

즉, Osteophyte는 뼈에 비교적 강한 압력이 장기적으로 가해졌을 때 나타나는 자연 반응으로 칼슘증가에 의한 작은 뼈돌기의 형성이다. 이러한 현상은 뼈의 강도를 증가시키며 동시에 관절의 부중면負重面(압력을 받는 면적)을 증대시킨다.

호발부위는 하중을 많이 받거나 활동이 많은 척추(경추, 흉추, 요추), 고관절, 슬관절, 손가락 등이며, 척추의 경우 Osteophyte의 증생부위는 C5,6, T8,9, L3,4로서 이 부위는 가해지는 압력이 크고 활동 폭이 큰 만곡(Lordosis)의 정점 부위이다.

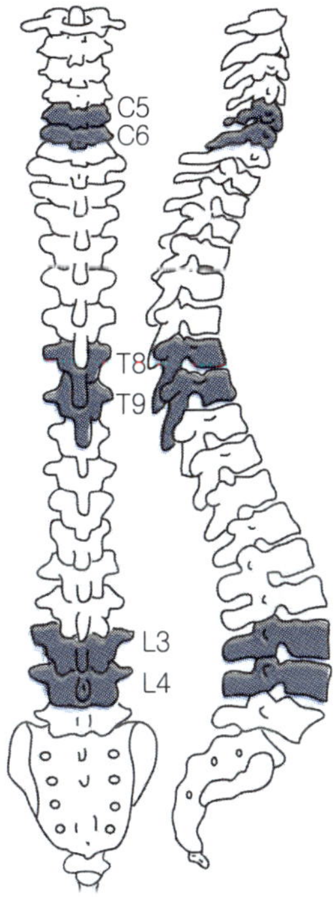

(나) Osteophyte의 유발요인 및 치료원칙

Osteophyte에 의한 퇴행성관절염은 원발성과 속발성으로 나눌 수 있으며 원발성은 노화와 체질, 유전인소와 깊은 관계가 있으며 기타 성별, 직업 및 자연환경, 자세, 환경 기후, 만성적 손상, 관절의 과도한 운동, 골내부 정맥울혈, 관절내부 압력이 평형실조 등이다

속발성 퇴행성 관절염은 관절의 외상, 비만, 기형 및 만성 염증 등의 원인이 관절의 마모를 가속시킴으로서 형성된다. 노년인구의 증가에 따라 본 질환의 발병률은 증대되고 있다. 40세 이상의 인구 중 약 90%가 x-ray상 관절의 변화를 나타낸다. 단, 증상을 발현하는 경우는 극소수이다.

중・노년층의 원발성 osteohyte의 형성은 병리현상이 아니며 인체의 자연적 대상(代償-보상報償)기능의 반영이므로 일반적으로 외과적 절제술 또한 필요치 않다.

따라서 의료진의 역할은 osteophyte의 제거가 아닌 osteophyte로 인한 국부조직의 충혈, 수종水腫, 염증 및 점연粘連(유착adhesion)과 신경과 혈관의 압박현상 등의 해소에 초점이 맞추어져야 한다.

Osteophyte의 증상해소에 도움이 되는 다양한 대체요법들		
1. 수침요법水針療法	12. 중약이자투입요법中藥離子透入療法	23. 이혈압두요법耳穴壓豆療法
2. 외부요법外敷療法	13. 직류감응전연합요법直流感應電聯合療法	24. 훈세요법薰洗療法
3. 약침요법葯枕療法	14. 공명화화전요법共鳴火花電療法	25. 탑지요법溻漬療法
4. 차찰요법搽擦療法	15. 자석요법磁石療法	26. 수관요법水罐療法
5. 열위요법熱熨療法	16. 고압저빈전류요법高壓低頻電流療法	27. 약대요법藥帶療法
6. 기공요법气功療法	17. 적외선요법赤外線療法	29. 매선요법埋線療法
7. 혈위매약요법血位埋葯療法	18. 발관요법拔罐療法	30. 발포요법發泡療法
8. 체침요법體針療法	19. 첩약요법貼葯療法	31. 타진요법打震療法
9. 세욕요법洗浴療法	20. 도찰요법塗擦療法	32. 구요법灸療法
10. 죽관발흡요법竹管拔吸療法	21. 죽관요법竹罐療法	33. 운동요법運動療法
11. 련공요법練功療法	22. 흡비요법吸鼻療法	34. 음식요법飮食療法

(3) 병리기전(Aetiology & pathogenesis)

내인內人(internal cause)			외인外人(external cause)
Disk degeneration 추간판 탈출			척추 후관절 착위
1차적인 협착			
후관절의 관절낭이 느슨해짐	후관절의 간극이 좁아짐	인대가 느슨해짐	척추 평형상태실조
① 척추의 고정성 약화↓ ② 관절면의 마찰성 손상			
골자 형성(2차성 협착)			
★신경압박 증상출현			

골자(Osteophyte)에 의한 신경압박

Osteophyte가

- 직접적으로 신경근이나 척수를 압박하는 경우는 5%
- 간접적으로 신경근이나 척수를 압박하는 경우는 95%

신경근은 추간공 크기의 33~50%를 차지하므로 공간적으로 상당한 여유가 있다. 따라서 신경근을 ostephyte가 직접 압박하는 경우는 5%에 지나지 않는다.

(4) 임상표현(Main features)

- 40세 이상의 중 · 노년인에 다견된다.
- 남성 〉 여성
- 초기에는 요부강경(stiffness)과 산통(soreness)
- 후기에는 오래 서 있거나 앉아 있을 수 없음

(5) 검사(Examination)

- 요추 전만(Lumbar lordosis)의 감소 또는 소실(wedge type형성)

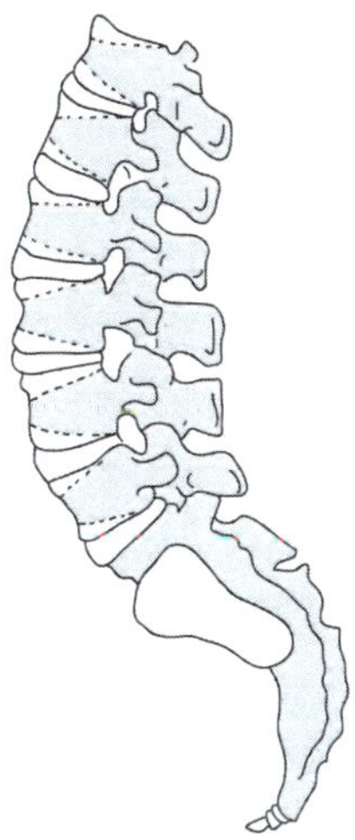

- 요부 굴신(Flexion & extension) 제한
- 국소 압통(Regional tenderness)
- 근육경련(Muscle spasm)
- SLR(straight leg raising) test – 일반적으로 정상이나 자력으로 거상(raising) 못하는 경우(p.316 참고) 수동적 거상(passive-raising)은 가능하다.
- 히지후신시험(back extension test): (femoral nerve stretching test: 대퇴신경신장검사)라고도 하며 양성반응을 보인다. 즉, 하지를 뒤로 젖힐 때 통증이 증가한다.
- X-ray:척주에 Osteophyte가 있으며 정상 요추전만(L-lordosis)의 변화(감소 또는 소실)을 볼 수 있다.

(6) 골자형성 위치에 따른 병리적 분류(Classification of pathological types)

- 추체 전연(anterior surface)의 osteophyte – 임상의의 없음
- 추관(vertebral foramen)내의 osteophyte – 추관 협착증(strictures) – (마미증상)
- 추간공(intervertebral foramen)내의 osteophyte – N-root symptoms(신경근 증상)

(가) 마미증상(cauda equina symptoms: 추관협착증상)

1) 일어서면 대변이 나올려고 하고 앉으면 안 나온다.
2) 회음부에 침을 놓아도 통증이 없다.

(나) 신경근 증상

둔부에서 하지로 저린 통증과 **신경성 간헐성 파행**

신경성 간헐성 파행跛行(neurogenic intermittent claudication)

일정거리(100~500m)를 걸어가면 다리가 저리고 아프다.
앉거나 앞으로 구부릴 때 증상이 완화되거나 없어짐

(7) 치료(Treatment)

(가) 근육이완(Relaxation of low & upper back muscle) - 상하방향 양측모두 시행.

곤법(rolling)
안유법(press-kneading)

(나) 견인(Traction)

25 kgs – 20 mins

(다) 복위(Reduction of facet joint)

사반법(side-wrenching 또는 oblique wrenching)

(라) 혈액순환 개선(Circulation)

찰법(linear rubbing)
핫팩 또는 원적외선 조사(hot pack or infra red)
* 암워커(www.armwalker.co.kr)를 이용한 전신순환 보행운동 15~30분

(8) 주의(Notice)

• 항상 허리를 따뜻하게 할 것 • 딱딱한 침대를 사용할 것 • 적절한 요부 단련(exercise)

골극(骨棘)

의료인 중에 가끔 골극(骨棘)이라는 표현을 쓰는 경우가 있는데 이는 잘못된 표현이다. 가시라는 뜻의 극(棘)은 극돌기와 같은 생리적 구조물의 형태를 표현할 때 사용하며 골자의 경우 찌른다는 의미의 자(刺)를 사용하는 것이 옳은 표현이다.

PM (pain manipulation) prescription

Name		Sex		Age		Date	
Diagnosis 1							
Diagnosis 2							
Diagnosis 3							

MANIPULATIONS		Locations
Com	compressing	
Con	conforming	
CR	circular rubbing	
Dhy	dhyana-thumb-pushing	
Ext	extension	
Gra	grasping	
Kne	kneading	
Kno	knocking	
LR	linear rubbing	
Pat	patting	
Pin	pinching	
Plu	plucking	
Poi	pointing	
Pr-K	press-kneading	
Pr-R	press-reduction	
Pus	pushing	
Rol	rolling	
Rot	rotating	
Ru2	rubbing with 2 palms	
Scr	scrapping	
Sez	seizing	
Sha	shaking	
Sqe	sqeezing	
Str	stripping	
Swe	sweeping	
Trc	traction	
Tns	Transporting	
Twi	twinning	Note
Tws	twisting	
Twz	tweezering	
Vib	vibrating	
Wip	wiping	
S-WR	side-wrenching	
B-WR	back-wrenching	

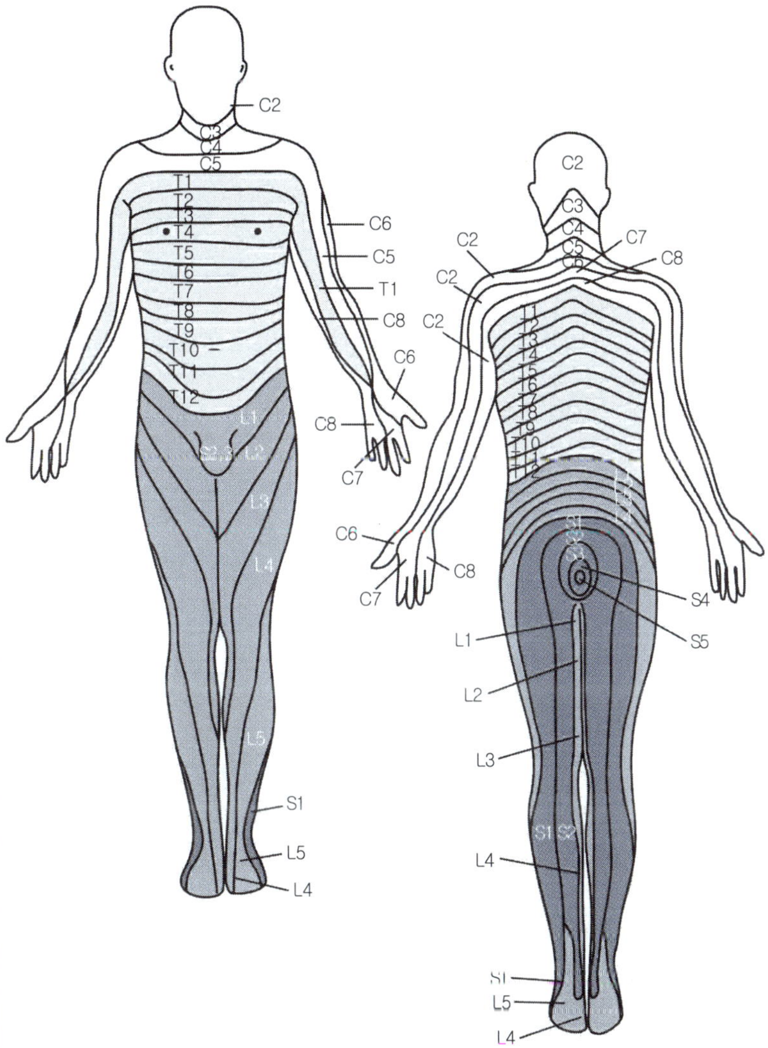

Manipulator		Doctor	

3 제 3 요추 증후군(L3 syndrome)

L3 transverse process syndrome

(1) 국소해부(Regional anatomy)

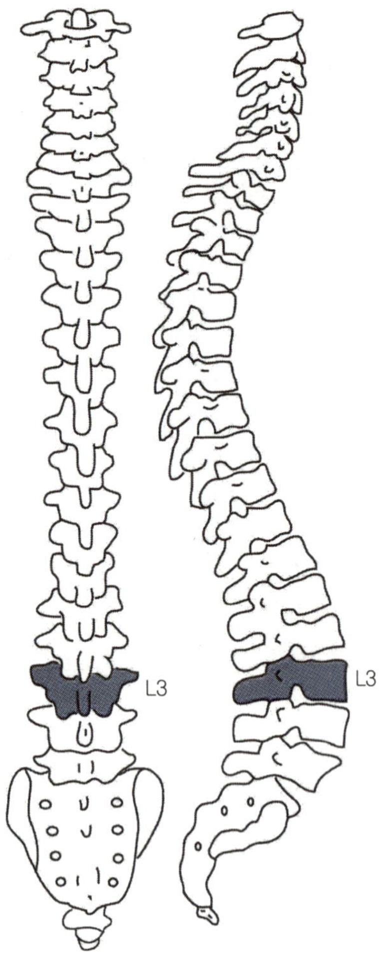

제 3요추

(가) 제 3요추(Lumbar3)

- 요부만곡(lumbar lordosis)의 정점(the peak)에 위치
- 요부 활동의 중심.

(나) 제 3요추 횡돌기(L3 transverse process)

- 횡돌기에는 크고 작은 근육들이 부착되어 있고, 양쪽 횡돌기에 부착된 근육들의 상호 협조 또는 길항작용에 의해 인체의 중심이 유지된다.
- 제3요추의 횡돌기가 가장 길고, 제3요추는 척주의 전만의 정점(peak)에 위치하므로 허리를 움직일 때 받는 견납력(traction force: tension)이 최대이다.

(2) 병리기전(Aetiology & pathogenesis)

외력(external force) 또는 수한(cold attack) 등의 원인으로 요추부 일 측의 근육과 근막이 긴장 수축되면 대對측과 동同측 모두 근육긴장의 작용 및 반작용에 의해 손상된다.

(가) 경한 경우

수종(swelling)에 의한 단순 부종(edema) ⇒ 요통

(나) 중한 경우

- 삼혈(blood permeation) 및 혈종(hematoma) ⇒ 요통
- 근육경련에 의한 척신경 후지 외측지(둔부, 요부, 대퇴부의 근육지배)의 자극 ⇒ 요통(둔부통)

(3) 임상표현(Main features)

- 청장년에 다발하며 특히 체력 노동자등에서 다발함. 외상사(traumatic history)가 있다.
- 일측 요둔부에 동통이 있으며 대퇴부로 방사(radicular pain)될 수 있으나 무릎 이하로 내려가지는 않는다.
- 허리를 전굴(flexion)하거나 **선전(rotation)하면 통증이 증가**한다.

(4) 검사(Examination)

- 제 3 요추 횡돌기 주위에 뚜렷한 압통
- 근육이 경련되어 생긴 띠 모양(band)이 만져질 수 있다.
- 초기(initial stage) – 요부가 풍만하게 부어오른다.
  후기(chronic stage) – 근육이 위축된다.

(5) 치료(Treatment)

① 순환(circulation)
② 이완(relaxation)
③ 유착분리(adhesion separation)
④ 진통(analgesic treatment)

- 곤법 및 안유법(Rolling & press-kneading): 근(천극근) 섬유방향을 따라

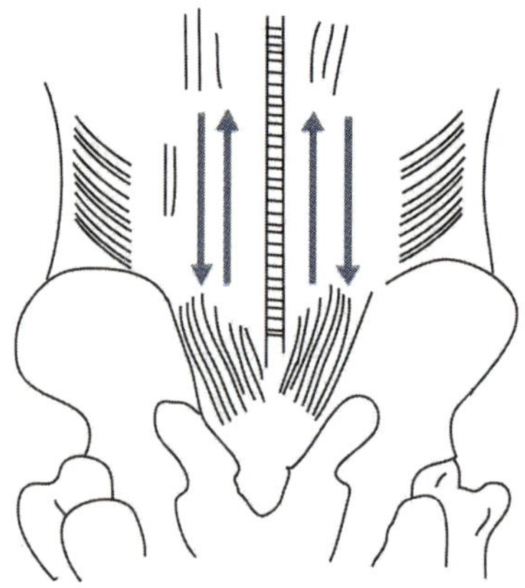

- 탄발법(Plucking tendon): 형성된 띠모양(band)과 수직방향으로
- 찰법(Linear-rubbing)
- 부항을 이용한 점자 사혈법(Cupping with blood-letting technique)

* 암워커(www.armwalker.co.kr)를 이용한 전신순환 보행운동 15~30분

PM (pain manipulation) prescription

Name		Sex		Age		Date	
Diagnosis 1							
Diagnosis 2							
Diagnosis 3							

MANIPULATIONS		Locations
Com	compressing	
Con	conforming	
CR	circular rubbing	
Dhy	dhyana–thumb–pushing	
Ext	extension	
Gra	grasping	
Kne	kneading	
Kno	knocking	
LR	linear rubbing	
Pat	patting	
Pin	pinching	
Plu	plucking	
Poi	pointing	
Pr–K	press–kneading	
Pr–R	press–reduction	
Pus	pushing	
Rol	rolling	
Rot	rotating	
Ru2	rubbing with 2 palms	
Scr	scrapping	
Sez	seizing	
Sha	shaking	
Sqe	sqeezing	
Str	stripping	
Swe	sweeping	
Trc	traction	
Tns	Transporting	
Twi	twinning	Note
Tws	twisting	
Twz	tweezering	
Vib	vibrating	
Wip	wiping	
S–WR	side–wrenching	
B–WR	back–wrenching	

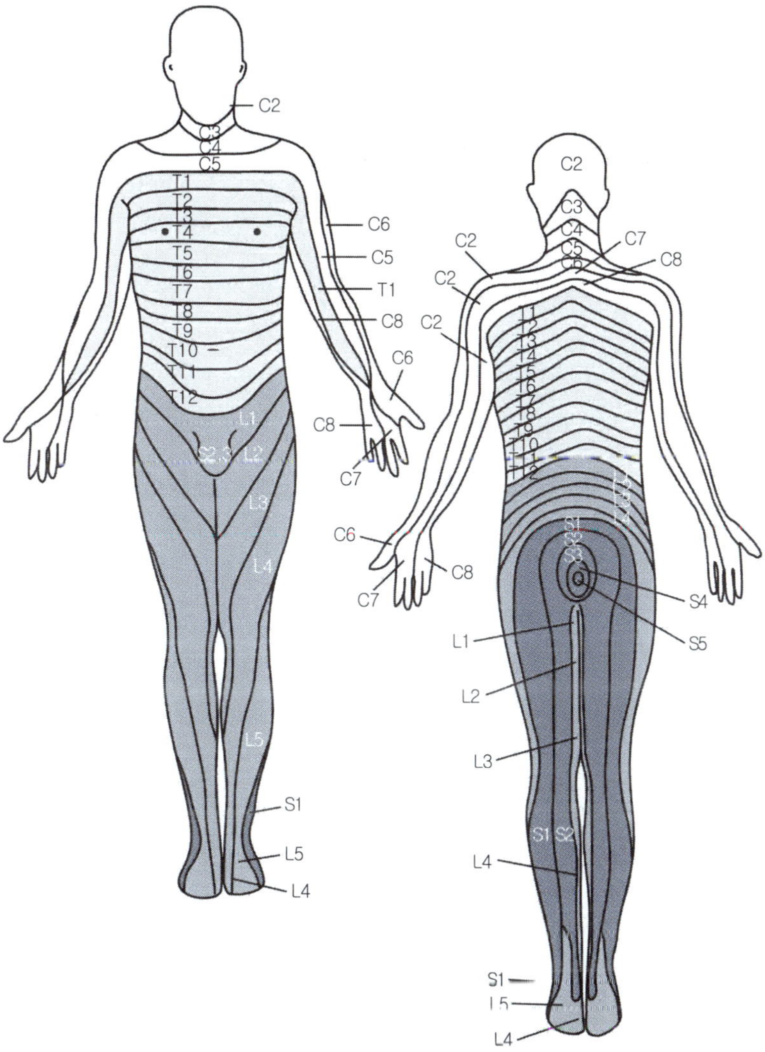

Manipulator		Doctor	

4 이상근 증후군
(Piriformis syndrome; 좌골신경통)

(1) 국소해부(Regional anatomy)

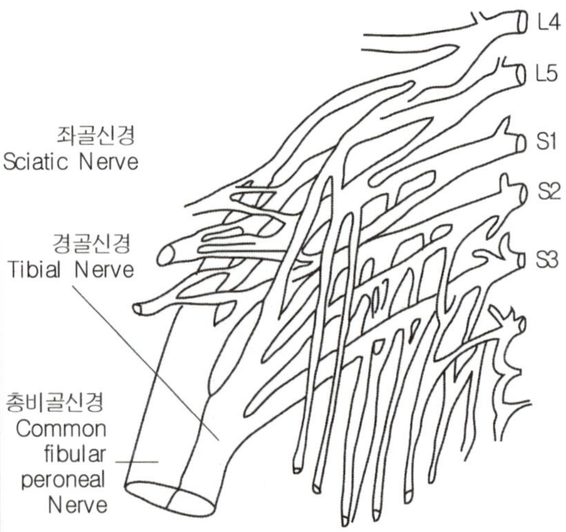

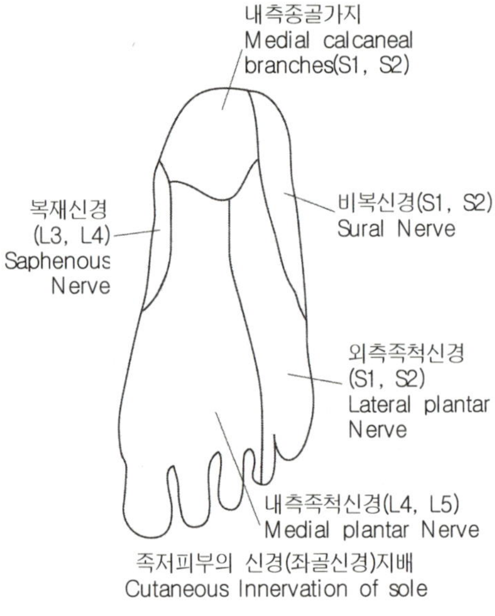

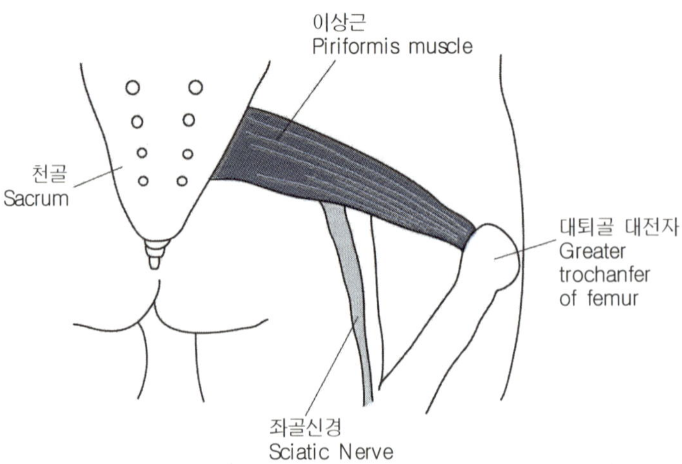

(가) Piriformis muscle(이상근)

1) **위치**

기시: S2,3,4의 전면 즉 복강 내면에서 시작하여 대좌골공(great sciatic foramen)을 통과
정지: 대퇴골 대전자(greater trochanter of femur)의 정부에 연결된다.

2) **작용**

대퇴(thigh)를 외선시킨다.

3) **신경지배**

S1,2

4) **형태**

서양배(pear) 모양으로 가늘고 길다.

이상근의	상방으로	① 상둔 N(superior cluneal nerve) ② 상둔 A(superior cluneal artery) ③ 상둔 V(superior cluneal vein)	이 통과
	하방으로	① 음부 N(pudendal nerve) ② 후대퇴피 N(posterior cutaneous N of thigh) ③ 좌골 N(sciatic nerve) ④ 하둔 N(inferior cluneal nerve) ⑤ 하둔 A(inferior cluneal artery) ⑥ 하둔 V(inferior cluneal vein)	

(나) 이상근 변이(Malformation)

1) **정상(normal type) – 61.9%**

좌골 신경이 이상근의 하방으로 빠져 나온다.

2) **변이(malformation) – 38.1%**

시체해부 결과 기형은 총 5종류가 있으나 본 병과 관련된 것은 2종류 이다.

가) Type 1.

좌골 신경이 이상근의 근복 중앙을 뚫고 나온다.

나) Type 2.

경(tibial) 신경은 이상근의 하방으로 총비골(common fibular: peroneal) 신경은 이상근의 근복 중앙을 뚫고 빠져 나온다.

(2) 병리기전(Aetiology & pathogenesis)

(가) Malformation(기형)으로 인한 병리

일상적인 활동(대퇴부의 supination 혹은 adduction)이나 수한受寒(cold attack) 등으로 이상근이 수축되어 굵어지면 정상인 경우는 좌골 신경에 영향을 주지 않으나 기형인 경우에는 좁아진 이상근을 뚫고 나오는 좌골 신경이나 총비골 신경을 압박하게 되므로 증상이 출현하게 된다.

(나) 손상에 의한 병리

1) 하지에 갑작스런 힘을 주면서 외전외선(abduction & supination)하거나 준위기립蹲位起立 할 때(웅크리고 앉았다 일어날 때) 이상근이 과도하게 수축 된다.

2) 하지에 부중負重 내수(adduction) 할 때 이상근이 과도하게 견납(hyper-traction)된다.

1),2)의 병리 조건에 의하여 건이 파열되고 이에 따른 보호성 경련이 일어남으로서 이상근 상하의 신경, 혈관이 압박, 자극됨으로서 증상이 출현한다.

대부분의 환자는 어깨로 무거운 물건을 들어 올렸거나 쪼그리고 앉은 상태에서 과도 견납(sprain)된 병사(history)가 있다. 일부 환자는 수한사(cold attack history)가 있다.

(3) 임상표현(Main features)

- 둔부동통 및 신경압박증상(특히, 좌골 신경 압박증상: 추간판 돌출증과 같은 증상) 걷지 못하거나 절뚝거림
- 복압 증가 시(재채기, 기침) 둔부통과 좌골신경 방사성 동통이 증가한다.

(4) 검사(Examination)

(가) 이상근 체표 투영구(piriformis superficial reflex zone)* 에 뚜렷한 압통(tenderness)이 있다(압통점 검사 시 하지로 방사통이 출현하기도 한다).

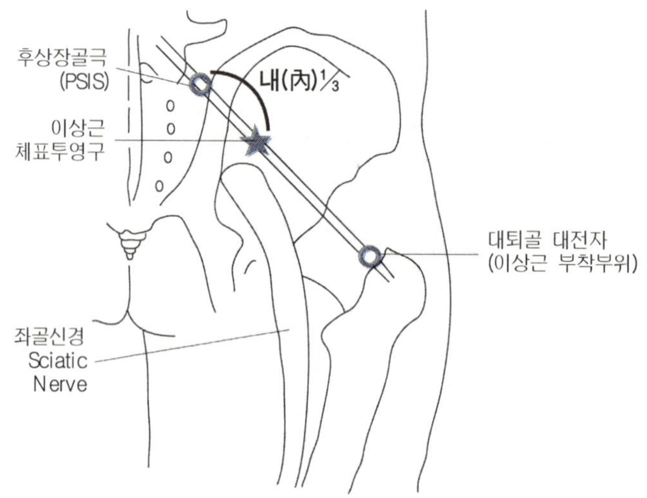

* 환측의 PSIS(posterior superior iliac spine:상후장골극)으로부터 greter trochanter of femur(대퇴골 대전자)의 연결선 상에서 내측 1/3 지점(sciatic N 통과부위)

(나) 환지 SLR(straight leg raising) test(p.316 참고)

60° 이전 – 둔부통, 하지통이 극렬하게 나타남
60° 이후 – 둔부통, 하지통이 감경한다.

(다) Piriformis tenderness test(이상근 긴장시험*)(p.328 참고)

양성(+)

(5) 치료(Treatment)

(가) 이상근 체표투영구

곤법 및 안유법(Rolling & press-kneading): 이상근 섬유방향을 따라
동시에 하지를 후신한 상태에서 내수(adduction) 및 외전(abduction)

(나) 이상근의 섬유방향과 수직으로 탄발(plucking): 팔꿈치로 서서히

계속 오래하지 않고 유법(kneading)과 반복
유법(Kneading)–탄발(plucking)–유(kne)–탄(pluc)–유(kne)–탄(pluc)–유(kne)–탄(pluc)

(다) 이상근의 섬유방향을 따라 찰법(linear-rubbing) 시술

수법을 용이하게 하기 위하여 환측 고관절을 굴곡시킨 상태에서 행한다.
천골부위에 찰법을 시술하여 열기가 이상근까지 도달토록 한다.

* 암워커(www.armwalker.co.kr)를 이용한 전신순환 보행운동 15~30분

(6) 주의(notice)

- 심부에 있는 이상근을 치료한다 하여 폭력(sudden strong force)을 쓰지 말 것
- 급성 손상 시 와상臥床휴식 1~2주
- 국부 보온(keep warming)
- 급성 손상 시 심도침자(침을 깊이 찌르는 것)는 바람직하지 못하다.

경증 – 1주 치료(2회/week)
중증 – 6주 치료

---

*•환자 – 엎드림
•의사 – 한 손으로 환측 knee joint를 90° flexion 시킨 후 대퇴를 pronation(내선) 즉, 소퇴를 바깥쪽으로 젖혀준다. 다른손, 엄지로 이상근 체표투영구를 pressing한다.
•Pain(tenderness) 증가(+)

PM (pain manipulation) prescription

Name		Sex		Age		Date	
Diagnosis 1							
Diagnosis 2							
Diagnosis 3							

MANIPULATIONS	
Com	compressing
Con	conforming
CR	circular rubbing
Dhy	dhyana-thumb-pushing
Ext	extension
Gra	grasping
Kne	kneading
Kno	knocking
LR	linear rubbing
Pat	patting
Pin	pinching
Plu	plucking
Poi	pointing
Pr-K	press-kneading
Pr-R	press-reduction
Pus	pushing
Rol	rolling
Rot	rotating
Ru2	rubbing with 2 palms
Scr	scrapping
Sez	seizing
Sha	shaking
Sqe	sqeezing
Str	stripping
Swe	sweeping
Trc	traction
Tns	Transporting
Twi	twinning
Tws	twisting
Twz	tweezering
Vib	vibrating
Wip	wiping
S-WR	side-wrenching
B-WR	back-wrenching

Locations

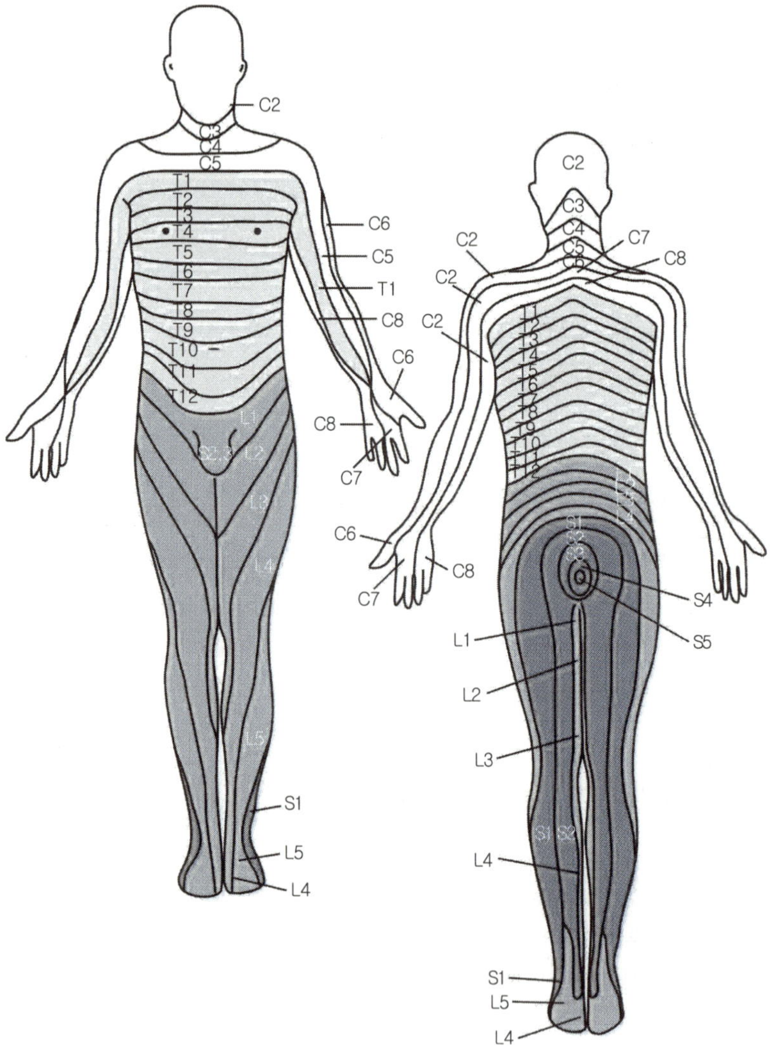

Note

Manipulator		Doctor	

5 장요인대 증후군 [Iliolumbar ligament syndrome (Lesion of Iliolumbar ligament)]

(1) 국소해부(Regional anatomy)

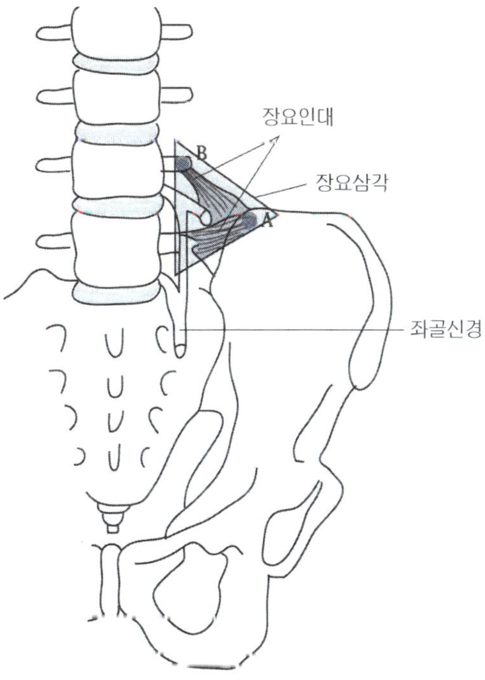

장요인대(Iliolumbar ligament)

Iliac crest(장골능)후부의 내측면(A)에서 기시하여 L4,5 횡돌(B,C)에 부착되는 두껍고 강인한 삼각형 인대이다.

작용: ① L4, L5를 견인 (고정)하여 L5의 과도굴곡을 제한

② L4와 L5, L5와 S1 사이의 추간판을 보호

(2) 병리기전(Aetiology & Pathogenesis)

(가) 장기간 요부를 과도히 전굴(flexion)하거나 또는 과도한 전굴(flexion)상태에서 갑작스런 선전(rotation) ⇒ 장요인대 손상

(나) 천극근(척추기립근)기점이 손상 되었을 때 ⇒ 장요인대가 속발성으로 손상된다(**장요인대**와 천극근의 기점이 서로 연결되어 있으므로).

(다) 요천관절(LS joint)의 선천성 기형
한쪽의 요천추의 기형에 의한 양쪽 장요인대의 평형실조
⇒ 약간의 외력에 의해서도 쉽게 장요인대 손상

(3) 임상표현(Main features)

(가) 일측이나 양측의 장요삼각(IL triangle)에 통증

(나) 전굴하거나 건 측으로 측굴 할 때 통증증가
1) 허리에 통증이 심하면 L5횡돌 정부(B)가 손상된 것임
2) 다리에 통증이 심하면 장골능 후부의 내측면(A)가 손상된 것임

(다) 환자에 따라서는 환측요부로 통증이 확산 되거나 하지통을 동반 할 수도 있다.

(4) 검사(Examination)

(가) 압통(tenderness): 장요삼각(IL triangle)에 명현한 압통

(나) 요부전굴, 건 측으로 측굴시 제한

(다) 하지에 방사통(radicular pain:좌골신경통)이 있는 환자는 장요삼각의 발통점(trigger point)을 누르면 하지통이 증가한다
☞ 횡돌 기정단에 수종(edema)이 생겨 좌골신경(L5 신경가지부분)에 영향을 준다.

(라) 능동적 하지직거상(SLR: straight leg raising)은 곤란하나 수동적 거상은 가능하며 신경압박증상은 없다(p.280 참고).

(5) 치료(Treatment)

(가) 요천부(Lumbar & sacral region)의 근육을 이완시킨다.
1) 비교적 완만하고 깊게 (인대가 깊이 위치하므로) 근 섬유방향을 따라
안유(press-kneading) & 곤법(rolling) 시술
2) 동시에 하지를 후신(back-extension)한다(반복적으로).

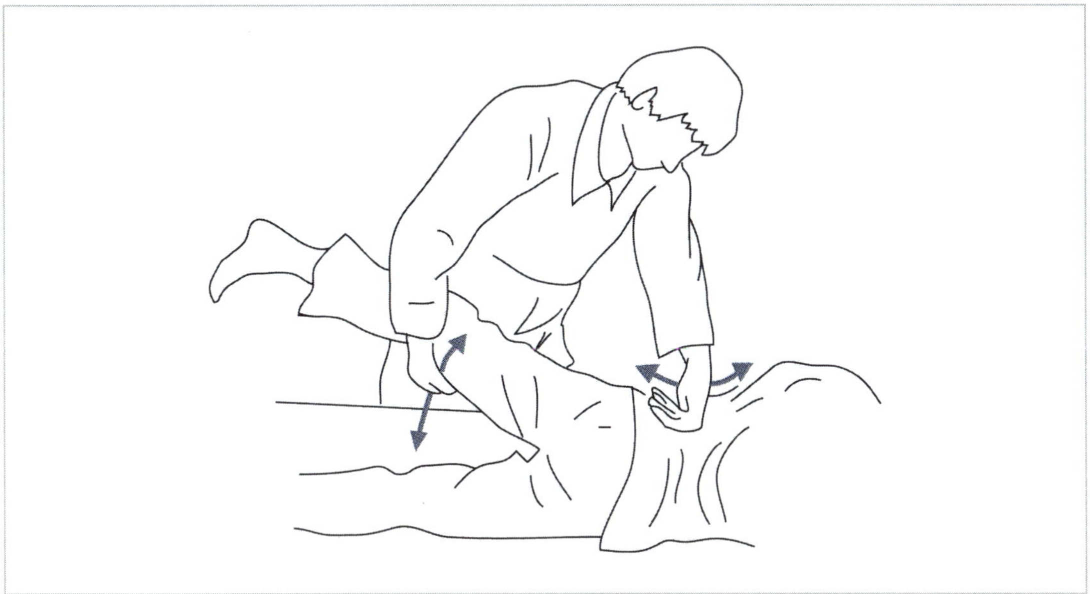

인대가 근육 깊숙이 위치할 때

침이 효과적이다. L5측방 1.5촌(cun)점과 PSIS(가후상극)전침 약 20분(약자극)
⇒ 장요인대가 느슨하게 된다.

(나) 환측의 장요인대와 수직방향으로 탄발법(plucking tendon) 시술
(다) 환측의 장요인대와 같은 방향으로 찰법(linear-rubbing)시술한다(천극근부분도 함께 시행).
(라) 전침 20분
* 암워커(www.armwalker.co.kr)를 이용한 전신순환 보행운동 15~30분

(6) 주의(Notice)

(가) 장요인대 탄발시술 시 과도한 힘을 써서 표층의 피부를 손상시키지 않는다.
(나) 환자에게 허리를 움직이지 않도록 한다(특히 전굴 & 건측 측굴).
(다) 딱딱한 침대 사용
(라) 국부를 따뜻하게 한다.

↳ 인대가 깊이 위치하고 움직임이 많고 힘을 많이 받는 부분이므로 쉽게 치료되지는 않으나 꾸준한 치료와 주의사항을 지켜나가면 좋은 효과를 기대할 수 있다.

PM (pain manipulation) prescription

Name		Sex		Age		Date	
Diagnosis 1							
Diagnosis 2							
Diagnosis 3							

MANIPULATIONS		Locations
Com	compressing	
Con	conforming	
CR	circular rubbing	
Dhy	dhyana-thumb-pushing	
Ext	extension	
Gra	grasping	
Kne	kneading	
Kno	knocking	
LR	linear rubbing	
Pat	patting	
Pin	pinching	
Plu	plucking	
Poi	pointing	
Pr-K	press-kneading	
Pr-R	press-reduction	
Pus	pushing	
Rol	rolling	
Rot	rotating	
Ru2	rubbing with 2 palms	
Scr	scrapping	
Sez	seizing	
Sha	shaking	
Sqe	sqeezing	
Str	stripping	
Swe	sweeping	
Trc	traction	
Tns	Transporting	
Twi	twinning	Note
Tws	twisting	
Twz	tweezering	
Vib	vibrating	
Wip	wiping	
S-WR	side-wrenching	
B-WR	back-wrenching	

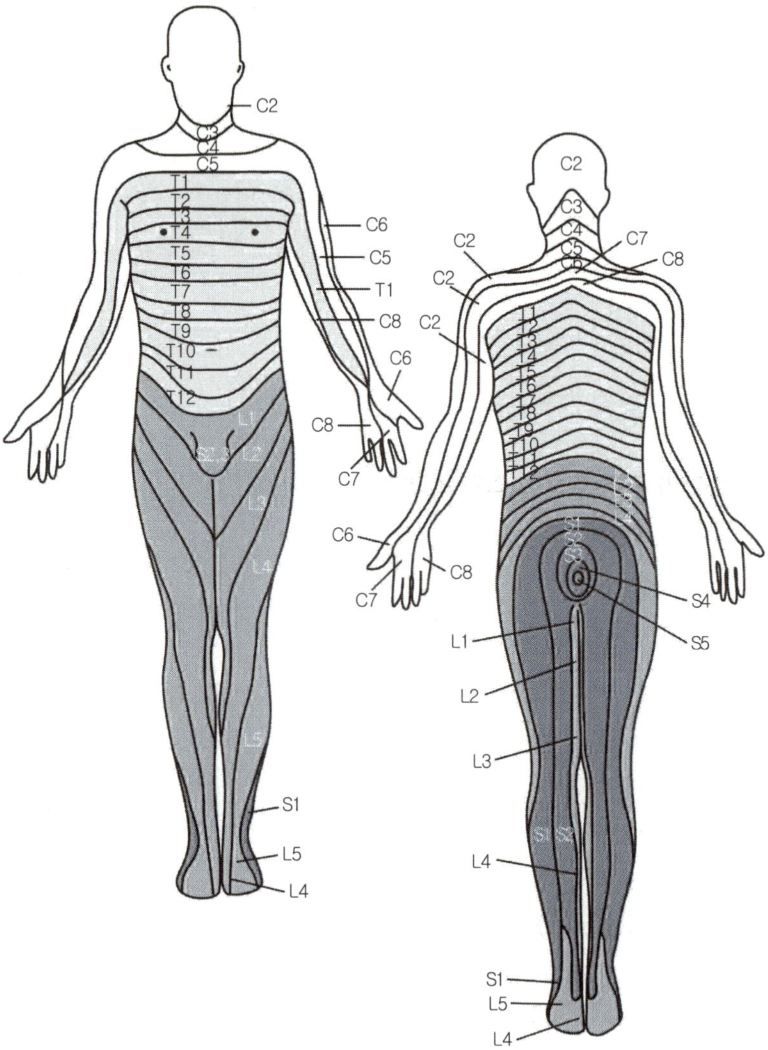

Manipulator		Doctor	

6 추간판 탈출증 (DISK: nucleus herniation)

(1) 정의(Definition)

추간판에 퇴행성 변화(탄력성 상실)가 생긴 후 모종의 원인(급만성 손상)에 의해서 섬유환(anulus fibrosus)이 부분 또는 완전 파열됨과 동시에 수핵*이 탈출(herniation)된다.

이 돌출물(수핵)이 신경근(N-root)이나 척수(주로 마미신경)를 압박함으로서 산생되는 신경증상을 요추간판 돌출증이라 한다.

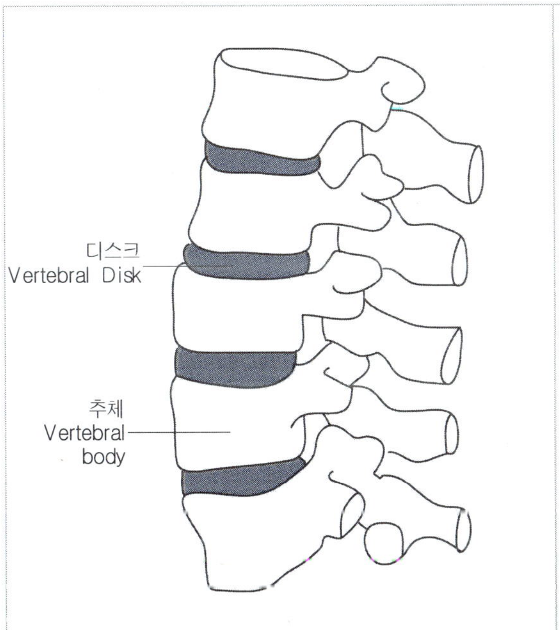

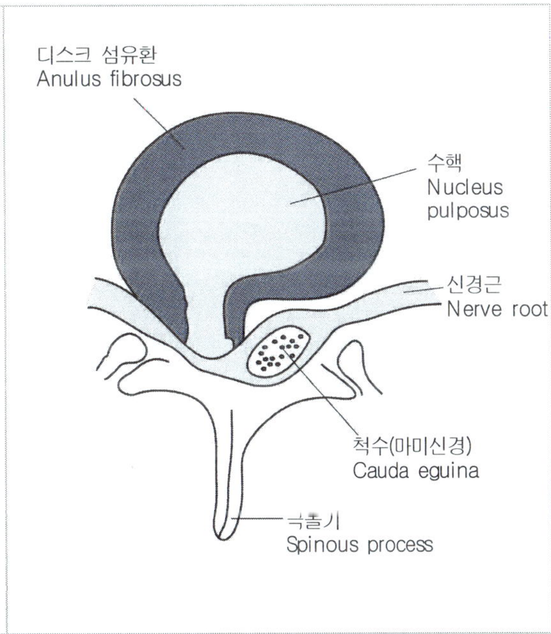

추간판

추체내에 위치하며 그 작용은 ① 하중부담 ② 충격완화이다

* 82% 물, 18% 섬유질

본질환의 명칭은 **요추간판 섬유환 파열증**이 가장 정확한 명칭이다. 20~40세 사이에 다발하며 특히 35세 좌우에 가장 많이 발병된다(아동의 경우에는 본병 유병율이 극히 낮다, 아동의 경우 탄성도가 강하므로 섬유환이 파열되지 않고 최악의 경우 골절된다).

노인(65세 이후)에게는 전형적인 추간판 탈출증은 있을 수 없다(단지 퇴행성 변화에 의한 증상: 추간판이 눌린 상태이다). 노인의 경우 수핵 내의 물이 적으므로 빠져나올 물이 없다.

임상상 L4-5(20%)와 L5-S1(70%) 사이의 추간판에서 본 질환이 다견 됨

(2) 국소해부(Regional anatomy)

(가) 형태 및 역학특점

1) 요추는 생리적으로 전방굴곡이며 수핵이 약간 뒤쪽에 위치하고 있다.

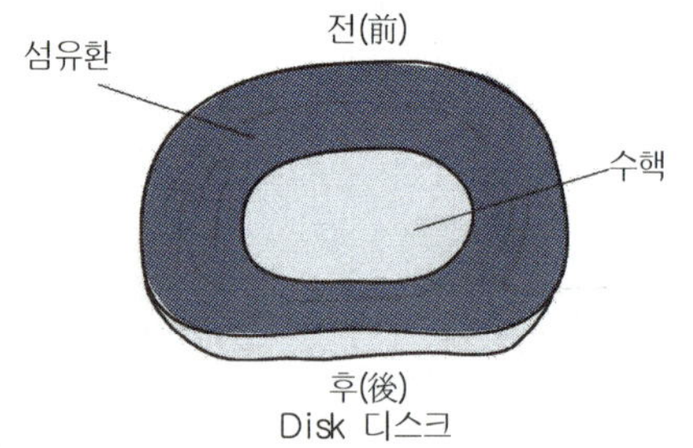

2) 섬유환(anulus fibrosus)은 앞쪽은 두껍고 뒤쪽은 얇다. 즉, 뒤쪽이 찢어지기 쉽다.

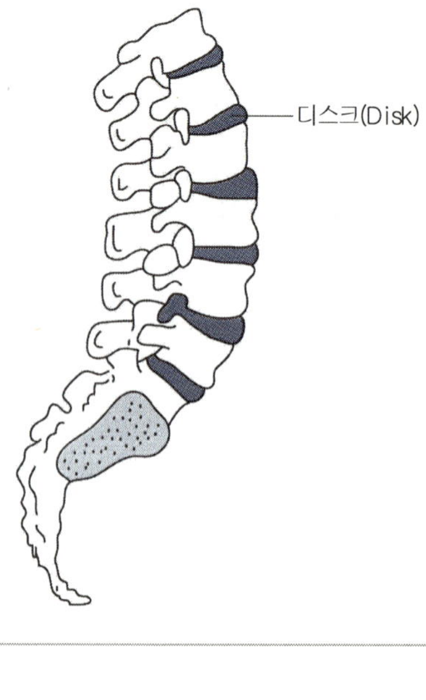

3) 전종인대(anterior longitudinal ligament)는 넓고 두꺼우며 (wide & thick) 후종인대(posterior longitudinal ligament)는 좁고 얇다(narrow & thin).

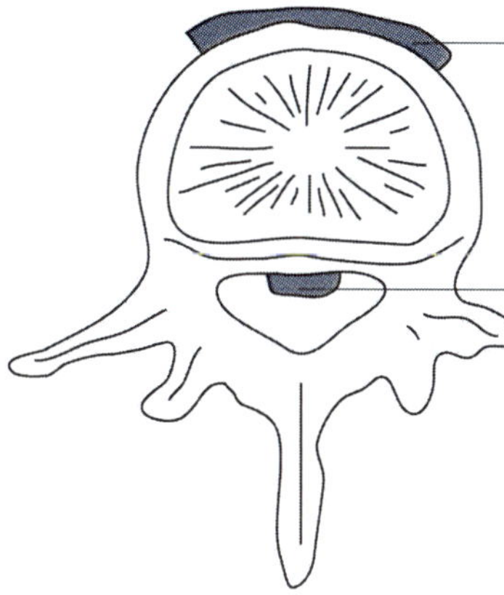

4) 요부는 활동도가 크다(특히, L4-5, L5-S1).

허리를 앞으로 숙이는 동작(특히 무거운 것을 드는 동작)에서 추간판내의 수핵에 대한 향후 압력이 증가하게되 이로 인하여 추간판내 압력이 섬유환의 장력을 초과하게 되면 섬유환의 후방(주로 측 후방)이 파열되어 수핵이 돌출된다.

(나) 생리 병리학 특점

Disk	연골판	20세 이후 퇴행성변화에 의하여 투과성이 저하됨으로서 섬유환의 견고도(탄성도)가 떨어진다.
	수핵	40세 까지는 반유체(gelly) 상태이나 탈수과정에 의해 50세 이후에는 고체상태가 된다.
	섬유환	변성에 의해 적응력이 저하되어 일상 활동에서 쉽게 파열된다.

추간판은 혈액기능이 없으므로 수핵에서 영양공급을 받는다. 추간판은 투과성이 있어 위에서 압력을 받으면 수분이 외부로 유출된다.

수면중에는 위로부터의 압력이 없으므로 외부에서 내부로 수분(영양물질과 함께)이 유입된다.

20세 이전까지는 투과성이 양호하나 20세 이후부터 퇴행과 칼슘의 침착에 의하여 투과성이 떨어지게 되어 수분의 유입 유출의 밸런스가 깨어지게 된다. 즉, Output>Input이 되어 차츰 건조해지게 된다.

이는 노인들의 신장이 축소되는 주요원인의 하나가 된다.

(3) 병리기전(Aetiology & pathogenesis)

주원인은 근 수축(muscle contraction)이다.

<table>
<tr><td rowspan="4">외인
(external cause)</td><td rowspan="2">외상(traumatic injury)</td><td colspan="3">급성 손상 ⇒ 추간판 내압 〉 섬유환 장력</td></tr>
<tr><td colspan="3">만성 손상 ⇒ 퇴행</td></tr>
<tr><td rowspan="2">수한受寒
(cold attack)*</td><td>근육혈액 ↓</td><td rowspan="2">⇒</td><td>섬유환 역량(탄성도) ↓</td></tr>
<tr><td>근육장력 ↑</td><td>추간판 내압 ↑</td></tr>
<tr><td>내인(internal cause)</td><td colspan="4">추간판 퇴행 ⇒ 섬유환 탄성도(투과성) ↓ ⇒ 미세 파열</td></tr>
</table>

⇒ 섬유환 파열 ⇒ 수핵돌출 ⇒ 신경근, 척수, 마미신경 압박 ⇒ 증상 출현.

(4) 유형(Classification of herniation types)

(가) 수핵 돌출방향에 근거한 분류(According to the direction of the herniation)

향후 돌출 (backward protrusion)	향전 돌출 (forward protrusion)	향추체내 돌출: IDD (internal disk derangement: dis order: 추간판 내장증)
가장 많은 형태	전면은 복강이므로 통증이 없으며 임상적 의의가 없다.	상하방향의 돌출으로 청년에서 자주 볼 수 있으며 만성요통과 하지 연관통을 유발한다. •원인: 수핵기질의 변성이 전제되어 엉덩방아, 추락, 부중, 교통사고 등. •증상: 오래 앉아 있거나 전방 굴곡시 통증이 심해 짐. •진단: MRI로 진단 가능.
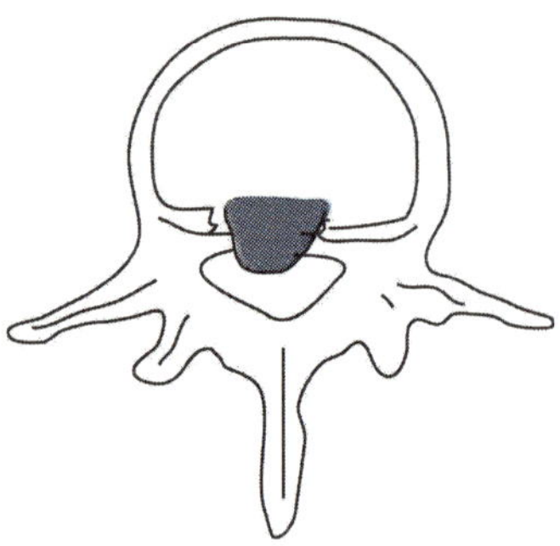	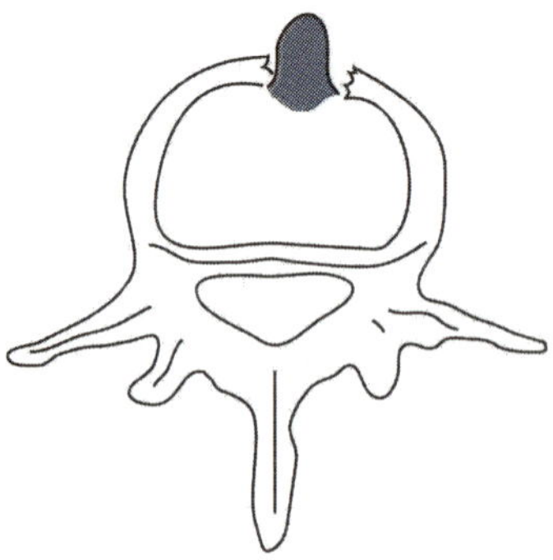	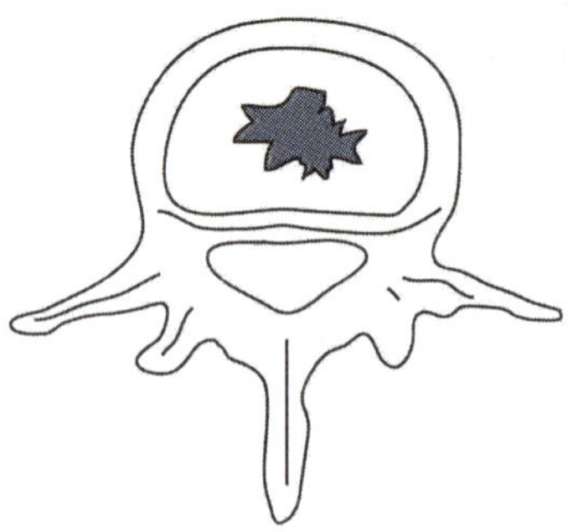

* 수면 중 이불을 덮지 않거나 선풍기 등을 틀어 놓아 체온이 저하되거나 수면자세가 불량할 경우 요부근육의 긴장도가 증가하게 되며 이로 인하여 추간판 내 압력이 증가하게 되며 혈액순환도 저하되어 결구 섬유환의 투과성이 저하된다.

(나) 향후돌출(backward protrusion) 중 돌출부위에 근거한 분류

단측형	단측 신경근증	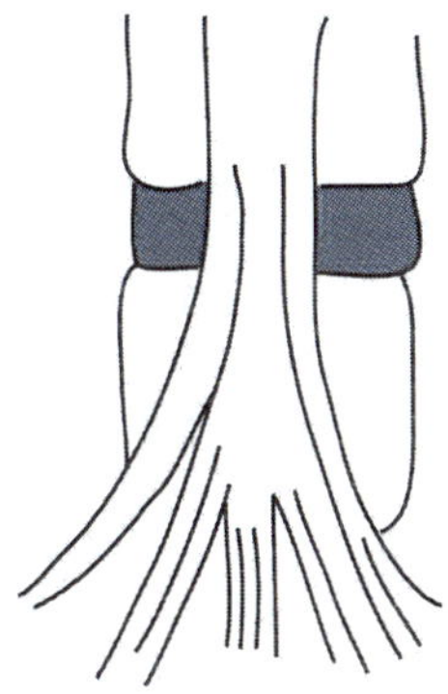
양측형	쌍측 신경근증	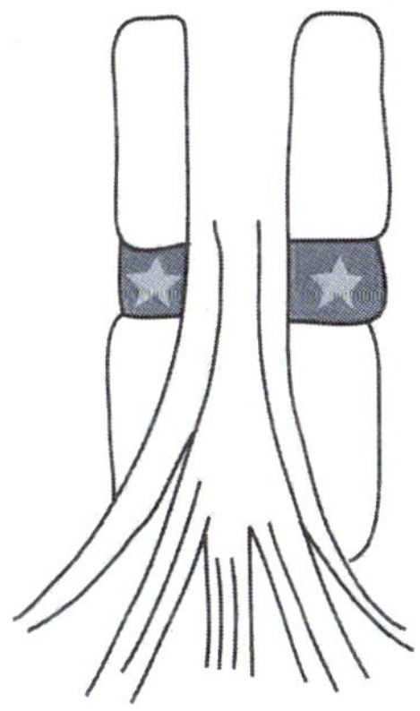
중앙형	•돌출물이 작으면 추관 협착 증상[*] •돌출물이 크면 추관 협착 증상 및 신경근증 단측형 또는 쌍측형	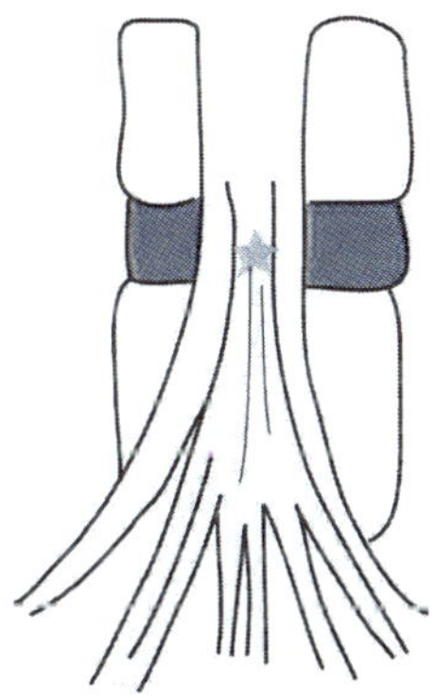

☞ L2(제2요추)까지는 척수 또는 마미신경[†]을 압박, L2이하에서는 마미신경을 압박

[*] 추관 협착 증상(마미증상): 대소변 기능 실조로서 일어서면 대변이 나오려고 하고 앉으면 안 나온다. 마미구(회음부)에 침을 놓아도 통증이 없다.

[†] 추간판 중앙형 돌출증과 마미신경 종양의 감별: 중앙형 돌출증은 발병이 빠르고 마미신경종양은 서서히 진행된다. 중앙형 돌출증은 호전과 악화를 반복(fluctuation)하며 피곤하면 다시 심해지는 등 굴곡이 있으나 마미 신경 종양은 계속 악화된다.

(다) 단측형 중에서 수핵 돌출정도에 따른 분류

유약형 (부분파열상태:protrusion stage)	성숙형 (완전파열상태:extrusion stage)	이행형 (파열직전상태:prolapse stage)
돌출된 수핵을 내부로 밀어넣어 원상 복귀시킨다(회납수핵). 파열된 섬유환의 치료(수복섬유환) 안으로 밀어 넣기 위해서는 추간판내 압력을 줄여주고 외부 압력을 증가 시키는 원리를 이용해야 함	수핵의 수분은 흡수시키고 고형분은 위치를 이동시켜 신경근으로부터 분리(sequestration)시킨다. 1차적으로 수분을 흡수시키고 2차적으로 고형분을 이동시킨다(치료과정중 통증이 더 심해짐). ☞처음 수핵이 분리될 경우 주위의 수분을 흡수하여 농도는 떨어지나 크기가 커지므로 최초 7일간 통증이 더 심해질 수 있다.	a. 우선 수핵의 원상복귀를 시도해 본다(회납수핵). b. a치료로 좋아지지 않는 경우 파열시켜 성숙형 치료방법을 시행한다(치료과정 중 통증증가).
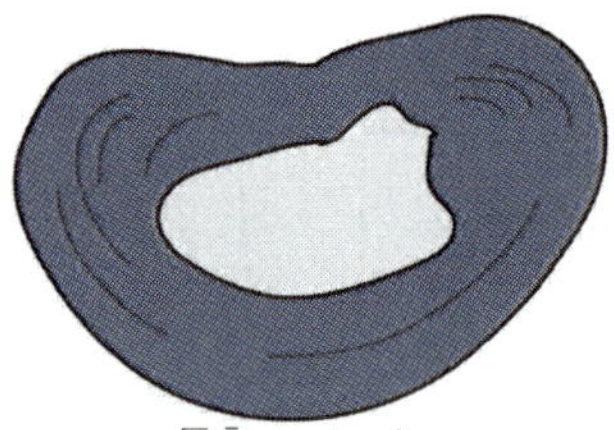 돌출 protrusion	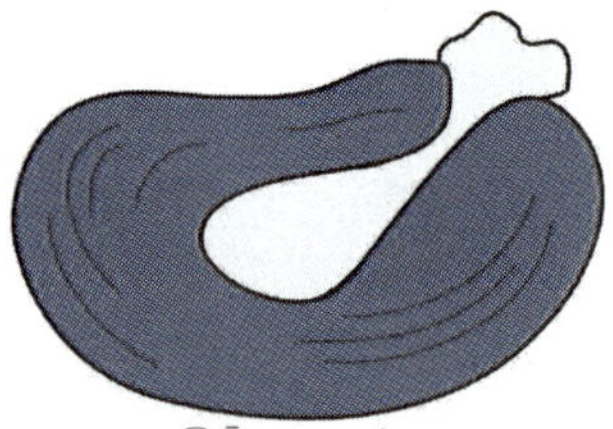 유출 extrusion 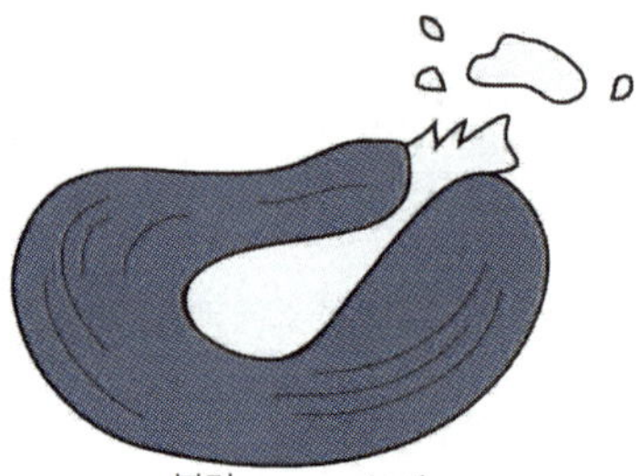 분리 sequestration	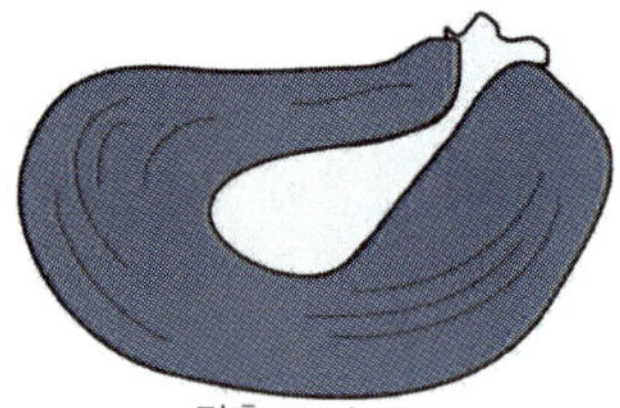 탈출 prolapse

(5) 임상표현(Main features)

(가) 요통

1) 대다수의 환자는 수주에서 수개월의 요통사가 있다. 또는 요통이 반복적으로 발생한다.
2) 심한 경우 허리를 돌리거나 앉거나 서는 동작이 힘들다.
3) 복압이 증가(기침 또는 용변)하면 통증도 증가 ⇒ 앙와정복仰臥促腹 test(p.324 참고)로 확인할 수 있다.
4) 휴식 후 통증 감소

(나) 하지방사통(Radicular pain)

요통이 감경되거나 소실된 후에 나타날 수 있다.

단측돌출	L1–L2	추간판이 돌출되면	대퇴전측	방사
	L2–L3		대퇴내측	
	L4–L5		둔부, 대퇴후부	
	L5–S1		소퇴외측, 족근, 족외측	
쌍측돌출	양측하지에 교차적으로 방사			
중앙돌출	마미N증상 출현	회음부 감각저하		
		대소변기능 저하		
		20~30분 보행 후 통증증가, 앉아수면 통증 경감		
		주로 무릎이하가 아프다		

(다) 요부활동 장애

모든 자세에서 영향을 주나 특히 엎드린 자세에서의 후신(back extension)이 힘들다.

(라) 척주 측만(80~90% 이상)

1) 돌출물이 신경근의 견부(shoulder)에 있을 때 척추가 건 측으로 측철側凸된다(치료가 용이하다). 돌출물을 이동시킬 수 있는 범위가 넓다.

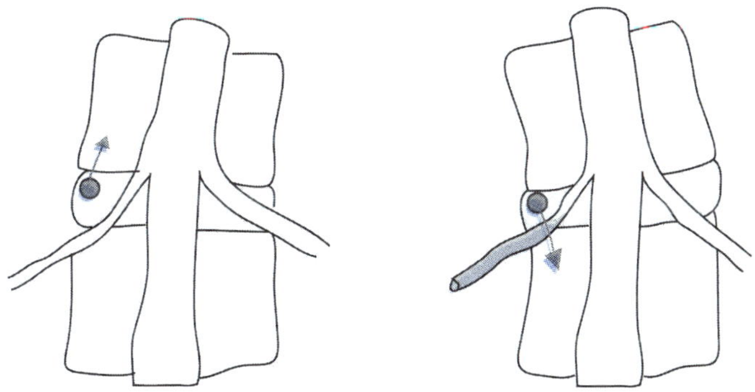

2) 돌출물이 신경근의 겨드랑이(armpit, axilla) 부위에 있을 때 척추가 환측으로 측철側凸된다(치료가 어렵다). 돌출물을 이동시킬 수 있는 범위가 좁다.

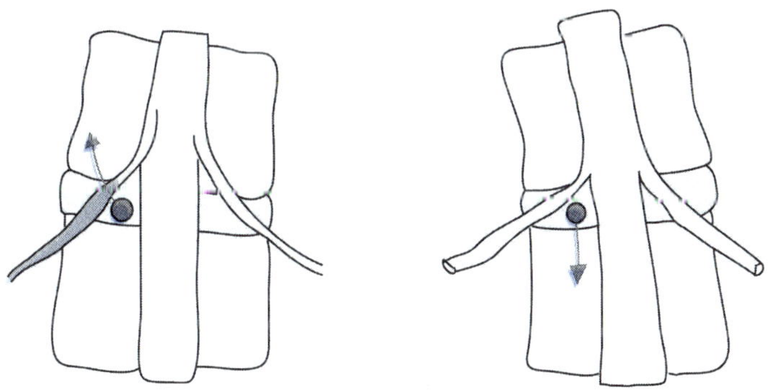

(마) 주관적 마목痲木감(numbness)

병정이 오래된 환자의 경우 종아리 후외측과 발등, 발꿈치, 발바닥에 주로 국한된 마목감(numbness)

(바) 환지 온도 하강

- 주관적 감각: 발냉감(cold sensation)
- 객관적 감각: 환지의 온도가 건 측보다 하강
  환지 족배동맥의 박동이 건 측보다 약하다(교감N압박의 결과)

(사) 오래되면 근육위축

(6) 검사(Examination)

(가) 요척주 자세

- 척주 측만(80~90%의 환자에서 나타남): 돌출이 신경근의 액부인지 견부인지 확인
- 요부 생리만곡(lumbar lordosis)이 감소 또는 소실

(나) 압통(tenderness)

- 병변부위의 극돌기 주위(process 옆 1.5~2.5 cm)에 뚜렷한 압통과 함께 하지 방사통(눌린 다음에 방사통이 나타남)
- 좌골신경 순행부위를 따라 광범위한 압통

(다) 특수검사(special test)

1) SLR test(+)(p.316 참고)
2) Braggard's test(+)(p.317 참고)
3) 무지배신시험(Turyn's test)(+) ⇒ L5 N근 압박(p.317 참고)
   무지척굴시험(+) ⇒ S1 N근 수압(p.318 참고)
4) 굴경시험(+) Soto-Hall test, Kernig test(p.319 참고)
5) 경정맥 압박시험(+) Naffziger's test(p.320 참고)
6) 앙와정복시험(+)(p.324 참고)
7) 분퇴시험(+) ⇒ 폐쇄신경(Obturator N)근 압박 또는 대퇴내전근 경련(p.324 참고)
   폐쇄신경: L2,3,4에서 시작하여 폐쇄궁을 지나는 가장 긴 N
8) 근둔시험(+)Nachlas test ⇒ 대퇴신경(Femoral N)근 압박, 요천관절 병변(p.327 참고)

(라) 건 반사

감약 또는 소실(신경근이 수압되었기 때문)

- 슬개건(Patella tendon) 반사: L4 신경근 압박
- 아킬레스건(Achiles tendon) 반사: S1 신경근 압박

(마) 감각검사

- 초기는 과민, 후기는 감퇴
- 둔부, 대퇴후측, 종아리외측, 발등, 발뒤꿈치, 발바닥외측피부

(바) X-ray - (1차적 목적=기타 골질병변확인)

- 추간극이 협소해 짐
- 측만 관찰
- 요부 생리만곡(lordosis) 감소 및 소실

(7) 치료(Treatment)

(가) 원칙

1) 추간판내 압력을 낮춘다.

돌출물(섬유환의 팽출)이 회납될 수 있는 조건을 제공하여 팽출된 섬유환이 수복될 수 있도록 한다. 척주를 견인하여 추간판 내압을 감소시킨다.

돌출물(수핵)을 신경근, 척수, 마미신경으로부터 이동시켜 압박을 해제시킨다.

2) 연조직의 경련을 해제시키고, 유착(adhesion)을 분리시킨다.

3) 국소의 혈액순환을 증가시킨다. ⇒ 손상된 조직의 회복속도를 증가시킨다.

손상된 섬유환이 자연적으로 치유되려면 12~20주가 소요되나 곤법(rolling), 찰법(linear-rubbing) 등의 수법을 적용시켜 혈액순환을 촉진시킴으로서 치유기간을 1/2로 줄일 수 있다.

(나) 방법

1) 근육 이완(muscle relaxation)

비교적 부드러운 수법(rolling, press-kneading)을 요부, 둔부, 하지 등에 시행한다(하지의 후신동작과 배합 시술한다).

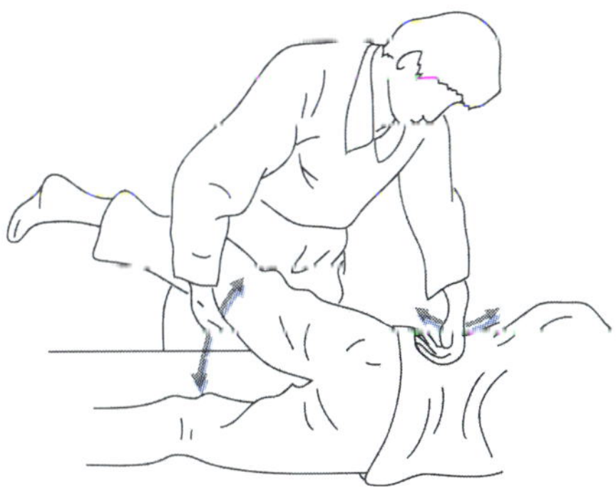

2) **추간극을 당겨 벌려서 추간판 내의 압력을 줄여준다(골반견인).**

수법견인(manipulation): 위아래서 상하로 당겨준다.

기계견인(mechanical): 20~30 kg의 무게로 20~30 mins(주당 2회 시술로 12회 치료가 1개 치료과정)

⇒ 추간극, 추간공의 압력감소(신경근 압박 해제)

- 5개 요추의 늘어나는 한계길이는 6 mm
- 견인 후 통증이 심해지는 경우 ⇒ facet subluxation이 심한 경우(해당부위의 통증이 심해진다)
- 등전체가 아프면 ⇒ 척추기립근의 긴장이 심한 상태.

3) **추간판의 압력을 증가시킨다.**

가) 환자를 엎드리게 한 후 rolling & linear-rubbing 10~12회 실시

나) 딱딱한 베게를 흉부와 둔부(치골부위)에 받쳐서 요부가 허공에 위치하도록 한다.

다) 양손을 겹쳐서 요부를 리듬감 있게 compression(반외압력을 증가시킨다)
리듬감이 중요(약약강-弱弱强-약약강)

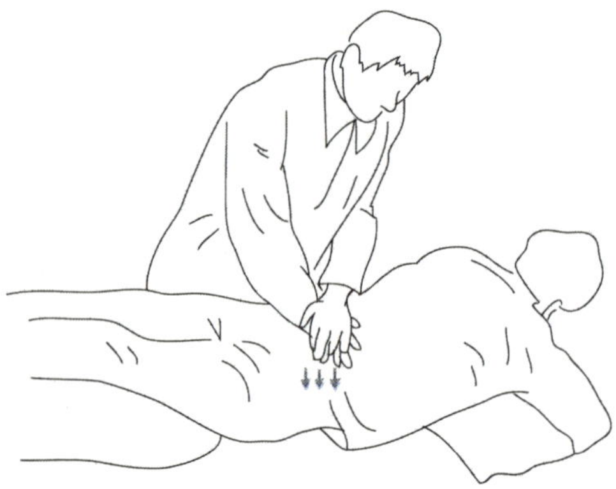

라) 베게를 제거한 후 양측하지를 후신시킨 상태에서 반법(wrenching) 시술(한손으로 병변부위 허리를 누르고 한손으로는 하지를 후신시켜 교정복위)

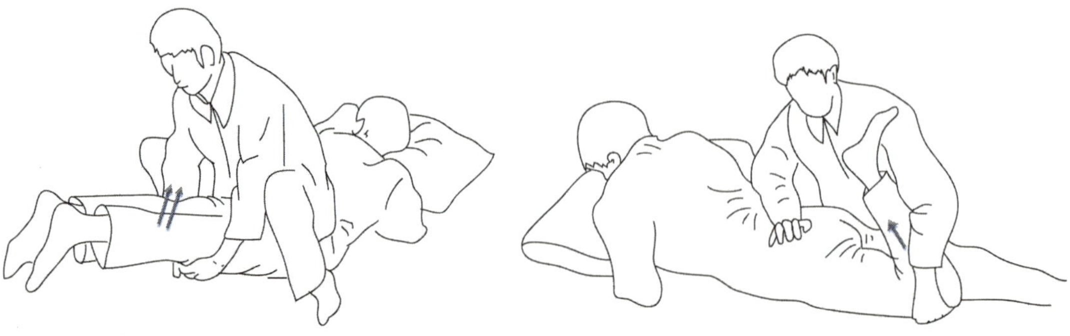

4) 후관절을 복위시킨다(목적: 유착 분리 & 고형물 위치 이동).

사반법 side-wrenching	유약형	조금씩 아주 약하게(강하게 하면 터진다)
	성숙형	크고 빠르게(분리 될 수 있도록)
passive SLR 수동적 하지직거상	한손은 족배 굴곡(발목을 젖혀준다), 한손은 슬관절을 펴준다. 좌골신경을 잡아 당겨준다(돌출물과 신경근의 분리) •환자가 압통을 많이 느끼므로 거상 전 둔부 rolling(3분) & 장경인대(illiotibial tract) 압박시술	

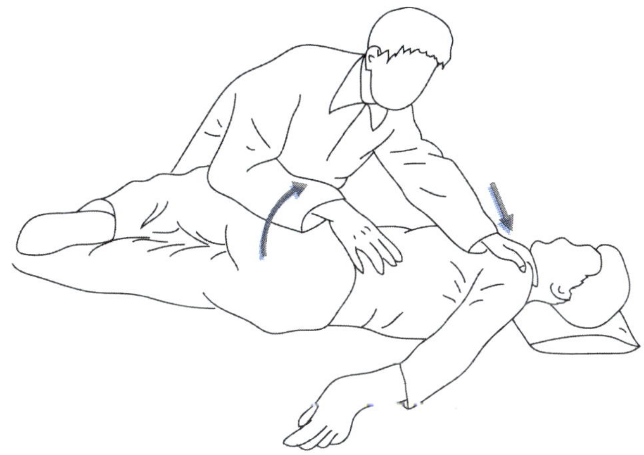

5) 국소 혈액순환 개선(regional blood circulation)

1)번 + 찰법 (linear rubbing) 시술

엎드린 상태에서 골반 밑에 베개를 높이 쌓아 곤법(rolling), 찰법(linear-rubbing)을 10~12회 시행, 특히, 성숙형 치료에서는 돌출물(수핵)의 수분흡수*부터 하고 상기치료를 시행한다.

6) 성숙형(완전파열) 치료원칙

- 탈출수핵의 수분함유율을 줄인다(크기를 줄인다).
- 고체물질과 신경근의 분리(위치이동)
- 고체물질의 위치고정(수핵의 고체부분을 주변조직에 부착시킨다)

(8) 주의(Notice)

(가) 따뜻한 침대에서 휴식하고 허리를 따뜻하게 할 것

(나) 중앙형중 성숙형은 도수치료 효과가 없으므로 수술을 권장한다.

단, 중앙형중 완전 탈출되지 않은 경우는 근수축을 해제시켜주고 견인해 줌으로서 증상을 호전 시킬 수 있다.

* 자연적으로 수분이 흡수되는 기간은 3주정도이나 rolling과 linear-rubbing으로 순환을 강화시킴으로서 수분흡수기간을 1~2주로 줄여준다.

(다) 치료 전 골절, 결핵, 종양유무를 확인한 후 치료한다.

10~15회 치료(1~2요정: 2~3일에 1회 치료)로 호전을 기대할 수 있다.
유효율은 90% 이상 된다.

1) **도수치료:** 유효율 95%
완 치 76%

2) **수술치료:** 유효율 50%
재발률 높음

* 암워커(www.armwalker.co.kr)를 이용한 전신순환 보행운동 15~30분

PM (pain manipulation) prescription							
Name		Sex		Age		Date	
Diagnosis 1							
Diagnosis 2							
Diagnosis 3							

MANIPULATIONS	
Com	compressing
Con	conforming
CR	circular rubbing
Dhy	dhyana–thumb–pushing
Ext	extension
Gra	grasping
Kne	kneading
Kno	knocking
LR	linear rubbing
Pat	patting
Pin	pinching
Plu	plucking
Poi	pointing
Pr–K	press–kneading
Pr–R	press–reduction
Pus	pushing
Rol	rolling
Rot	rotating
Ru2	rubbing with 2 palms
Scr	scrapping
Sez	seizing
Sha	shaking
Sqe	sqeezing
Str	stripping
Swe	sweeping
Trc	traction
Tns	Transporting
Twi	twinning
Tws	twisting
Twz	tweezering
Vib	vibrating
Wip	wiping
S–WR	side–wrenching
B–WR	back–wrenching

Locations

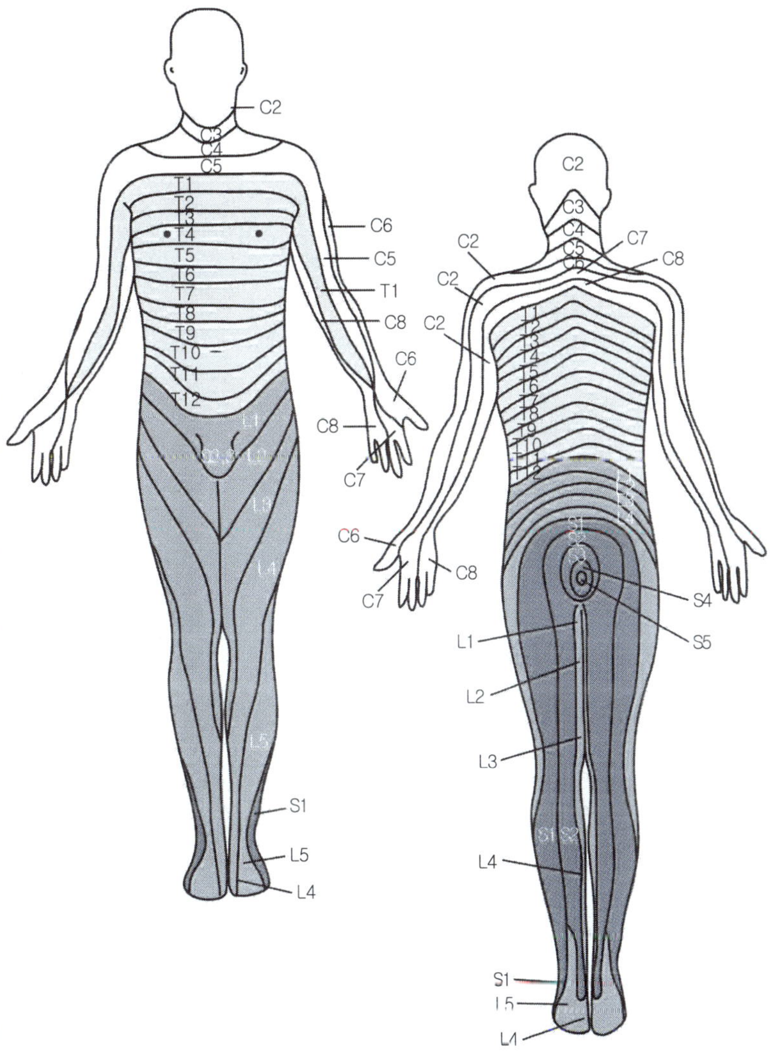

Note

Manipulator		Doctor	

7 천장관절 착위 (Sacroiliac joint subluxation)

(1) 국소해부(Regional anatomy)

천장관절은 S1,2,3와 이상관절면(Auricular surface)이 이루는 미동微動관절이다.

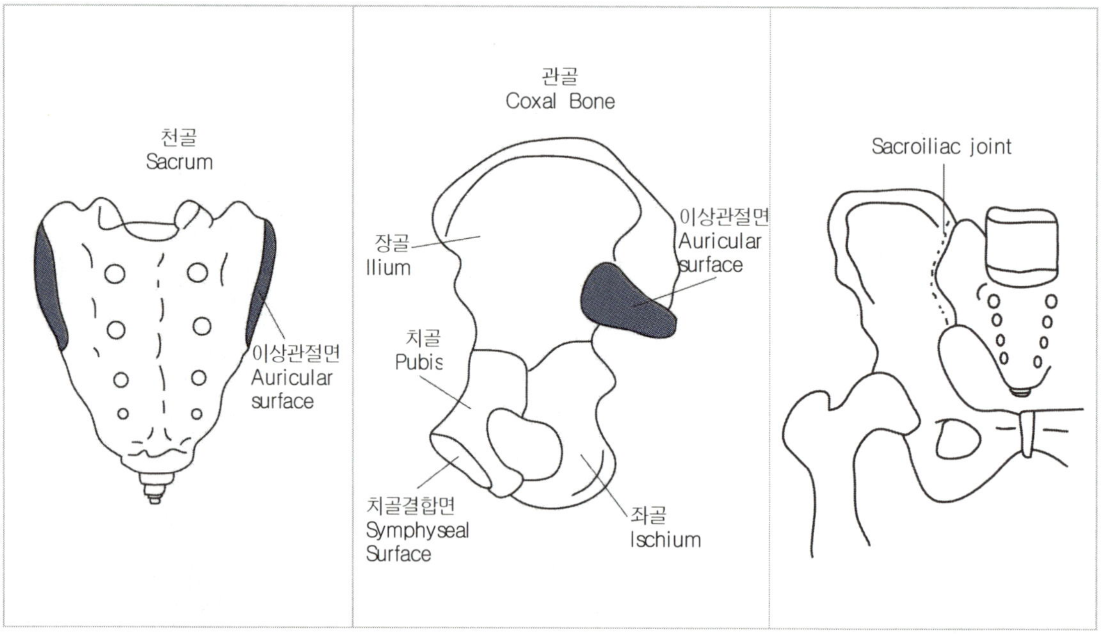

관절면이 凹凸끼리 끼워져 결합되어 있으며 관절주위에는 관절낭과 인대가 단단히 고정하고 있다. 따라서, 쉽게 착위(subluxation) 되지 않는다.

천장관절의 작용

미동微動(약간의 회전rotation을 허용)
중력 부담轉重力(위의 중력을 하지로 전달)

(2) 병리기전(Aetiology & pathogenesis)

(가) 몸을 앞으로 구부린 상태에서 무거운 것을 들거나 무거운 것을 옮길 때에 적절치 못한 자세로 인하여 요부 및 둔부의 근육이 평형 실조된 상태에서 갑자기 허리를 선전(rotation)하면 SI joint의 凹凸의 상감(strangulated)관계가 파괴되어 관절간격이 넓어진다.
심한 경우 넓어진 관절간격사이에 활막이 흡입되면(strangulated) ⇒ 극통克痛
☞ 몸을 앞으로 구부린 상태에서 이론적으로는 위와 같은 착위(subluxation)를 일으킬 수 있으나 천장관절은 매우 강한 관절로서 실제로는 일어나기 힘들다.

(나) 천장관절 주변의 인대가 이완되어 있는 상태에서(예; 취침 중 이불을 엉덩이에 덮지 않고 에어콘을 켜놓고 잘 경우 천장관절 주변근육이 긴장 됨) 무의식적으로 굴신(flexion & extension) 또는 선전(rotation)시 관절 면이 뒤틀리게 됨(torsion ⇒ subluxation)

(다) 엉덩이 부위로 추락

착위유형(Types of subluxation)

AS[anterior subluxation(contranutati onal torsion)] 장골 상부 전방 이동		PS[posterior subluxation(nutational torsion)] 장골 상부 후방 이동	
슬관절	고관절	슬관절	고관절
굴곡	신전	신전	굴곡
수한(cold attack)		수한(cold attack)	
대퇴사두근 긴장(Quadratus femoris)		대퇴후부근육 긴장(Biceps femoris)	
hyper traction(과도견납)		hyper traction(과도견납)	
Iliac spine(장골)의 상부가 전방으로 뒤틀림(anterior torsion)됨으로서 SI Joint(천장관절)가 후방착위(posterior subluxation) 됨		Iliac spine(장골)의 하부가 전방으로 뒤틀림(anterior torsion)됨으로서 SI Joint(천장관절)는 전방착위(anterior subluxation) 됨	
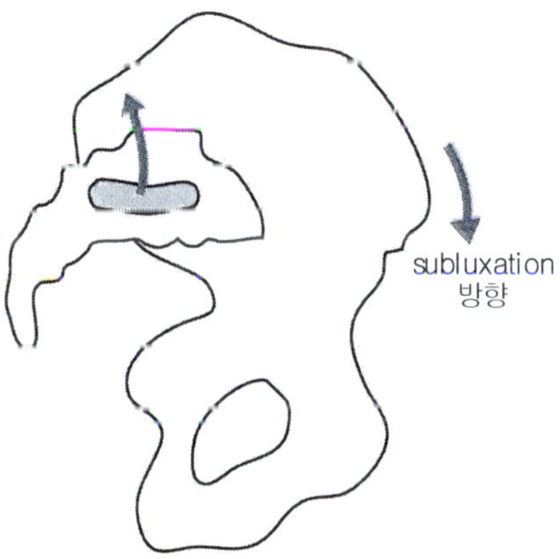 Contranutation 천골에 대해 장골의 전방회전 상태		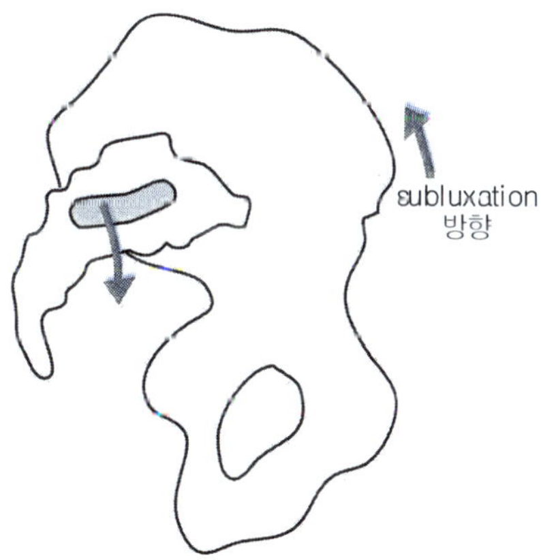 Nutation 천골에 대해 장골의 후방회전 상태	

(3) 임상표현(Main features)

- 일측 둔부의 극렬한 동통, 심한 경우 서혜부(groin) 또는 족근(발뒤꿈치)까지 방사(복부까지도 나타남)
- 환측 하지를 딛고 똑바로 서지 못함, flexion 불능, 보행 시에 발을 들어올리기도 곤란(한쪽 발을 끌면서 걷는다)
- **바로 누우면 통증이 심해진다**(압력으로 인하여). 따라서 앉는 자세가 건 측 좌골로 비스듬하게 앉게 된다.

(4) 검사(Examination)

(가) 압통(tenderness)

환측 천장관절에 반드시 압통이 있다.

(나) 척주 측만

심한 환자에게서 나타남

(다) 양쪽 상후 장골극(PSIS)의 높이가 다르다(엎드려서 측정한다)

환측이 건측보다 높은 경우	향전 착위(contranutational torsion)
환측이 건측보다 낮은 경우	향후 착위(nutational torsion)

☞ 향전 향후는 환측 장골상부의 움직임을 기준으로 정한다.

(라) 특수검사(special test)

1) Patric test or Fabere test(4자 시험)(p.321 참고)
(+)

2) Ganslen test(床邊 시험)(p.322 참고)
(+)

3) 쌍관쌍슬 굴곡시험(p.323 참고)
환측 천장부 통증

4) 하지 후신後伸 시험
환측 천장부 통증

(5) 치료(Treatment)

(가) 원칙

혈액순환 개선, 근육이완, 관절복위

(나) 방법

1) 근육이완 및 견인

가) 근육이완

요천부의 근육에 대하여 곤법(rolling), 안유법(press-kneading) 시술.

특히, 천골부위를 중점 치료하며 하지 후신 동작을 배합한다.

나) 견인(traction)

환자를 바로 눕힌 후, 환측 하지를 잡아당겨 환측 천장관절을 견인(2분간)(1인은 환자의 겨드랑이를 잡고 1인은 환자다리를 자신의 겨드랑이에 끼고 견인한다. 이때, 다리를 들어 올리는 각도는 30° 이하이어야 한다).

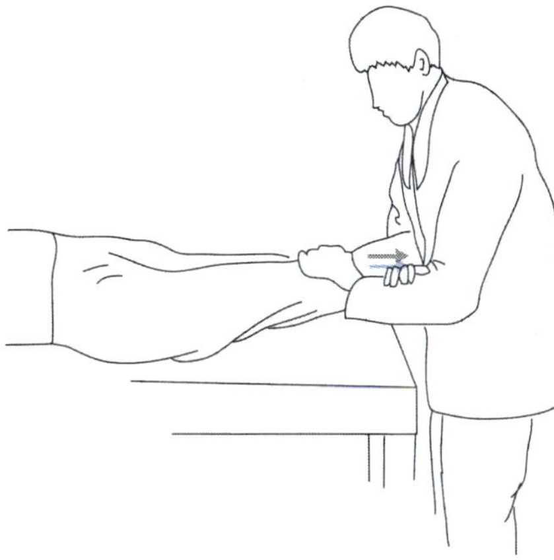

견인(traction)

2) 관절 복위(traction 이후에 시행 함)

AS[anterior subluxation(우측 이환)] 장골 상부 전방 이동(장골 하부 후방 이동)	PS[posterior subluxation(좌측 이환)] 장골 하부 전방 이동(장골 상부 후방 이동)
patient in supine position(누운 자세)	patient in prone position(엎드린 자세)
의사의 오른손 주관절로 환자의 종아리(calf) 뒤쪽을 받쳐들고 의사의 왼손바닥은 환자의 무릎에 둔다.	의사는 환자의 환측 반대편에 서서 오른손 바닥으로 SI joint를 내려 누르고 왼손으로 슬관절을 받쳐 올린다. 대퇴직근을 최대한 긴장시키기 위하여 엎드린 상태에서 무릎을 굽힌다.
무릎과 고관절을 최대한 굽힌 상태에서 무릎을 쭉 펴주는 동작과 함께 빠르게 하지를 잡아당긴다(Snap front kick). ☞ 대퇴 후부 근육(반막양근과 반건양근)을 이용하여 복위(reduction) 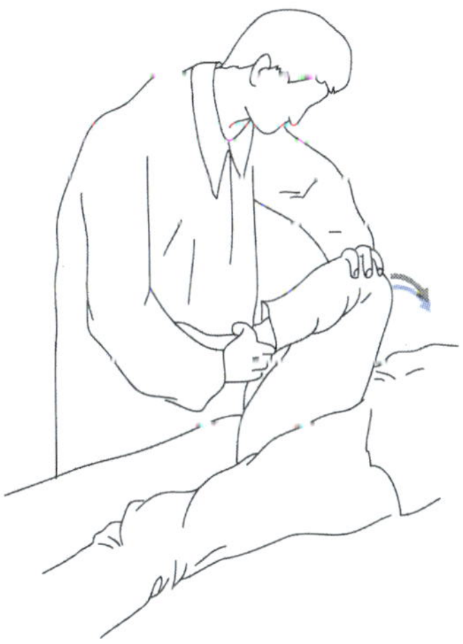	대칭으로 힘을 주면서 환측 다리를 최대한 잡아 당겼다가 순간적으로 반법교정(wrenching)한다. ☞ 대퇴 앞쪽 근육(대퇴직근)을 이용하여 복위 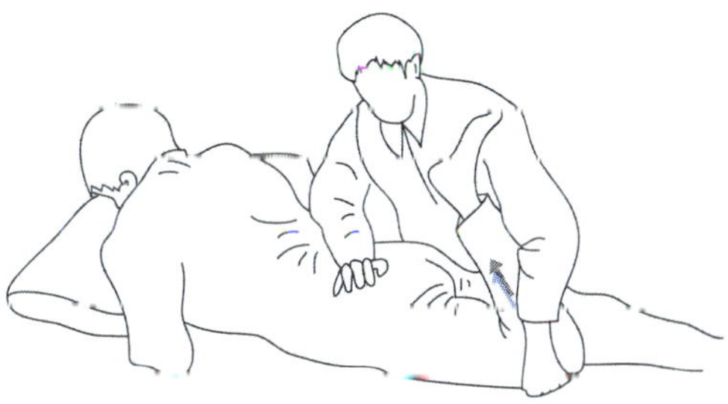

3) **근육이완 및 혈액순환**

환부(천장관절)에 안유법(press-kneading), 탄발(plucking)시술 한 다음, 찰법(linear-rubbing) 시술한다.

(6) 주의(Notice)

(가) 관절복위(Reduction) 할 때의 작용력이 환측 천장관절에 정확히 가해지도록 할 것 복위(Reduction) 할 때의 수법은 침착하고 힘 있게 하되 빠르고 온유하게(fast & gentle)하여야 한다.

(나) 복위(Reduction) 성공 후 바로 증상이 완화(복위 후 증상은 즉시 사라진다)되더라도 요둔부를 움직이지 않도록 주의한다(약 2주간, 특히 선전하지 않는다).
☞ 2일간은 무릎아래 베게를 받힌 상태에서 누워서 쉬도록 한다.

(다) 환부를 따뜻하게 한다.

* 암워커(www.armwalker.co.kr)를 이용한 전신순환 보행운동 15~30분

PM (pain manipulation) prescription

Name		Sex		Age		Date	
Diagnosis 1							
Diagnosis 2							
Diagnosis 3							

MANIPULATIONS		Locations
Com	compressing	
Con	conforming	
CR	circular rubbing	
Dhy	dhyana-thumb-pushing	
Ext	extension	
Gra	grasping	
Kne	kneading	
Kno	knocking	
LR	linear rubbing	
Pat	patting	
Pin	pinching	
Plu	plucking	
Poi	pointing	
Pr-K	press-kneading	
Pr-R	press-reduction	
Pus	pushing	
Rol	rolling	
Rot	rotating	
Ru2	rubbing with 2 palms	
Scr	scrapping	
Sez	seizing	
Sha	shaking	
Sqe	sqeezing	
Str	stripping	
Swe	sweeping	
Trc	traction	
Tns	Transporting	
Twi	twinning	Note
Tws	twisting	
Twz	tweezering	
Vib	vibrating	
Wip	wiping	
S-WR	side-wrenching	
B-WR	back-wrenching	

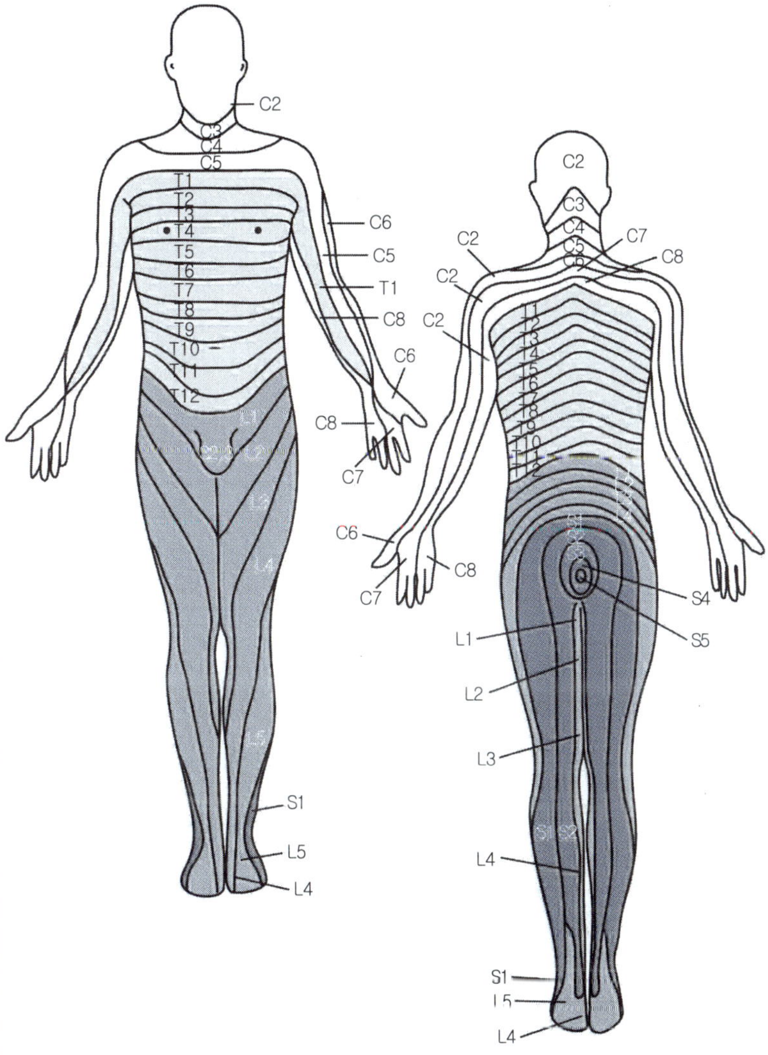

Manipulator		Doctor	

8 치골결합 분리증
(Symphyseal subluxation syndrome)

(1) 정의(Definition)

산후 유병률이 1/2,000인 질환(1984 in china)으로 골반 전방의 치골결합이 출산 시 분리되었다가 정상적으로 회복(결합)되지 못하여 발생하는 통증과 기능장애(100여년의 임상기록을 가지고 있으며 과거에는 치료가 힘들었으나 1979년부터 치료율이 높아 짐).

(2) 국소해부(Regional anatomy)

(가) 골반(Pelvic)

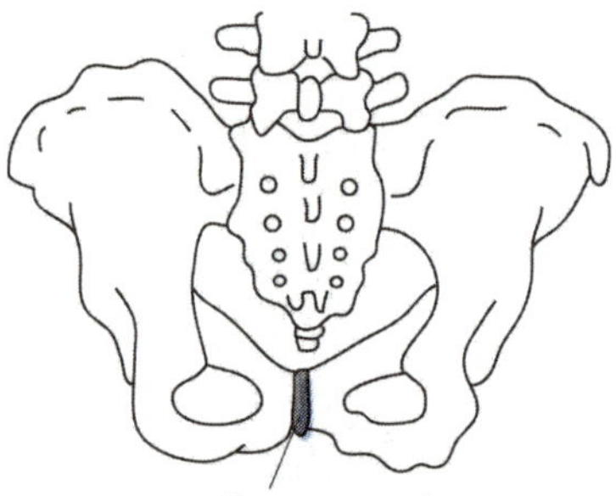

치골결합(Symphyseal)

<table>
<tr><td rowspan="3">Pelvic
골반</td><td>좌우의 관골(Coxal) 2</td><td rowspan="3">로 구성 되었으며</td><td>3개의 연결점</td><td rowspan="3">이 있다</td></tr>
<tr><td>천골(Sacrum) 1</td><td rowspan="2">전면:치골결합 1
후면:SI joint 2</td></tr>
<tr><td>미골(Coccyx) 1</td></tr>
<tr><td colspan="5">☞ Coxal = Ilium + Ischium + Pubis</td></tr>
</table>

(나) 치골결합(Pubic symphysis)

1) 치골결합의 관절면(Symphyseal surface)은 투명연골로 복개되어 있으며, 양 관절 면 사이에는 비교적 두꺼운 섬유연골(치골간판)로 연결 됨
2) 치골결합은 주위의 강하고 질긴 인대에 의하여 보호, 연결되어 있다.
   - 가승장력可承張力 230 kgs(치골자체의 가승장력은 180 kgs로서 강한 충격 시 치골이 먼저 부러지게 된다)

(3) 병리기전(Aetiology & pathogenesis)

<table>
<tr><td>내인
(internal cause)</td><td colspan="2">황체호르몬
분비과다</td><td>⇒</td><td>치골결합인대
과도 이완</td><td rowspan="6">⇒</td><td rowspan="6">Torsion of the
3 point
(3 점의 뒤틀림)

2개 천장관절
1개 치골결합
(특히,
천장관절이
뒤틀림을
많이 받게 됨)</td><td rowspan="6">⇒</td><td rowspan="6">통증
&
기능장애</td></tr>
<tr><td rowspan="5">외인
(external cause)</td><td colspan="2">1. 출산과정過長</td><td rowspan="5">⇒</td><td rowspan="5">출산전후
골반수축력
평형실조</td></tr>
<tr><td colspan="2">2. 태아 과대過大</td></tr>
<tr><td rowspan="2">3. 출산시</td><td>용력부당</td></tr>
<tr><td>자세불량</td></tr>
<tr><td colspan="2">4. 요부수한(cold)</td></tr>
</table>

(4) 임상표현(Main features)

- 천장관절 착위 증상
- 치골결합 부위의 통증 및 압통
- 대퇴내전근(Adductor) 증상: 대퇴내측의 통증(Adductor: 치골부 내측에 부착)

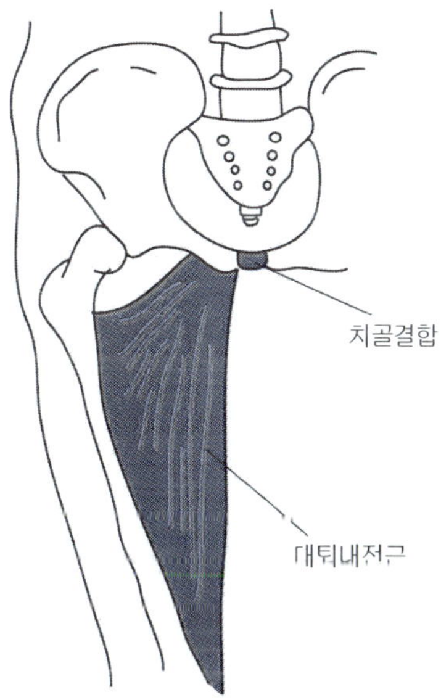

(5) 검사(Examination)

천장관절 검사 + 내전근 경련검사(쌍관쌍슬 분퇴시험 双髖双膝 分腿試驗)(p.324 참고)

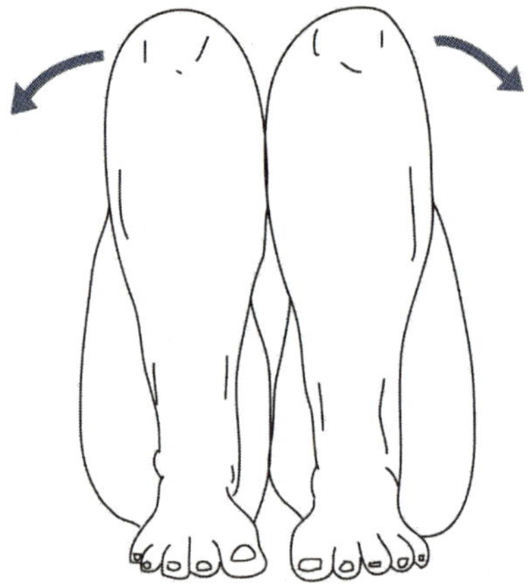

(6) 치료(Treatment)

천장관절 착위와 동일+hot pack(열찜질) 치골부위 집중(2 주정도면 염증이 없어진다)

(7) 주의(Notice)

천장관절 착위와 동일

PM (pain manipulation) prescription

Name		Sex		Age		Date	
Diagnosis 1							
Diagnosis 2							
Diagnosis 3							

MANIPULATIONS		Locations
Com	compressing	
Con	conforming	
CR	circular rubbing	
Dhy	dhyana–thumb–pushing	
Ext	extension	
Gra	grasping	
Kne	kneading	
Kno	knocking	
LR	linear rubbing	
Pat	patting	
Pin	pinching	
Plu	plucking	
Poi	pointing	
Pr–K	press–kneading	
Pr–R	press–reduction	
Pus	pushing	
Rol	rolling	
Rot	rotating	
Ru2	rubbing with 2 palms	
Scr	scrapping	
Sez	seizing	
Sha	shaking	
Sqe	sqeezing	
Str	stripping	
Swe	sweeping	
Trc	traction	
Tns	Transporting	
Twi	twinning	Note
Tws	twisting	
Twz	tweezering	
Vib	vibrating	
Wip	wiping	
S–WR	side–wrenching	
B–WR	back–wrenching	

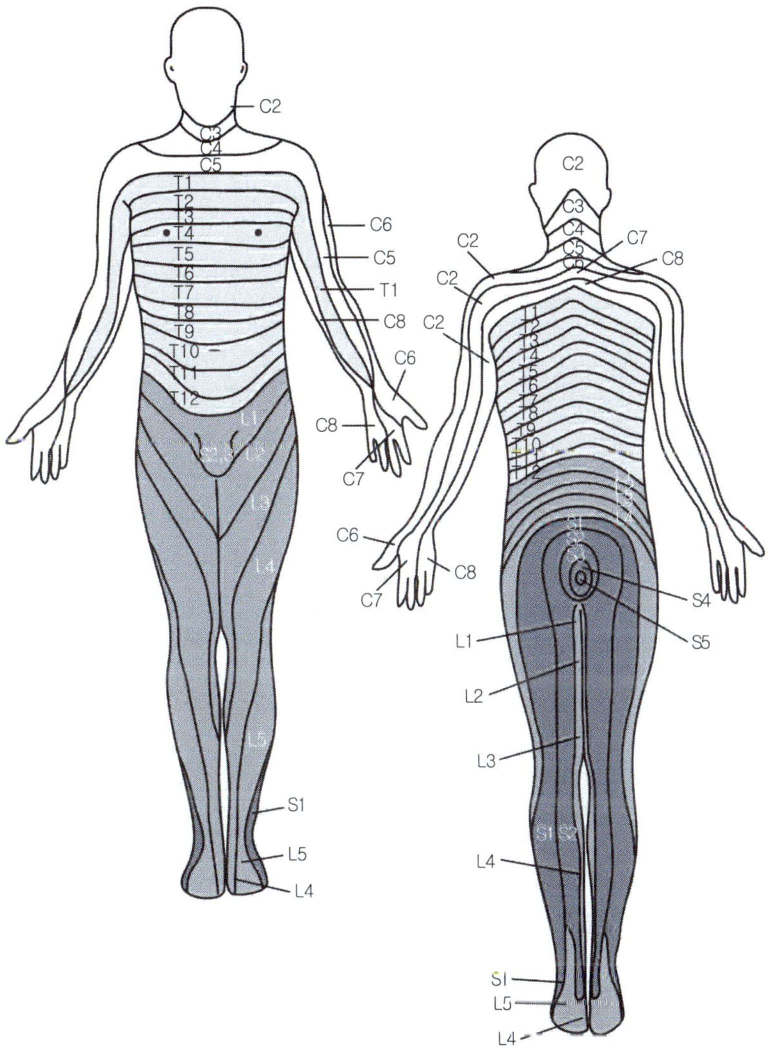

Manipulator		Doctor	

9 장골하복 신경 손상(Iliohypogastric N syndrome)

Complex syndrome of the back & abdominal region 요복통 복합 증후군

(1) 국소해부 및 병리기전(Regional anatomy & Pathogenesis)

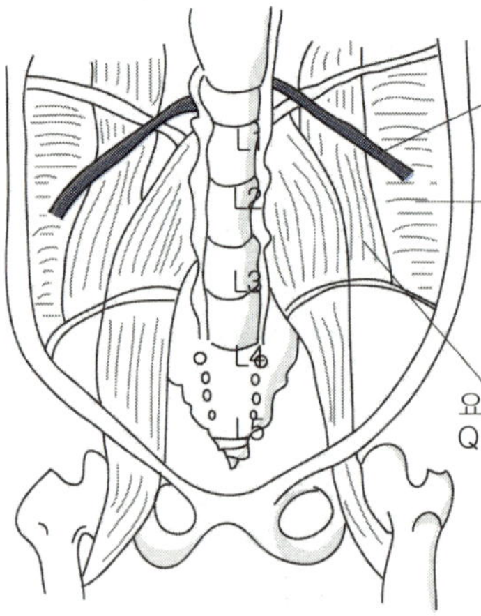

장골하복신경의 국소해부

T12-L1

↓

Quadratus lumborum(요방형근)의 전방으로 향하사행

↓

Transverse abdominis(복횡근)의 건막을 뚫고 향전하행

↓

ASIS(상전장골극)의 내방 2.5 cm 지점(McBurney's point)
에서 내복사근을 통과

↓

외복사근과 내복사근의 사이를 지나
(근육의 섬유방향이 다르기 때문에 신경이 손상받기 쉽다)

↓

서혜관 피하환 1~3 cm로 나온다

↓

방광앞쪽 치골부위의 피부지배

병리기전

허리를 전굴前屈한 상태에서
갑자기 선전(rotation)

↓

T12-L1 subluxation

↓

외복사근과 내복사근의 장력변화

↓

근육경련

↓

장골 하복 신경 압박(Iliohypogastric N)

↓

N분포구역을 따라 PAIN 출현

복부근육*은 3개층으로 구성

- 내층: 복횡근(Transverse abdominis muscle)
- 중간층: 내복사근(Internal oblique muscle)
- 외층: 외복사근(External oblique muscle)

(2) 임상표현(Main features)

- 일측 하복부에 찢어지는 듯한 통증
- 하지 신전(extension)불능(다리를 펼수 없음)
- 뇨빈尿頻, 뇨급尿急(단, 뇨량은 많지 않음)
- 뇨통尿痛(뇨로감염시의 증상과 유사하나 같은 증상은 아님)

(3) 검사(Examination)

환측 ASIS의 내측 및 치골부위에 뚜렷한 촉통觸痛
복부근육의 장력변화로 인한 경우는 촉진 시 국부에 띠 모양의 결절이 만져진다.
T12-L1 후관절 착위의 경우 → 극돌기의 뒤틀림 & 국소압통(McBurney's point†)

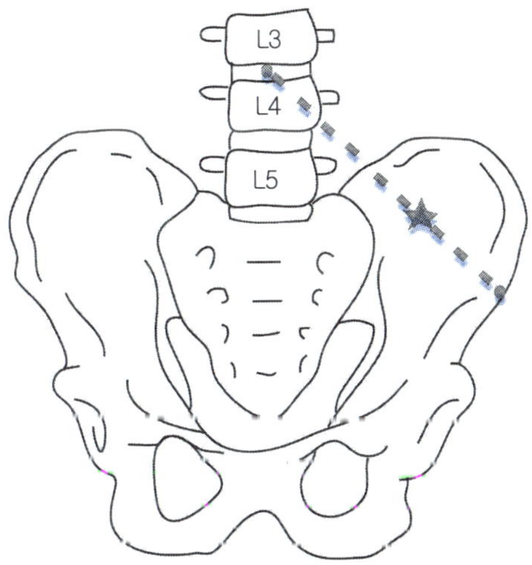

McBurney's point

---

* 허리를 갑자기 틀게되면(sudden rotation) 복부의 3개층 사이의 장골하복신경이 꼬이게 된다(Torsion of the Iliohypogastric Nerve).
  ① T12, L1의 subluxation
  ② 복부근육의 장력변화

† 우측 ASIS로부터 배꼽(L3-L4 사이의 Disk와 상평)에 이르는 가상선상에서 ASIS로부터 1/3 지점

(4) 감별진단(Differential diagnosis)

(가) 압통

충수돌기염(반도통) - 눌렀다 뗄 때 통증이 더 심함. 중앙부에서 Mc point로 통증이동. 복부 근육이 판상으로 긴장
기타 오심, 구토, 발열, 변비, 설사, 백혈구 증가 등

(나) 촉통

장골하복신경손상 - 복부근육이 약간은 긴장되나 판상으로 되지는 않으며 기타 오심, 발열, 구토 등의 증상이 없다.

(5) 치료(Treatment)

(가) T12-L1 후관절 착위 facet subluxation(기타 facet subluxation 치료와 동일)

1) Reduction 관절복위
사반법(Side-wrenching) 시술

2) Circulation 순환개선
안유법(Press-kneading)
곤법(Rolling)
찰법(Linear-rubbing) & hot pack(열찜질)

(나) 복부근육의 장력변화로 인한 경우

1) 근육 이완(Muscle relaxation)

가) Circular rubbing(둥글게 마찰)

통증부위를 중점적으로 외복사근의 섬유방향을 따라서 왼쪽은 순시침(clockwise) 방향으로, 오른쪽은 역시침(counterclockwise) 방향으로 시술한다.

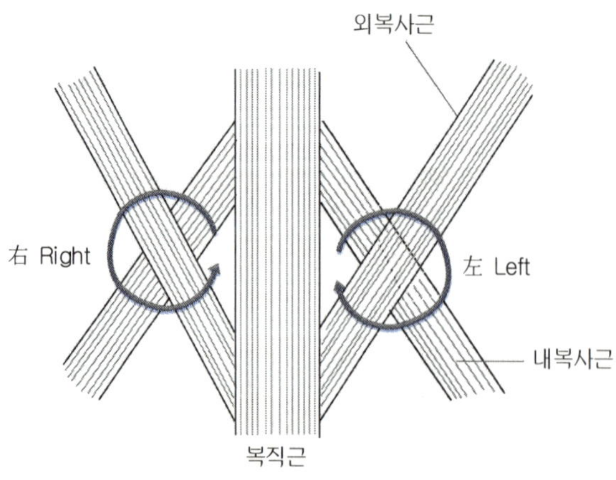

나) 탄발법(Plucking) 시술

노끈처럼 만져지는 부위를 직각방향으로

2) **Circulation(순환개선)**

안유법(Press-kneading)

곤법(Rolling)

찰법(Linear-rubbing) & hot pack(열찜질)

3) **사혈발관(Cupping with bloodletting technique) ⇒ 압통점**

국부의 내압을 낮추고 국부를 충혈 시킨다(동맥혈공급 ⇒ 어혈불거 신혈불생)

* 암워커(www.armwalker.co.kr)를 이용한 전신순환 보행운동 15~30분

PM (pain manipulation) prescription

Name		Sex		Age		Date	
Diagnosis 1							
Diagnosis 2							
Diagnosis 3							

MANIPULATIONS	
Com	compressing
Con	conforming
CR	circular rubbing
Dhy	dhyana-thumb-pushing
Ext	extension
Gra	grasping
Kne	kneading
Kno	knocking
LR	linear rubbing
Pat	patting
Pin	pinching
Plu	plucking
Poi	pointing
Pr-K	press-kneading
Pr-R	press-reduction
Pus	pushing
Rol	rolling
Rot	rotating
Ru2	rubbing with 2 palms
Scr	scrapping
Sez	seizing
Sha	shaking
Sqe	sqeezing
Str	stripping
Swe	sweeping
Trc	traction
Tns	Transporting
Twi	twinning
Tws	twisting
Twz	tweezering
Vib	vibrating
Wip	wiping
S-WR	side-wrenching
B-WR	back-wrenching

Locations

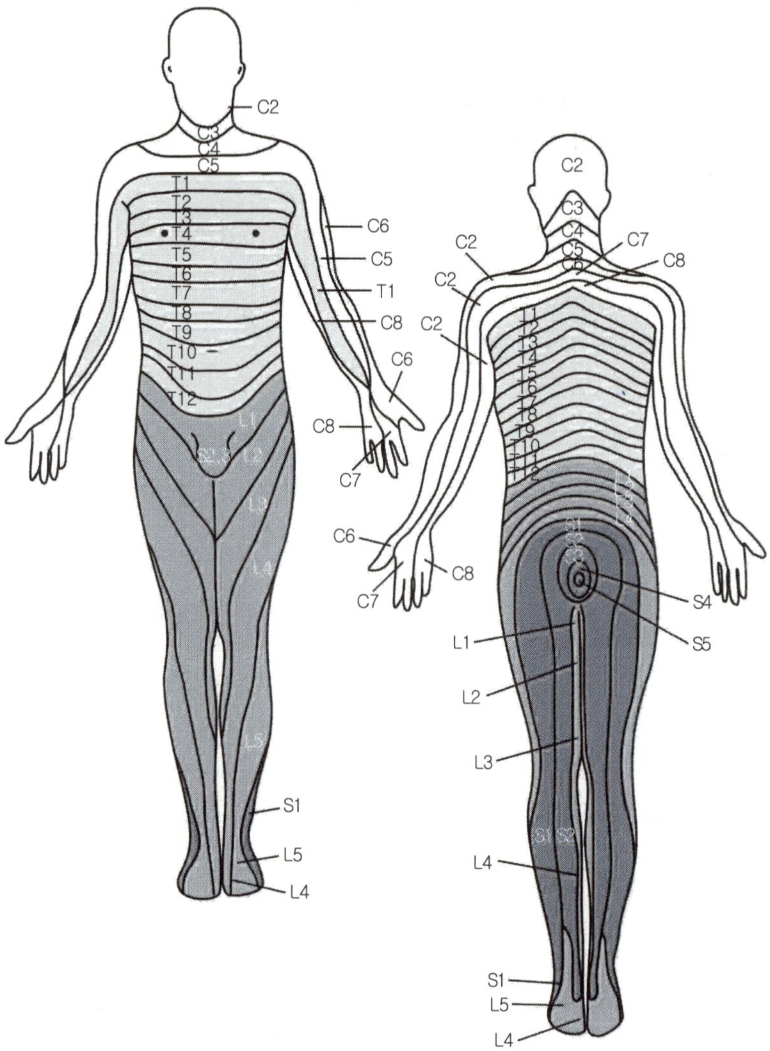

Note

Manipulator		Doctor	

10 상둔피신경 손상
(Superior cluneal cutaneous N syndrome)

★ 본 질환은 좌골신경의 병증과 혼동하기 쉽다.

감별 point	상둔피 신경손상	견섭통(pulling pain)
	좌골 신경병증	방사통(radicular pain)

(1) 국소해부(Regional anatomy)

superior cluneal N: dorsal rami of L 1,2,3 spinal Ns

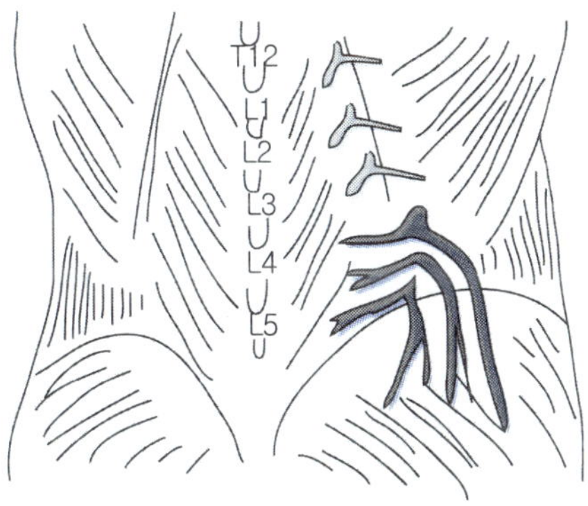

상둔부신경(제1,2,3 요신경전지)
Superior cluneal Nerves
(dorsal rami of L1,2,3 spinal Ns)

L1,2,3 요신경후지 중 외측지의 피지

↓ 외하방으로 하행

외측지가 뻗어 나와 주위근육을 지배

↓

피지(피부신경지)는 천극근의 외번과 장골능
(iliac crest)의 교점에서부터
2 cm에 있는 섬유초관을 통과한 후

↓

흉요근막(thoracolumbar fascia)을 뚫고나와 둔
부의 피하에 분포 됨

섬유초관

- 흉요근막과 둔근막의 교점에 따라 **섬유방향**이 다르다.
- 제4요추 극돌 하 와 장골극의 최고점을 연결하여 장골에서 2~3 cm 지점에 위치

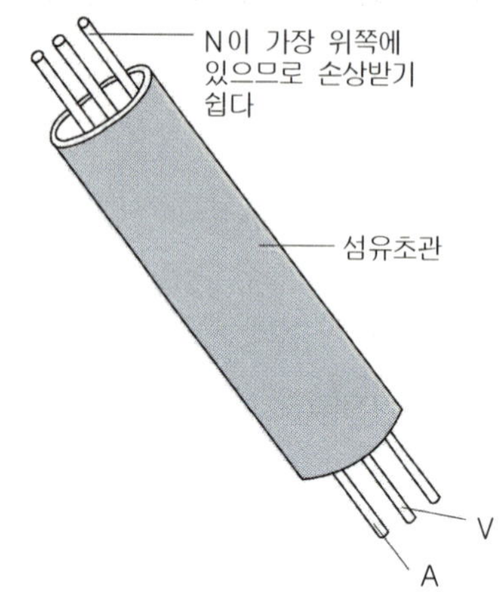

(2) 병리기전(Aetiology & pathogenesis)

허리를 갑작스럽게 돌릴 때
↓
섬유초관 내 신경섬유가 손상 됨
↓
PAIN ← 상둔피신경 자극
↓
주위근육의 장력↑
↓
섬유초관내의 압력증가↑ → *정맥 회류 ↓ (울혈) → (↑ 상둔피신경 자극)

(3) 임상표현(Main features)

- 대부분 환자는 급 만성 손상사損傷史가 있다.
- 일 측의 요둔부에 산통(soreness) 또는 찢어 지는듯한 통증이 있다.
- 허리를 구부리거나, 앉았다 일어나거나, 앉을 때 동작이 곤란

* 정맥울혈이 계속되면 동맥의 혈액공급까지 영향을 초래하여 상둔피 신경이 변성 됨 (어혈불거 신혈불생) 정맥압 30 mmHg: 외부압력으로 쉽게 울혈된다.

(4) 검사(Examination)

- 장골능 최고점에서 내측으로 2~3 cm 부분에 뚜렷한 촉통觸痛
- 장골능 최고점에서 내측으로 2~3 cm 부분에 단단한 띠(band)모양이 만져짐
- 상둔부의 상둔피 신경 분포구역에 뚜렷한 압통(tenderness)

(5) 치료(Treatment)

Muscle relaxation & circulation

Thoracolumbar fascia (흉요근막:천극근을 싸고 있는 막)	섬유방향을 따라 rolling & press-kneading	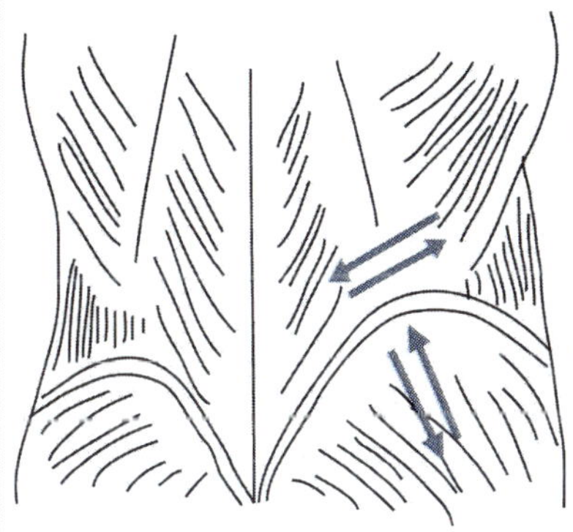
Gluteal aponeurosis (둔근막)		
plucking tendon	섬유초관 부위와 수직으로	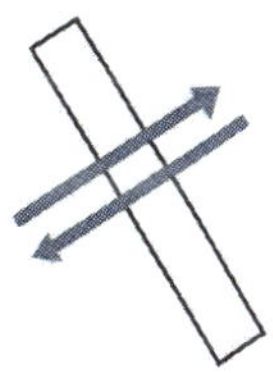
linear-rubbing	섬유초관 방향을 따라	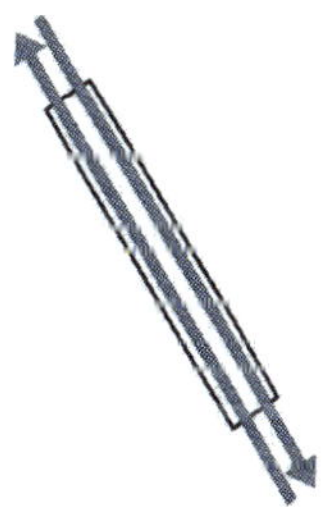
cupping with bloodletting technique(국소 압통 부위)	직접 섬유초관을 찌르지 않고 주변을 찌른다(band 주위)	

☞ 천극근 경련의 경우 - 천극근 부위의 근육을 풀어준다.

* 암워커(www.armwalker.co.kr)를 이용한 전신순환 보행운동 15~30분

PM (pain manipulation) prescription

Name		Sex		Age		Date	
Diagnosis 1							
Diagnosis 2							
Diagnosis 3							

MANIPULATIONS	
Com	compressing
Con	conforming
CR	circular rubbing
Dhy	dhyana-thumb-pushing
Ext	extension
Gra	grasping
Kne	kneading
Kno	knocking
LR	linear rubbing
Pat	patting
Pin	pinching
Plu	plucking
Poi	pointing
Pr-K	press-kneading
Pr-R	press-reduction
Pus	pushing
Rol	rolling
Rot	rotating
Ru2	rubbing with 2 palms
Scr	scrapping
Sez	seizing
Sha	shaking
Sqe	sqeezing
Str	stripping
Swe	sweeping
Trc	traction
Tns	Transporting
Twi	twinning
Tws	twisting
Twz	tweezering
Vib	vibrating
Wip	wiping
S-WR	side-wrenching
B-WR	back-wrenching

Locations

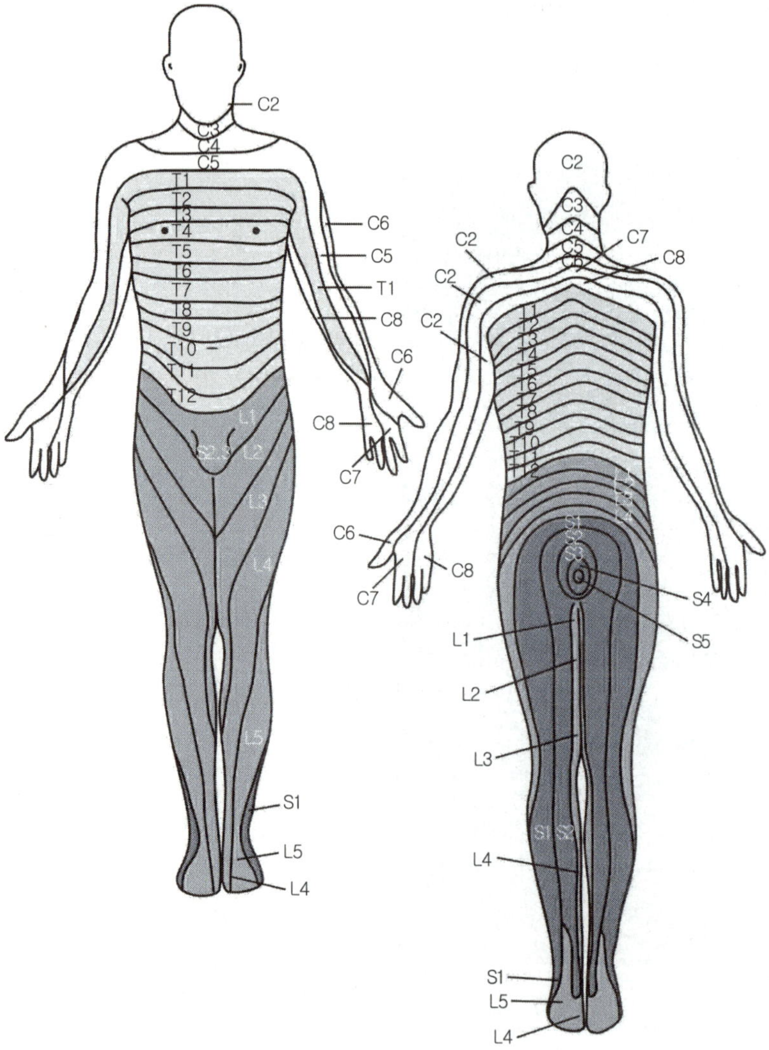

Note

Manipulator		Doctor	

11 극상인대손상
(Supraspinal ligament syndrome)

(1) 국소해부(Regional anatomy)

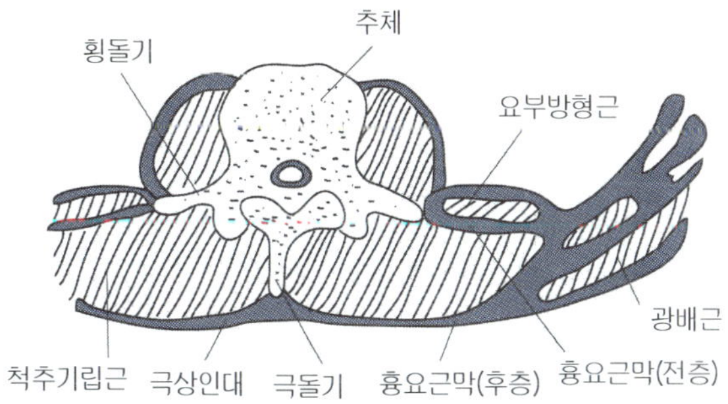

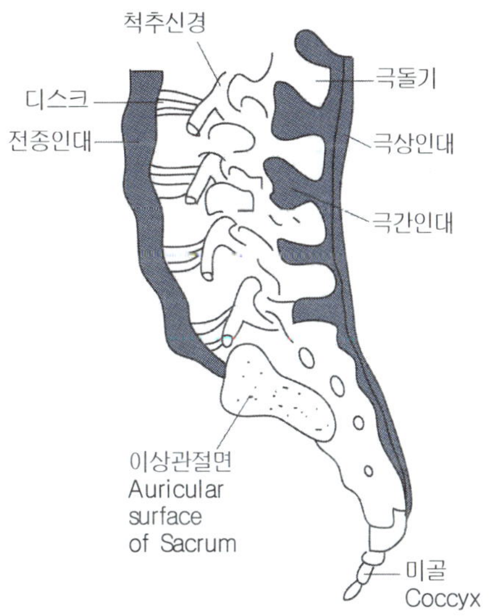

<table>
<tr><td rowspan="7">극상인대</td><td>흉요근막(Thoracolumbar fascia)</td><td colspan="2" rowspan="3">의 건막(Fascia)으로 조성</td></tr>
<tr><td>광배근(Latissimus dorsi muscle)</td></tr>
<tr><td>나벌근(Multifidi muscle)</td></tr>
<tr><td rowspan="3">3개 층層으로 구성</td><td>심층</td><td>상하의 극돌사이를 연결</td></tr>
<tr><td>중층</td><td>2~3개의 극돌을 뛰어넘어 연결</td></tr>
<tr><td>천층</td><td>3~4개의 극돌을 뛰어넘어 연결</td></tr>
<tr><td>작용</td><td colspan="2">척주가 과도굴곡 되지 않도록 제한 한다</td></tr>
</table>

과거 극상인대는

C7극돌에서 출발하여 ⇒ 천추의 중간 극돌에 연결되는 것으로 인식되어 왔으나

최근 해부결과는 C7에서 출발하여 L3 극돌(22%)+L4 극돌(73%)+L5 극돌(5%)=100%로 연결된다.

(2) 병리기전(Aetiology & Pathogenesis)

허리를 앞으로 구부릴 때 천극근과 요배부의 인대(극상 & 극간)가 같이 지탱한다. 반면, 허리를 앞으로 많이 구부리게 되면 천극근은 이완되나, 요배부의 인대는 많은 부담을 받게 된다. 따라서, 무거운 물건을 들어 올릴 때 그 작용력은 인대가 받게 된다.

따라서, 인대 섬유가 퇴행성 변화로 인하여 그 탄력(elasticity)과 가소성(plasticity)이 감소하게 되면 (가) 물건을 들거나 (나) 허리를 돌릴 때 또는 (다) 허리를 구부린 상태에서의 반복적인 노동 등의 동작에서 극상인대가 손상되게 됨

- 급성기 : 허리를 구부린 상태에서 무거운 것을 들고 갑자기 허리를 펼 때
- 만성기 : 허리를 구부린 상태에서 반복적인 작업을 하는 경우

(3) 임상표현(Main features)

- 척추의 중천中淺에 통증이 있다.
  극돌의 정점(peak)이나 그 양측에 통증이 있다.
  1~2개의 극돌에 한하여 통증이 있다.
  앞으로 숙일 때 통증이 심해진다.
- 요배부의 심층*에 산통(soreness)이 있다
- 간혹 요퇴부에 반사성 은통(dull pain)이 출현 할 수도 있다.
- 과로 후 증상이 심해지고 휴식 후 증상이 감경된다(energy deficiency).

(4) 검사(Examination)

(가) 압통(Tenderness)

극돌의 정점 또는 양쪽의 뚜렷한 압통

(나) 부종

손상된 극상인대가 부어있다.

- 급성: 약 1~2 mm 넓이
- 만성: 약 2~5 mm 넓이

(5) 치료(Treatment)

근육이완 및 혈액순환 개선

- 건 탄발시술(인대치료에 중점적으로 사용) 압통점 주변 근육을 먼저 이완시킨다.
- 말법(Wiping)시술 : 엄지손가락으로 섬유방향으로 늘려 줌

---

* 요배부의 심층: 흉요근막, 광배근, 다열근이 신경지배를 함께 받고 있다.
-이 신경은 후지 내측지를 통하여 뇌로 간다.

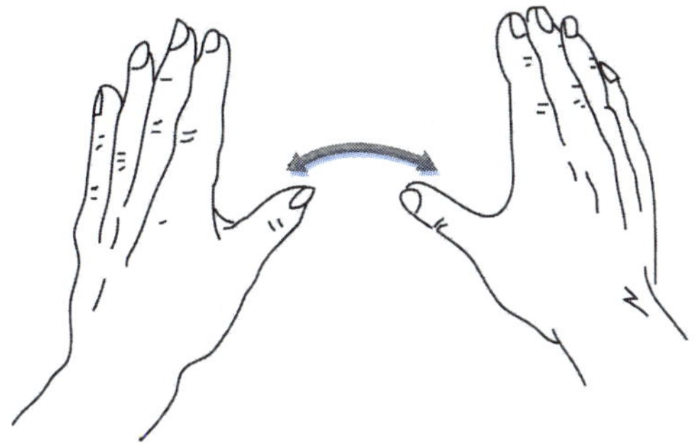

Wiping(말법)

- 안유법(Press-kneading): 주변근육
- 찰법(Linear-rubbing): 인대 및 근 섬유방향을 따라

(6) 주의(Notice)

- 초기치료는 근육이완 위주로 치료한다(plucking & wiping).
- 2~3회 이후부터는 혈액순환 위주로 치료한다 (linear rubbing & press-kneading).
- 치료 후 환자의 움직임을 2~3일 제한시킬 것(rest)
- 7~10일간은 전굴(flexion) 동작을 하지 않는다.
- 국부를 따뜻하게 유지한다 (keep warming).

(7) 감별진단(Differential diagnosis)

극돌과민증(전 극돌이 다 압통을 느낀다)

(가) 원인

척추기립근의 순환저하(circulation ↓)

(나) 치료

혈액순환개선

1) **곤법 및 안유법 시술(Rolling & press-kneading)**
척추기립근(시술시 극돌에 닿지 않도록)

2) **찰법 시술(Linear-rubbing)**
척주 중앙선을 따라(단, 극돌이 닿지 않도록 손바닥을 오무려서 시술) 1주일에 2~3회, 3~4주에 치료 됨

* 암워커(www.armwalker.co.kr)를 이용한 전신순환 보행운동 15~30분

PM (pain manipulation) prescription

Name		Sex		Age		Date	
Diagnosis 1							
Diagnosis 2							
Diagnosis 3							

MANIPULATIONS		Locations
Com	compressing	
Con	conforming	
CR	circular rubbing	
Dhy	dhyana-thumb-pushing	
Ext	extension	
Gra	grasping	
Kne	kneading	
Kno	knocking	
LR	linear rubbing	
Pat	patting	
Pin	pinching	
Plu	plucking	
Poi	pointing	
Pr-K	press-kneading	
Pr-R	press-reduction	
Pus	pushing	
Rol	rolling	
Rot	rotating	
Ru2	rubbing with 2 palms	
Scr	scrapping	
Sez	seizing	
Sha	shaking	
Sqe	sqeezing	
Str	stripping	
Swe	sweeping	
Trc	traction	
Tns	Transporting	
Twi	twinning	Note
Tws	twisting	
Twz	tweezering	
Vib	vibrating	
Wip	wiping	
S-WR	side-wrenching	
B-WR	back-wrenching	

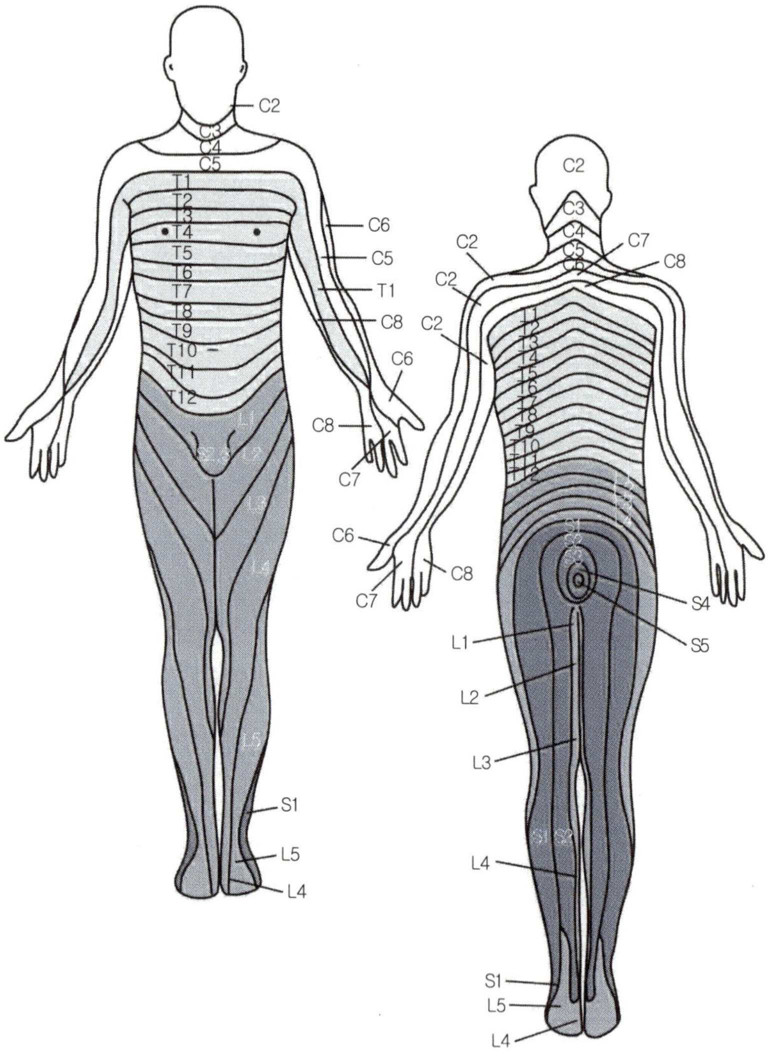

Manipulator		Doctor	

Chapter
II

경추부 질환

1 경추증후군(Cervical syndrome)

(1) 정의(Definition)

경추의 퇴행성 변화를 전제로 발생하는 증상으로 경추 및 경부 연조직의 퇴행성변화로 추체에 칼슘조직(Osteophyte 골자)이 증식增殖 하거나 추체가 이위移位됨으로서 경추의 내외평형이 실조失調됨. 이로 인하여 신경근, 혈관, 척수, 교감신경을 압박 또는 자극하여 발생하는 증후군. 목디스크가 아니나 목디스크라는 표현을 많이 사용하는 질환

(2) 국소해부(Regional anatomy)

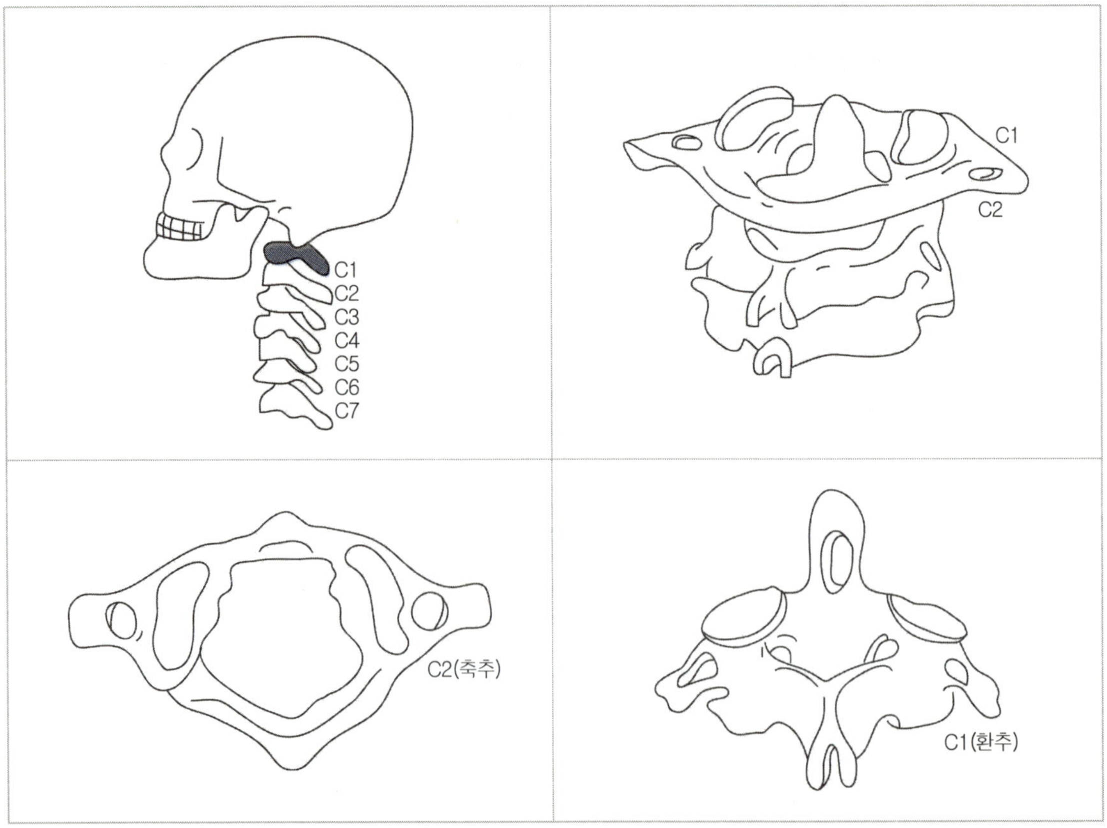

(3) 병리기전(Aetiology & pathogenesis)

내인(internal cause)	디스크 퇴행	⇒경척주의 내외평형실조⇒ osteophyte
외인(external cause)	급성 (외상성 손상) 만성 (마찰성 손상)	

경추	내	추간판 인대건	추간판퇴변 ⇒ 전후종인대가 느슨해짐 ⇒ 추체안정성↓ ⇒	osteophyte (대상성 증식)
	외	근육		

6개 경추간판	연골판	퇴화(얇아지고 투과성이 떨어진다)
	수핵	탈수(영양공급이 감소된다)
	섬유환	변성(칼슘침착, 탄력성 감소)

추간판은 연골판의 반투과성막을 통하여 상하추체와 조직액으로부터 영양공급을 받는다.

추간판은 낮과 밤에 받는 압력이 다르므로(낮에는 압력을 받으므로 체액이 빠져나가고 밤에는 들어온다) 밤낮의 두께가 다르며 노화되면 수핵 중 수분의 비율이 낮아지고 추간판의 두께도 얇아진다. 따라서 추간극이 넓어지고 척주가 불안정해진다(흔들린다).

이로 인하여 면관절도 불안정해지며 Luschka 관절도 불안정해진다(관절이완). 이어서 전후종인대가 이완되며 횡인대의 부담이 증가하게 되므로 보상성 반응에 의하여 Osteophyte가 형성된다.

(4) Osteophyte 형성부위

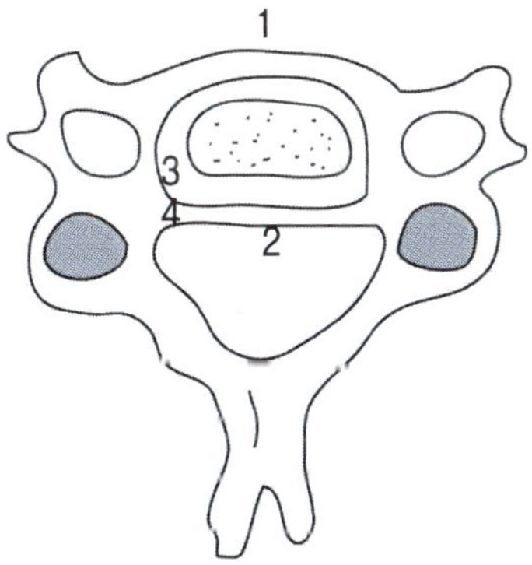

(가) 추체전연(1)

앞쪽에는 식도와 기관이 있으므로 서의 영향이 없으나 증생된 osteophyte가 아주 클 경우에는 연하장애를 일으킨다.

(나) 추체후연(2)

척수를 압박함으로써 운동 및 감각이상을 유발한다(척수형).

(다) Luschka 관절 측방(3)

추동맥을 압박(**추동맥형**)

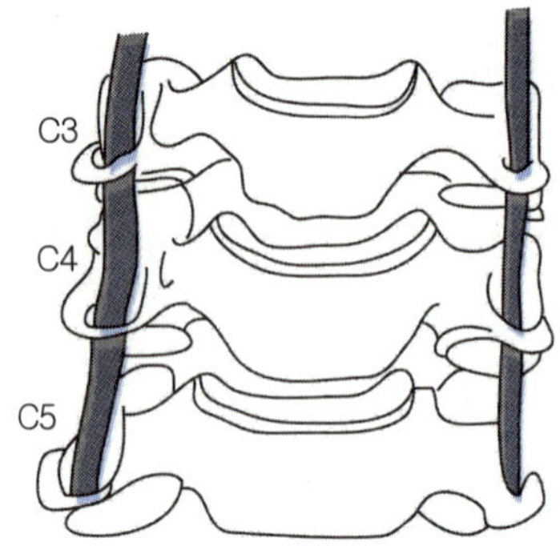

(라) (4)

추체의 측후방	신경근을 압박(신경근형)	가장 다발
면관절의 전면		
Luschka관절후방		

(마) 추체의 양측방

교감신경절을 자극(**교감신경형**)

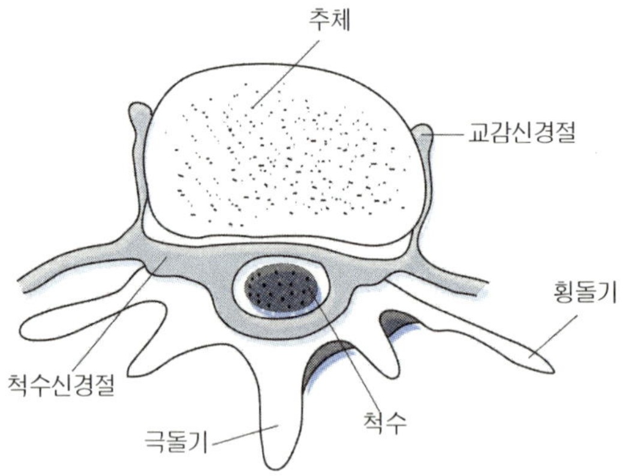

Osteophyte

Osteophyte가 직접 신경, 혈관을 압박하여 증상을 나타내는 경우는 5~10%(약 7%)에 불과하며 나머지는 osteophyte와 주변조직의 마찰로 인한 Edema의 형성과 이로 인한 신경 및 혈관의 압박에 의한 증상이다.

따라서 근육의 긴장도를 해제시키고 순환을 향상시켜 수종을 흡수시키고 관절의 위치를 바로 잡아주면 증상은 사라진다.

(5) Osteophyte 형성부위에 따른 분류

(가) 신경근형(신경압박형)

A. 추체의 측후방 B. Facet(면관절)의 전면 C. Luschka 관절후방

1) 임상표현(Main features)

•**경항부 동통**(경항부에서 견배부까지 화끈거리는 통증, 칼로 도려내는 통증, 상지방사통 출현, 심부동통 등)

C1–C4(Cervical plexus 경신경총*)	후두부 방사통	+ 감각이상 Numbness
C5–T1(Brachial plexus 상완신경총)	상지로 방사통	

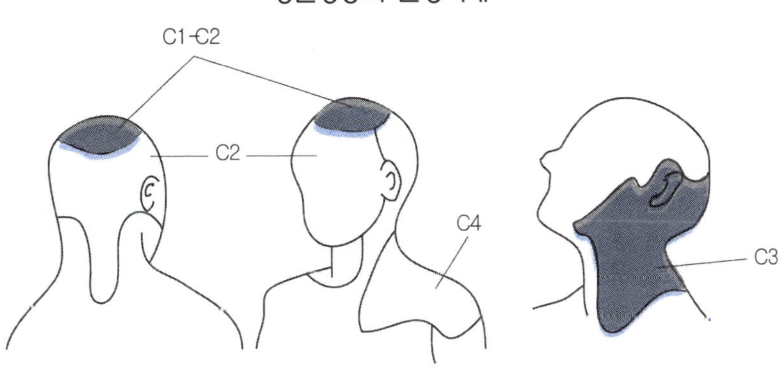

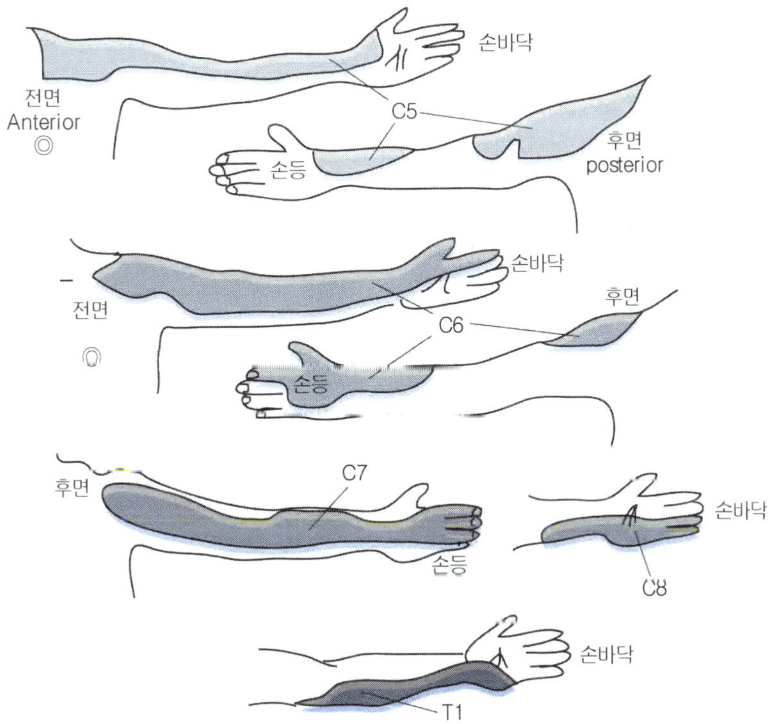

* 경신경총: C1–C4의 전지로 구성되며 흉쇄유돌근에 덮여있다. 통증은 후두부와 어깨 뒤쪽으로 나타난다.

- •감각장애
- •근력저하

2) 검사(Examination)

가) 생리만곡(lordosis) 감소 혹은 소실-경항부 근육긴장 및 경결硬結

나) 압통(tenderness)-극돌(SP)주위

극돌좌우로 0.5~1 cm 부위(신경근이 빠져나오는 부위)

정확한 검사를 위하여 극돌을 45° 하방으로 누른다.

다) 감각변화-바늘, 침끝, 손톱 등으로 좌우를 비교한다.

- 과민-압박의 정도가 약하거나 시간이 짧으면 나타남
- 둔감-압박의 정도가 심하거나 시간이 길면 나타남

라) 특수검사

경부 근력검사

신경근	검사 동작	
C1-C2	경부굴곡	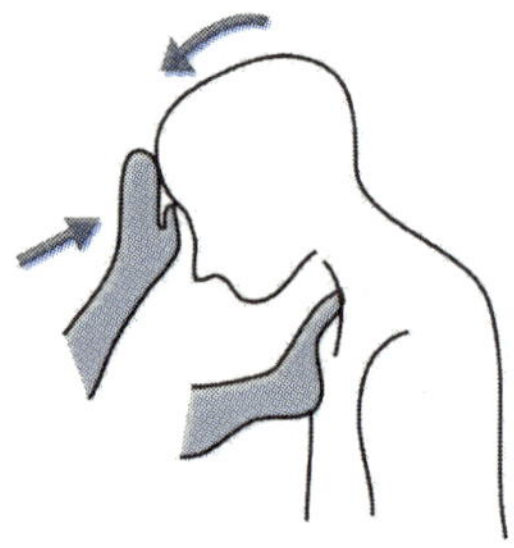
C3	경부측방굴곡	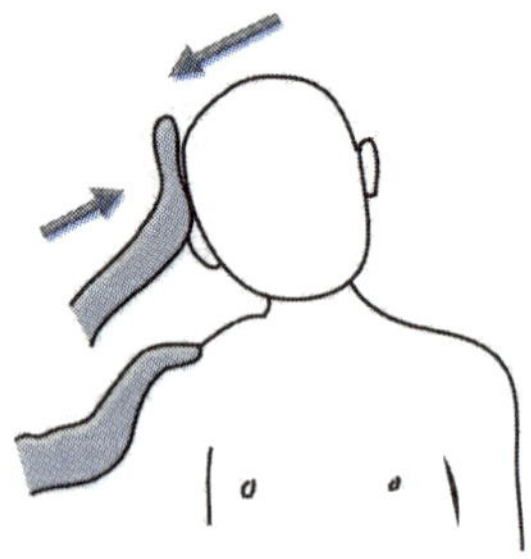
C4	견갑부 거상	
C5	견관절 외전	
C6	주관절 굴곡과 수근관절 신전	
C7	주관절 신전과 수근관절 굴곡	
C8	무지신전과 척측편위	
T1	손의 내재근	

Compression test(경추간공 제압시험)

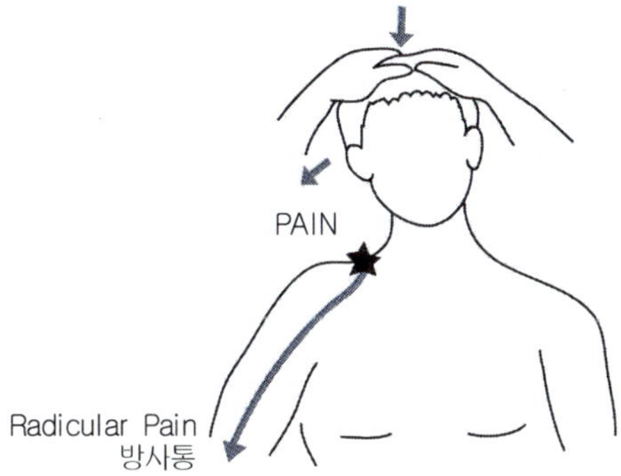

patient	정좌위한 후 경부를 환측으로(약간 뒤로) 약간 젖힌다.
manipulator	정수리를 위에서 아래로 압박한다. (양손을 깍지 껴서 양팔을 어깨위에 올려놓고 지그시 압박한다)
양성반응	경부의 통증과 상지의 방사통
임상의의	경추간판 질환(stenosis, herniated disc) 경추증후군(osteophyte) 면관절 비대증(trophic facet joints)

Brachial plexus distraction test(완신경총 견납시험)

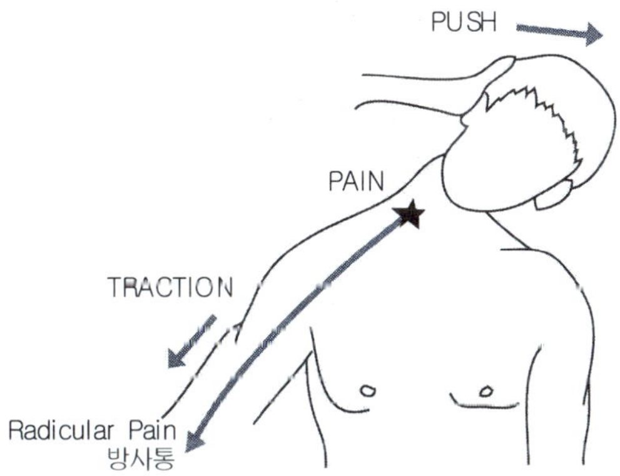

patient	좌위 혹은 입위에서 머리를 건측으로 젖힌다	C1–C4 경N총 C5–T1 상완N총♠ T1–T12 늑간N총 L1–L4 요N총 L4–S5 천N총
manipulator	한손으로 환자의 측두부를 고정 다른손으로는 환자의 팔을 잡아 당긴다	
양성반응	경부의 통증과 상지의 방사통	
임상의의	♠ 상완 신경총(C5–T1) 압박 (osteophyte, 전사각근 증후군, disk herniation)	

마) x-ray상 osteophyte가 나타나야 함
(x선과 기타 임상표현이 일치하여야 경추증후군으로 진단)
보통 45세 이후부터 발생(퇴행성)

3) **감별진단**(Diiferential diagnosis)

가) 마찰에 의한 후경부와 상배부의 만성손상
- 방사통 없음
- 산통(soreness) 위주
- 감각 및 반사 정상
- 과로 후 증상 가중

나) 섬유성근통(fibromyelgia)
- 신경검사 정상(견정부의 피부를 짜보면 모공이 크다) 발한활동 증가 Goose bumps
- 통증부위와 신경분포구역이 일치하지 않음
- 통증부위가 이동(여기저기 아프다), history가 많다.
- 방사통 없음

☞ Osteophyte에 의한 증상은 발병이 완만하나 추간판 돌출증은 돌발한다.

(나) 추동맥형(Luschka 관절 측방)

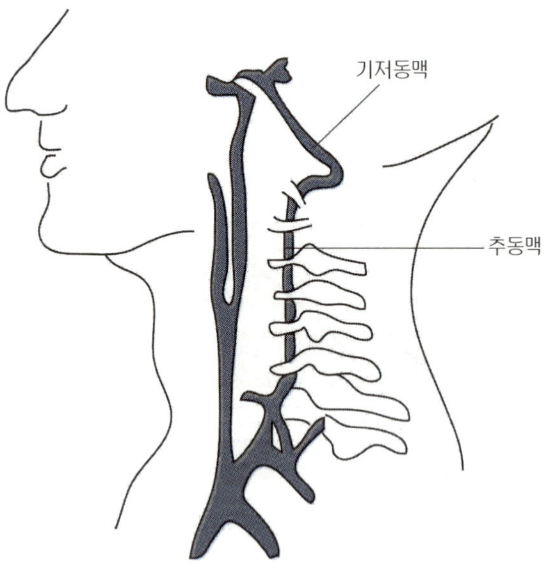

1) 임상표현(Main features)

경항통	
뇌부(기저동맥*) 결혈증상	현훈(dizziness), 오심, 구토(vomitting), 이명(tinnitus), 이롱(deafness), 시물불청(blurred vision) 특징: 두경부를 일정방향(후신 또는 측굴)으로 돌리면 아주 심해졌다. 다시 원위치하면 사라짐
반사성 뇌혈관 증상	심한 두통(심장박동에 따라 머리가 쿵쿵거림, 두훈dizziness) *신경총이 뇌동맥을 둘러싸고 있으므로 압력을 받으면 뇌에 전달되어 뇌에서 경련이 일어 남.
척수속† 증상	**본체감각(고유체위감각)장애** 사지돌연 마목(numbness), 이상감각, 컵 등을 들고 있다 자신도 모르게 떨어뜨림 혹은 졸도(중증: 자신도 모르게 넘어지고 얼마 있다 다시 일어 남) 소수의 환자: 한쪽 동공이 커지거나 가성 협심증이 나타 남. **본체감각‡**:고유체위감각이라고 하며 심감각의 일종으로 자기 몸의 위치를 파악하는 소뇌의 평형감각. 본 질환에서는 혈액공급 부족으로 감각이 상실된다.

2) 검사(Examination)

① **머리를 한 방향으로 돌릴 때 증상출현(원위치하면 증상 소실)**

② x-ray

正位(張口位)	Luschka 관절 측방에 osteophyte(주로 C5) *오른쪽보다 왼쪽이 추동맥에 영향을 준다. (☞ 왼쪽 추동맥이 오른쪽보다 2배이상 굵다)
斜位	추간공 좁아져 있음을 확인할 수 있음

③ 특수검사

추동맥 조영

---

* •척수전동맥(척수의 앞부분에 혈액공급)
•소뇌후하동맥(小腦양측과 延髓의 외측에 혈액공급)
•척수후동맥(척수의 후부에 혈액공급)
•미로동맥(內耳에 혈액공급)

†

척수속	상행전도로 (감각N전달로)	박속, 설상속	심감각(체위감각, 압각, 촉각, 진동각)
		척수시상속	천감각(통각, 온각)
	하행전도로 (운동N전달로)	피질척수속(추체로)	
		적핵척수속(추체외로)	

‡ 평형감각 ①소뇌 ②내이 ③박속, 설상속

3) 감별진단(Differential diagnosis)

耳性 현훈증(메니에르병, Meniere's disease)		
특징	심한 두훈(dizziness)	•머리의 위치에 관계없이 항상 어지럽다(감별 특점). •빛을 보면 더욱 어지럽다(photophobia). •이명, 이롱도 머리위치와 관계없다.
원인	불분명하며 대뇌피질의 기능실조로 내이의 임파액이 積水 됨	
치료	도수 치료효과가 약함 약물치료가 효과적	백출, 생강, 복신, 대조, 황기, 황련, 용안육, 원지, 산조인, 당귀, 인삼, 자감초, 목향

(다) 교감신경형(추체의 양측방 교감신경절을 자극)

1) 임상표현(Main features)

가) **안부眼部증상**

- 안검무력(상안검:대부분 양측-아침 기상 시엔 괜찮으나 10분~1시간이후 발생)
- 시물모호(blurred vision)
- 안와眼窩부 창통脹痛(dispending pain in the orbital region)
- 유루流淚(lacrimation)
- 시야視野내 모冒 금성金星

나) **두부頭部증상**(머리의 움직임과 관계없다)

- 두중頭重(특징)
- 두통 혹은 편두통
- 두침頭沈
- 두훈頭暈
- 후두부 통증
- 경頸후통

다) **심장증상(假성)**-심전도 상에는 이상이 없음

심박동가속(110이상: 아침=교감↑) 혹은 늦어짐(50이하: 저녁=부교감↑)

라) **말초혈관증**(모든 혈관에는 교감신경이 분포)

- 혈관경련:사지온도저하, 피부온도하강, 피부가 톡톡 쏘는 듯함
- 혈관확장:사지가 붉어 짐, 발열, 동통 혹은 통각과민
- 혈액공급↓:지체, 머리, 목, 얼굴에 마목감(numbness)

마) **발한장애**(다한 혹은 소한)

몸의 절반에서만 나타남.

바) 기타

이명, 이롱(少見)

혀 마비(多見)

2) 감별진단(Differential diagnosis)

관상동맥혈액공급부전

- 心音감약
- 과식, 과로, 감정격동 후 돌연 심전구 통증 출현
- 심전도 이상(발작 시 T파 도치)

(라) 척수형(척수 압박증상)

1) 주요 증상(Main features)

<table>
<tr><td rowspan="6">單측 척수 압박
Brown-sequard syndrome</td><td rowspan="5" colspan="2">병변이 있는 쪽</td><td rowspan="5">운동장애</td><td>근장력 증가↑(환측부분이하 근육경련)</td></tr>
<tr><td>근력 약화↓</td></tr>
<tr><td>건반사 항진↑</td></tr>
<tr><td>천반사 약화↓</td></tr>
<tr><td>병리반사 양성(Hoffman test & Babinski test)
심한 경우
슬진련* 또는 족진련†(clonic jerks)</td></tr>
<tr><td colspan="2">병변 반대쪽</td><td>감각장애</td><td>통감, 온감(천감각)장애</td></tr>
<tr><td rowspan="10">雙측 척수 압박</td><td rowspan="6">초기</td><td rowspan="5" colspan="2">운동장애</td><td>근장력 증가↑</td></tr>
<tr><td>근력 약화↓</td></tr>
<tr><td>건반사 항진↑</td></tr>
<tr><td>천반사 약화↓</td></tr>
<tr><td>병리반사, 족, 슬진련 양성</td></tr>
<tr><td colspan="2">감각장애</td><td>가슴에 띠를 두른 듯한 느낌</td></tr>
<tr><td rowspan="4">후기
(중증)</td><td colspan="3">경련성 마비증상(보행불안)</td></tr>
<tr><td colspan="3">누워서 일어나지 못함</td></tr>
<tr><td colspan="3">호흡곤란</td></tr>
<tr><td colspan="3">괄약근 기능장애(대소변 실금)</td></tr>
</table>

(마) 혼합형

<table>
<tr><td>신경근 추동맥형</td><td>다발多發(Luschka 관절 측후방)</td></tr>
<tr><td>신경근 척수형</td><td></td></tr>
<tr><td>신경근 교감신경형</td><td></td></tr>
<tr><td>추동맥 교감신경형</td><td>다발多發(Luschka 관절 및 추체측방)</td></tr>
<tr><td>추동맥 척수형</td><td></td></tr>
<tr><td>척 수 교감신경형</td><td></td></tr>
</table>

* 슬진련膝陳攣 – 무릎을 폈을 때 진동이 계속 간헐성 발작

† 족진련足陳攣 – 발목을 꺽을 때 진동이 계속(발꿈치로 앞을 밀어 내는 동작)

(6) 치료(Treatment)

10회 치료가 1개 치료과정으로 1료정 치료 후 5~7일 휴식 후 2료정 치료를 실시한다. 90% 이상의 환자가 2료정(20회) 치료로서 효과를 나타낸다(약 40~50일). 치료과정은 4단계로 전 증상에 효과적이나 척수형에서는 약물(우방자탕)을 겸용한다.

(가) 근육이완

준비치료로서 긴장된 근육의 경련을 풀어준다(약 6분).

환자 좌위-경추 극돌의 양측 견부 및 승모근

곤법(rolling) 시술

안유법(press-kneading) 시술

나법(grasping) 시술

(나) 견인(Traction)

추간극을 당겨서 넓게 한다.

1) 수법견인

2) 기계견인

5~8 kgs로 20~30 mins 또는 2~3 kgs 4~6 hrs ⇒ 0.5 cm 늘어남(최대 허용치)(최대허용치 이상으로 과도하게 늘이려 하면 통증과 함께 보호성 경련으로 추간극이 더 줄어들게 됨)

(다) Facet reduction(관절복위)

경부 회전과 굴신운동(soft하게 조금씩 움직이기 시작하여 운동범위 확대)

(라) Osteophyte에 의하여 생긴 국부의 손상성 염증의 흡수를 촉진시킨다(반응통*을 줄여준다).

경부 양측을 안유(press-kneading), 곤법(rolling), 나법(grasping), 찰법(linear-rubbing)*을 깊고 부드럽게 그리고 천천히 시술한다.

1번 준비치료와 방법은 동일하나 치료목적은 다르다.

* 암워커(www.armwalker.co.kr)를 이용한 전신순환 보행운동 15~30분

(7) 주의(Notice)

- 척수형과 고혈압 환자, 혈관 경화자는 후관절 복위시 각별히 주의한다.
- Osteophyte의 치료는 가볍고 부드럽게 할 것 (갑작스런 힘을 사용하는 것은 절대 금지)

* 반응통: 치료 후 통증이 심해지는 현상으로 치료 후 12~18 hrs에 가장 심해지며 2~3일 후 소실된다.

- 수면 시 낮고 부드러운 베게를 벨 것. 눌린 부분이 10 cm 이하일 것
- 임상증상이 없어지면 환자에게 경항부 근육운동을 시킬 것(단, 통증이 있을 때는 안 됨. 반사성 근육통)

경부회전과 굴신운동의 동작을 호흡에 맞춰 부드럽게 실시한다(1일 1회 10분 정도).

☞ 척수형에서는 다른 증상이 심하기 때문에 경항통이 약하거나 나타나지 않는다.

상운동신경원체증

감각 및 운동신경의 장애로서 중년이상의 환자에서 상운동신경원체증으로 감각상실 등의 증상들이 호전과 악화를 반복하면서 파랑식(fluctuation)으로 진행되면 척수 osteophyte로 의심할 수 있다.

더불어 osteophyte 신경근형 의 증상이 있었다면 척수형 osteophyte일 가능성이 크다.

(8) 특수검사

- 척수조영

요약

경추증의 도수(수기)치료 유효율은 95.9%이며 특히 신경근형, 추동맥형, 교감신경형에 효과가 탁월하다. 척수형은 과거 치료율이 떨어져 수술적요법(10여년 후 재발)으로 추판을 떼어냈으나 최근에는 도수시술과 약물치료(Herb formula)*을 함께 사용하여 치료율을 높이고 있다.

---

* 처방(Herb formula): 우방자, 백질려, 강잠, 백지, 진교, (제)반하, 상지, 낙석등 재탕하며 4:1로 다린다(물 4컵이 1컵이 되도록 다린다).

PM (pain manipulation) prescription

Name		Sex		Age		Date	
Diagnosis 1							
Diagnosis 2							
Diagnosis 3							

MANIPULATIONS	
Com	compressing
Con	conforming
CR	circular rubbing
Dhy	dhyana-thumb-pushing
Ext	extension
Gra	grasping
Kne	kneading
Kno	knocking
LR	linear rubbing
Pat	patting
Pin	pinching
Plu	plucking
Poi	pointing
Pr-K	press-kneading
Pr-R	press-reduction
Pus	pushing
Rol	rolling
Rot	rotating
Ru2	rubbing with 2 palms
Scr	scrapping
Sez	seizing
Sha	shaking
Sqe	sqeezing
Str	stripping
Swe	sweeping
Trc	traction
Tns	Transporting
Twi	twinning
Tws	twisting
Twz	tweezering
Vib	vibrating
Wip	wiping
S-WR	side-wrenching
B-WR	back-wrenching

Locations

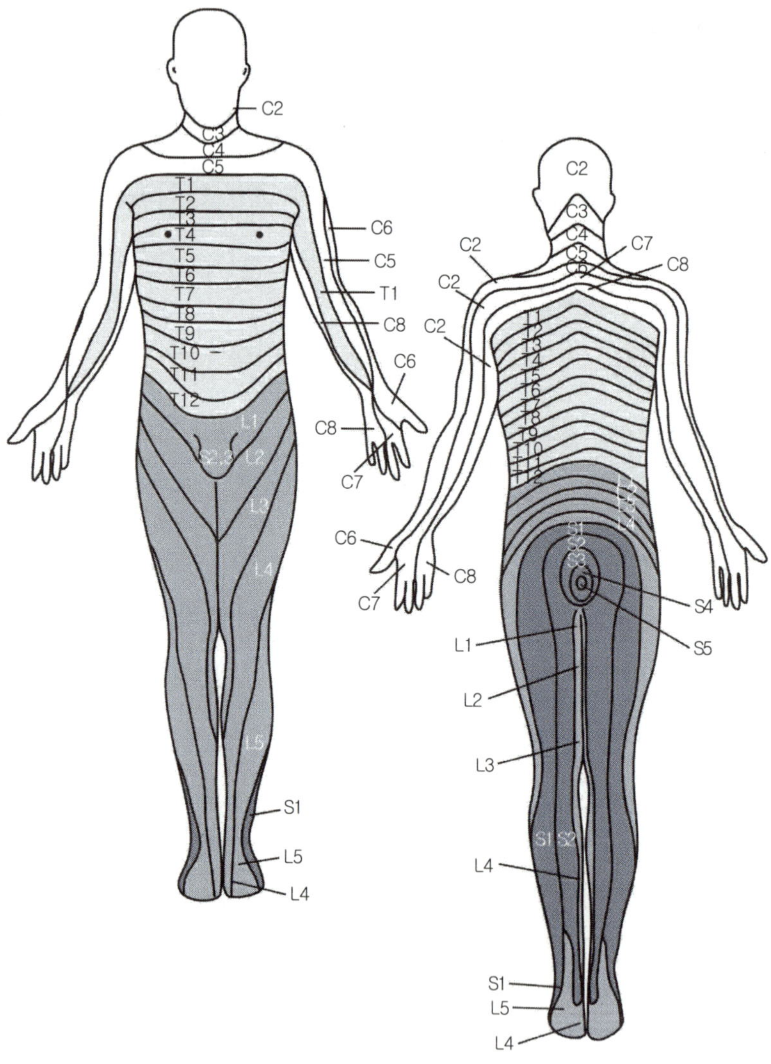

Note

Manipulator		Doctor	

2 급성 경항부 경련 (ANS: Acute Neck Spasm)

(1) 정의(Definition)

Wryneck caused by an awkward sleeping posture or attack of wind cold on the nape that leads to disturbance of local blood in the vessels.

경항부 일측의 근육경련으로 경항부 통증 및 기능장애

(2) 국소해부(Regional anatomy)

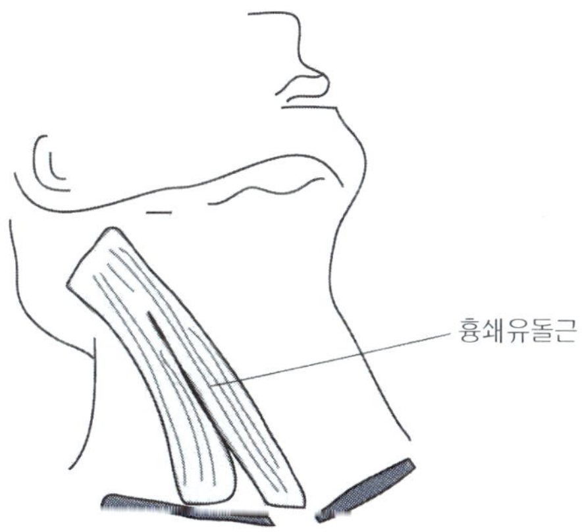

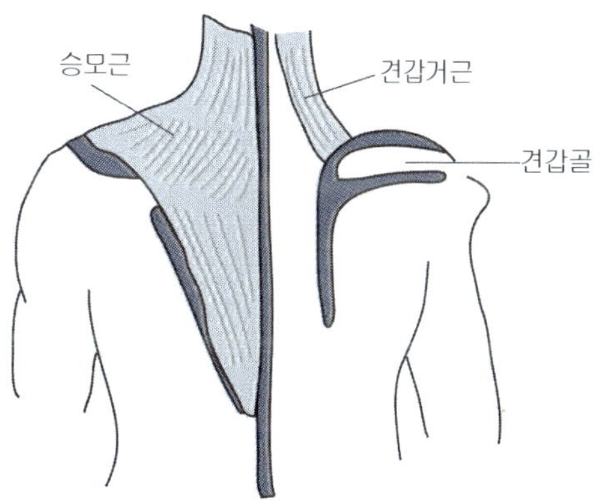

흉쇄유돌근 (Sternocleidomastoid)	흉골두	⇒	유양돌기 (Mastoid process)
	쇄골두		
승모근 (Trapezius)	외후두융기	⇒	견봉, 쇄골의 견봉환
	항인대		
	C7,T1-12 극돌기		
견갑거근 (Levator scapulae)	C1-4횡돌기	⇒	견갑골 내측 상각

(3) 병리기전(Aetiology & pathogenesis)

- 수면 중에 베게가 과도히 높거나 낮을 때, 또는 딱딱하거나 수면자세가 불량할 때, 흉쇄유돌근, 승모근, 견갑거근이 과도 견납 됨(통증과 경련)
- 부적당한 자세에서 머리를 갑자기 돌리거나 계속적으로 머리를 한 방향으로 돌리는 동작(해당 근육의 과도 견납)(예; 자동차에서 벨트를 맨 상태에서 손을 뻗어 차문을 닫으려 할 때나 또는 운전 중 급히 손을 뒤로 뻗는 동작을 할 때)
- 외부 온도 하강(cold attack)에 의한 혈관 수축(혈액순환저하 저하→젖산축적→통증과 경련)

(4) 임상표현(Main features)

- 경항부 한쪽 근육의 경련 및 동통(수면 후 발생)
- 목을 돌리기 어려움(돌릴 수는 있으나 움직이면 통증이 더 심해짐: 환측으로 움직일 때 더 심해 짐)
- 심한 경우: 통증이 상배부까지 견인, 머리가 환측으로 기움

(5) 검사(Examination)

- 흉쇄유돌근, 승모근, 견갑거근에 명현한 압통, 근 장력 증가, 근육 경직
- x-ray 정상
- 경추간접 고격검사(-)(p.329 참고)

(6) 치료(Treatment)

혈액순환개선 및 근육이완 온열치료

(가) 경항부 근육을 이완

1) Rolling 곤법시술

환측 경항부, 견부, 배부에 부드럽게 시술, 환자의 머리를 사방으로 움직여주는 피동활동 배합(회전운동과 굴신운동)

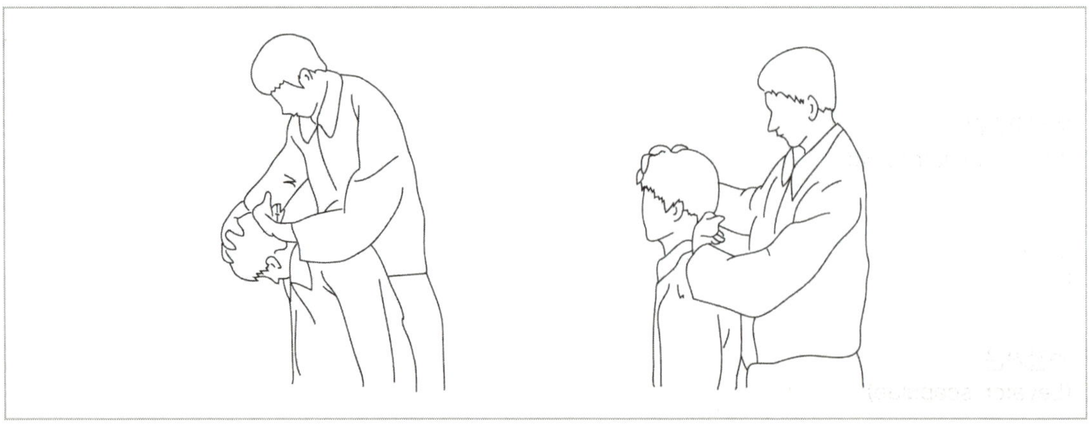

2) 경항부와 견부를 grasping or plucking(tendon) 나법 및 탄발법 시술

(나) 회전 운동(누운 상태에서)

근육을 이완 시킨 후 두부를 약간 굴곡시킨 상태에서 5~6차 좌우로 회전. 통증이 있는 부위는 조금 더 당겨서 회전

(다) Press-kneading

경항부와 견배부(흉쇄유돌근, 승모근, 견갑거근)를 안유법 시술(press-kneading)(경⇒중)

(라) Hot pack(열찜질)

(마) Linear-rubbing(찰법 시술)

* 암워커(www.armwalker.co.kr)를 이용한 전신순환 보행운동 15~30분

(7) 주의(Notice)

회전 시 확 돌리지 않도록 한다.

통증이 심한 경우 LI 17*(천종:목부분 통증의 특효혈) 부위를 강하게 2~3분간 pointing & press-kneading(점법 및 안유법 시술)

목 부위를 노출시키지 않도록 하고 보온에 주의한다.

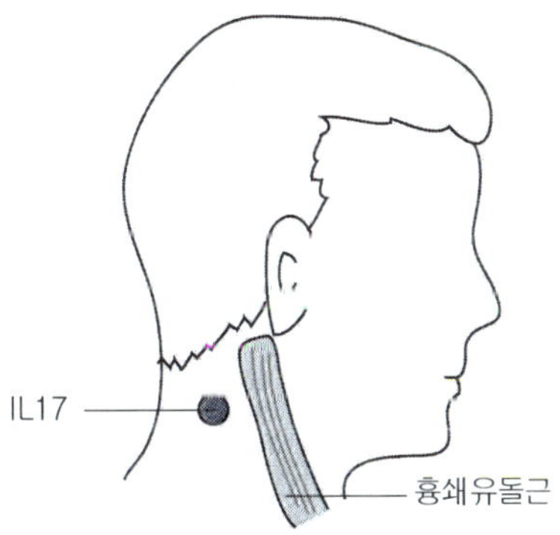

Tianding(천종혈)

* LI 17(Tianding):on the lateral side of the neck, on the posterior border of m.cleidomastoideus.

PM (pain manipulation) prescription

Name		Sex		Age		Date	
Diagnosis 1							
Diagnosis 2							
Diagnosis 3							

MANIPULATIONS		Locations
Com	compressing	
Con	conforming	
CR	circular rubbing	
Dhy	dhyana–thumb–pushing	
Ext	extension	
Gra	grasping	
Kne	kneading	
Kno	knocking	
LR	linear rubbing	
Pat	patting	
Pin	pinching	
Plu	plucking	
Poi	pointing	
Pr–K	press–kneading	
Pr–R	press–reduction	
Pus	pushing	
Rol	rolling	
Rot	rotating	
Ru2	rubbing with 2 palms	
Scr	scrapping	
Sez	seizing	
Sha	shaking	
Sqe	sqeezing	
Str	stripping	
Swe	sweeping	
Trc	traction	
Tns	Transporting	
Twi	twinning	Note
Tws	twisting	
Twz	tweezering	
Vib	vibrating	
Wip	wiping	
S–WR	side–wrenching	
B–WR	back–wrenching	

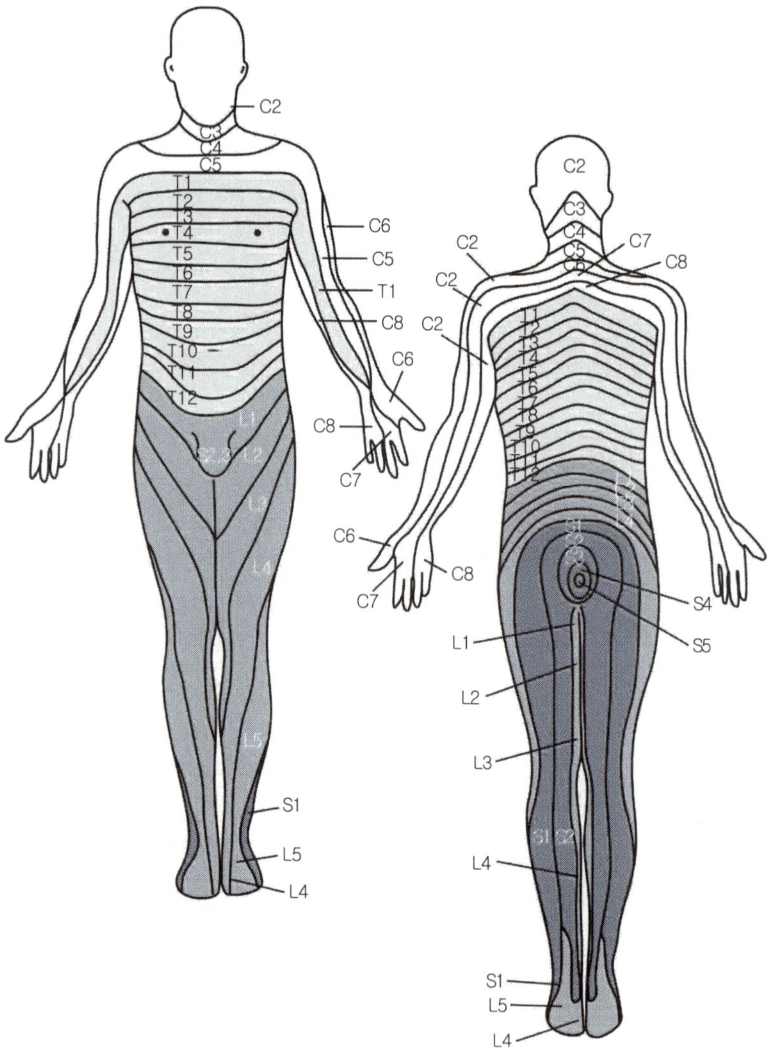

Manipulator		Doctor	

3 경추착위 (Cervical vertebral subluxation)

(1) 정의(Definition)

관절간극이 외력 등에 의해 약간 착위(subluxation 1/4)되어 자행 회복되지 않고 동통과 기능장애를 일으키는 것

C1-C2간(환축관절) subluxation이 가장 많이 발생(85%)하며 해부학적으로 중요하다.

(2) 국소해부(Regional anatomy)

C1(환추 Atlas), C2(축추 Axis)간 관절: 수평면에 가깝다

① C1의 전궁과 C2의 치돌기 사이의 관절: 정중환측관절(환치 관절)
② 좌우측괴의 상하 관절돌 사이의 관절: 외측 환측관절(lateral atlantioaxial joint)

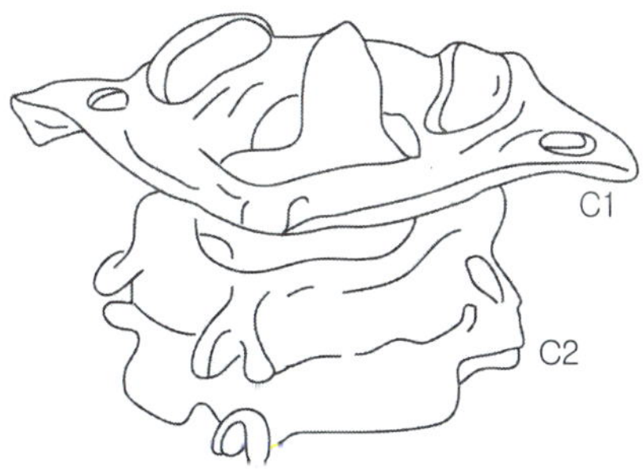

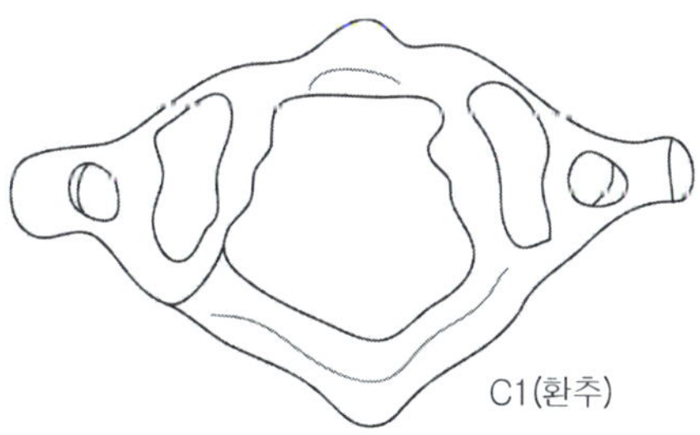

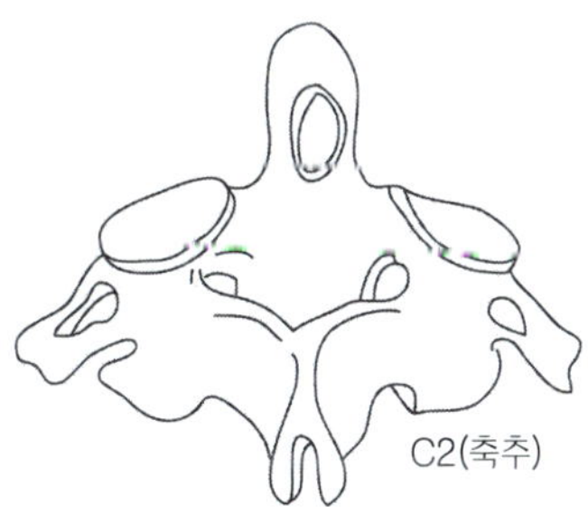

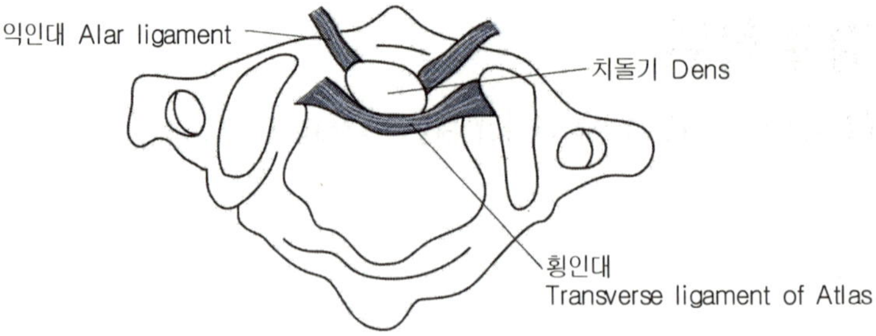

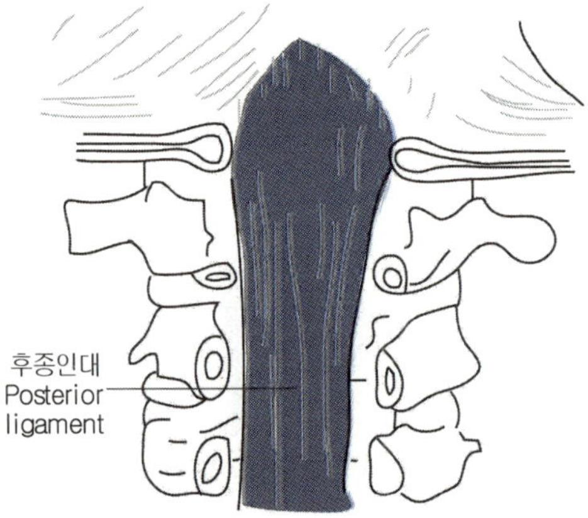

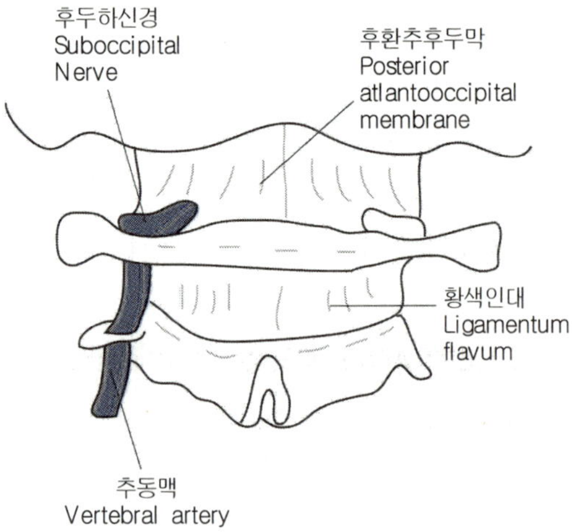

안정성	인대	환추횡인대 (transverse ligament of atlas)	잘 움직여야 하기 때문에 다른 부분에 비하여 약하다.	관절낭이 약하고 느슨하다.
		익상인대(alar ligament) 치돌기 양측 ⇒ 후두골 내측융기		
		전후종 인대(posterior & anterior longitudinal ligament)		
	주변근육	승모근, 흉쇄유돌근		

③ 추간공이나 추간판이 없다.

④ 신경

후두하 신경 (suboccipital N)	추간공의 보호가 없기 때문에 외상으로 인한 신경근의 손상을 받기쉽다.
대후두 신경 (greater occipital N)	

(3) 병리기전(Aetiology & pathogenesis)

(가) 외상성 착위(Traumatic subluxation)-청장년에 다발

외상(직접적 폭력 또는 간접적 외상)

↓

한쪽 익상인대 손상

↓

좌우 익상인대의 장력실조

↓

한쪽에서만 C2 치돌기를 당겨 줌

↓

C2 치돌기(dens)의 측방 착위

(나) 자발성 착위(Spontaneous subluxation)-소아다발

경부염증(상호흡도 감염, 편도선염, 중이염, 비염, 인후염)

↓ ♠ C1,C2와 가까운 위치에서 염증이 심하게 되면 facet의 후방에 있는 활막에 영향

활막 염증

↓

활액 분비증가

↓

관절연결 불안정

↓ ♠ 한쪽 경부에 발생한 염증으로 근육이 보호성 긴장

양쪽근육의 평형실조

↓

착위

♠ 원인 염증부터 치료해야 함

(나) 습관성 착위(Habilual subluxation)-C1, C2의 발육부전(선천적 기형)

C2의 치상골(치돌기: Dens)발육부전

↓

C1, C2 연결이 불안정

↓

머리를 조금만 회전 시켜도

↓

C2가 쉽게 착위

(4) 임상표현(Main features)

(가) 외상성(Traumatic subluxation)

1) 외상사
2) 경항부 동통
3) 강경(stiffness) (연수 등이 지나므로 보호성 반응이 강하게 나타남)
4) 두부활동 곤란(움직임 제한)
5) 움직이면 통증이 더 심해짐
6) **강박체위**

관절이 탈위, 골절, 착위되었을 시 나타나는 체위로서 머리가 한쪽으로 기울은 채로 움직이지 못함. 특히, 골절로 인하여 강박체위가 나타난 경우 수기시술은 절대 행하여서는 안된다(척수손상으로 사망에 이르게 할 수 있음).

(나) 자발성(Spontaneous subluxation)

- 외상성 착위의 증상
- 경항부 염증증상
- 전신증상(체온상승 및 백혈구 증가)

(5) 검사(Examination)

(가) 강박체위

(나) 압통(tenderness)

외후두 융기 하 1~2 cm, 극돌이 편왜(lateral torsion)된 것을 확인

(다) x-ray

치돌기와 환추(Dens와 atlas) 간의 간격

- 정상: 2.5 mm
- 착위: 4~5 mm

(6) 감별진단(Differential diagnosis)

ANS(Acute Torticollis 급성 경부 근육 경련): 병변이 연 조직에만 있음(강박체위가 아님). 즉, 목운동이 곤란하나 약간은 움직일 수 있음. x-ray상 무이상

(7) 치료(Treatment)

근육이완 & 혈액순환 & 교정

(가) 경추극돌 양측을 부드럽게

안유법(Press-kneading)

곤법(Rolling)-(rolling할 때는 다른 손으로 이마를 잡아 줌)

통증부위를 중점적으로 시술

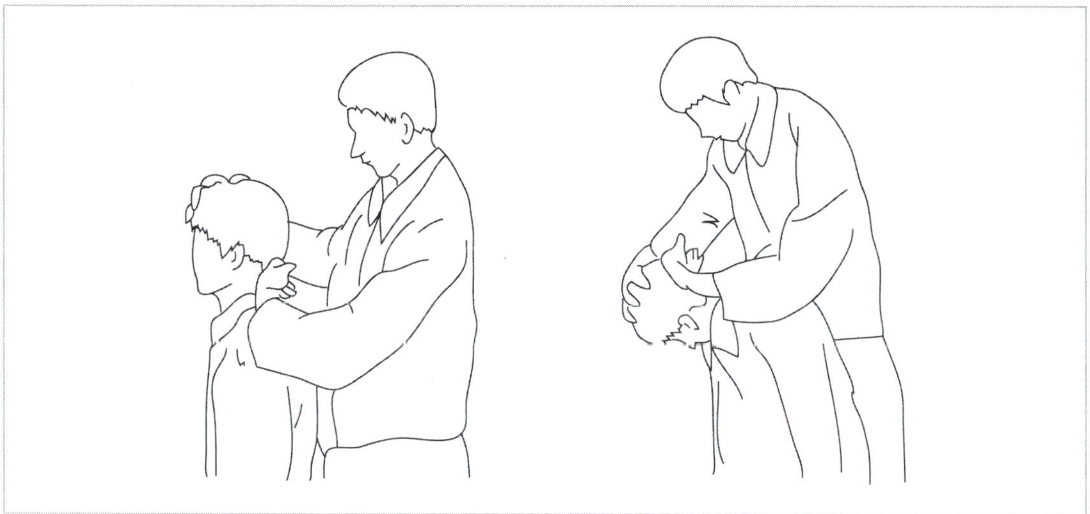

(나) 견인 traction(pulling)

머리를 앞으로 10° 정도 숙인 상태에서 1~2 mins

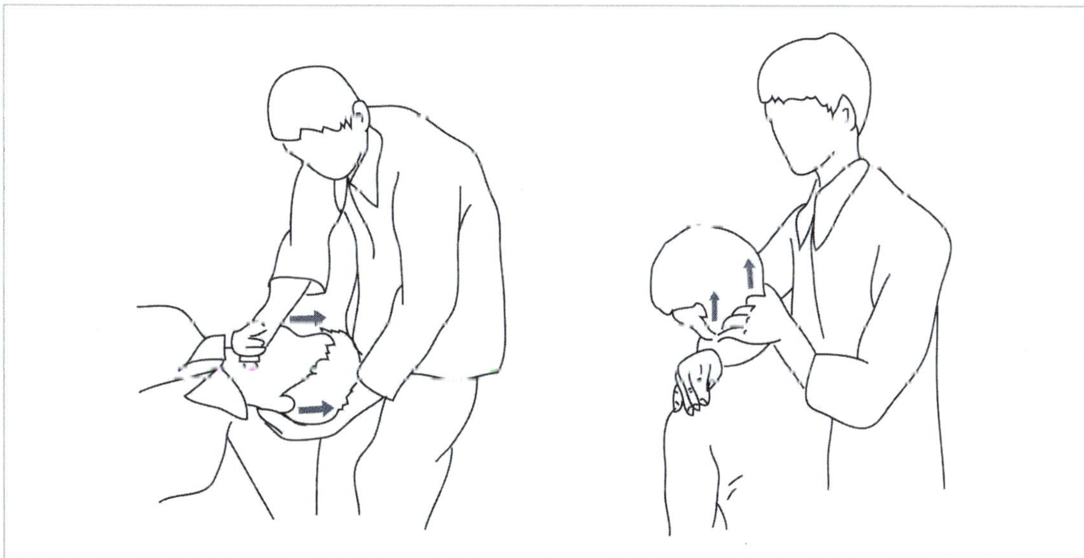

(다) 복위 reduction(rotation)

목이 숙여진 상태에서 의사의 오른팔로 환자의 앞 턱 부위를 꼭 껴안고 30~40° 정도 틀어주며 목을 확 돌려서는 안 된다(비의료인은 복위법을 가급적 시술하지 않는 것이 좋다). 복위 시, 사망사고 또는 전신마비사고가 일어날 수 있으며 이러한 사고는 주로 경험 많은 시술자(카이로프락터)에 의해 발생한다.

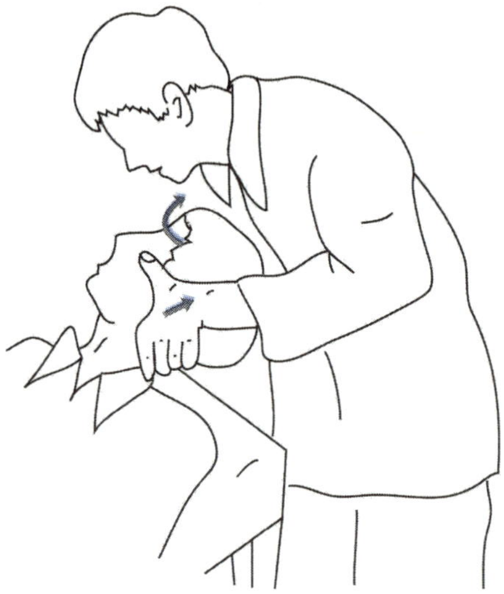

(라) Plucking

(마) (가) +찰법(linear-rubbing) 시술

복위 후 부종방지를 위하여 혈액 순환을 증가 시킨다.

☞ 침치료 병용(통증을 없애 줌) - 완상 5,6구의 양측에 자침(완횡문상 3촌)

* 암워커(www.armwalker.co.kr)를 이용한 전신순환 보행운동 15~30분

(8) 주의(Notice)

- 종양: 착위(아탈구)와 혼동하기 쉬움. 15세 이하의 경우 반드시 x-ray 촬영(해부학적 기형 확인)
- 복위할 때 탄향음(spring sound)을 기대치 말 것("딱" 소리가 나면 안 된다)

  극히 조심스럽게 다루어야 하며 잘못 치료하면 즉사(연수)하고 잘 치료하면 즉시 완쾌된다(비의료인은 시술금지).
- 특히, 혈관경화자의 경우 골자(osteophyte)에 의한 손상으로 **즉사할 수도 있다.**

PM (pain manipulation) prescription

Name		Sex		Age		Date	
Diagnosis 1							
Diagnosis 2							
Diagnosis 3							

MANIPULATIONS		Locations
Com	compressing	
Con	conforming	
CR	circular rubbing	
Dhy	dhyana-thumb-pushing	
Ext	extension	
Gra	grasping	
Kne	kneading	
Kno	knocking	
LR	linear rubbing	
Pat	patting	
Pin	pinching	
Plu	plucking	
Poi	pointing	
Pr-K	press-kneading	
Pr-R	press-reduction	
Pus	pushing	
Rol	rolling	
Rot	rotating	
Ru2	rubbing with 2 palms	
Scr	scrapping	
Sez	seizing	
Sha	shaking	
Sqe	sqeezing	
Str	stripping	
Swe	sweeping	
Trc	traction	
Tns	Transporting	
Twi	twinning	Note
Iws	twistlng	
Twz	twoozoring	
Vib	vibrating	
Wip	wiping	
S-WR	side-wrenching	
B-WR	back-wrenching	
Manipulator		Doctor

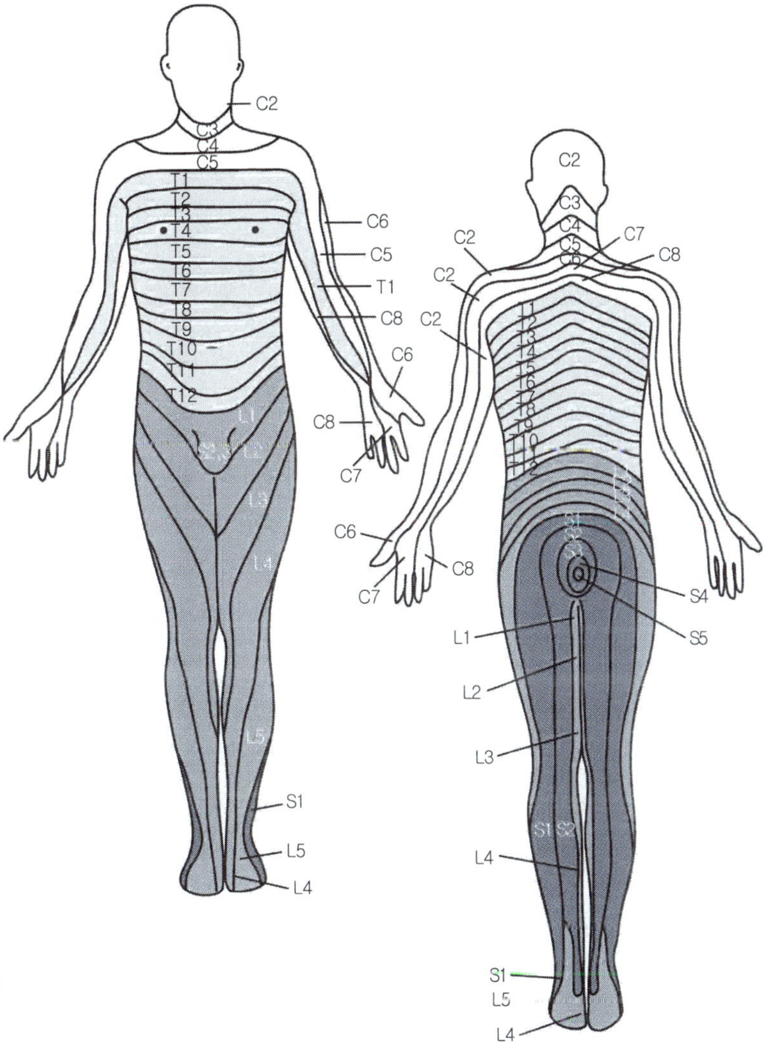

4 경련성 사경 (Wry neck: Spasmic torticollis)

(1) 정의(Definition)

경부의 한쪽 근육이 경련되어, 머리와 목이 한 쪽으로 선전, 경사, 후앙되는 (기울고 뒤로 돌아가는) 경부의 회전 및 굴곡변형 증후군 경련이 심할수록 머리가 전동(tremor)된다. 중추신경계나 경추 신경근의 병변에 의한, 경부근육의 불수의적인 주기적, 혹은 간헐적 수축으로 인하여 발생하며 경우에 따라 가족력이 있다.

선천성 사경		
후천성 사경	경추 자체의 이상	외상에 의한 염좌(sprain)
		아탈구(subluxation)
		탈구(dislocation)
		골절(fracture)
	염증성 질환	척추 결핵
		화농성 척주염
		류마토이드 관절염
		강직성 척주염
		골 관절염
		경추 종양
	신경학적 원인 (심리적)	경련성 사경
		히스테리성 사경
		척수 종양
		마미성 사경(경추신경 마비)
		반사성 사경(임파선 급성 감염)

1960년 이전: 정신병으로 판단

1970년 이후: 신경계통 질환으로 판단 - 파킨슨 계열 약물을 투여(부작용-심한 우울증)

1978년: 근육과 경련된 신경을 자름(목을 돌릴 수 없음)

1979년: 상해 중의약 대학에서 도수 시술(침, 약). 현대의학적 해석: 대뇌피질기능의 혼란

(2) 병리기전(Aetiology & pathogenesis)

증후의 특징이 풍(tremor)과 담(spasm)으로 귀결

(가) 풍風

제풍도현 개속어간諸風掉眩 皆屬於肝 – 간주근肝主筋, 간장혈肝藏血

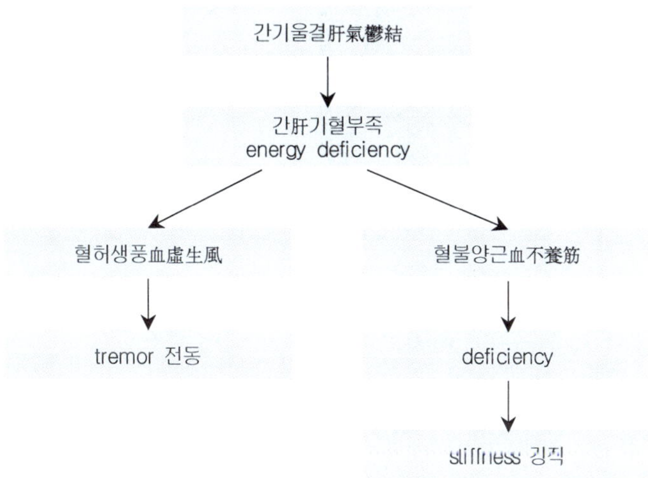

(나) 담痰

제경항강 개속어습

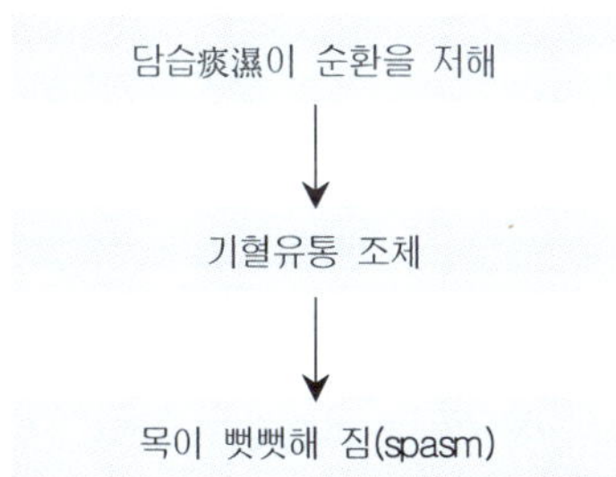

(3) 임상표현(Main features)

(가) 경항부 근육경련(일측)

특히, 두판상근(splenius capitis): 승모근의 안쪽에 위치

흉쇄유돌근(sternocleidomastoid), 항인대(ligament nuchae)의 하 1/2과 향외상방 후두골 상항선 외측 C7, T1,2,3의 극돌기에서 유양돌기까지

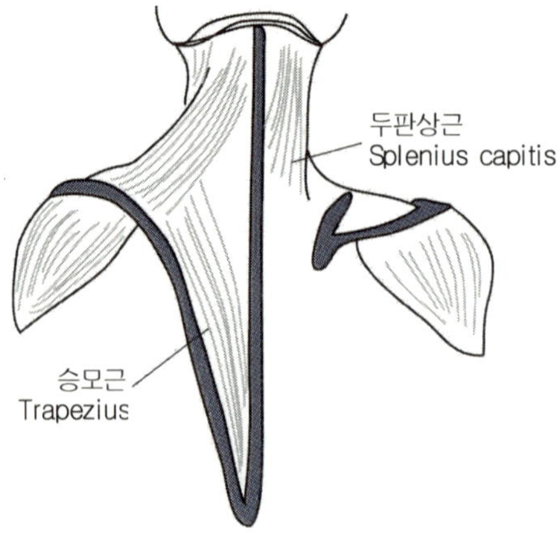

(나) 목을 능동적으로 돌리지 못하고 한 쪽으로 기울고 뒤로 돌아간다.

(다) 동통은 없고 수면 중에는 사경이 사라진다.

(라) 초기: 외력에 의한 변형의 교정이 일시적으로 가능

후기: 경부근육의 구축과 퇴행성 골관절증이 병발(통증)

(4) 검사(Examination)

환측 두판상근(splenius capiyis)이 굵고 딱딱하다.

(5) 치료(Treatment)

순환 & 진정 & 이완(Circulation & cedation & relaxation)

(가) 안유법(Press-kneading) 시술

완골(Wangu), 풍지(Fenchi), 천창(Tianchang), 천주(Tianzhu), 혈위를 각 1분씩 시술, 또는 전침 사용: 15분간 약자극, 빈률은 느리게(2~8 times/sec)

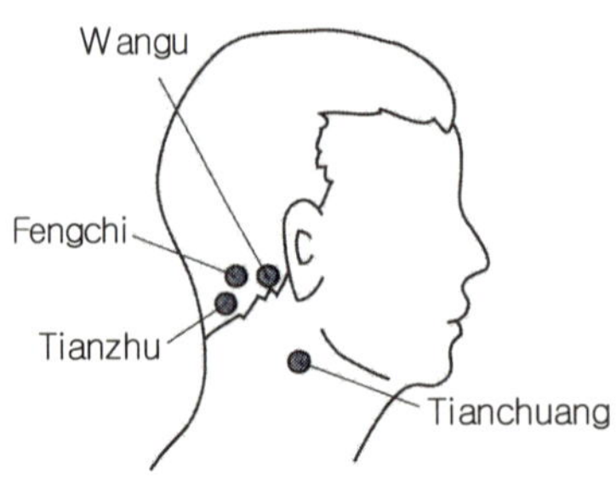

(나) Linear-rubbing

흉쇄유돌근(sterncleidomastoid)	양측(환측위주)
두판상근(splenius capiyis)	
경추양측	

(다) 사혈 발관(Cupping with bloodletting)

환측 두판상근의 근복 머리 털난 곳 아래쪽의 경추에서 2~3촌 외방의 근육이 제일 단단한 곳을 삼릉침(three-edged needle)으로 15회 정도 찔러준다.

침이 깊이 들어가지 않도록 손끝도 함께 쥐어 찔러주며 후에 부항(cupping)을 10~15분 정도 시행한다. 5분 마다 부항컵(cup)을 조금 좌우로 흔들어주어 피가 잘 나오도록 한다.

(라) 처방(Herbs)

우방자, 백질려, 백강잠, 백지, 진교, 제반하, 상지, 낙석등

증세에 따라 가감

- 전동증상(Tremor)이 심하면(+석결명, 영양각분)
- 경련증산(Spasm)이 심하면(+제남성, 백개자)

* 암워커(www.armwalker.co.kr)를 이용한 전신순환 보행운동 15~30분

(6) 주의(Notice)

강자극을 주면 증상이 더 심해진다. 부드럽고 약하게, 전침도 약자극으로 일주일에 2회 치료한다. 약(Herbs)과 함께 치료하면 30회(약 3개월), 약 없이 치료하면 60회 정도에 완치 된다(약 6개월). 치료 기간 중 환자를 유쾌하게 한다. 정서격동이 없도록 상기 모든 방법을 통합하여 치료한다(Integrated treatment).

PM (pain manipulation) prescription

Name		Sex		Age		Date	
Diagnosis 1							
Diagnosis 2							
Diagnosis 3							

MANIPULATIONS		Locations
Com	compressing	
Con	conforming	
CR	circular rubbing	
Dhy	dhyana-thumb-pushing	
Ext	extension	
Gra	grasping	
Kne	kneading	
Kno	knocking	
LR	linear rubbing	
Pat	patting	
Pin	pinching	
Plu	plucking	
Poi	pointing	
Pr-K	press-kneading	
Pr-R	press-reduction	
Pus	pushing	
Rol	rolling	
Rot	rotating	
Ru2	rubbing with 2 palms	
Scr	scrapping	
Sez	seizing	
Sha	shaking	
Sqe	sqeezing	
Str	stripping	
Swe	sweeping	
Trc	traction	
Tns	Transporting	
Twi	twinning	Note
Tws	twisting	
Twz	tweezering	
Vib	vibrating	
Wip	wiping	
S-WR	side-wrenching	
B-WR	back-wrenching	

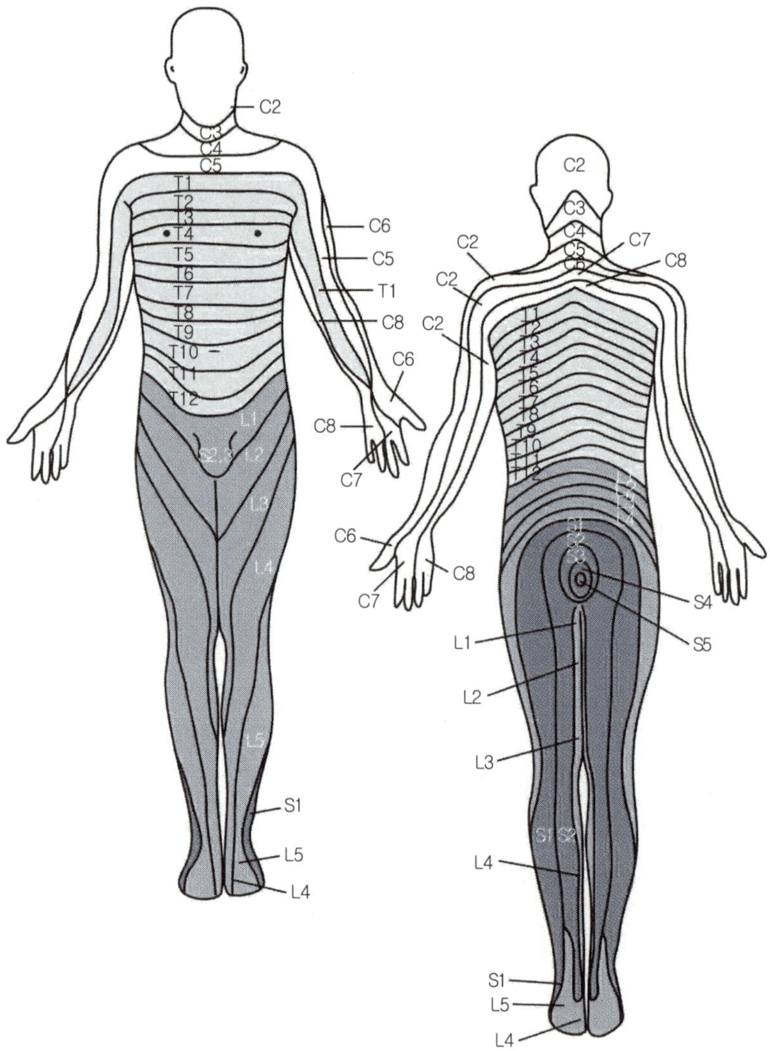

Manipulator		Doctor	

5 전사각근 증후군 (Scalenus anticus syndrome)

(1) 정의(Definition)

완신경총(C5-T1)과 쇄골하 동맥이 경련된 전사각근의 압박을 받아 목에서 팔까지 저리고 손이 차가운 증상이 출현하는 신경혈관 압박 증후군 30세 이상의 여성에 다발하며 여자가 남자보다 4배 정도 발병률이 높다.

(2) 국소해부(Regional anatomy)

(가) 사각근

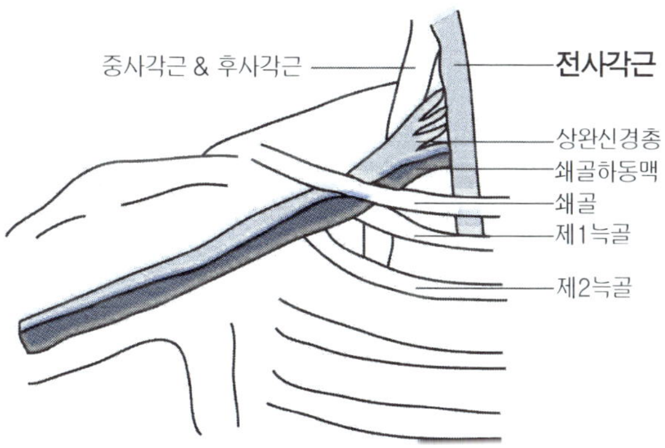

전사각근	C3,4,5,6 횡돌의 전결절 ⇒ 제 1늑골
중사각근	C2,3,4,5,6 횡돌의 후결절 ⇒ 제 1늑골
후사각근	C2,3,4,5,6 횡돌의 후결절 ⇒ 제 2늑골

- 기능: ① 늑골을 상거하여 흡기를 돕는다.
  ② 경추를 전굴 또는 측굴 시킨다.
- 신경지배: C2,3,4의 전지前支

(나) 완신경총

추간공

↓ 하행

경추 횡돌 앞쪽

↓

쇄골상와

↓

상지

즉, 경부의 척신경은 추간공을 나온 후 전사각근을 통과하므로 앞쪽의 전사각근이 경련되면 뒤쪽의 신경이 압박을 당한다.

(다) 쇄골하 동맥

전사각근과 중사각근의 사이

↓

쇄골상와

↓

상지

갑상연골(Adam's apple): 상단 C4
하단 C5

경동맥 결절: C6횡돌의 전결절

(3) 병리기전(Aetiology & pathogenesis)

1. 경부를 후신 측굴한 상태에서 지면에 있는 무거운 것을 들어 올리려고 머리를 뒤로 젖히고 있는 힘을 다 쓸 때 전사각근의 손상과 경련이 발생한다.
2. 제 1늑골이 장기간, 만성적으로 완신경총을 자극할 때(견갑하수, 고위흉골, 고위제1늑골, 완신경총의 위치가 편후인 경우)
3. 기형: C7 횡돌이 지나치게 길거나 혹은 전, 중사각근이 합병된 경우
4. 온도 저하(cold attack)

↓

전사각근 경련

↓

신경혈관압박

↓

증상출현

(4) 임상표현(Main features)

(가) Pain

전사각근 부위(팔을 올리면 사라지고 내리면 심해진다)

(나) 신경압박증상

1) 환지로 방사통 출현 및 마목감, 촉전감, 하완척측 및 4,5지(C8 지배영역)가 명현

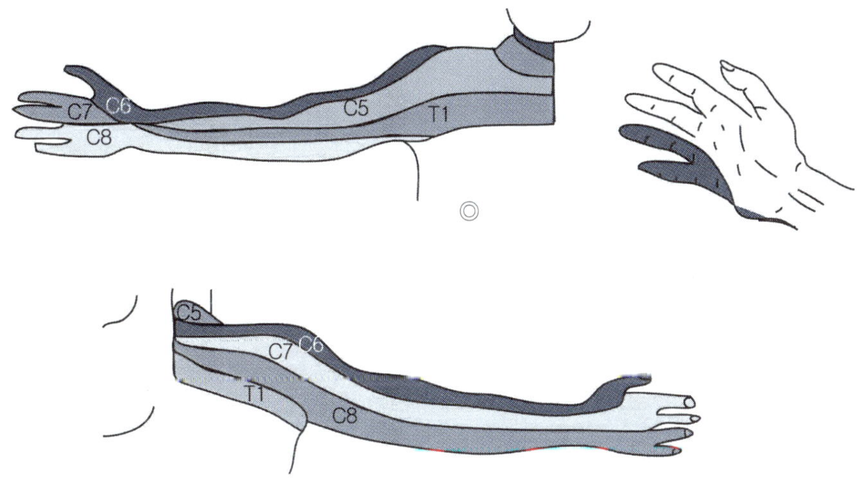

2) 교감신경 압박증상

C7-T1(C8N)사이에는 성상 신경절(stellate ganglion)이 존재하며 이곳에 영향을 주어 교감신경 자극증상이 나타남

<table>
<tr><td>초기</td><td>면부발한
환지발냉
환측 동공확대
(정상인은 동공에 불을 비추면 축소)</td><td rowspan="2">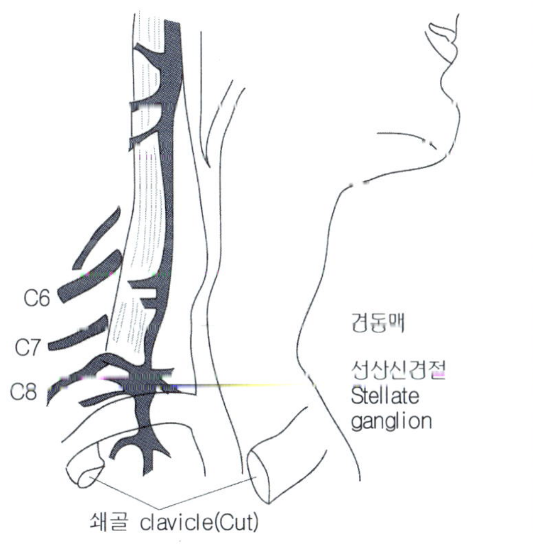
</td></tr>
<tr><td>후기</td><td>Honer's syndrome:
환측 안면 홍색紅色 및 발한 소실消失과
뜨거워 짐,
동공축소
안구함몰,
안검하수,
눈이 작아짐
(수기치료 불가능-수술)</td></tr>
</table>

(다) 혈관 압박증상(쇄골하 동맥)-경추 신경병은 혈관증상이 없음

초기: 혈관 경련으로 인한 혈액공급 저하로 상지가 차가와 짐

후기: 혈관 폐색으로 뼈 속까지 발냉감이 있으며 마찰을 하여도 뜨거워지지 않고 괴사에 의하여 손가락이 떨어져 나간다.

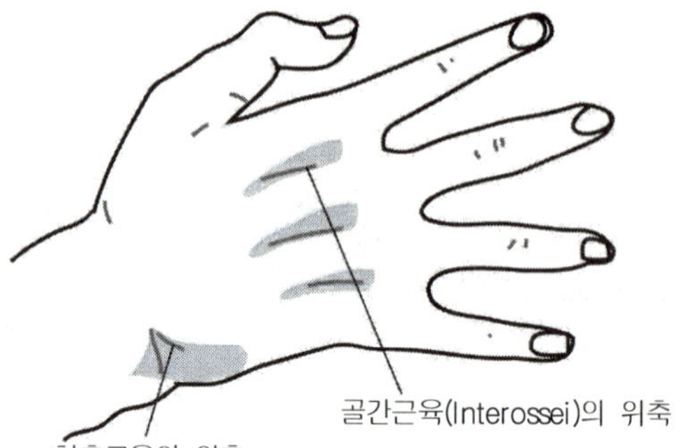

(라) 근육증상

초기에는 별다른 변화가 없으나 시간이 경과함에 따라 근육위축이 일어난다. 근육위축은 손바닥의 척 측과 요 측의 근육이 없어지고 손등의 중수골간의 근육이 위축되고 물건을 잡을 수 없으며 힘이 전혀 없다.

(5) 검사(Examination)

(가) Tenderness

전사각근의 국부에서 경결硬結을 만질 수 있다(압통을 동반한 환지 방사통). 목 앞 부위에 계란 크기의 딱딱한 것이 있고 누르면 들어가나 딱딱한 감각이다. 단단한 공을 누르는 느낌이며 국부를 누르면 통증이 있다.

(나) 심호흡시험(p.331 참고)

(+)

(다) 완신경총 견납시험(+)(p.334 참고)

(라) 환지를 상거 했을 때-증상 감경 ↓

환지를 하수 했을 때-증상 가중 ↑

(마) 근육의 병이므로 x-ray상 나타나지 않는다.

(6) 감별진단(Differential diagnosis)

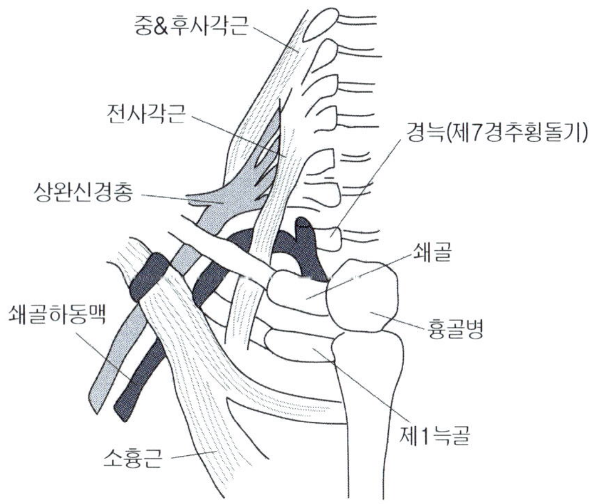

흉곽출구 증후군

- 경늑 증후군(cervical rib syndrome)
- 훼돌소흉근 증후군(초외전 증후군)(hyper abduction syndrome)
- 늑쇄 증후군(costoclavicular syndrome)
- 전사각근 증후군(scalenus anticus syndrome)

(가) 경늑 증후군(기형) → 중년 이후에 증상 발현

제 7경추의 횡돌이 이상적으로 자란 기형(마치 늑골 같음) → 쇄골하 동맥과 완N총을 압박

- 증상: 전사각근 증후군과 같음
- 감별: 쇄골 상와부에서 골괴(경늑)가 촉지된다. x-ray, **심호흡 시험**(−)(p.331 참고), **손의 위치와 통증과는 관계가 없다.**

(나) 훼돌소흉근 증후군(초외전 증후군)

상지를 과도하고 급격하게 외전 후신 → 소흉근 손상 → 아래쪽을 지나는 동맥과 신경 압박한다.

- 증상(전사각근 증후군과 같음)
- 감별: **초외전 시험**(p.333 참고)

(다) 늑쇄 증후군(쇄골과 늑골 사이가 좁아짐)

선천적 기형	⇒ 신경 및 혈관 압박	⇒ 증상 출현
전사각근 증후군⇒제 1늑골을 위로 당긴다		

- 감별: **정흉시험**(p.332 참고)

(7) 치료(Treatment)

근육이완 및 혈액순환 개선

(가) 환측 경항부(5~6 mins)

안유, 곤법, 나법 시술: 경부에 전사각근이 있으나 항배근육(rear neck & upper back)도 함께 이완시켜야 함. 특히, 항배項背부는 rolling을 중점적으로 시술.

(나) 흉쇄 유돌근의 후연을 집중적으로 추법(pushing) 시술(깊고 부드럽게)

시술자의 엄지로 흉쇄유돌근의 후연을 C6까지 추법(pushing) 20회 함(엄지로 꼭 눌러서 밀어준다)

4~5회의 추법(pushing)마다 탄발법(plucking)을 시술(가야금 줄을 튕기듯이)

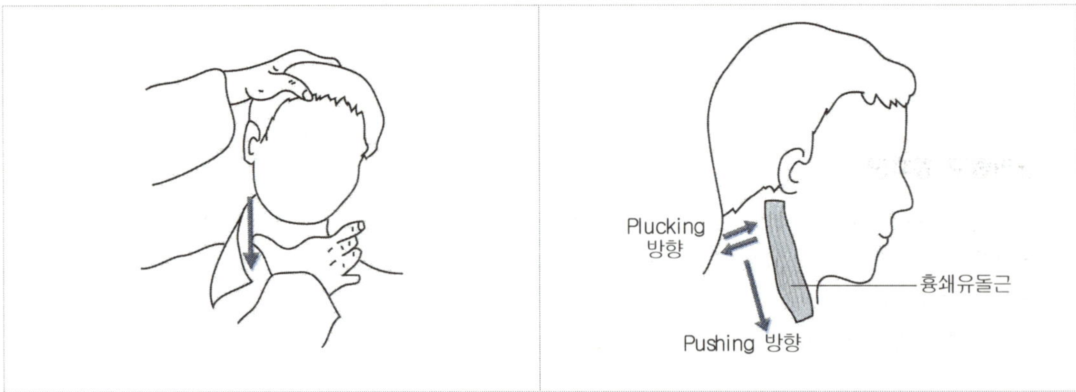

(다) 흉쇄유돌근 후연을 press-plucking(압력을 가하면서 탄발)

머리를 건측으로 측만시키는 피동활동을 병행한다.

(라) 압법(Compressing) & 탄발법(plucking)

쇄골상와 중앙부위를 제1늑골 방향으로 20초 동안 누른다.

(마) 전사각근 섬유방향으로 찰법(linear-rubbing) 시술

* 암워커(www.armwalker.co.kr)를 이용한 전신순환 보행운동 15~30분

(8) 주의(Notice)

- 매일 1회씩 치료 할 것. 가능하면 12시간마다 치료(2주 정도 치료하면 완쾌된다)
- 삼각근 고정(걸치는 부분은 팔꿈치)
- 경항부를 따뜻하게 할 것
- 85~92% 치료 성공률(2~3회 치료 후 호전되지 않으면 수술을 권장하나 대부분의 경우 치료 됨

PM (pain manipulation) prescription

Name		Sex		Age		Date	
Diagnosis 1							
Diagnosis 2							
Diagnosis 3							

MANIPULATIONS		Locations
Com	compressing	
Con	conforming	
CR	circular rubbing	
Dhy	dhyana–thumb–pushing	
Ext	extension	
Gra	grasping	
Kne	kneading	
Kno	knocking	
LR	linear rubbing	
Pat	patting	
Pin	pinching	
Plu	plucking	
Poi	pointing	
Pr–K	press–kneading	
Pr–R	press–reduction	
Pus	pushing	
Rol	rolling	
Rot	rotating	
Ru2	rubbing with 2 palms	
Scr	scrapping	
Sez	seizing	
Sha	shaking	
Sqe	sqeezing	
Str	stripping	
Swe	sweeping	
Trc	traction	
Tns	Transporting	Note
Twi	twinning	
Tws	twisting	
Twz	tweezering	
Vib	vibrating	
Wip	wiping	
S–WR	side–wrenching	
B–WR	back–wrenching	

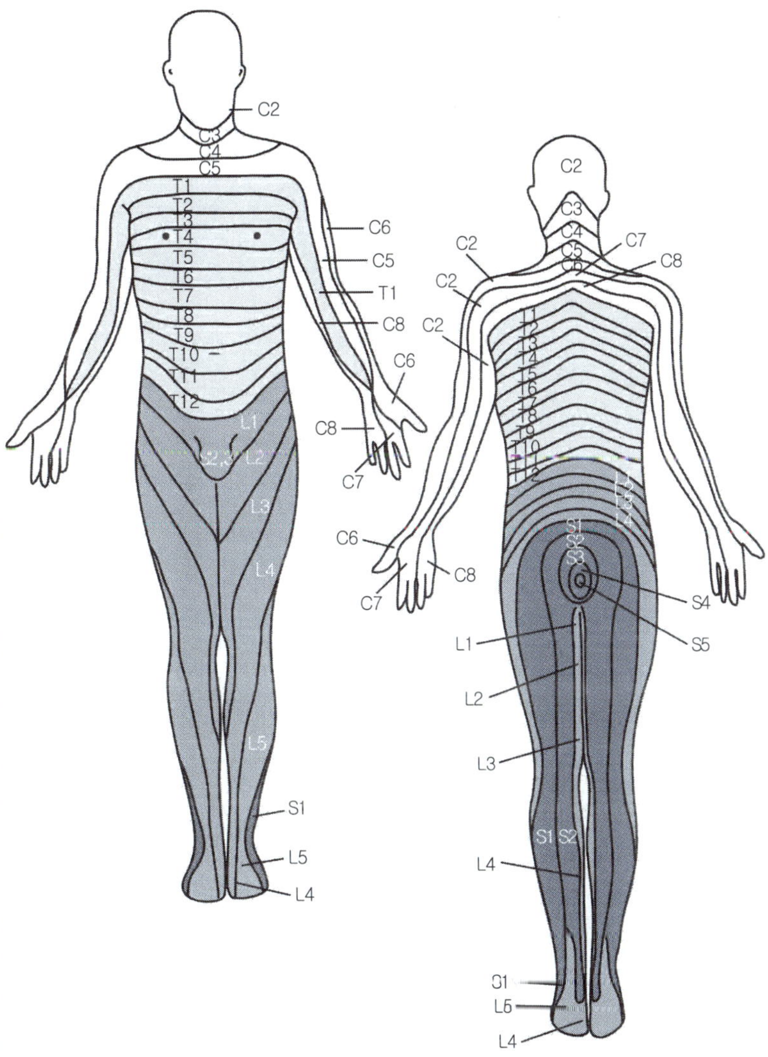

Manipulator		Doctor	

Chapter

III

견완부 질환

1 오십견
(Frozen shoulder: Adhesive capsulitis of shoulder)

유착성 관절낭염, 견관절 주위염, 동결건(frozen shoulder), checkrein shoulder 등으로 다양하게 불리며, 통증과 능동성 혹은 수동성 운동 범위의 제한을 특징으로 한다.

여성이 2배 정도 빈도가 높으며, 40세 이하나 70세 이상에서는 잘 관찰되지 않는다. 50% 정도에서 팔의 부동성(immobility)이 원인 인자가 된다.

예를 들어, 골절로 인해 삼각건이나 깁스붕대로 팔을 움직이지 못하게 하는 것 또한 흔한 유발인자 중 하나이다. 경도의 염증 반응이 관절낭, 활액막(synovial membrane), 회전근개(rotator cuff. 극상근, 극하근, 소원근, 견갑하근 4개의 근육)에 생긴다. 결과적으로 유착이 관절낭의 주름 사이, 관절낭과 상완 골두 사이에 생긴다. 상완이두근건(Biceps brachii tendon)의 운동성은 이것의 활액막초(synovial sheath)의 염증에 의해 감소한다. 삼각근하 점액낭에는 유착이 없다.

(1) 국소해부(Regional anatomy)

견관절은 활동범위가 가장 큰 관절로서 flexion, extension, abduction, adduction, rotation, elevation 등(p.110). 각 방향으로 움직일 수 있다.

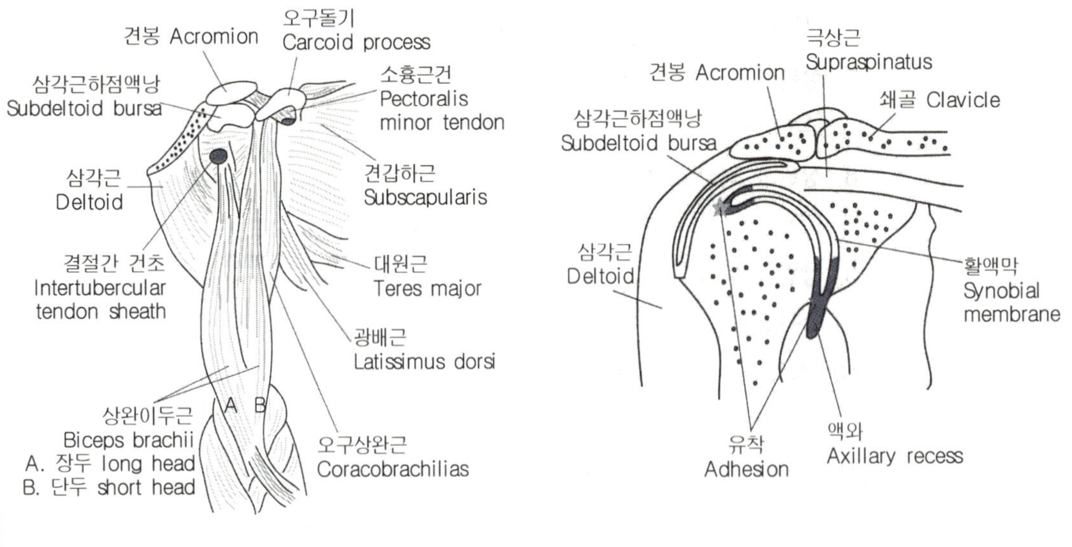

견관절 운동에 참여하는 근육

외전	극상근, 삼각근
내수	극하근, 소원근, 견갑하근, 대흉근, 상완이두근, 훼완근, 광배근
전굴	삼각근의 전부, 대흉근, 상완이두근, 훼완근
후신	삼각근의 후부, 대원근, 광배근
내선	견갑하근, 대흉근, 광배근
외선	극하근, 소원근
전굴상거	전거근
외전상거	견갑거근, 능형근, 승모근, 전거근

(2) 병리기전(Aetiology & pathogenesis)

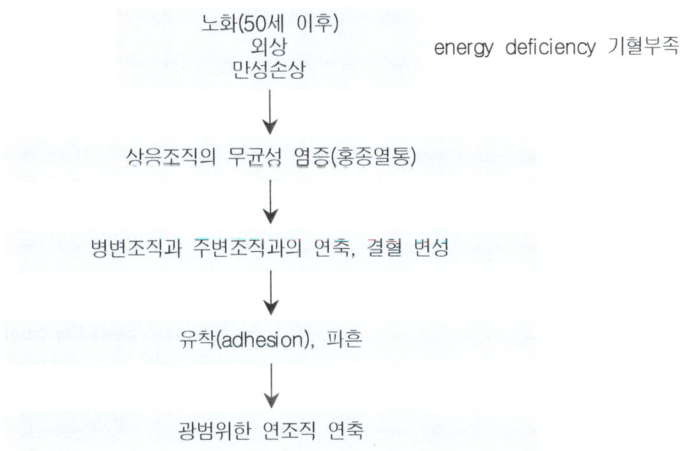

왜 견부에 발생하는가?

- 관절낭이 느슨하다.
- 견부를 통과하는 근육, 인대가 비교적 많으며 가늘고 길다.
- 활동 범위가 크므로 손상 될 기회가 많다.
- 높은 위치이므로 수한(cold attack)의 기회가 많다.

(3) 임상표현(Main features)

(가) Pain

급성으로 발작하기도 하나 대부분 만성임

야간에 더욱 심해짐

팔꿈치 또는 경항부로 방사되기도 함

(나) Movement

광범위한 활동제한	초기	통증으로 인한 활동장애
	후기	유착(adhesion)으로 인한 활동장애 운동성 완전 소실

(다) 근육

후기에는 근육(삼각근과 견갑골 근육)이 위축된다.

x-ray	
초기	무 이상 변화
후기	상완골 대결절(greater tubercle of humerus)의 골질밀도 증가(증후되어 7 mm까지 두꺼워 짐-염증으로 인하여 상완골 대결절 부분의 섬유연골이 석회화 됨)
	상완골두의 피질하에 있는 송질골은 소송되어 밀도가 저하된다(견관절의 장기폐용).

유착성 관절낭염은 일반적으로 자연 치유되며 대개 1~2년 지속된다.

(4) 치료(Treatment)

근육이완 & 순환개선 & 관절 활동 개선

(가) 앙와仰臥 누운자세로 시술

곤법 및 안유법 시술	견전부→상완내측→팔꿈치의 요골조융
피동활동 배합(동시 진행)	환지 외전 & 내수 & 선전

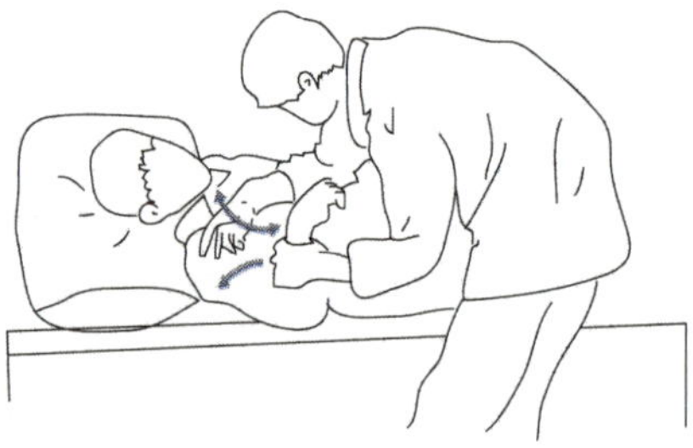

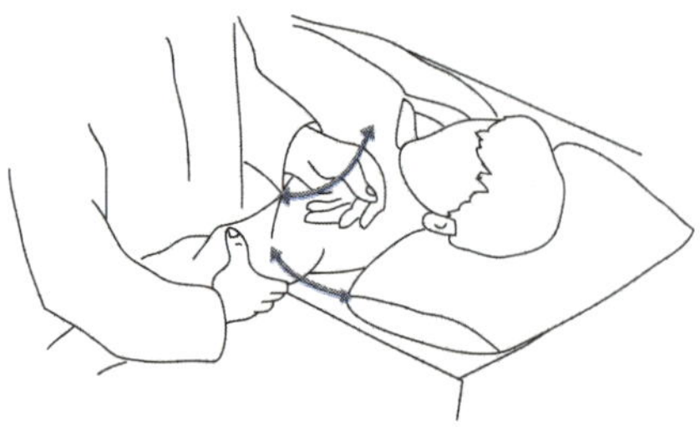

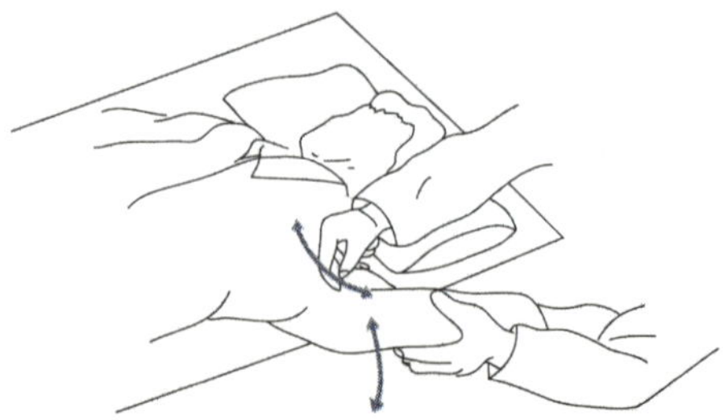

(나) 측와側臥 옆으로 누운자세로 시술

견 외측 & 액하부: 전굴상거 & 후만

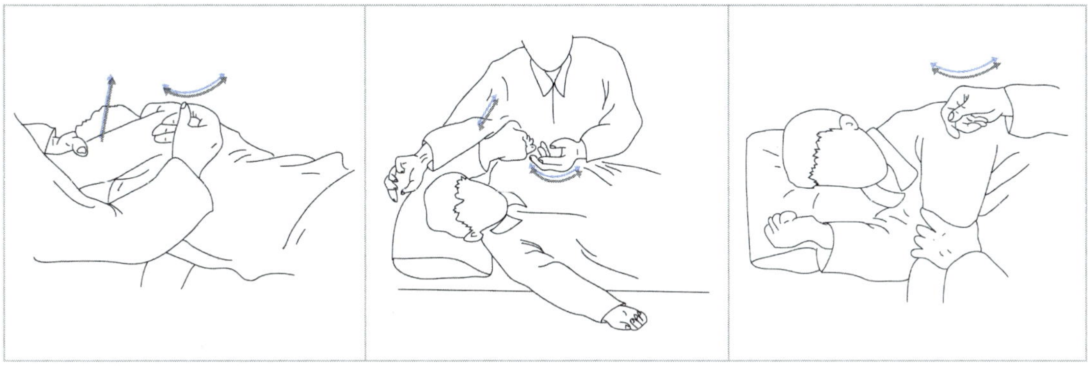

(다) 좌위座位 앉은자세로 시술

항부 & 견갑부: 환지 후만 & 상거(rotation & shaking & 2 palms rubbing)

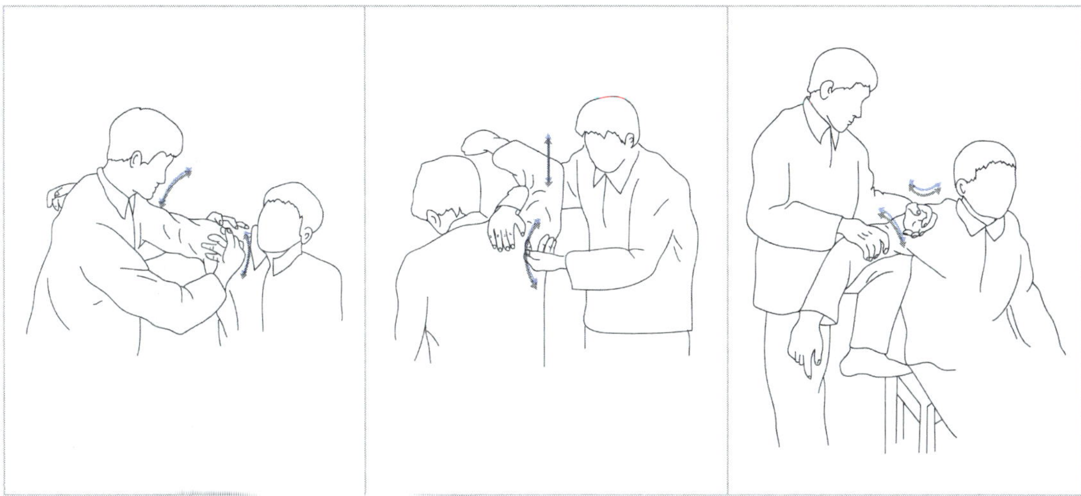

(라) 찰법시술(Linear rubbing)

(5) 운동(Exercise)

* 암워커(www.armwalker.co.kr)를 이용한 전신순환 보행운동 15~30분

(6) 주의(Notice)

- 초기: 부드럽고 온화하게 시술(순환위주)
- 후기: 강하게(관절활동개선: 피동활동위주)

PM (pain manipulation) prescription

Name		Sex		Age		Date	
Diagnosis 1							
Diagnosis 2							
Diagnosis 3							

MANIPULATIONS	
Com	compressing
Con	conforming
CR	circular rubbing
Dhy	dhyana-thumb-pushing
Ext	extension
Gra	grasping
Kne	kneading
Kno	knocking
LR	linear rubbing
Pat	patting
Pin	pinching
Plu	plucking
Poi	pointing
Pr-K	press-kneading
Pr-R	press-reduction
Pus	pushing
Rol	rolling
Rot	rotating
Ru2	rubbing with 2 palms
Scr	scrapping
Sez	seizing
Sha	shaking
Sqe	sqeezing
Str	stripping
Swe	sweeping
Trc	traction
Tns	Transporting
Twi	twinning
Tws	twisting
Twz	tweezering
Vib	vibrating
Wip	wiping
S-WR	side-wrenching
B-WR	back-wrenching

Locations

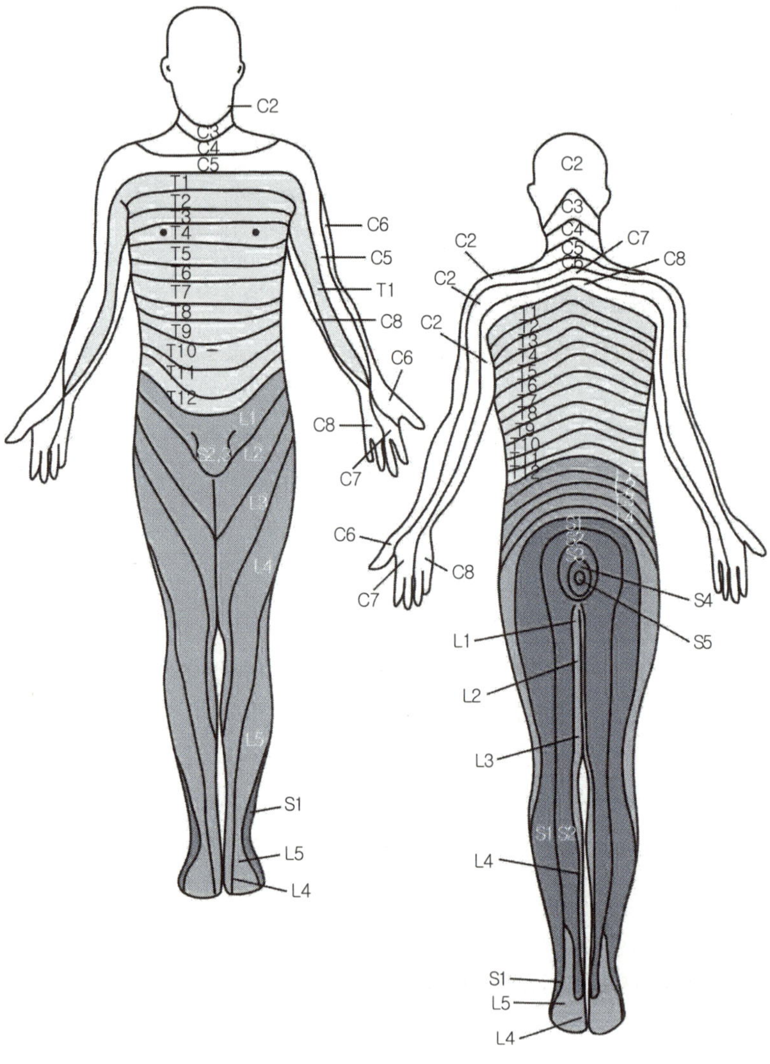

Note

Manipulator		Doctor	

2 통증호 증후군 Ⅰ
(Painful Arc Syndrome Ⅰ)

• 극상근 건염(Supraspinatus Tendonitis): 4개의 회전근개 증후군 중 최다 발병
• 극상근건 석회화(Calcifictendonitis)

(1) 국소해부(Regional anatomy)

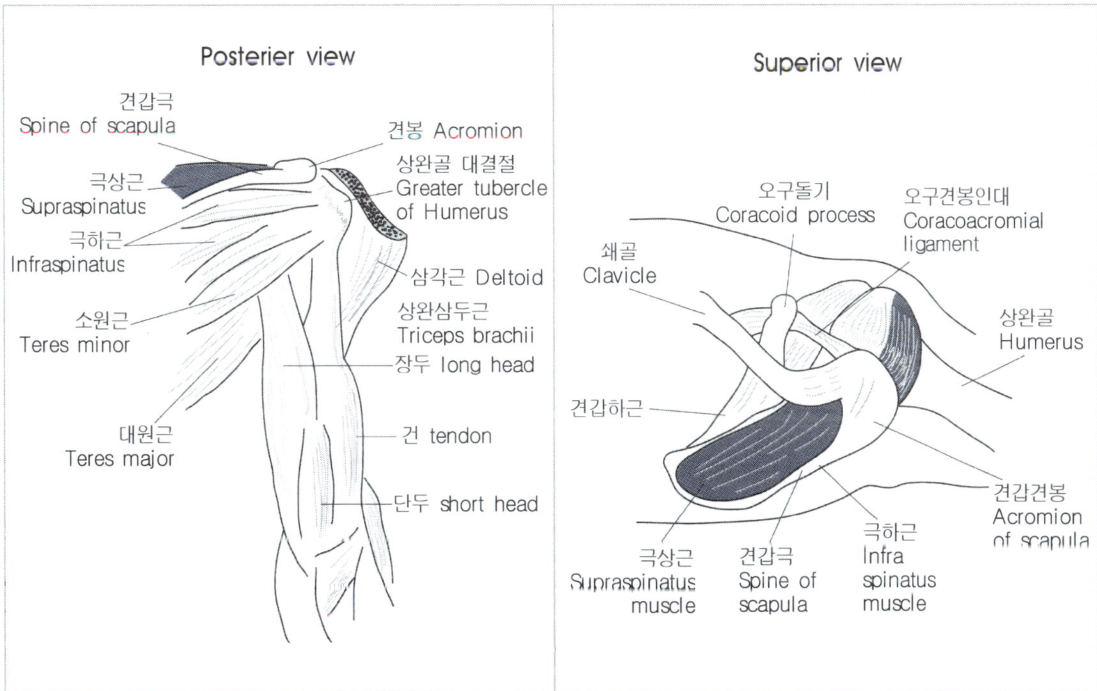

극상근	기	⇒	지
	견갑극 상와		상완골 대결절 정부
	작용	① 외전기동(15° 까지)⇔15° 이후(삼각근)	
		② 경도외전	

(2) 병리기전(Aetiology & pathogenesis)

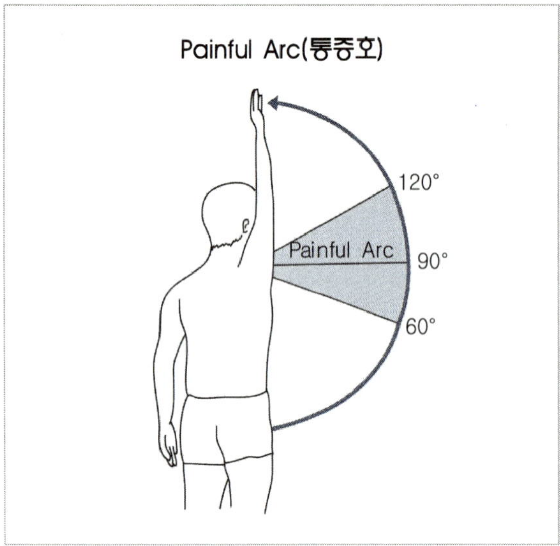

상완외전(abduction) (60~120°)

↓

견봉과 대결절간의 간격이 최소가 되며
이 간격 사이에는 극상근이 제압 마찰된다.

↓

만성 손상

↓

염증 및 석회화

↓

통증 및 기능장애

(3) 임상표현(Main features)

두 질환의 임상표현은 유사하며, 석회화된 경우는 x-ray로 관찰 가능함.

(가) 통증

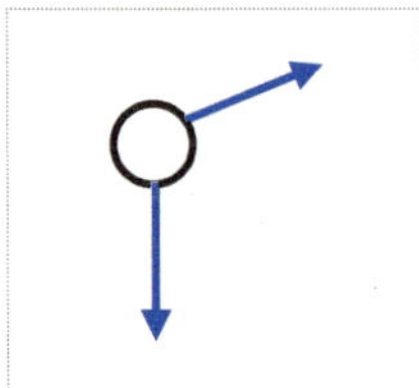

견외측 → (향상) 견부

견외측 → (향하) 삼각근 지점

(나) 압통

견봉하 대결절처(greater tubercle)

(다) 운동성

외전 60~120° 에서 통증이 증가한다(painful arc).

(라) 근육

만성의 경우 삼각근의 위축이 일어난다.

(4) 치료(Treatment)

근육이완 및 혈액순환

(가) 어깨 및 견봉의 외측(견상부)

안유법, 곤법, 추법, 나법 시술(Press-kneading, rolling, pushing, grasping)

(나) 찰법 시술(Linear-rubbing)

(다) 침(Acupuncture)

견정혈(Jianjing, G21)* 에서 견우혈(Jianyu, LI15)† 로 투횡자透橫刺(horizontal insertion: cut through) 전침-약자극 15 mins

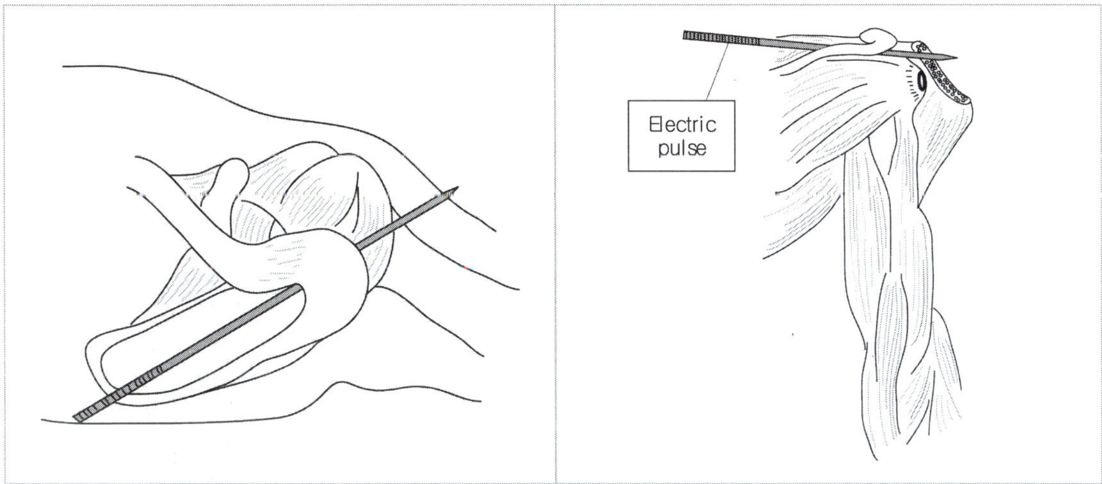

* 암워커(www.armwalker.co.kr)를 이용한 전신순환 보행운동 15~30분

(5) 주의(Notice)

팔을 들고(외전 90°) 치료하면 효과가 없다(60~120° 범위에서는 극상근이 들어간다). 내수내선 위치에서 치료하여야 한다. 10~12회 정도에서 치료되며 침과 병행하면 8회 정도로 치료기간이 단축된다.

극상근건이 단열된 경우

외전이 불가능 함(특히, 외전 시작 시)
양측비교(견봉 하 대결절부분에 함몰이 촉지 됨)

---

* Jianjing(G21): Midway between T7sp and the acromion at the highest point of the shoulder

† Jianyu(LI15): When the arm in full abduction. the point is in the depression appearing at the anterior border of the acrominclavicular joint

PM (pain manipulation) prescription

Name		Sex		Age		Date	
Diagnosis 1							
Diagnosis 2							
Diagnosis 3							
MANIPULATIONS		Locations					

Com	compressing
Con	conforming
CR	circular rubbing
Dhy	dhyana-thumb-pushing
Ext	extension
Gra	grasping
Kne	kneading
Kno	knocking
LR	linear rubbing
Pat	patting
Pin	pinching
Plu	plucking
Poi	pointing
Pr-K	press-kneading
Pr-R	press-reduction
Pus	pushing
Rol	rolling
Rot	rotating
Ru2	rubbing with 2 palms
Scr	scrapping
Sez	seizing
Sha	shaking
Sqe	sqeezing
Str	stripping
Swe	sweeping
Trc	traction
Tns	Transporting
Twi	twinning
Tws	twisting
Twz	tweezering
Vib	vibrating
Wip	wiping
S-WR	side-wrenching
B-WR	back-wrenching

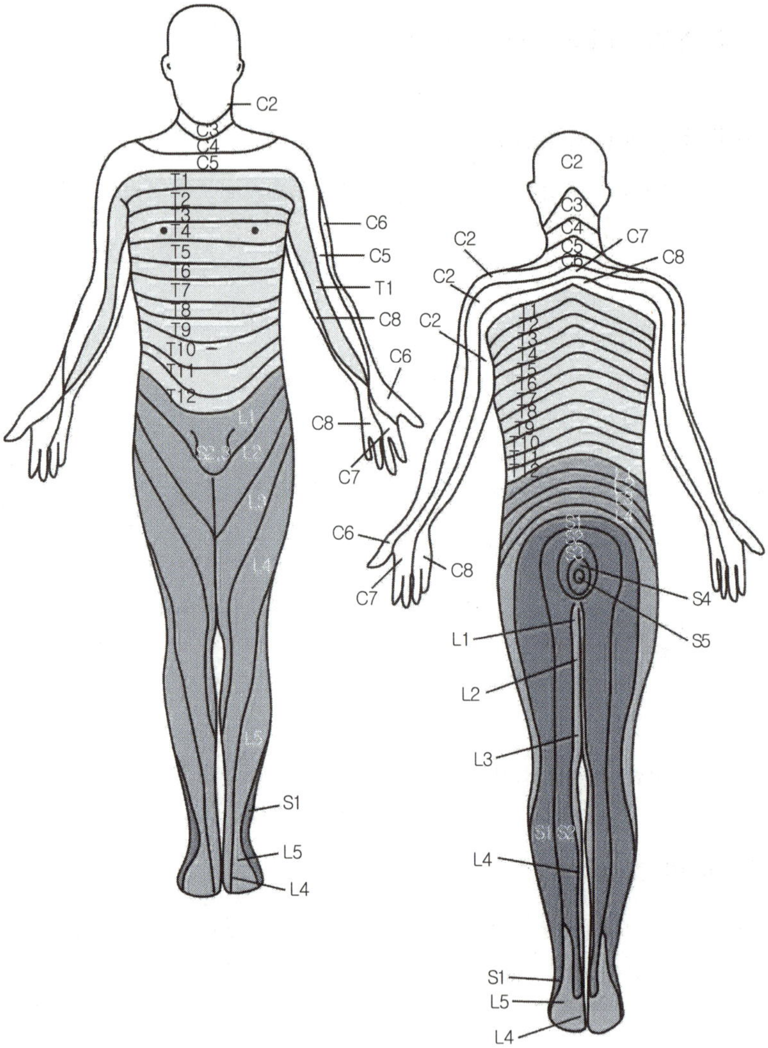

Note

Manipulator		Doctor	

3 통증호 증후군 II (Painful Arc Syndrome II)

견봉하 활액낭염, 삼각근하 활액낭염(Subacromial Bursitis & Subdeltoid Bursitis). 견봉하 활액낭과 삼각근하 활액낭은 서로 통해 있다. 따라서 한쪽에 염증이 생기면 다른 쪽도 생긴다.

(1) 국소해부(Regional anatomy)

Subacromial bursa(견봉하 활액낭)의 작용은 greater tubercle(대결절)과 deltoid(삼각근) 사이, greater tubercle(대결절)과 acromion(견봉) 사이의 마찰을 감소시킨다.

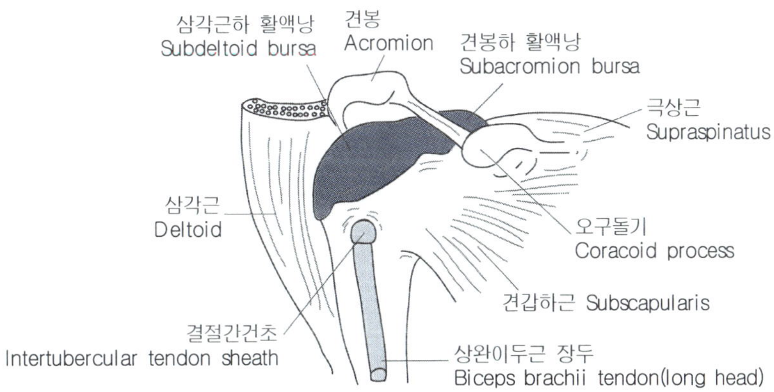

(2) 병리기전(Aetiology & pathogenesis)

(가) 외상(Traumatic injury)

외력이 직접 활액낭에 가해 짐

↓

활액낭이 충혈 됨

↓

손상성 염증

↓

급성

(나) 퇴행(Degeneration)

•만성손상(frictional injury)
•극상근건의 병변
•40세 이후 활액낭의 퇴변(退變)

↓

손상성 염증

↓

유착

↓

만성 염증

(3) 임상표현(Main features)

(가) 통증

심부에 통증이 있으며 견봉하에서 삼각근 지단까지 방사된다.

(나) 압통

견봉하, 삼각근하에 광범위한 압통이 있다.

(다) 활동장애

외상-급성
퇴변-점진적 가중

(라) 후기

삼각근 위축(삼각근 위축은 오십견에서도 나타난다)

(4) 치료(Treatment)

(가) 초기(혈액순환 위주)

찰법(Linear-rubbing) 시술(삼각근 부위) - 수법은 부드럽고 온화하게

(나) 후기(혈액순환 및 관절가동 개선)

추법, 안유법, 곤법, 나법(Pushing, press-kneading, rolling, grasping) 시술. 견관절 피동활동

☞ 치료 시는 내수내선 자세에서 치료

* 암워커(www.armwalker.co.kr)를 이용한 전신순환 보행운동 15~30분

PM (pain manipulation) prescription

Name		Sex		Age		Date	

Diagnosis 1	
Diagnosis 2	
Diagnosis 3	

MANIPULATIONS		Locations
Com	compressing	
Con	conforming	
CR	circular rubbing	
Dhy	dhyana–thumb–pushing	
Ext	extension	
Gra	grasping	
Kne	kneading	
Kno	knocking	
LR	linear rubbing	
Pat	patting	
Pin	pinching	
Plu	plucking	
Poi	pointing	
Pr–K	press–kneading	
Pr–R	press–reduction	
Pus	pushing	
Rol	rolling	
Rot	rotating	
Ru2	rubbing with 2 palms	
Scr	scrapping	
Sez	seizing	
Sha	shaking	
Sqe	sqeezing	
Str	stripping	
Swe	sweeping	
Trc	traction	
Tns	Transporting	
Twi	twinning	Note
Tws	twisting	
Twz	tweezering	
Vib	vibrating	
Wip	wiping	
S–WR	side–wrenching	
B–WR	back–wrenching	

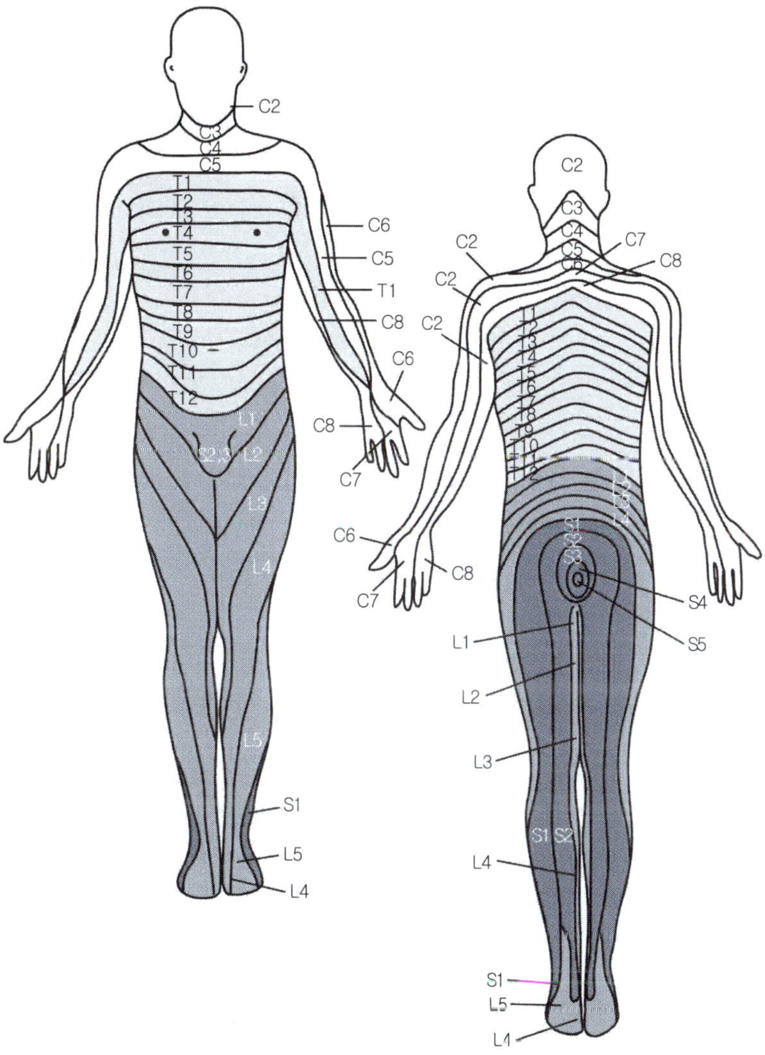

Manipulator		Doctor	

4 견관절 탈구
(Dislocation of the shoulder joint)

소아에게 다발하며 간혹 상지를 극렬하게 운동하는 운동선수에게서도 발생한다. 여아에게서 많이 발생한다(남아:여아=3:7). 2~5세(약 80%), 5~8세(약 20%), 8세 이상은 드물다.

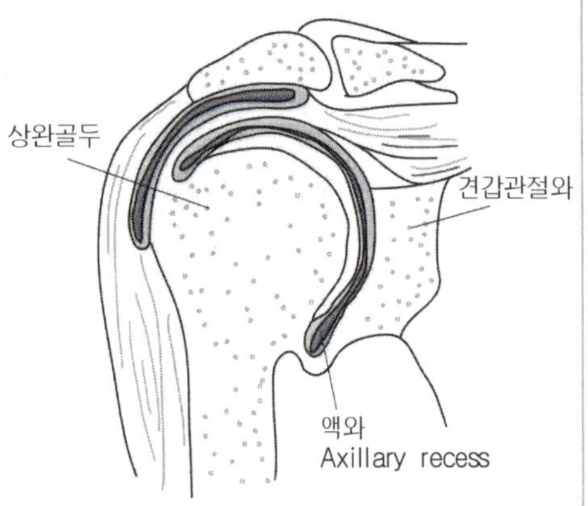

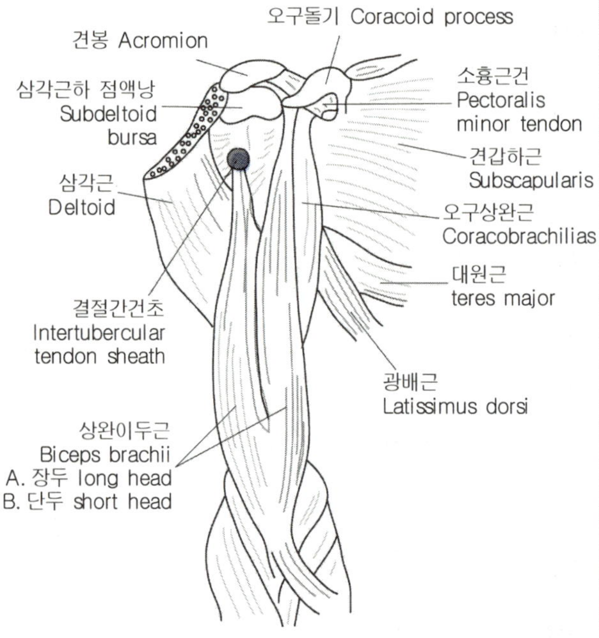

(1) 병리기전(Aetiology & pathogenesis)

소아의 견관절은 주위인대와 관절낭 등이 발육이 완전치 못하므로 견고성이 약하고, 따라서 본 질환이 쉽게 발생 될 수 있다.

소아가 넘어지려 할 때 팔을 잡거나, 옷을 입히려 할 때 상지를 강하게 위로 잡아당길 때 발생하기 쉽다. 병리과정은 아래의 4가지 정도로 해석하고 있으나 정론은 없다.

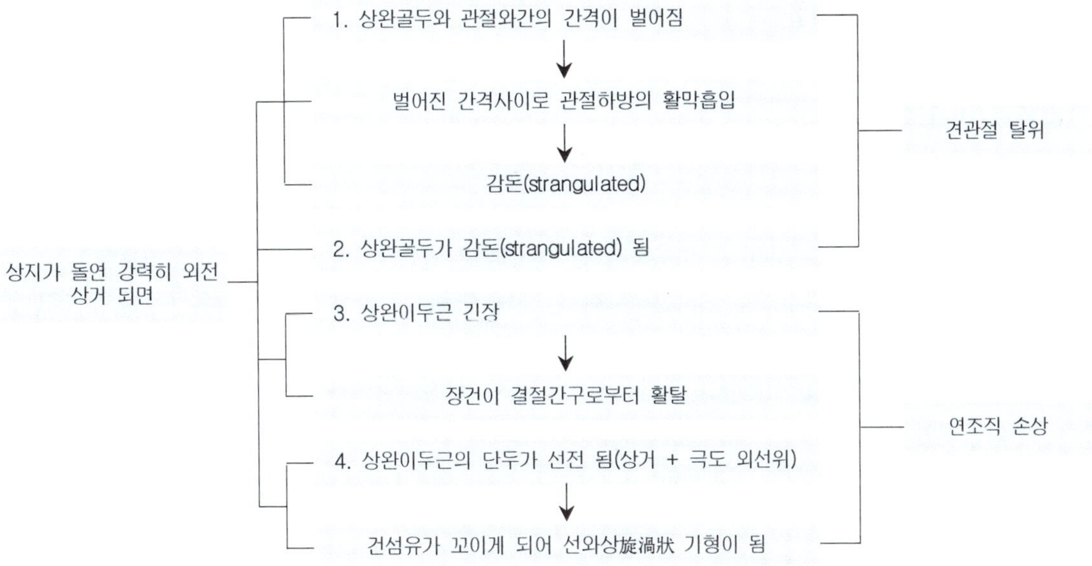

(2) 임상표현(Main features)

- 소아에게서 자주 나타나며 혹은 상지를 극렬하게 활동하는 운동선수에게서도 발생
- 상지 외전 상거 외선의 손상사가 있음
- 견부동통(상지하수, 불능외전 및 상거, 물건을 쥐고 들 수가 없음)

(3) 검사(Examination)

- 견부의 외형은 정상(종창 불명현)이나 상지의 팔꿈치를 동측 흉벽에 부착시키고 있다.
- 탑견시험(Dugas test)(p.299 참고): 상지의 수부手部를 건측 견봉에 닿게 할 수 있으나(피동으로) 통증이 가중된다.
- 상측 훼돌부에 압통 및 높이 융기된 상완이두근 단두를 촉지 할 수 있다.
- x-ray: 정상

(4) 감별진단(Differential diagnosis)

주肘관절 탈위(소아요골소두 반탈위)

수관절 견납사牽拉史가 있으며 주관절을 반굴한 채로 전완은 선전위로 약간 구부린 상태.

환자는 주관절의 각종 활동을 거부하며 특히, 완요腕撓관절을 선전旋轉 할 때 통증이 가장 심하다. 견관절 기능은 정상이다.

(5) 치료(Treatment)

근육이완 및 복위, 증상이 가벼운 경우 (가) 치료만 해도 되나, 훼돌부 압통이 심한 경우는 (나) 치료 후 (가) 치료를 행한다.

(가) 제 1 치료법

환지만 밖으로 노출 시킨 후 보호자가 환아患兒의 겨드랑이에 손을 감싸 품에 안는다,

시술자는 환아의 후외측에 위치한 후 한 손의 중지로는 견관절 전방의 상완골두를 누르고 엄지는 견관절 후방에 위치하게 하여 견관절을 고정(약간 안압)하고 다른 한 손으로 팔꿈치를 잡고 약간 견인한 후 경유輕柔하고 완만하게 전하방에서 전상방으로 360° 큰 원을 그리면서 견관절을 움직여 준다.

1차 시술로서 탄향음(spring sound)과 함께 즉시 통증이 사라지며 외전 및 상거 활동이 가능해 진다.

환선環旋시 상지가 외선위外旋位이어야 한다.

(나) 제 2 치료법

시술자는 환지의 전완을 한 손으로 잡는다. 상지를 약간 후신 외전 시킨다. 다른 한 손은 견부에 위치하도록 하고 엄지로는 훼돌 부위를 가볍게 외하방을 향하여 탄발 및 이완시킨다. 탈위되고 선전된 단두건을 복위시킨다. 동시에 상완을 반복적으로 회전시킨다.

(6) 주의(Notice)

- 복위후 주관절을 굴곡(90°)시킨 채로 3일간 삼각건으로 고정시킨다.
- 부모에게 적어도 3~5일 내에는 환지를 당기지 않도록 주의시킨다(반복손상을 피하여 환부가 유착되거나 기질화되지 않도록 한다).
- 운동: 복위 후 견 관절 기능이 즉시 회복되며, 복위 3일 후부터는 환자에게 스스로 상거, 전굴, 외전, 후신 등의 운동을 하도록 한다.

PM (pain manipulation) prescription

Name		Sex		Age		Date	
Diagnosis 1							
Diagnosis 2							
Diagnosis 3							

MANIPULATIONS		Locations
Com	compressing	
Con	conforming	
CR	circular rubbing	
Dhy	dhyana–thumb–pushing	
Ext	extension	
Gra	grasping	
Kne	kneading	
Kno	knocking	
LR	linear rubbing	
Pat	patting	
Pin	pinching	
Plu	plucking	
Poi	pointing	
Pr–K	press–kneading	
Pr–R	press–reduction	
Pus	pushing	
Rol	rolling	
Rot	rotating	
Ru2	rubbing with 2 palms	
Scr	scrapping	
Sez	seizing	
Sha	shaking	
Sqe	sqeezing	
Str	stripping	
Swe	sweeping	
Trc	traction	
Tns	Transporting	
Twi	twinning	Note
Tws	twisting	
Twz	tweezoring	
Vib	vibrating	
Wip	wiping	
S–WR	side–wrenching	
B–WR	back–wrenching	

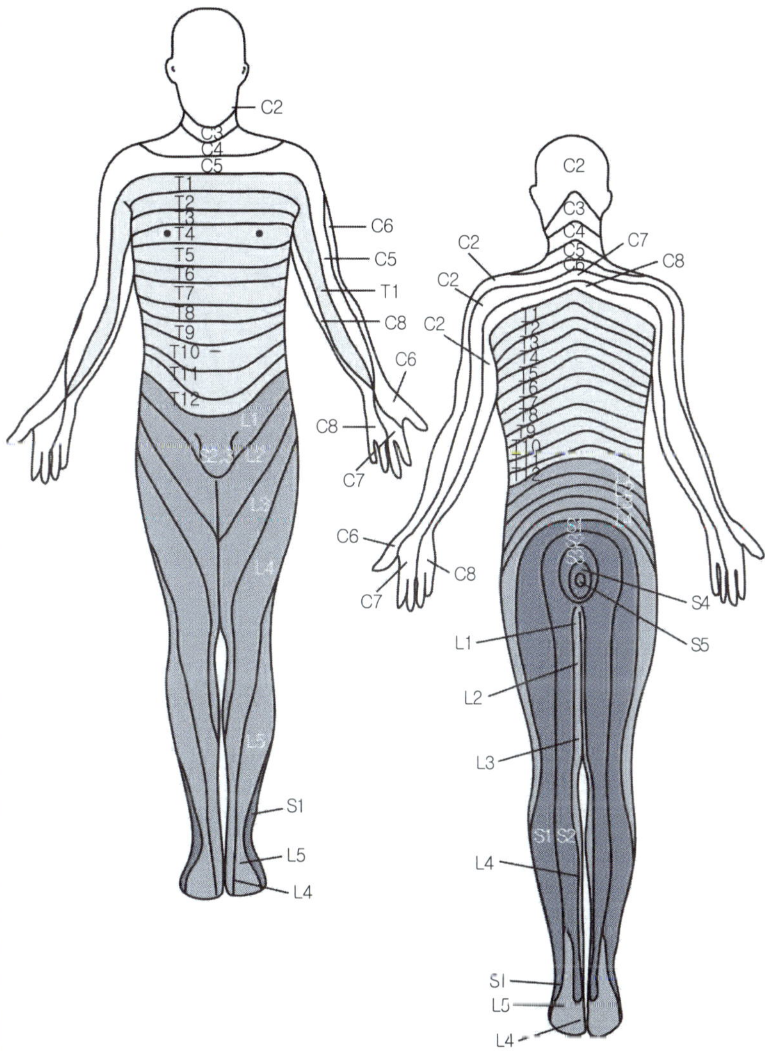

Manipulator		Doctor	

5 상완이두근 장건(장두) 건초염
[Tenosynovitis of Biceps brachii (long head)]

(1) 국소해부(Regional anatomy)

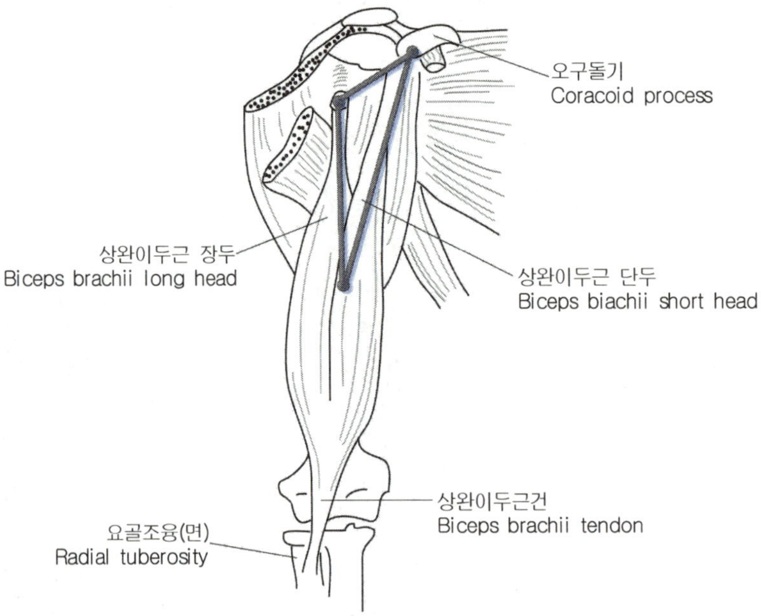

(2) 병리기전(Aetiology & pathogenesis)

반복적인 외전외선이나 노년성 퇴변으로 결절간구가 거칠어지거나 좁아진다. → 만성 습관성 활탈(habitual dislocation), → 만성적 손상(chronic frictional injury), → 건초(tendon sheath)의 손상성 염증.

(3) 임상표현(Main features)

(가) 통증

견전부(결절간구) 또는 어깨전체

(나) 활동시 통증가중(특히 외전, 외선)(p.305 참고)

(다) 운동성

통증으로 움직일 수 없음

(4) 치료(Treatment)

근육이완 및 혈액순환개선

(가) 견전부(결절간구)

안유법, 곤법, 양수마찰법(Press-kneading, rolling, 2 palms rubbing) 시술

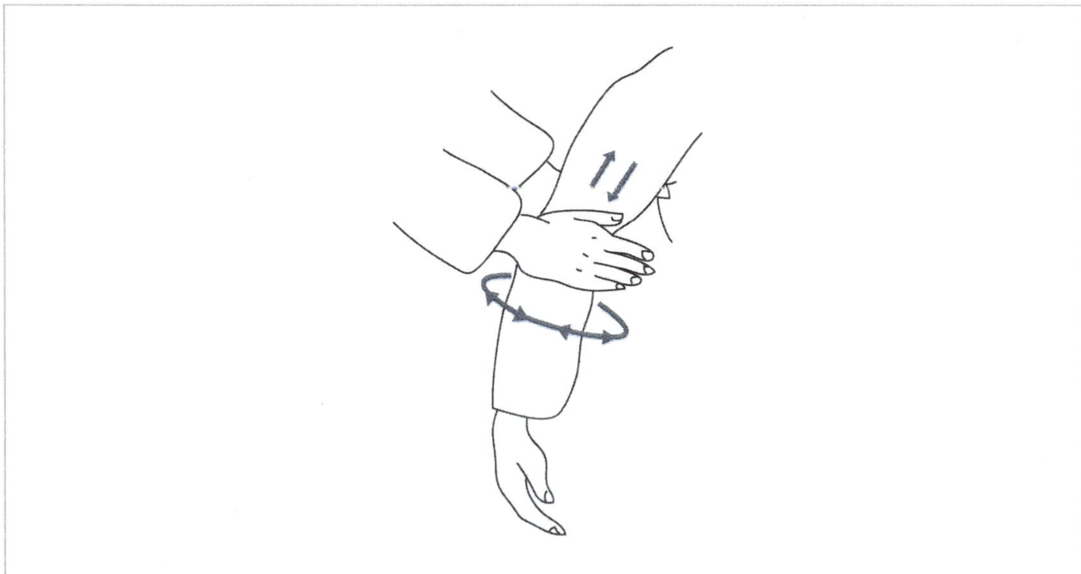

(나) 결절간구 방향을 따라

찰법시술(Linear-rubbing)

(다) 압통점

사혈발관(부항, Cupping with bloodletting)

(5) 주의(Notice)

염증성: 치료시간을 짧게, 수법은 가볍고 부드럽게

PM (pain manipulation) prescription

Name		Sex		Age		Date	
Diagnosis 1							
Diagnosis 2							
Diagnosis 3							

MANIPULATIONS		Locations
Com	compressing	
Con	conforming	
CR	circular rubbing	
Dhy	dhyana-thumb-pushing	
Ext	extension	
Gra	grasping	
Kne	kneading	
Kno	knocking	
LR	linear rubbing	
Pat	patting	
Pin	pinching	
Plu	plucking	
Poi	pointing	
Pr-K	press-kneading	
Pr-R	press-reduction	
Pus	pushing	
Rol	rolling	
Rot	rotating	
Ru2	rubbing with 2 palms	
Scr	scrapping	
Sez	seizing	
Sha	shaking	
Sqe	sqeezing	
Str	stripping	
Swe	sweeping	
Trc	traction	
Tns	Transporting	
Twi	twinning	Note
Tws	twisting	
Twz	tweezering	
Vib	vibrating	
Wip	wiping	
S-WR	side-wrenching	
B-WR	back-wrenching	

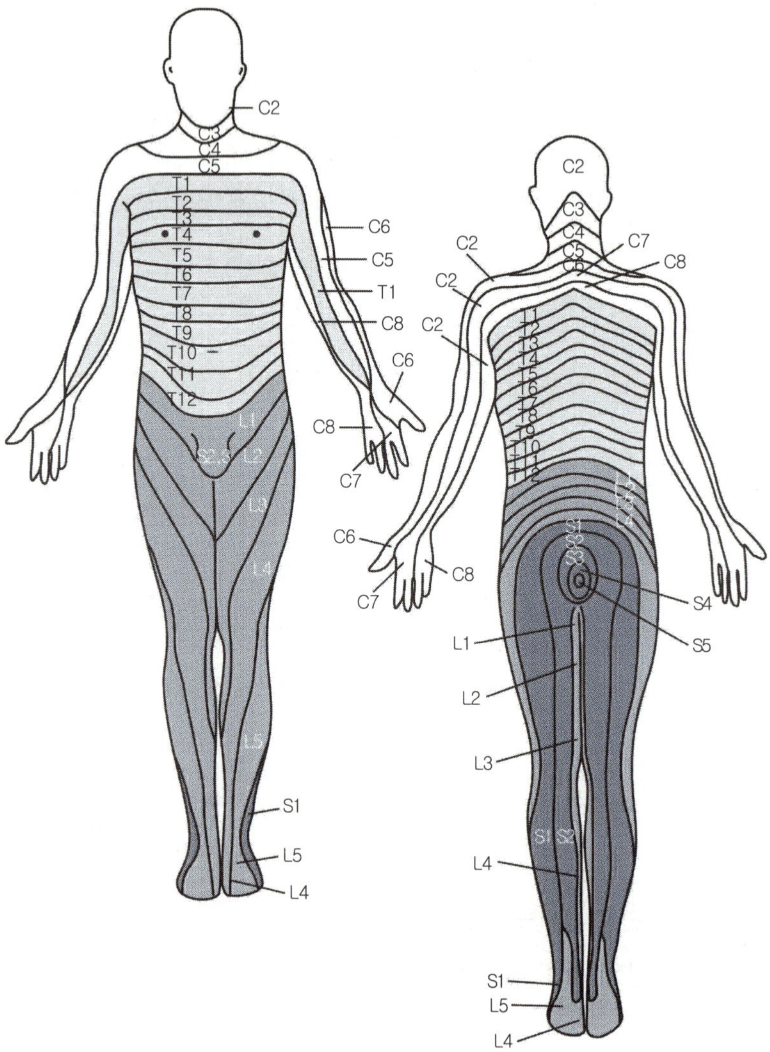

Manipulator		Doctor	

6 상완이두근 단건(단두)손상
[Rupture of Biceps brachii (short head)]

(1) 국소해부(Regional anatomy)

	기시	정지
장건	관절상 결절(견갑골 관절와)에서 기시	요골조융(결절) (Radial tuberosity)
단건	오훼(오구)돌기(coracoid process)에서 기시	
단두	건이 짧고 굵다.	끊어지면 팔을 움직일 수 없다.
장두	건이 길고 가늘다.	끊어져도 팔을 움직일 수 있다.

임상상	
장두가 끊어진 경우	견관절의 활동은 거의 정상이다(단두가 장두의 기능을 대신한다).
단두가 끊어진 경우	상완 불능상거, 견관절 기능에 뚜렷한 장애가 있다.
따라서, 이두근의 기능 중 장두에 비해 **단두가 훨씬 중요하다**.	

형태관찰	
장두	결절간구내에 들어 있으며 건초와 인대의 보호를 받고 있으므로 쉽게 손상 안 됨
단두	보호구조가 없으므로 rotation시 소결절과 단두의 건이 마찰되어 손상이 쉽다.

시체관찰	
견관절을 90° 외전	단두는 2 cm 늘어나지만 장두건은 장력변화가 거의 없다.
견관절을 40° 후신	단두는 3 cm 늘어나지만 장두건은 장력변화가 거의 없다.

동력학적 분석		
장두건의 부착점은	관절상 결절	로서 두 부착점과 장두, 단두가 만나는 근복상의 교점이 삼각형*을 이룬다.
단두건의 부착점은	오훼돌기	

* 따라서, 상완을 외전후신 할 때, 단두는 **삼각형**의 장변이 되므로 받는 견납력(traction force)가 최대가 된다. 즉, 오훼돌기 부분이 가장 손상받기 쉽다(손상성 염증). 출혈 & 삼출액

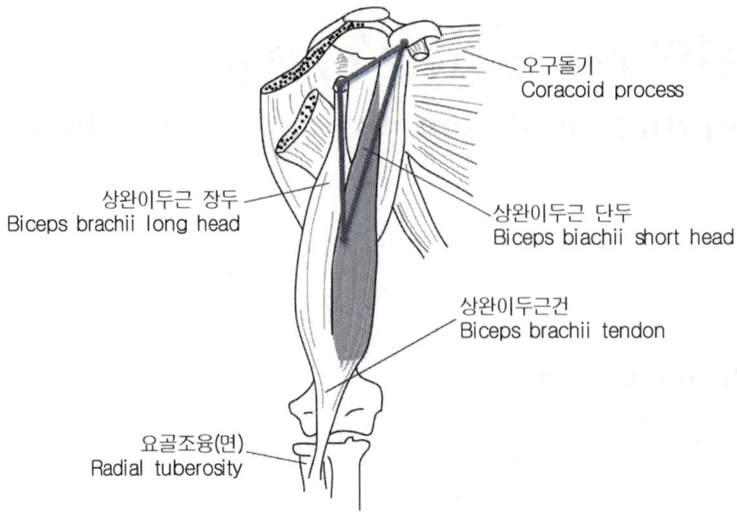

(2) 병리기전(Aetiology & pathogenesis)

40세 이후 퇴행성 병변
↓
조직경화(탄성↓ & 가소성↓)
↓
견부 외전후신 ⟶ 단건이 견납손상(국부삼혈) frictional injury
↓
통증과 수종
↓
경련(반사성 수축)
↓
단두길이 단축
↓
장두와 단두간의 평형 상실
↓
손상 가중

(3) 임상표현(Main features)

- 통증: 견전부(오훼돌기처) 외전후신시 극렬한 통증(p.306 참고)
- 견관절이 내수내선 위치에 있을 때는 통증이 감경된다.

(4) 치료(Treatment)

근육이완 및 혈액순환 개선

(가) 급성

1) **견전부(훼돌)**

부드럽게 시술

안유법(Press-kneading)

곤법(Rolling)

피동활동(내수내선위치에서 점차로 외전외선 활동을 해 준다)

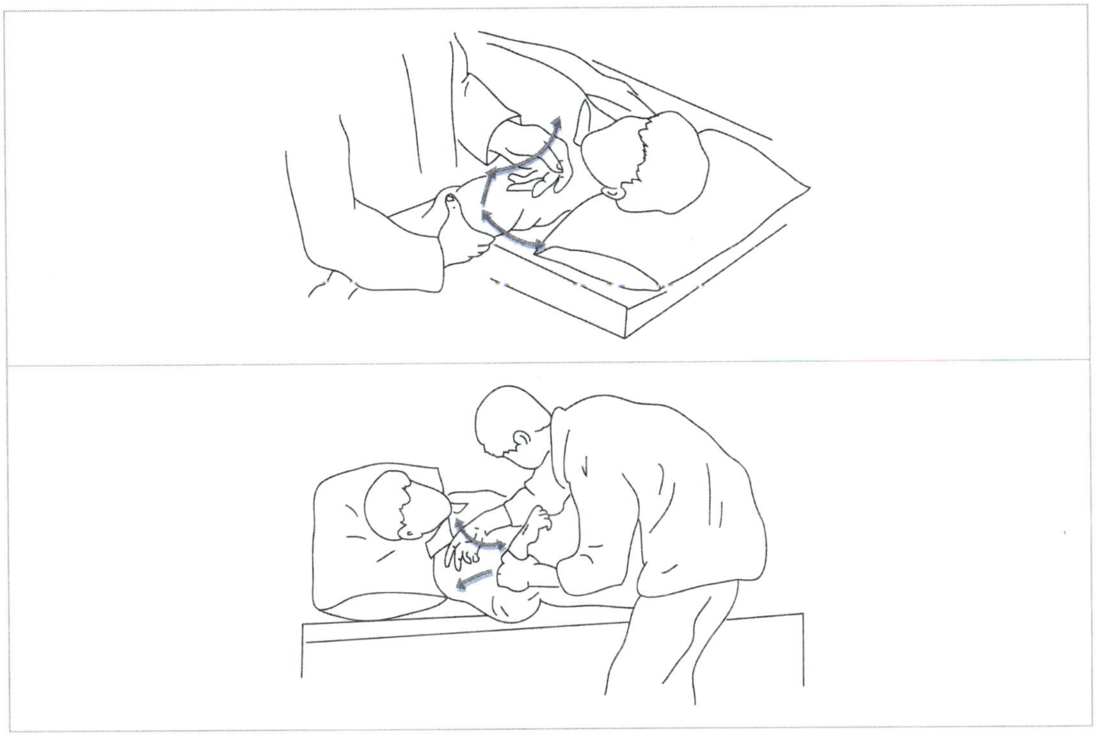

2) **근건의 섬유방향을 따라**

찰법(Linear-rubbing)

(나) 만성(Adhesion)

1) **오훼돌기처**

탄발법(Plucking)

2) **견전부 및 견후부**

안유법(Press-kneading), 곤법(Rolling), 피동활동(외전후신)

* 암워커(www.armwalker.co.kr)를 이용한 전신순환 보행운동 15~30분

PM (pain manipulation) prescription

Name		Sex		Age		Date	
Diagnosis 1							
Diagnosis 2							
Diagnosis 3							

MANIPULATIONS		Locations
Com	compressing	
Con	conforming	
CR	circular rubbing	
Dhy	dhyana-thumb-pushing	
Ext	extension	
Gra	grasping	
Kne	kneading	
Kno	knocking	
LR	linear rubbing	
Pat	patting	
Pin	pinching	
Plu	plucking	
Poi	pointing	
Pr-K	press-kneading	
Pr-R	press-reduction	
Pus	pushing	
Rol	rolling	
Rot	rotating	
Ru2	rubbing with 2 palms	
Scr	scrapping	
Sez	seizing	
Sha	shaking	
Sqe	sqeezing	
Str	stripping	
Swe	sweeping	
Trc	traction	
Tns	Transporting	
Twi	twinning	Note
Tws	twisting	
Twz	tweezering	
Vib	vibrating	
Wip	wiping	
S-WR	side-wrenching	
B-WR	back-wrenching	

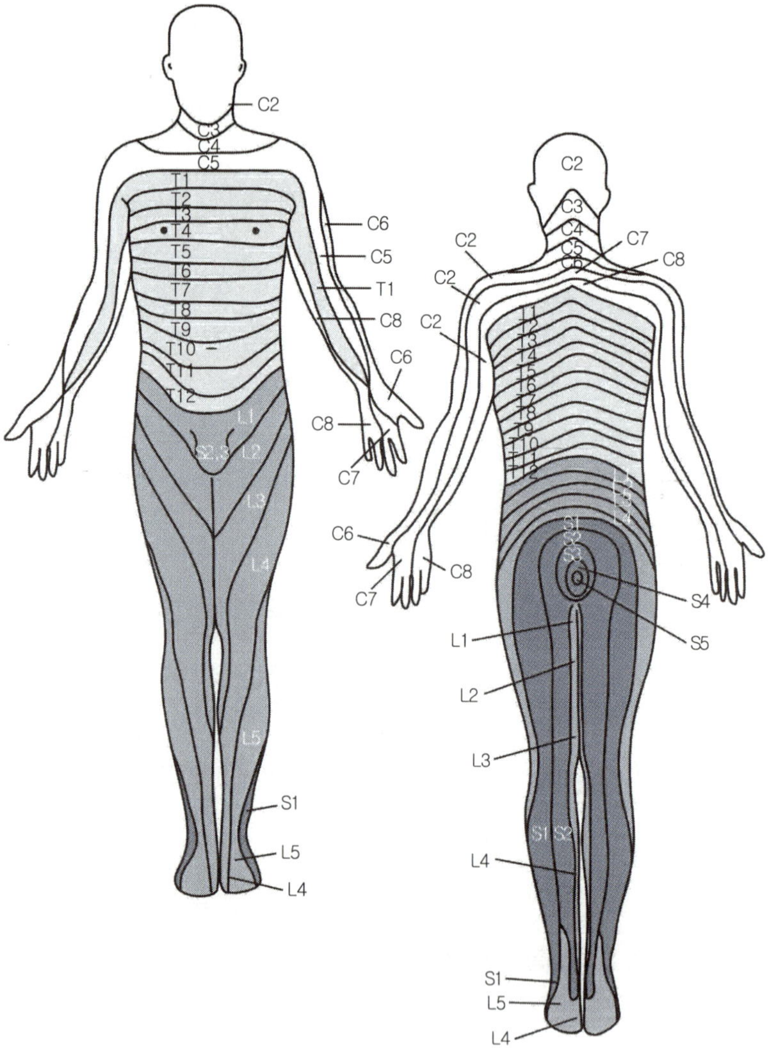

Manipulator		Doctor	

7 상완이두근 장건(장두)탈위
[Dislocation of Biceps brachii (long head)]

(1) 국소해부(Regional anatomy)

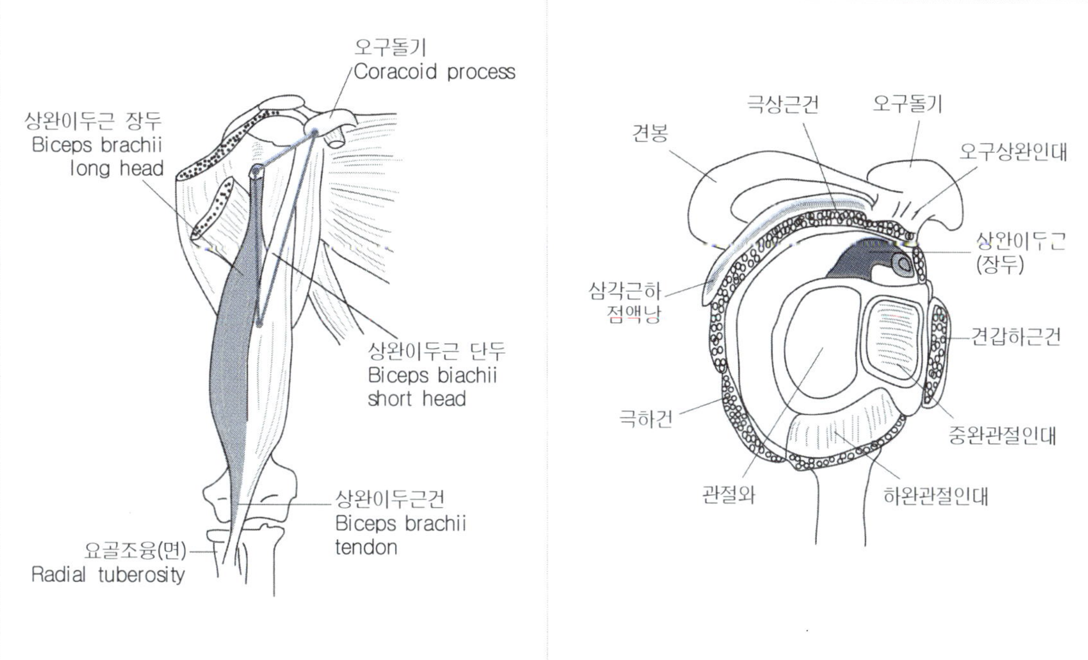

상완 이두근의 장건은 견갑골의 관절와상 결절에서 기시하여

↓

상완골두(Head of humerus)를 넘어 하행

↓

결절간구*로 진입

---

* 결절간구: 건초(intertubecular tendon sheath)의 길이는 약 5 cm
내: 견갑하근(subscapularis muscle)
전: 횡인대(Transverse humeral ligament)
외: 상부－극상근건(supraspinatus tendon)
훼완인대(coracohumeral ligament: 오구상완인대)
하부－대흉근(pectoralis major muscle)

(2) 병리기전(Aetiology & pathogenesis)

(가) 일상생활 중 과도하게 또는 급격하게 용력 외전외선

① 대흉근이나 견갑하근의 지점이 급·만성으로 쉽게 활탈 됨

② 장건이 결절간구내에서 활동하는데, 견관절의 외전외선 폭이 과도하게 클 경우, 장건이 활탈 됨

(나) 습관성 활탈(滑脫 drifting)

소결절의 선천성 발육불량 → 결절간구 내측벽의 경사도가 작아 짐	장건이 쉽게 활탈 됨
중년이후 결절간구 저부의 osteophyte 결절간구의 깊이가 얕아 짐	

(3) 임상표현(Main features)

- 급만성 외상사가 있다.
- 병정이 급하고 동통이 극렬하다(오십견과의 감별 point).
  - 국부 통증 또는 부종
- 어깨의 움직임이 완전히 상실된다.

(4) 치료(Treatment)

(가) 복위

환자–상완 내수 내선위

시술자–상완골 소결절(Lesser tubercle)부위를 앞에서 뒤쪽으로 탄발(plucking)하면서 상완을 외전외선하는 피동활동을 작은 범위에서 큰 범위로 증폭시킨다.

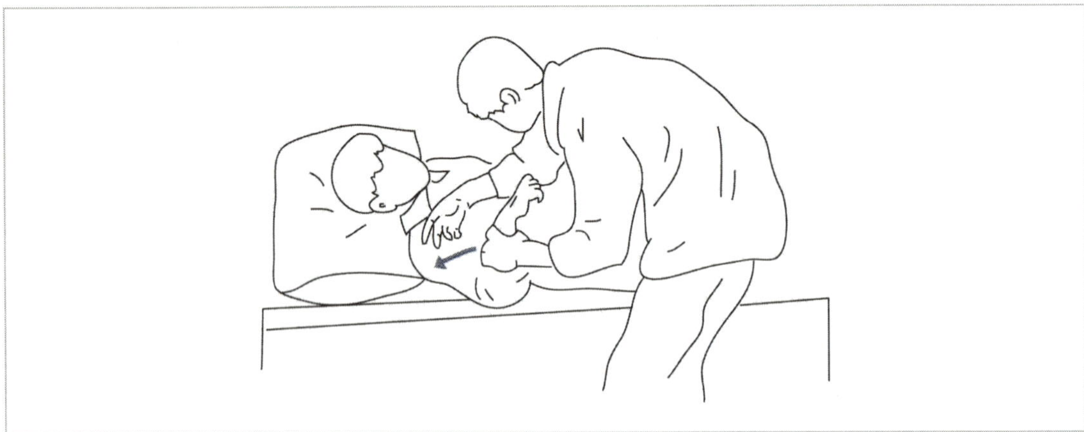

(나) 환부 고정

삼각건으로 환지를 내수내선 위치로 2~4주 고정시킨다.

PM (pain manipulation) prescription

Name		Sex		Age		Date	
Diagnosis 1							
Diagnosis 2							
Diagnosis 3							

MANIPULATIONS	
Com	compressing
Con	conforming
CR	circular rubbing
Dhy	dhyana–thumb–pushing
Ext	extension
Gra	grasping
Kne	kneading
Kno	knocking
LR	linear rubbing
Pat	patting
Pin	pinching
Plu	plucking
Poi	pointing
Pr–K	press–kneading
Pr–R	press–reduction
Pus	pushing
Rol	rolling
Rot	rotating
Ru2	rubbing with 2 palms
Scr	scrapping
Sez	seizing
Sha	shaking
Sqe	sqeezing
Str	stripping
Swe	sweeping
Trc	traction
Tns	Transporting
Twi	twinning
Tws	twisting
Twz	tweezering
Vib	vibrating
Wip	wiping
S–WR	side–wrenching
B–WR	back–wrenching

Locations

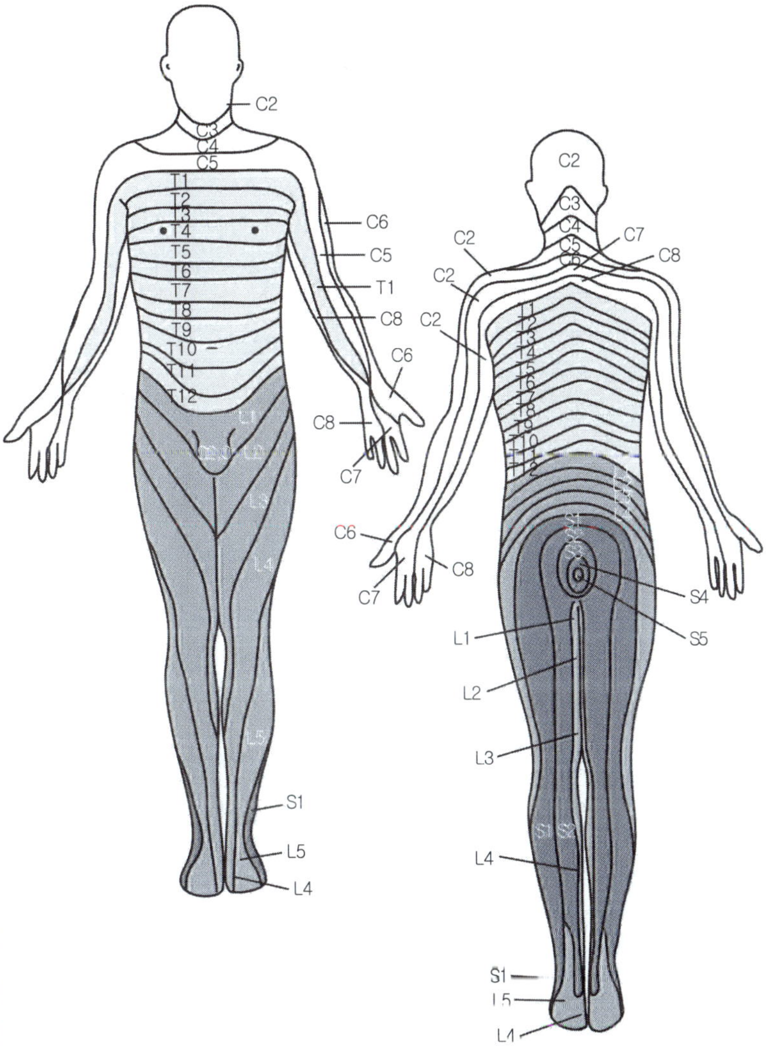

Note

Manipulator		Doctor	

8 상완골 외상과 염
(Tennis Elbow: Lateral epicondilitis)

(1) 국소해부(Regional anatomy)

상완골 외상과(lateral epicondyle)는 전완에 있는 6개의 신완근(extensor) 중 5개가 부착되는 곳이다.

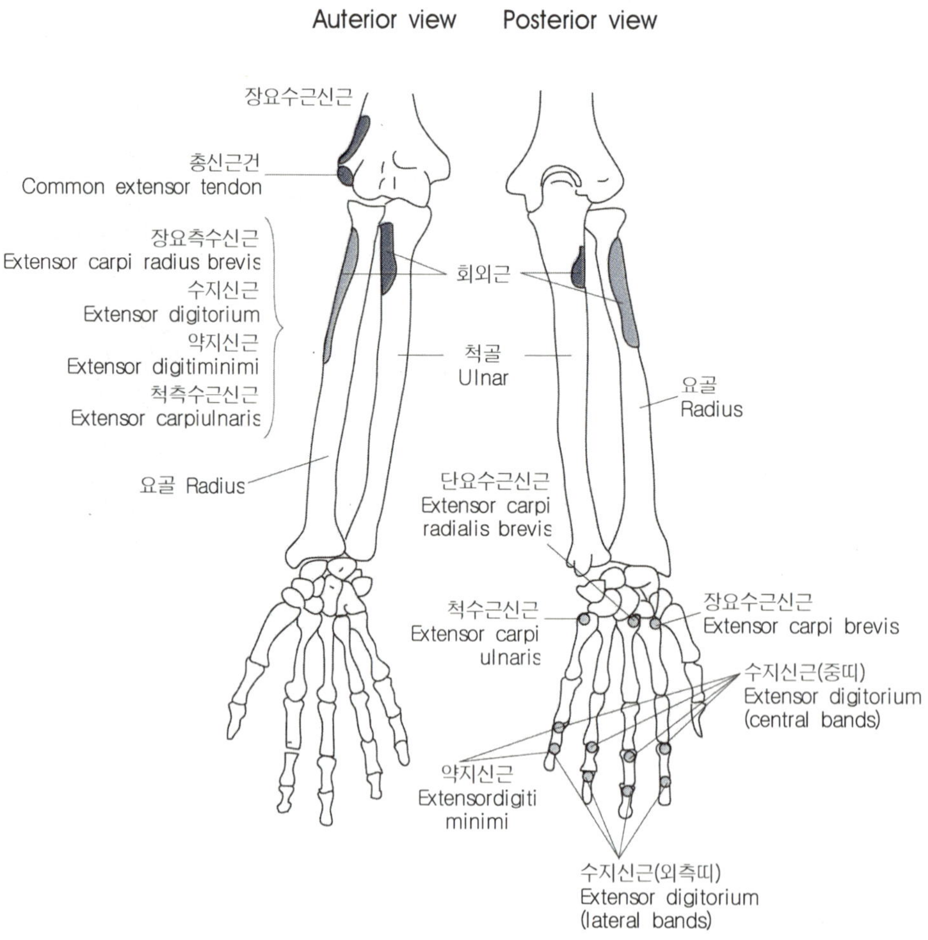

6개의 신완근(extensor)	장요측 수근신근(extensor carpi radialis longus)	상완골 외상과에 부착된다
	단요측 수근신근(extensor carpi radialis brevis)	
	수지신근(extensor)	
	약지신근(extensor digiti minimi)	
	척측수근신근(extensor carpi ulnaris)	
	회외근(supinator)	

(2) 병리기전(Aetiology & pathogenesis)

전완을 선전	등의 동작을 반복	⇒	급·만성으로 신근이 강력하게 수축	⇒	생리범위 초과	⇒	손상 (4가지 정황)
완관절 배신							
장굴							

4가지 정황의 손상

요측신완근의 기점, 골막이 단열 → 골막 하 출혈&작은 혈종형성 → 국부조직의 점연 & 섬유화 → 외상과 부위 osteophyte 형성 → 신완근건 자극 → pain & 활동장애

신완근의 단순긴장 → 부착부분 연조직의 만성 견납성 손상 → 신완근 경련 → 근사이를 통과하는 신경 및 혈관압박 → pain & 활동장애

단요측 수근신근건의 만성적 손상 → 요측부인대의 손상유발 → 윤상인대 손상 → 요골소두의 고정력약화 → 회전시 마찰성손상 → pain & 활동장애

갑작스런 선전, 신완, 신주 등의 동작 → 관절낭의 활막이 감돈(strangulated) → pain & 활동장애

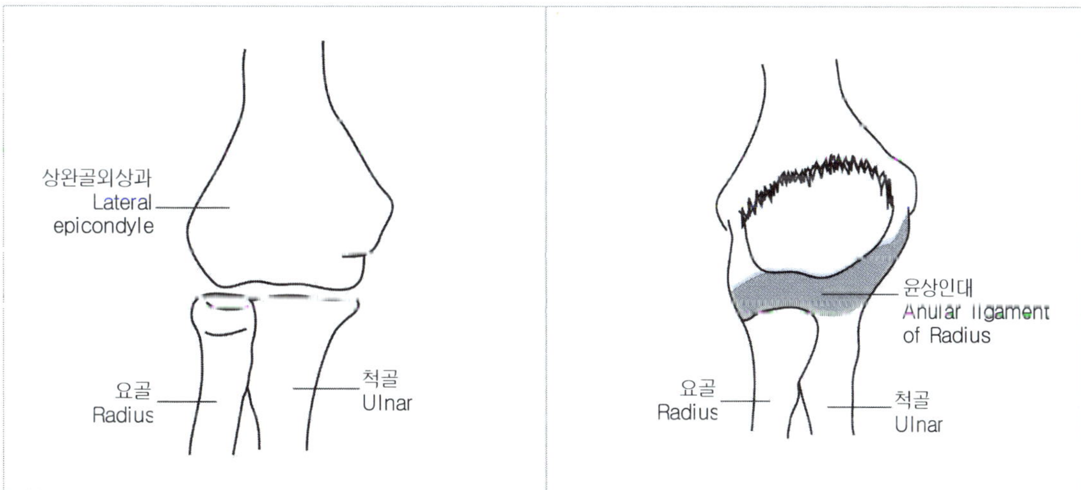

(3) 임상표현(Main features)

(가) 통증

국부 동통 또는 손목까지 방사되기도 함

(나) 운동 장애

물건을 쥐거나 들어 올릴 수 없음. 특히, 손바닥을 편 상태로 손을 위로 올릴 수 없다. 전완배신근(extensor)의 장력 증가(만져서 긴장감을 확인 할 수 있다)

(4) 검사(Examination)

(가) 압통(Tenderness)

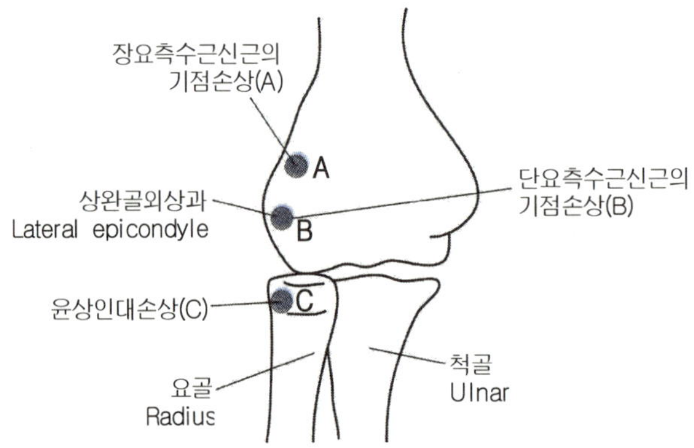

1) **상완골 외상과**

상방-장요 수근신근의 기점손상(A)

하방-단요 수근신근의 기점손상(B)

2) **요골소두 부위**

환상인대(윤상인대)손상(C)-손을 외선 할 수 없다.

3) **요측신완근 전체**

신경 및 혈관 압박증상

(근육이 전체적으로 긴장되어 있는 반면 상완골 외상과는 별로 붓지 않는다)

(나) Tennis Elbow Test

1) Cozen Test(+)

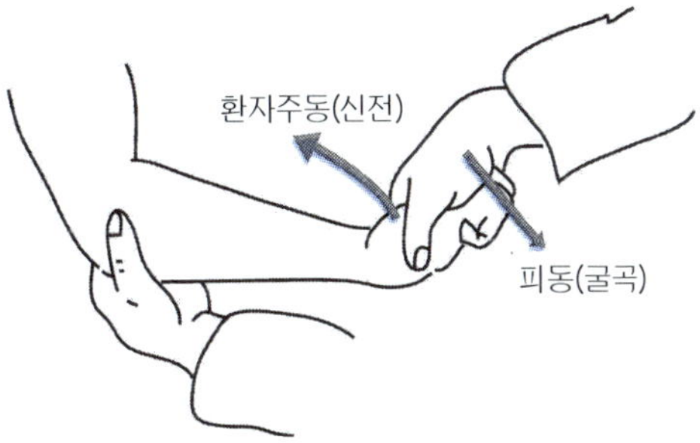

검사자의 엄지를 환자의 외측 상과에서 올려놓고 환자의 주관절을 고정한다. 검사자는 환자에게 주먹을 쥐고 전완을 회내(내선)시키고 손목은 신전하도록 한다.

이때 검사자는 그 동작에 대한 저항을 준다.

양성 반응은 상완골의 외측 상과 부위에서 갑작스럽게 심한 통증이 나타나는 것이다.

상과 부근에서 통증 발생하면 양성

2) Mills Test(+)

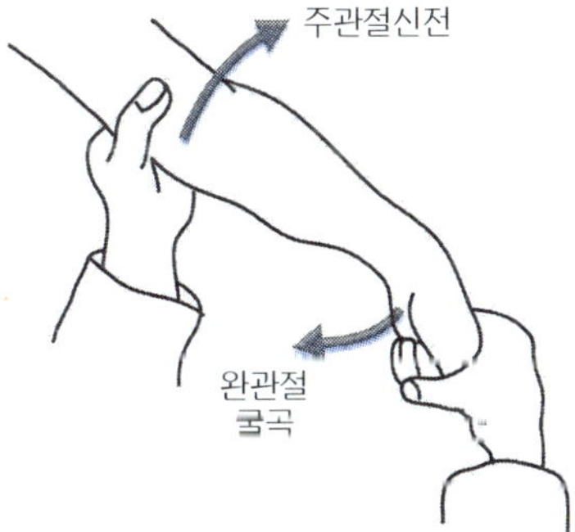

외측 상과를 촉지하면서 검사자는 환자의 전완을 회내(내선)시키고 손목을 완전히 굴곡하면서 주관절을 신전시킨다.

양성 반응은 상완골의 외측 상과부에 통증이 나타나는 것을 말한다.

(5) 치료(Treatment)

Relaxation & circulation

① 신경혈관 압박환자: 근육을 이완시켜 혈관과 신경에 대한 자극을 줄인다.
② 윤상인대 손상환자: 복위(요척관절)
③ 신완건기점 손상환자: 유착을 박리시킨다. adhesion detachment(외상과 부위 plucking)

(가) 근육이완

환자 앙와(누운자세)

① 곤법(Rolling) – 주관절에서 완관절까지의 배측근육을 부드럽게(단, 주관절위주)시술
② 안유법(Press-kneading) – 신완근을 전체적으로 요골 소두 부위까지 부드럽게 시술
③ 나법(Grasping) – ② 번 동작과 동시에 다른 손으로 수근신근건의 섬유방향을 따라 경쾌하게 시술

(나) 복위(상요척관절의 복위) 윤상인대 손상자

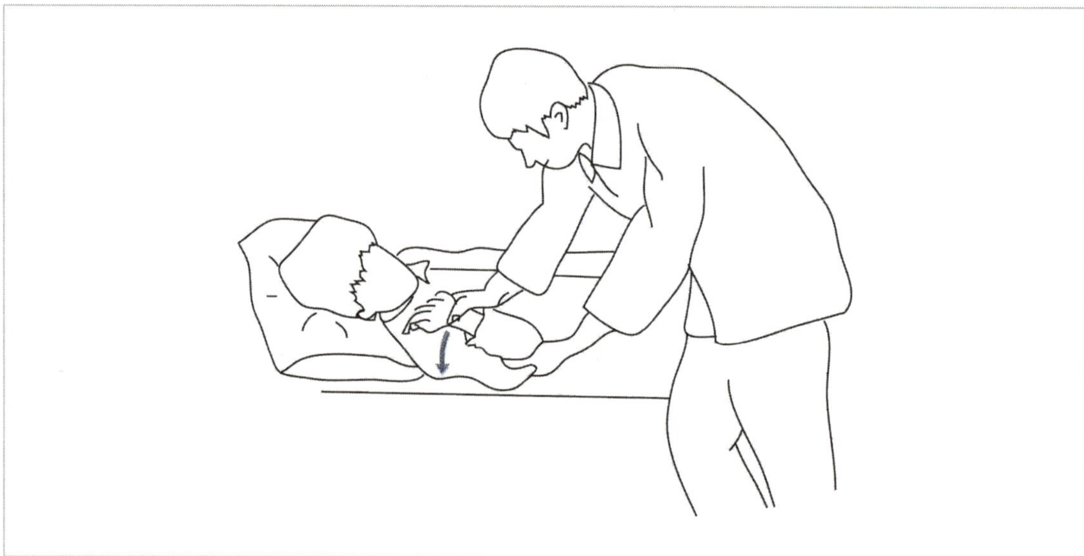

- 환자 – 앙와위仰臥位 누운자세
- 시술자
  - 한손으로 환측 상완골 하단을 잡는다. 엄지로는 요골소두 약간 전방을 안압한다.
  - 다른 손으로는 완부를 잡아 양손을 대항용력하면서 주관절을 발신시킨다.
  - 완부를 잡은 손으로 환지의 주관절을 최대한 굴곡시켜 주면서 전완을 선전 시킨다.
  - 동시에 요골소두를 안압한다(시술자는 오른손으로 환자의 오른손 손목을 엄지가 아래되게 잡고 왼손으로 요척관절을 누르면서 위로 올리며 오른손으로 환자의 팔굽을 구부려 환자몸 외측으로 돌려준다. 이때, 왼손은 떼지 않고 힘을 주지 않는다).

복위 성공 후 상완골 외상과 및 완요관절, 수근신근을 가볍고 부드럽게 탄발 및 안유 시술한다. 탄발시 통증이 심하면 **중저혈(Zhongzhu: SJ 3)***을 누르고 탄발한다(통증감소).

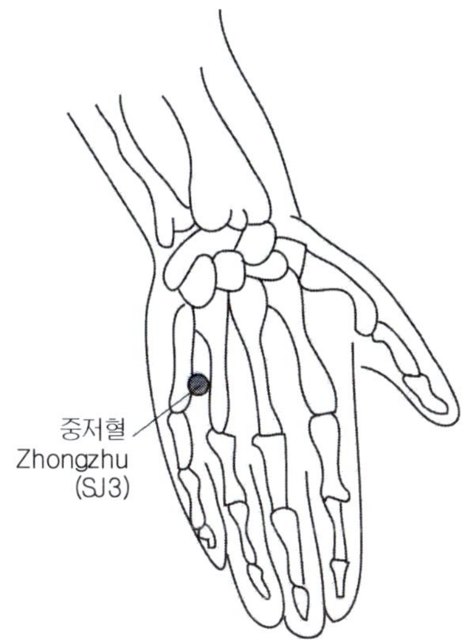

(다) 혈액순환

1번 근육이완 + 찰법시술(linear-rubbing)

- 단순근육긴장 - 3~4회 치료
- 골자(Osteophyte)의 생성 - 10~12 회 치료
- 윤상인대(anular ligament)손상 - 복위

* 암워커(www.armwalker.co.kr)를 이용한 전신순환 보행운동 15~30분

---

* 중저혈(Zhongzhu: SJ 3): When the fist is clenched, the point is on the dorsum of the hand between the 4th and 5th meta carpal bones, in the depression proximal to the metacarpophalangeal joint.

PM (pain manipulation) prescription

Name		Sex		Age		Date	
Diagnosis 1							
Diagnosis 2							
Diagnosis 3							

MANIPULATIONS		Locations
Com	compressing	
Con	conforming	
CR	circular rubbing	
Dhy	dhyana–thumb–pushing	
Ext	extension	
Gra	grasping	
Kne	kneading	
Kno	knocking	
LR	linear rubbing	
Pat	patting	
Pin	pinching	
Plu	plucking	
Poi	pointing	
Pr–K	press–kneading	
Pr–R	press–reduction	
Pus	pushing	
Rol	rolling	
Rot	rotating	
Ru2	rubbing with 2 palms	
Scr	scrapping	
Sez	seizing	
Sha	shaking	
Sqe	sqeezing	
Str	stripping	
Swe	sweeping	
Trc	traction	
Tns	Transporting	
Twi	twinning	Note
Tws	twisting	
Twz	tweezering	
Vib	vibrating	
Wip	wiping	
S–WR	side–wrenching	
B–WR	back–wrenching	

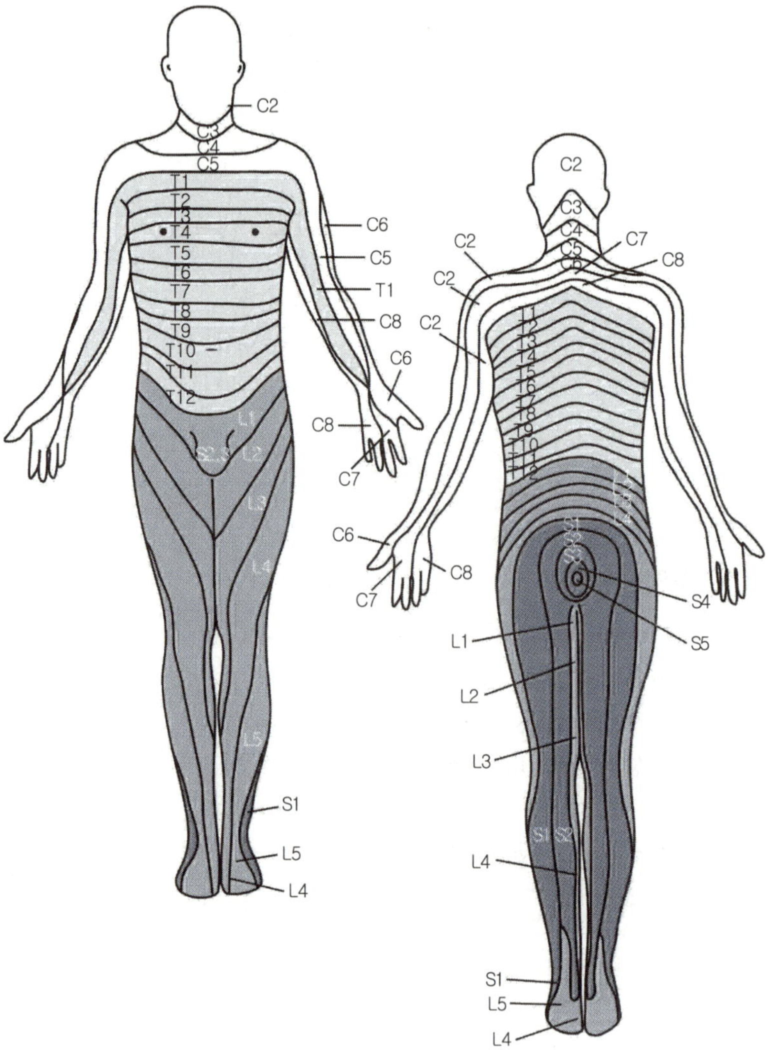

Manipulator		Doctor	

9 상완골 내상과염
(Student's Elbow: Medial epicondilitis)

(1) 국소해부(Regional anatomy)

상완골 내상과(Medial epicondyle)는 5개 근육이 부착 되는 곳

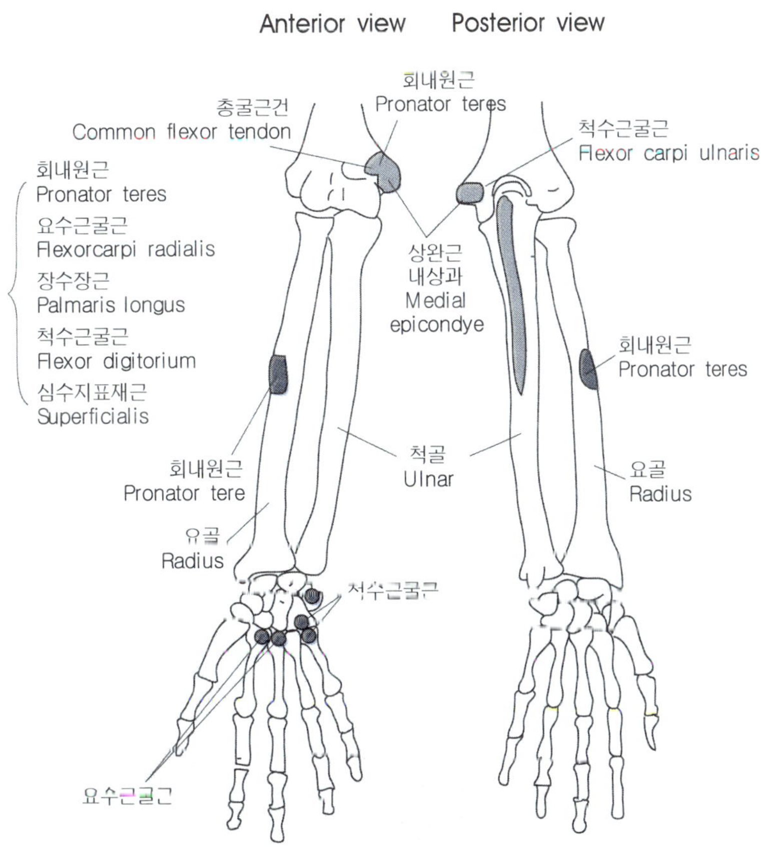

Bony Attachment of Flexors

상완골 내상과에 부착되는 5개 근육
Pronator teres 회내원근(상완두:humeral head)
Flexor carpi radialis 요측수근굴근
Palmaris longus 수장근
Flexor digitorium superficialis 천지굴근(심수지 표재근)
Flexor carpi ulnaris 척측수근굴근

(2) 병리기전(Aetiology & pathogenesis)

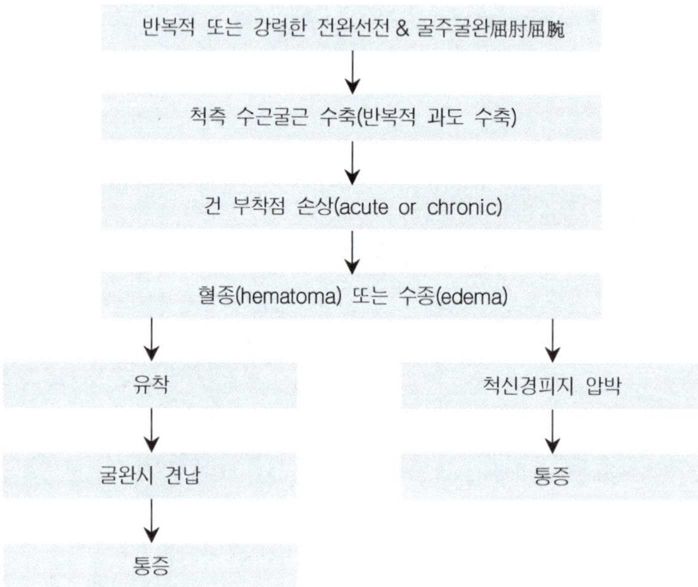

(3) 임상표현(Clinical expression)

(가) 국부 산통무력(Soreness)

(나) •Pain이 전완의 내측을 지나 손바닥의 척尺측까지 방사 됨(다견)

•Pain이 전완의 내측을 지나 손바닥의 요撓측까지 방사 됨(소견)

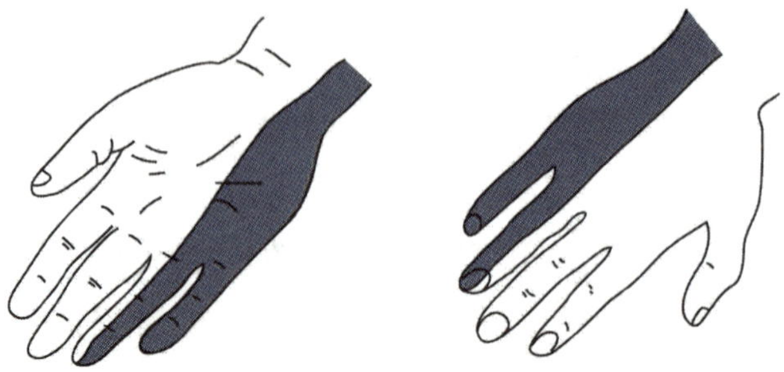

(4) 검사(Examination)

(가) 압통(Tenderness)

상완골 내상과
척측수근굴근 및 천지굴근

(나) 항조력 굴완시험(Golfer's elbow or Student's elbow test)(+)(p.337 참고)

환자는 손목을 굴곡시키고 검사자는 환자의 손을 맞잡고 반대로 신전시킨다.
– 상완골 내상과에 통증을 느끼면 양성이다.

(5) 치료(Treatment)

(가) 근육이완(척신경 피지에 대한 압박 해제)

국부와 주변근육 - 안유(press-kneading)

(나) Adhesion 분리

상완골 내상과 - 탄발(plucking tendon)

(다) 혈액순환 개선

국부를 포함한 전완 전체 - 찰법(linear-rubbing)

* 암워커(www.armwalker.co.kr)를 이용한 전신순환 보행운동 15~30분

(6) 주의(Notice)

- 완관절을 굴신(flexion & extension)하는 동작을 삼가 한다.
- 전완을 선전선후(rotation)하는 동작을 삼가 한다.
- 국부를 따뜻하게 유지한다.
- 탄력붕내를 사용하여 국부를 움직이지 않도록 고정한다.

  단순근육 긴장(3~4회 치료)

  골자(Osteophyte) 생성(10~12회 치료)

PM (pain manipulation) prescription

Name		Sex		Age		Date	
Diagnosis 1							
Diagnosis 2							
Diagnosis 3							

MANIPULATIONS	
Com	compressing
Con	conforming
CR	circular rubbing
Dhy	dhyana–thumb–pushing
Ext	extension
Gra	grasping
Kne	kneading
Kno	knocking
LR	linear rubbing
Pat	patting
Pin	pinching
Plu	plucking
Poi	pointing
Pr–K	press–kneading
Pr–R	press–reduction
Pus	pushing
Rol	rolling
Rot	rotating
Ru2	rubbing with 2 palms
Scr	scrapping
Sez	seizing
Sha	shaking
Sqe	sqeezing
Str	stripping
Swe	sweeping
Trc	traction
Tns	Transporting
Twi	twinning
Tws	twisting
Twz	tweezering
Vib	vibrating
Wip	wiping
S–WR	side–wrenching
B–WR	back–wrenching

Locations

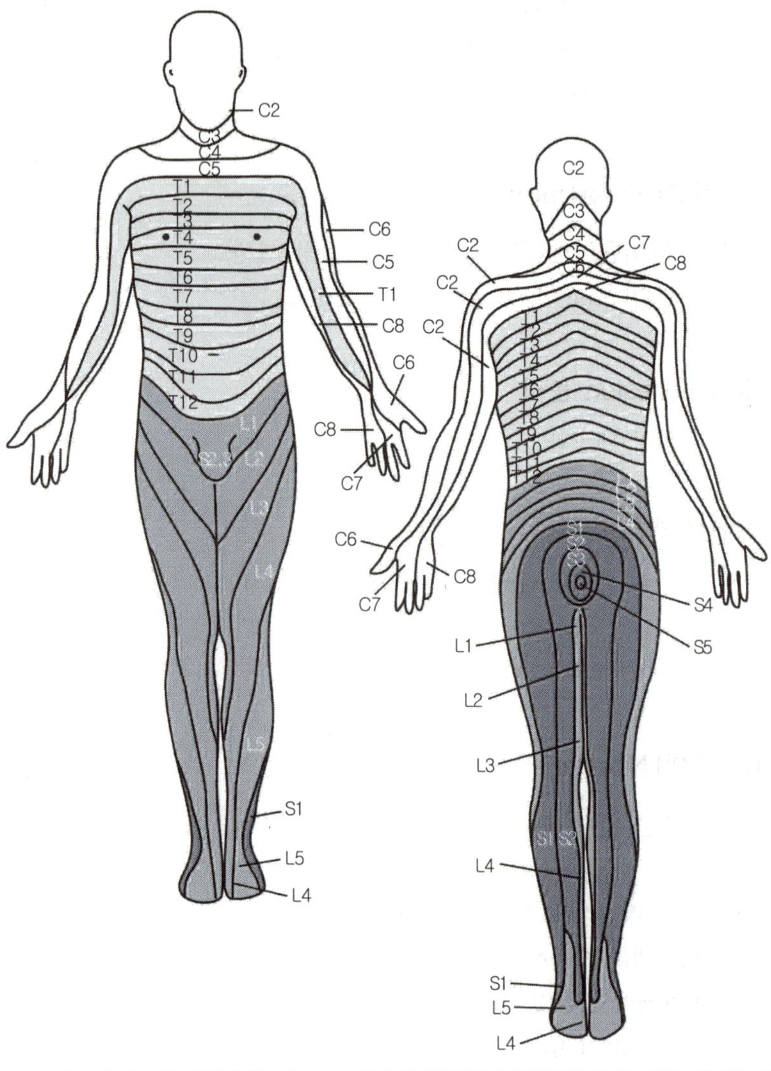

Note

Manipulator		Doctor	

10 척골주두 활액낭염
(Miner's Elbow: Olecranon Bursititis)

(1) 국소해부(Regional anatomy)

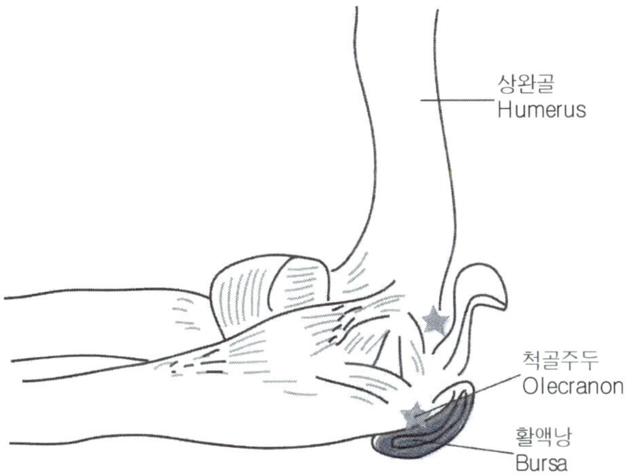

주첨肘尖에는 상완 삼두근건(triceps brachii tendon)이 부착되며 2개의 활액낭*이 있다.

(2) 병리기전(Aetiology & pathogenesis)

국부를 부딪치거나 과도마찰로 인한 손상성 염증

(3) 임상표현(Clinical expression)

- 종창(swelling): 주두가 원형으로 종창(질은 연하며 위치는 피하皮下)
- 약간의 압통(tenderness)이 있으나 주관절 활동은 정상

* 2개의 활액낭: ① 척골주두와(Olecranon)과 상완삼두근 사이에 1개 ② 피부와 상완 삼두근 사이에 1개, 마찰을 감소시켜 건 활동을 윤활하게 하며 기계적 충격을 완충한다.

(4) 치료(Treatment)

혈액순환 - 안유법(press-kneading)
(염증흡수) 찰법(linear-rubbing)
압박붕대

* 암워커(www.armwalker.co.kr)를 이용한 전신순환 보행운동 15~30분

(5) 감별진단(Differential diagnosis)

(가) 세균성 활액낭염

주관절 전체가 홍, 종, 열, 통 - 도수시술 금지

(나) 상완삼두근 건염

주두부분 압통-종창(swelling)이 없음

(다) 척골주두골절

신주시험(elbow extension test)(p.302 참고)

(6) 주의(Notice)

- 초기 치료가 중요
- 주관절이 마찰되지 않도록 한다.
- 국부 보온(keep warming)

PM (pain manipulation) prescription

Name		Sex		Age		Date	
Diagnosis 1							
Diagnosis 2							
Diagnosis 3							

MANIPULATIONS		Locations
Com	compressing	
Con	conforming	
CR	circular rubbing	
Dhy	dhyana-thumb-pushing	
Ext	extension	
Gra	grasping	
Kne	kneading	
Kno	knocking	
LR	linear rubbing	
Pat	patting	
Pin	pinching	
Plu	plucking	
Poi	pointing	
Pr-K	press-kneading	
Pr-R	press-reduction	
Pus	pushing	
Rol	rolling	
Rot	rotating	
Ru2	rubbing with 2 palms	
Scr	scrapping	
Sez	seizing	
Sha	shaking	
Sqe	sqeezing	
Str	stripping	
Swe	sweeping	
Trc	traction	
Tns	Transporting	
Twi	twinning	Note
Tws	twisting	
Twz	tweezering	
Vib	vibrating	
Wip	wiping	
S-WR	side-wrenching	
B-WR	back-wrenching	

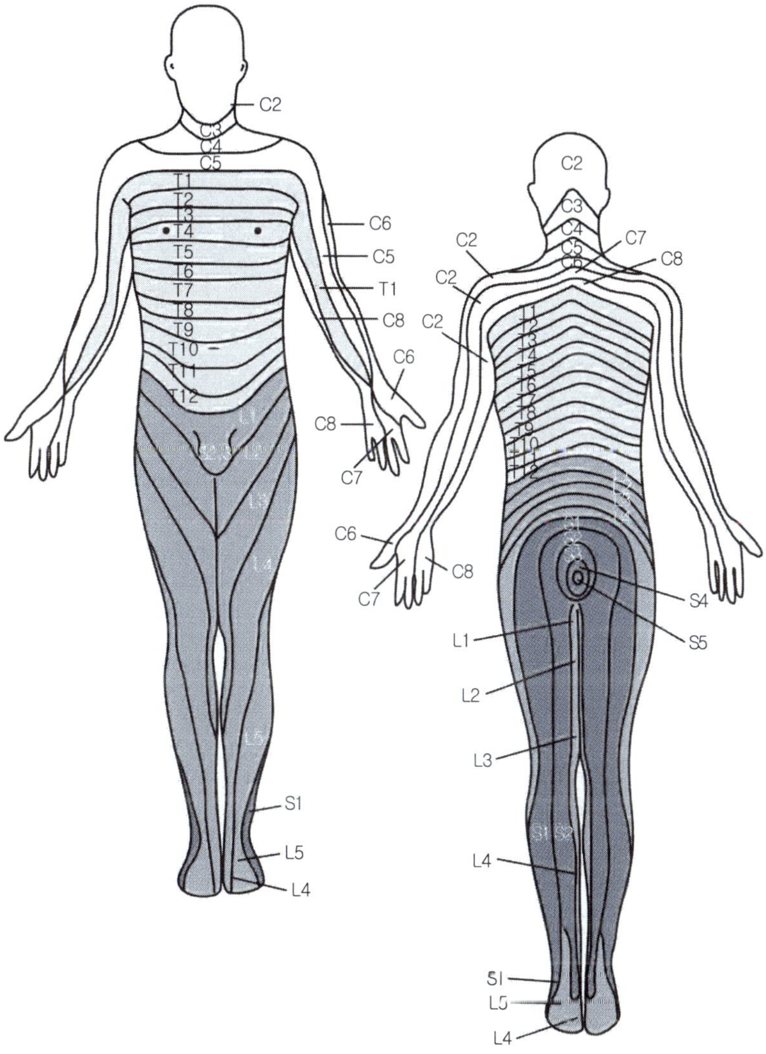

Manipulator		Doctor	

11 소아요골 착위
(Subluxation of Radial capitulum)

(1) 정의(Definition)

4세 이하의 소아에게 다발하며 주관절이 견납된 후 요골소두가 착위(subluxation)됨으로서 발생하는 통증과 기능장애.

(2) 국소해부(Regional anatomy)

완요관절은 Humeral capitulum(상완골 소두), Radial capitulum(요골 소두), Joint bursa(관절낭)으로 구성

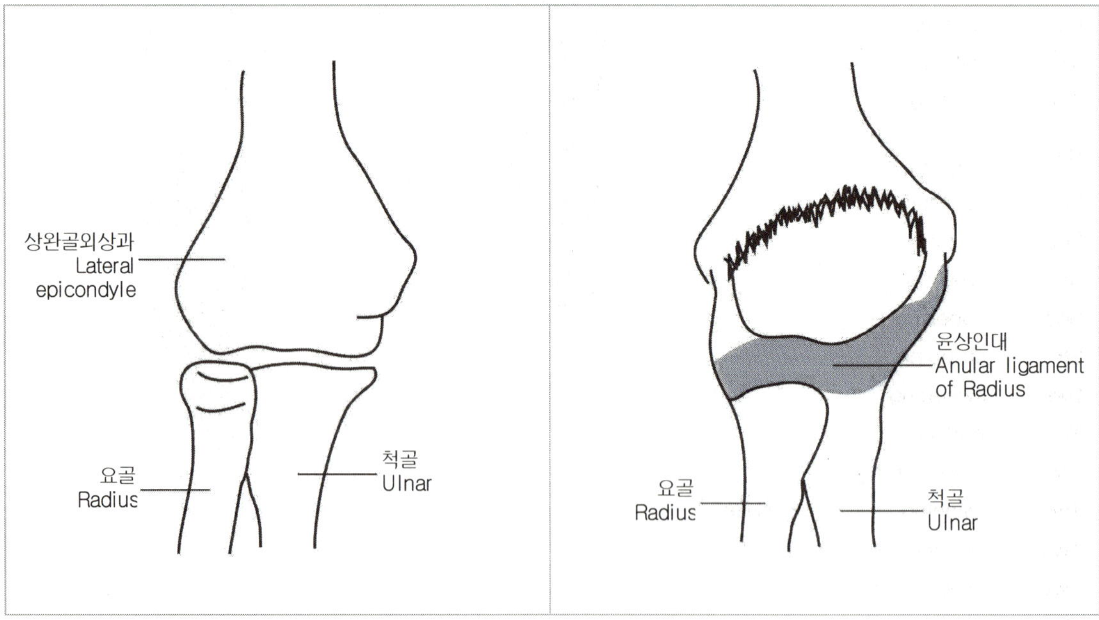

(3) 병리기전(Aetiology & pathogenesis)

소아의 요골소두는 완전히 발육되지 않은 상태

↓

요골소두(head)의 직경이 요골경(neck)의 직경과 같거나 오히려 작다

↓

따라서 윤상인대도 느슨하다

↓

주관절 견납(traction)

↓

윤상인대가 벗겨 짐

↓

관절낭내의 부압(-)에 의하여 벗겨진 인대가 관절사이에 빨려 들어 감
상완골 소두(Humeral capitulum)와 요골(Radius)사이

↓

통증 및 기능장애

(4) 감별진단(Differential diagnosis)

(가) 세균성 활액낭염

주관절 전체가 홍, 종, 열, 통–도수시술 금지

(나) 상완삼두근 건염

주두부분 압통–종창(swelling)이 없음

(다) 척골주두골절

신주시험(elbow extension test)(p.302 참고)

(5) 주의(Notice)

- 조기 치료가 중요
- 주관절이 마찰되지 않도록 한다.
- 국부 보온(keep warming)

(6) 임상표현(Clinical expression)

- 대부분 4세 이하의 소아
- 주관절을 견납한 history가 있다.
- 환지 불능 상거 및 물건을 쥐지 못한다.
- 주관절은 반 굴곡, 전완은 선전한 기형
- 국부종창은 불명현하며 외형은 정상이다. 오래되면 요골 소두부가 붓는다.

- 요골 소두부의 뚜렷한 압통
- x-ray 정상

(7) 감별진단(Differential diagnosis)

(가) 소아 주肘관절 연조직 손상

- 외상사(traumatic history)
- 부종(edema)
- 통증
- 기능장애(functional disorder)
- 압통(tenderness)

(나) 소아 주관절내 골절

- 심각한 외상사(severe traumatic history)
- 주관절 종창(elbow swelling)
- 압통(tenderness)
- 기능장애(functional disorder)
- x-ray로 확진

(8) 치료(Treatment)

- 근육이완 및 복위
- 복위방법: 반드시 "탄향음(spring sound)" 이 나야한다.

PM (pain manipulation) prescription

Name		Sex		Age		Date	
Diagnosis 1							
Diagnosis 2							
Diagnosis 3							

MANIPULATIONS		Locations
Com	compressing	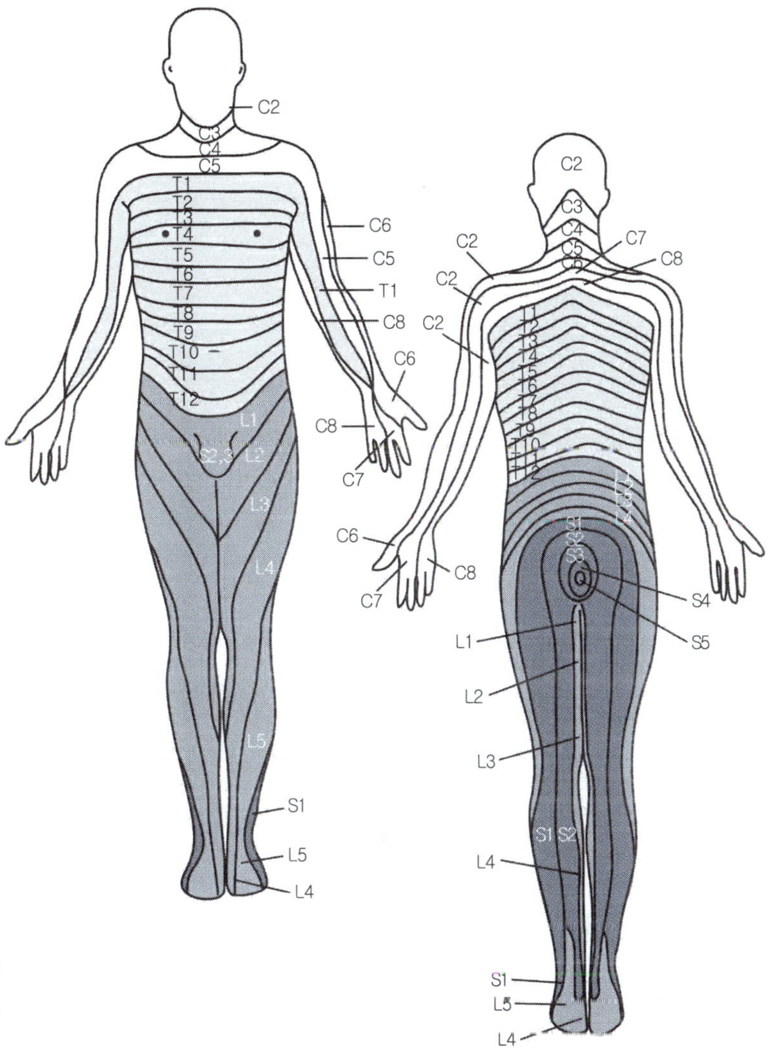
Con	conforming	
CR	circular rubbing	
Dhy	dhyana–thumb–pushing	
Ext	extension	
Gra	grasping	
Kne	kneading	
Kno	knocking	
LR	linear rubbing	
Pat	patting	
Pin	pinching	
Plu	plucking	
Poi	pointing	
Pr–K	press–kneading	
Pr–R	press–reduction	
Pus	pushing	
Rol	rolling	
Rot	rotating	
Ru2	rubbing with 2 palms	
Scr	scrapping	
Sez	seizing	
Sha	shaking	
Sqe	sqeezing	
Str	stripping	
Swe	sweeping	
Trc	traction	
Tns	Transporting	
Twi	twinning	Note
Tws	twisting	
Twz	tweezering	
Vib	vibrating	
Wip	wiping	
S–WR	side–wrenching	
B–WR	back–wrenching	

Manipulator		Doctor	

Chapter

Ⅳ

수완관절 질환

1 요골 경돌부 협착성 건초염 [De Quervain's Disease(Stenosing Tenosynovitis); 엄지무력증]

(1) 정의(Definition)

요골 경상돌기(styloid process of radius)의 장무지외전근(abductor pollicis longus)과 단무지신근(extensor pollicis brevis)의 협착성 건초염

30~50대 사이의 여성에게 흔하게 발생한다.

(2) 국소해부(Regional anatomy)

(가) 협착성 건초염은 손가락, 발가락, 손목, 발목, 어깨 등 건초가 있는 부분은 모두 발생할 수 있으나 손목의 요골 경상 돌기 부분에 다발한다(엄지손가락을 많이 사용하는 여성에게 많이 발생).

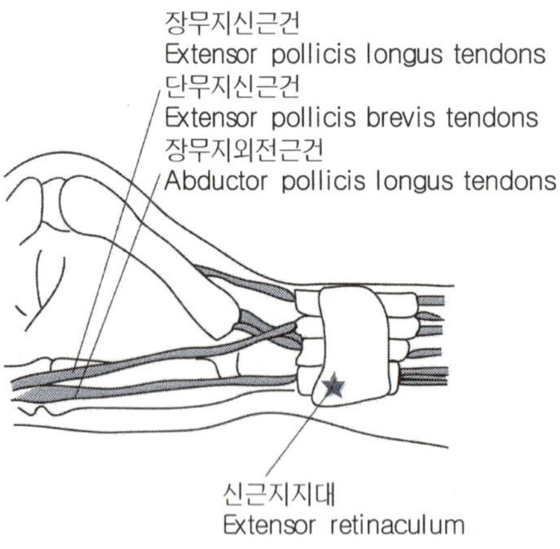

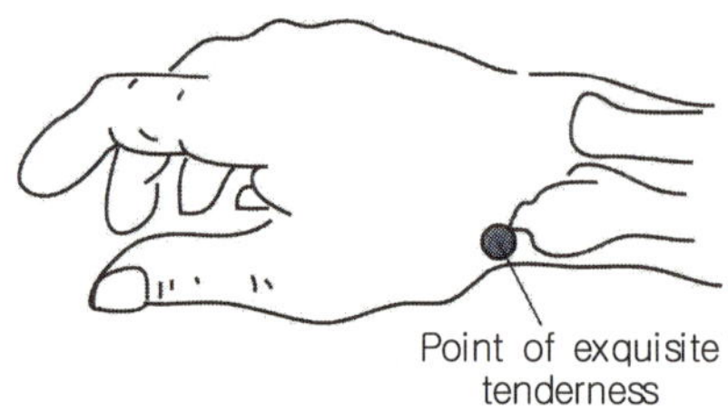

(나) 건초(tendon sheath)의 구조

장무지 외전근 (abductor pollicis longus tendons)	기: 요척 배면의 골간막	지: 제1장골의 기저부(장측)
단무지 신근 (extensor pollicis brevis)		지: 제1지골의 기저부(장측)

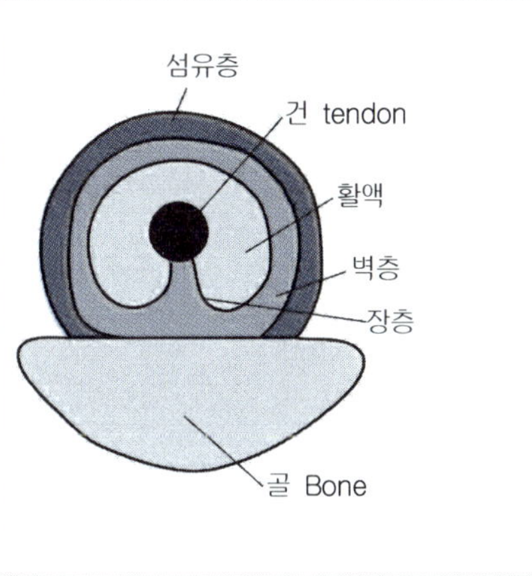

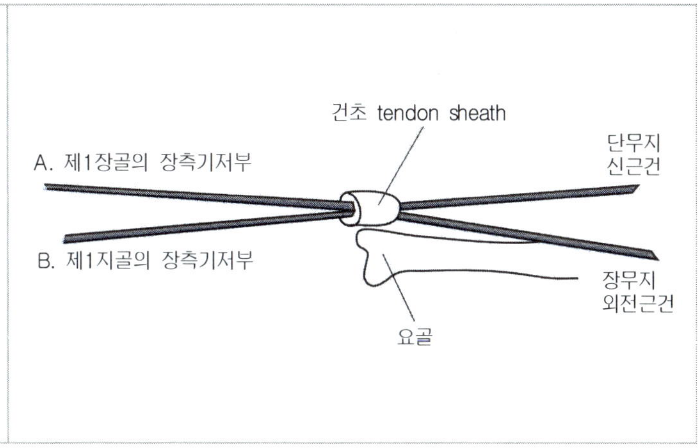

(다) 건초의 작용

건을 보호, 마찰을 감소시킴.

(라) 건초의 특징

- 건초의 내측에는 요골경상돌기(styloid process of radius), 외측과 배측은 완충인대(palmar carpal ligaments)로 고정되어 있으므로 좁고 얕다.
- 건초와 건은 밀접하게 서로 연결되어 있다.
- 건초와 피부간의 거리는 극히 가깝다.
- 건이 건초를 통과할 때, 요골 경상돌기에서 제1 중수골까지의 굴곡각도는 대략 105° 이다

(3) 병리기전(Aetiology & pathogenesis)

지속, 과도한
- 무지용력안물
- 무지내수굴신
- 완관절을 향척측굴신

↓

건초의 마찰 및 제압

↓

건초의 무균성 염증 → 1차성 pain

↓

오랜 건초의 염증으로 건초의 비후화 및 섬유화

↓

건초의 협착(stenosis)

↓

마찰 심화 → 2 차성 pain

(4) 임상표현(Main features)

- 만성적인 마찰성 손상(frictional injury)이 있다.
- 압통 및 부종 – 요골 경돌부
- 무지拇指 무력

(5) 검사(Examination)

- 국부 압통(point of exquisite tenderness)
- 악권시험(+): Finkelstein test – 양측 비교(p.338 참고)

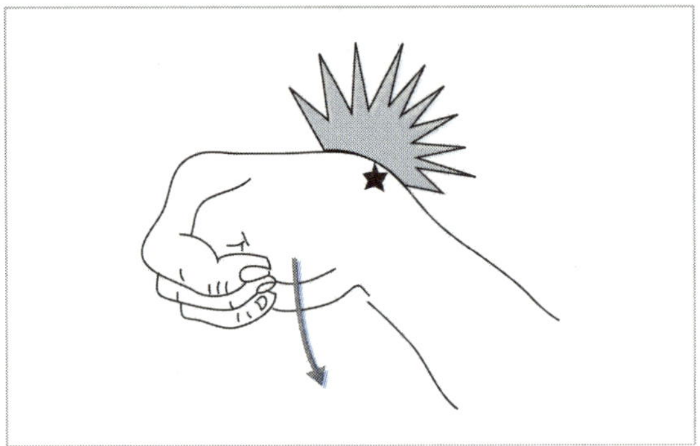

환자는 그림과 같이 엄지를 손안에 넣고 주먹을 쥔 후 자력으로 혹은 검사자에 의해 피동으로 척측 편위시킨다.

장무지 외전근과 단무지 외전근 부위에서 통증을 느끼면 양성이다.

건측 및 환측 양측을 비교한다.

(6) 치료(Treatment)

(가) 국부 상하방

안유법(Press–kneading)
곤법(Rolling)
무지 척측굴곡(베개를 받친다)

(나) 장무지 신근건과 단무지 신근건

Plucking(근과 수직방향으로 탄발), 동시에 엄지를 당겨서 돌려준다(rotation).

(다) 건초방향을 따라

찰법(Linear–rubbing)

(라) 침(연피자)

주관절 → 완관절(건초 안으로 찔러 넣는다), 레몬을 잘라서 붙이고 잔다.

(7) 주의(Notice)

- 찬물을 사용하지 않는다.
- 완관절 사용금지

PM (pain manipulation) prescription

Name		Sex		Age		Date	
Diagnosis 1							
Diagnosis 2							
Diagnosis 3							

MANIPULATIONS	
Com	compressing
Con	conforming
CR	circular rubbing
Dhy	dhyana–thumb–pushing
Ext	extension
Gra	grasping
Kne	kneading
Kno	knocking
LR	linear rubbing
Pat	patting
Pin	pinching
Plu	plucking
Poi	pointing
Pr–K	press–kneading
Pr–R	press–reduction
Pus	pushing
Rol	rolling
Rot	rotating
Ru2	rubbing with 2 palms
Scr	scrapping
Sez	seizing
Sha	shaking
Sqe	sqeezing
Str	stripping
Swe	sweeping
Trc	traction
Tns	Transporting
Twi	twinning
Tws	twisting
Twz	tweezering
Vib	vibrating
Wip	wiping
S–WR	side–wrenching
B–WR	back–wrenching

Locations

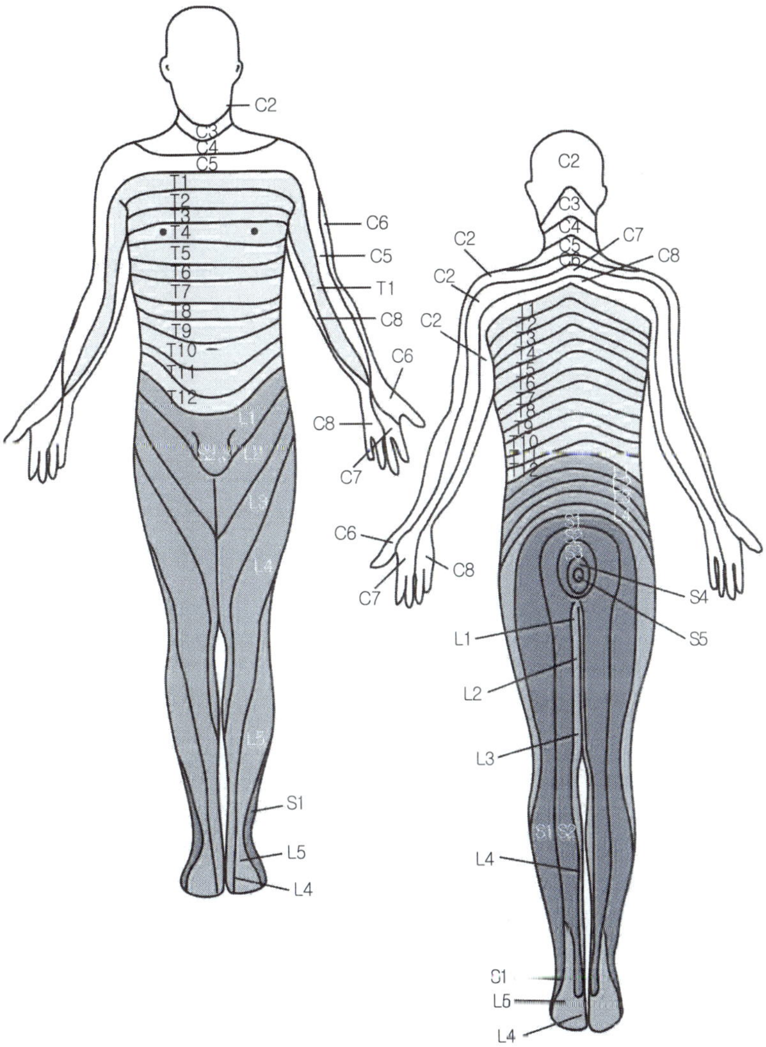

Note

Manipulator		Doctor	

2

굴지건 건초염
(탄향지: Trigger Finger)

(1) 정의(Definition)

중수골두의 천지 혹은 심지굴근건의 국소적 건초염

중년 여성에서 중지 혹은 약지에서 가장 흔히 일어나지만 정확한 원인은 아직 규명되지 않았다.

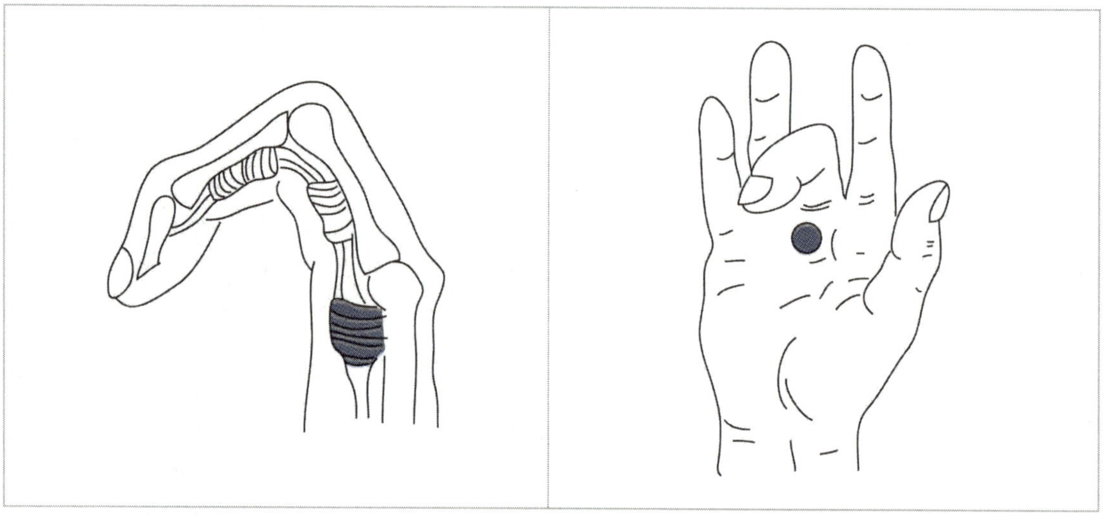

(2) 병리기전(Aetiology & pathogenesis)

장기간 손으로 힘을 줘서 단단한 물건을 쥐는 동작을 반복

↓

건초의 만성적 손상
(frictional injury of tendon sheath)

↓

만성 손상성 염증(chronic inflammation)

↓

건초 협착(stenosis of tendon sheath)

↓

탄향(spring sound)

(3) 임상표현(Main features)

- 국부 동통
- 힘줄의 결절성 비대(nodular enlargement of tendon and sheath)가 촉지 됨
- 손가락의 굴곡 및 신전 모두 제한 받는다.
- 손가락을 펼수 없으나 수동적으로 펼 때 탄향음이 난다.

(4) 치료(Treatment)

요골 경돌부 건초염과 동일하다(신전상태에서 탄발plucking해준다).

(5) 주의(Notice)

- 딱딱한 물건을 손으로 쥐지 않는다.
- 취침 15분 전 뜨거운 물에 담그고 잔다.

PM (pain manipulation) prescription

Name		Sex		Age		Date	
Diagnosis 1							
Diagnosis 2							
Diagnosis 3							

MANIPULATIONS	
Com	compressing
Con	conforming
CR	circular rubbing
Dhy	dhyana–thumb–pushing
Ext	extension
Gra	grasping
Kne	kneading
Kno	knocking
LR	linear rubbing
Pat	patting
Pin	pinching
Plu	plucking
Poi	pointing
Pr–K	press–kneading
Pr–R	press–reduction
Pus	pushing
Rol	rolling
Rot	rotating
Ru2	rubbing with 2 palms
Scr	scrapping
Sez	seizing
Sha	shaking
Sqe	sqeezing
Str	stripping
Swe	sweeping
Trc	traction
Tns	Transporting
Twi	twinning
Tws	twisting
Twz	tweezering
Vib	vibrating
Wip	wiping
S–WR	side–wrenching
B–WR	back–wrenching

Locations

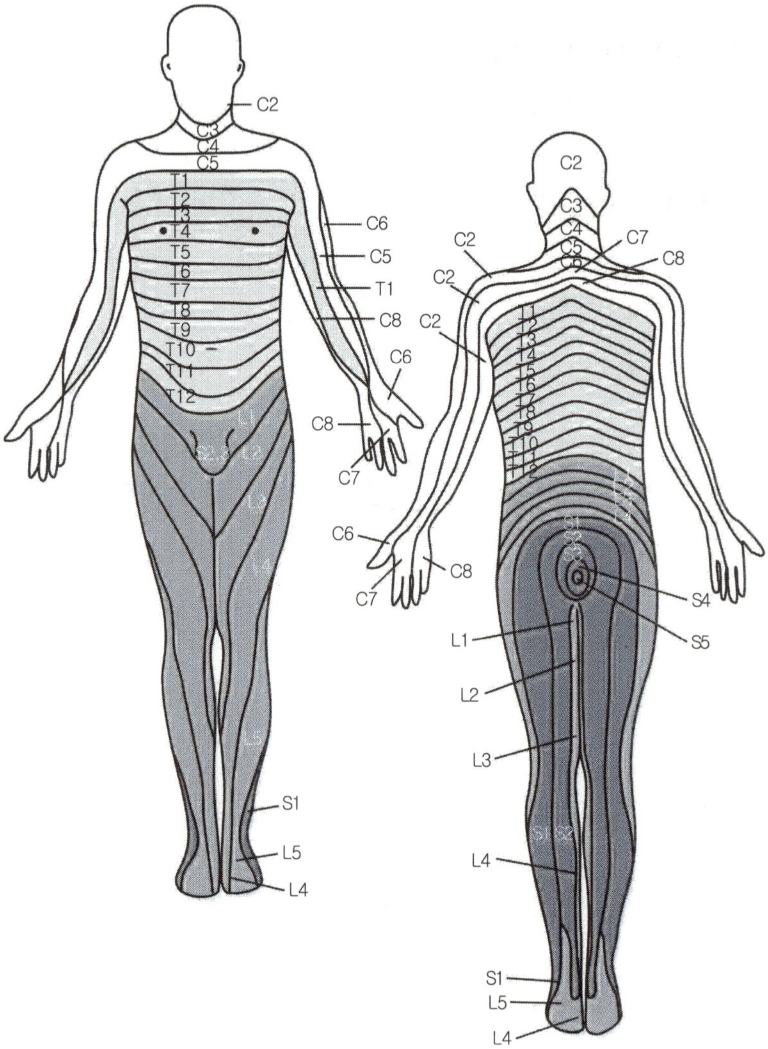

Note

Manipulator		Doctor	

3 건초 결절종 (Ganglion of Wrist)

손목과 발목 등 비교적 활동이 큰 관절주위에 생긴다. 청장년에 잘 발생
발생율은 여성 〉 남성 이다.

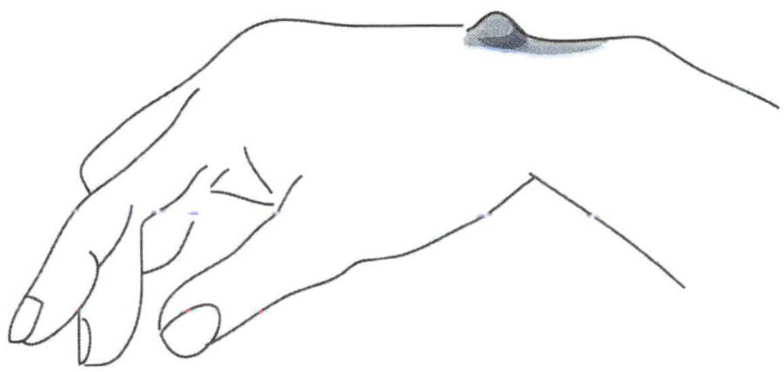

(1) 병리기전(Aetiology & pathogenesis)

확실하지 않다.

급성	외상	⇒	관절낭	돌출 (herniation)	⇒	낭종 (ganglion)	⇒ 만성화	주변조직과 유착
만성			건초					

(2) 임상표현(Clinical expression)

- 국부 소종괴腫塊
- 가끔 산통감(soreness)
- 유착되어 있는 경우, 즉 해당 tendon이 속하는 수지(finger) 또는 족지(toe) 등이 비교적 약하고 무력할 수 있음

(3) 치료(Treatment)

- 환부 관절간극을 잡아당겨 넓힌다. 이완(relaxation)시킨 후 견인(traction)
- 잡아당긴 상태에서 결절종을 밀어 넣는다.

PM (pain manipulation) prescription

Name		Sex		Age		Date	
Diagnosis 1							
Diagnosis 2							
Diagnosis 3							

MANIPULATIONS		Locations
Com	compressing	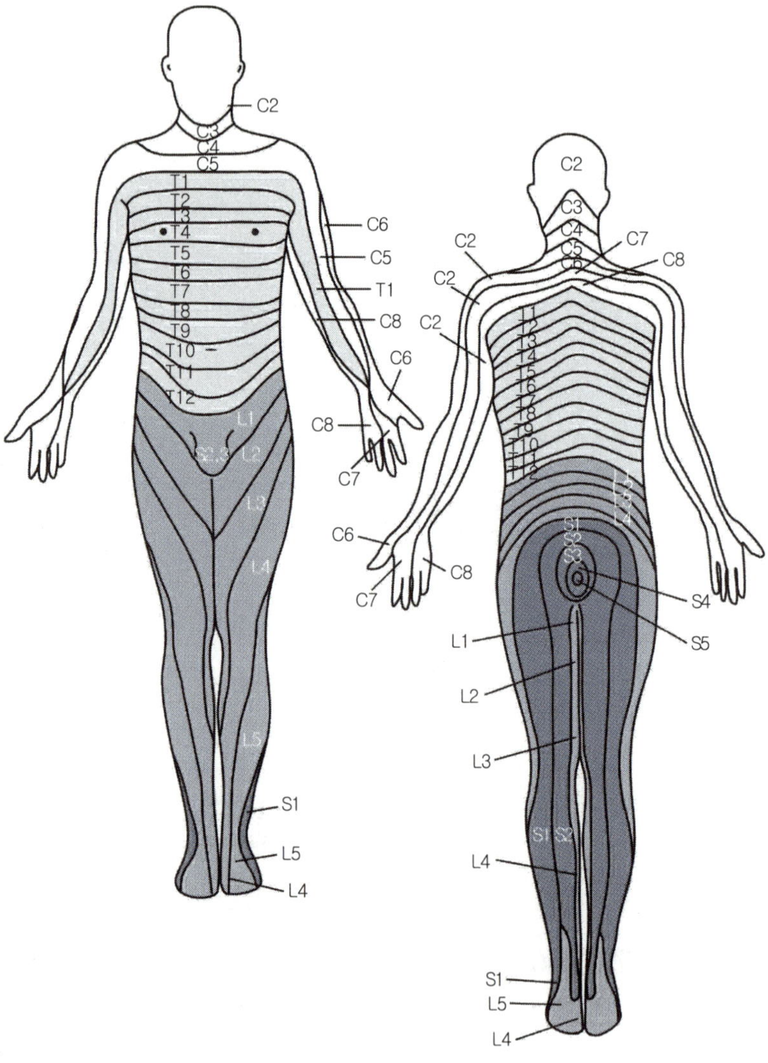
Con	conforming	
CR	circular rubbing	
Dhy	dhyana–thumb–pushing	
Ext	extension	
Gra	grasping	
Kne	kneading	
Kno	knocking	
LR	linear rubbing	
Pat	patting	
Pin	pinching	
Plu	plucking	
Poi	pointing	
Pr–K	press–kneading	
Pr–R	press–reduction	
Pus	pushing	
Rol	rolling	
Rot	rotating	
Ru2	rubbing with 2 palms	
Scr	scrapping	
Sez	seizing	
Sha	shaking	
Sqe	sqeezing	
Str	stripping	
Swe	sweeping	
Trc	traction	
Tns	Transporting	
Twi	twinning	Note
Tws	twisting	
Twz	tweezering	
Vib	vibrating	
Wip	wiping	
S–WR	side–wrenching	
B–WR	back–wrenching	

Manipulator		Doctor	

4 수근관 증후군
(Carpal tunnel syndrome; 마우스 증후군)

(1) 정의(Definition)

중년 이후에 흔하게 발생하는 만성포착성말초신경병증(chronic entrapment peripheral neuropathy)로서 수근관(완관)을 지나는 9개의 건과 정중신경(Median N)의 압박으로 나타나는 증상

손을 주로 사용하는 직업군에서 호발하며 비만, 류마티스성 관절염, 당뇨병, 호산구성 근막염, 통풍, 점액수종, 말단비대증, 이상단백혈증 등의 질환에서 수근관을 지나는 신경, 혈관을 쉽게 압박할 수 있는 조건을 제공한다.

9개의 건과 1개의 신경
천지 굴근건 4개(Flexor digitorium superficialis tendon)
심지 굴근건 4개(Flexor digitorium profundus tendon)
장무지 굴근건 1개(Flexor policis longus tendon)
정중 신경 1개(Median nerve)

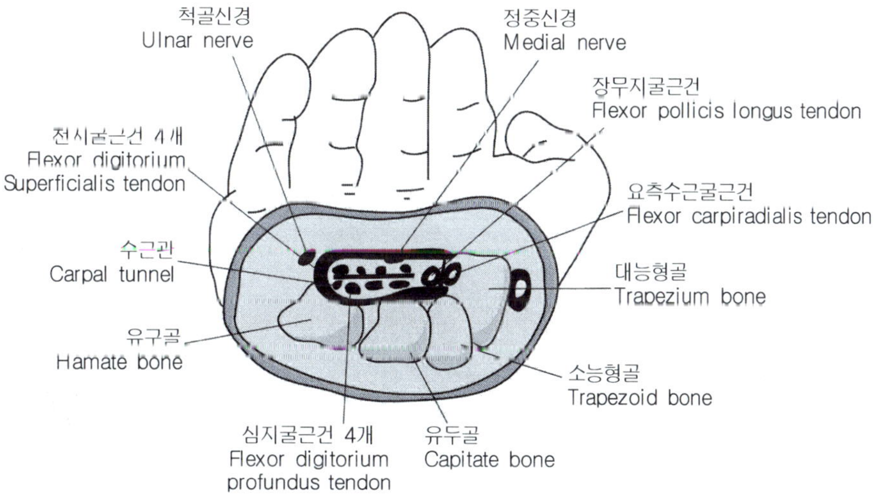

(2) 병리기전(Aetiology & pathogenesis)

원인		기전		결과		
① 증생, 골절, 탈위로 인한 완관 축소(수술)	⇒	관내 용적이 감축 또는 내용물이 팽대	⇒	관내의 건, 정중N을 압박	⇒	증상
② 완횡인대 증후로 인한 완관 축소(수술)						
③ 손상 혹은 질병으로 인한 관내용물의 체적 팽대(도수 시술)						

③이 가장 다견(多見) : 건, 건초의 만성, 무균성 염증

↓

건초가 종창

↓

정중 신경을 압박

↓

증상

☞ 동양의학적 관점

원인				
① 수한(cold attack)	⇒	순환저하(circulation ↓)	⇒	증상
② 외상(traumatic injury)				

(3) 임상표현(Clinical expression)

초기	수지 numbness & sharp pain (특히, 식지, 중지 다음 무지, 무명지)	손을 뿌리면 증상이 감경된다
후기	손바닥 요측 근육이 위축, 마비, 근력↓	무, 식, 중, 무명지의 요측반의 감각 소실

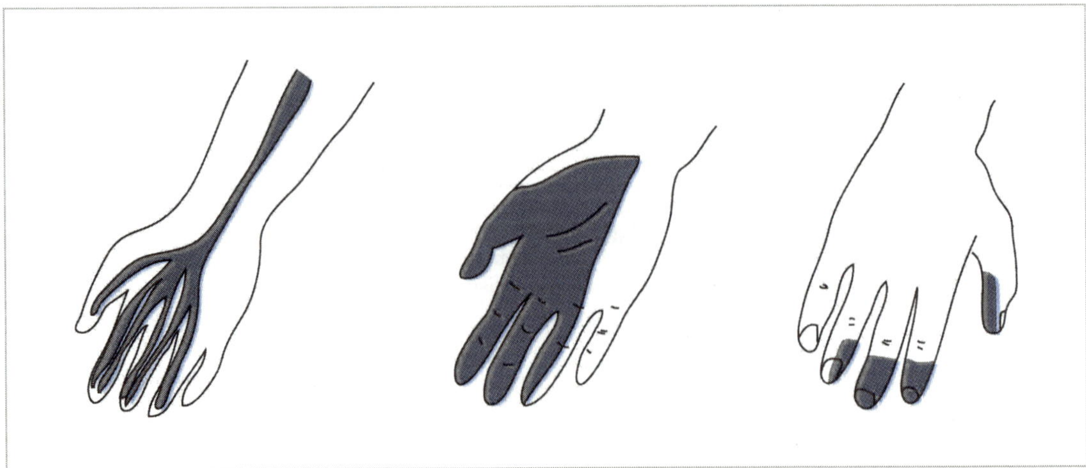

(4) 검사(Examination)

손목의 정중신경 통과부위(요골횡문 부위)를 압박(compressing)하면 증상(방사통, 자통)이 심해진다(p.340 참고).

(5) 치료(Treatment)

• **근육이완 및 순환(relaxation & circulation)**

① 안유법(press-kneading)
② 탄발(plucking)
③ 찰법(linear-rubbing)
④ 온열찜질(hot-pack)
→ ①②③은 부은 곳을 중점적으로 시술

PM (pain manipulation) prescription

Name		Sex		Age		Date	
Diagnosis 1							
Diagnosis 2							
Diagnosis 3							

MANIPULATIONS		Locations
Com	compressing	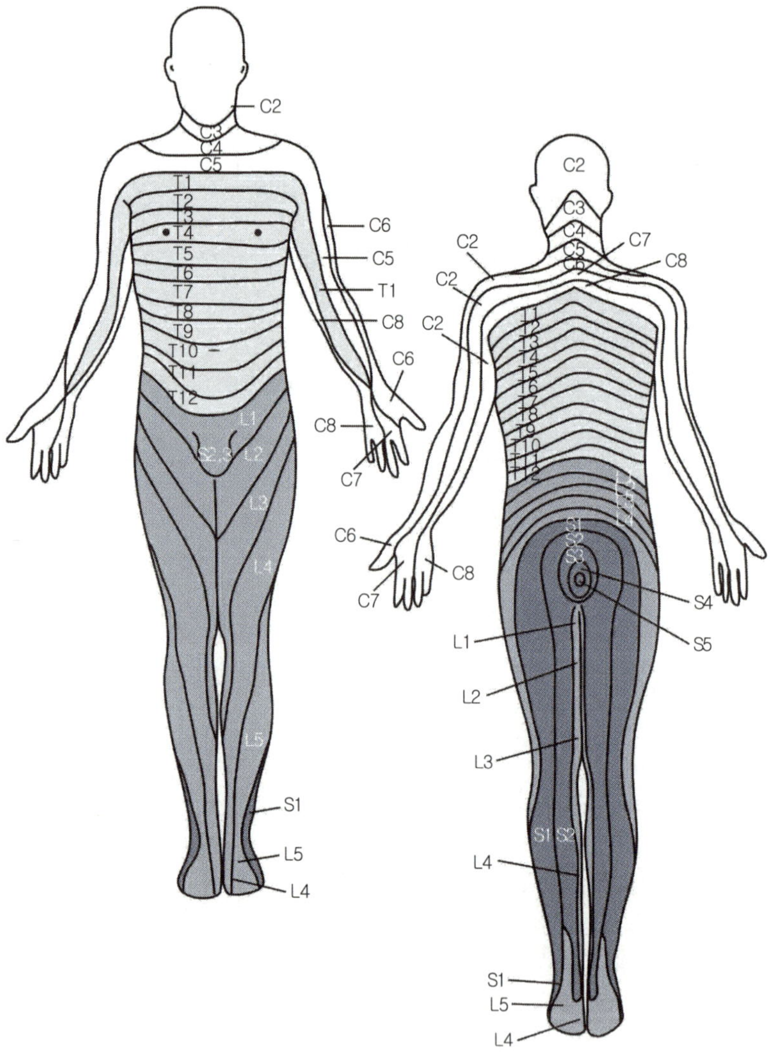
Con	conforming	
CR	circular rubbing	
Dhy	dhyana-thumb-pushing	
Ext	extension	
Gra	grasping	
Kne	kneading	
Kno	knocking	
LR	linear rubbing	
Pat	patting	
Pin	pinching	
Plu	plucking	
Poi	pointing	
Pr-K	press-kneading	
Pr-R	press-reduction	
Pus	pushing	
Rol	rolling	
Rot	rotating	
Ru2	rubbing with 2 palms	
Scr	scrapping	
Sez	seizing	
Sha	shaking	
Sqe	sqeezing	
Str	stripping	
Swe	sweeping	
Trc	traction	
Tns	Transporting	
Twi	twinning	Note
Tws	twisting	
Twz	tweezering	
Vib	vibrating	
Wip	wiping	
S-WR	side-wrenching	
B-WR	back-wrenching	

Manipulator		Doctor	

5 완관절 착위 (Wrist subluxation)

(1) 정의(Definition)

완부에는 8개의 소골이 있으며 상호간에 여러개의 소관절을 형성하고 있다. 완부가 유상되었을 시 완관절의 소관절들의 균형이 문란해질 수 있으며 이로 인한 통증과 기능장애가 발생한다.

본 장애는 청장년에 다발한다.

(2) 국소해부(Regional anatomy)

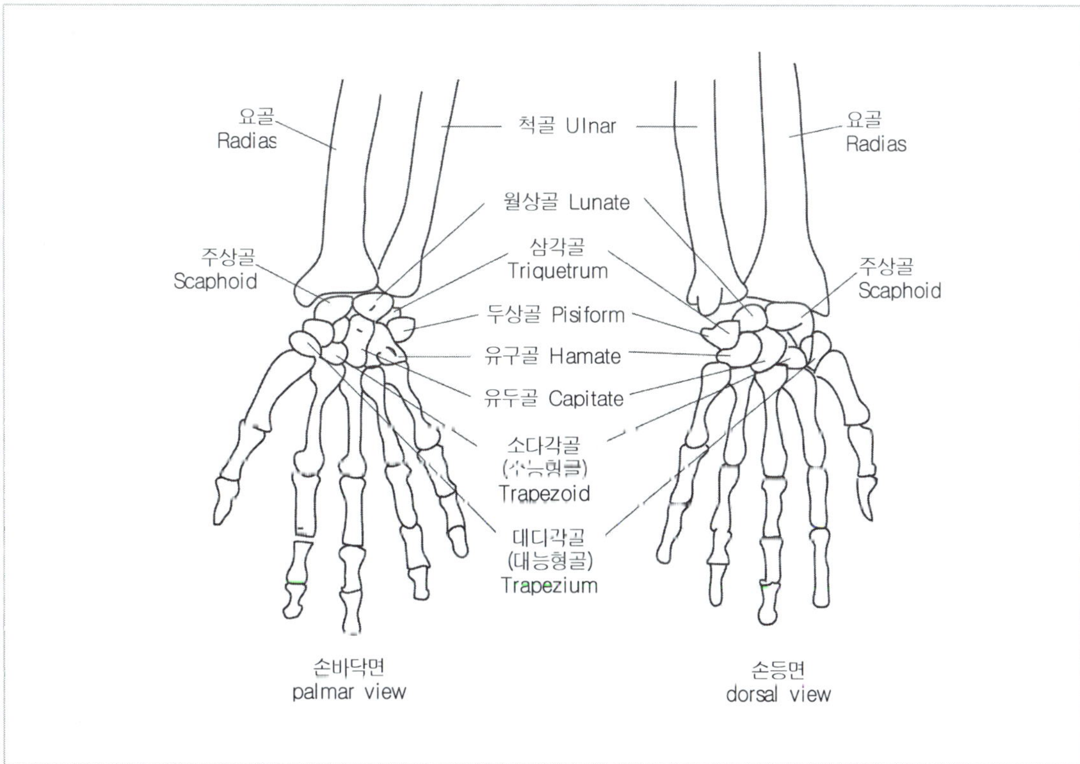

완부	근위열	주상골(scaphoid)	총8개	요완관절	주상골, 월상골, 삼각골
		월상골(lunate)			
		삼각골(triquetrum)			요골의 수근관절면과 섬유삼각 연골판
		두상골(pisiform)			
	원위열	대릉형골(trapezium)		장완관절	원위열에 있는 수근골의 원측면
		소릉형골(trapezoid)			
		유두골(capitate)			중수골의 기저
		유구골(hamate)			

수근골 사이는 골간인대에 의해 연결 **완부**의 배측 인대는 장측 인대보다 약하다.

(3) 병리기전(Aetiology & pathogenesis)

넘어질 때 수근관절을 장(掌)측 굴곡 한 채로 착지하거나
외부 폭력에 의해 수근관절이 과도히 장측 굴곡 되면

↓

배측인대가 쉽게 찢어진다
(배측인대는 얇고 약하다)

↓

수근골간의 관절이 정상 활동 범위를 초과

↓

착위 subluxation

장掌측 인대는 비교적 강하므로 수근관절이 과도히 배신背伸되더라도 쉽게 찢어지거나 아탈구(subluxation)되지 않는다.

(4) 임상표현(Main features)

- 수근관절을 과도하게 장측 굴곡했던 외상사가 있다.
- 손상 후 수근관절부에 통증, 부종, 신전 제한 등의 장애가 있다.

(5) 검사(Examination)

(가) 압통(Tenderness)

수근관절의 배측

(나) x-ray

정상

(6) 감별진단(Differential diagnosis)

(가) 수근관절 착위(Sprain of the wrist joint)

1) 인대손상이 위주(손상된 인대에 명현한 압통)
   -Ligament 견납시험(+)
2) 수근관절 피동 굴신활동은 정상

(나) 월상골 탈위

1) 완부 외상 시 배측으로 강렬하게 굴곡 된 손상사가 있다.
   (완관절 아탈구wrist subluxation와 반대방향으로 손상)
2) 장측에 동통, 종창, 기형이 있다.
3) 지굴건이 압박당하므로 손가락을 잘 펴지 못한다.
4) 정중신경이 압박당하면 요측의 3개 반 손가락에 감각장애가 있다.
5) x-ray: 월상골 탈위를 관찰 할 수 있다.

(7) 치료(Treatment)

(가) 환자 – 앉아서 장심을 밑으로 해서 환지를 노출시킨다.
조수 – 환지의 요골과 척골하단을 잡는다.
의사 – 환자의 전방에 위치한 후, 양손으로 환자의 대, 소어제를 잡은 다음 조수와 반대방향으로 잡아당기면서 손목을 6~7번 돌려준다.

(나) 발신하면서 손목을 장측 굴곡 시켜준다(이때 의사의 양 엄지손가락은 환자의 완부 배부에 위치한다).

(다) 이어서 의사는 양 엄지에 힘을 주어 수근관절을 누르면서 네 손가락으로 중수골근을 위로 올려 관절이 배측 굴곡되도록 한다. 동시에 양 식지 근부에 힘을 주어 수근관절의 양쪽이 내 쪽으로 향히도록 제압한다.

(라) 배背측 완腕부
찰법(Linear-rubbing)

(8) 주의(Notice)

복위 후 2주간은 수근관절을 과도히 장掌측 굴곡하지 않도록 한다(고정).

PM (pain manipulation) prescription

Name		Sex		Age		Date	
Diagnosis 1							
Diagnosis 2							
Diagnosis 3							

MANIPULATIONS	
Com	compressing
Con	conforming
CR	circular rubbing
Dhy	dhyana-thumb-pushing
Ext	extension
Gra	grasping
Kne	kneading
Kno	knocking
LR	linear rubbing
Pat	patting
Pin	pinching
Plu	plucking
Poi	pointing
Pr-K	press-kneading
Pr-R	press-reduction
Pus	pushing
Rol	rolling
Rot	rotating
Ru2	rubbing with 2 palms
Scr	scrapping
Sez	seizing
Sha	shaking
Sqe	sqeezing
Str	stripping
Swe	sweeping
Trc	traction
Tns	Transporting
Twi	twinning
Tws	twisting
Twz	tweezering
Vib	vibrating
Wip	wiping
S-WR	side-wrenching
B-WR	back-wrenching

Locations

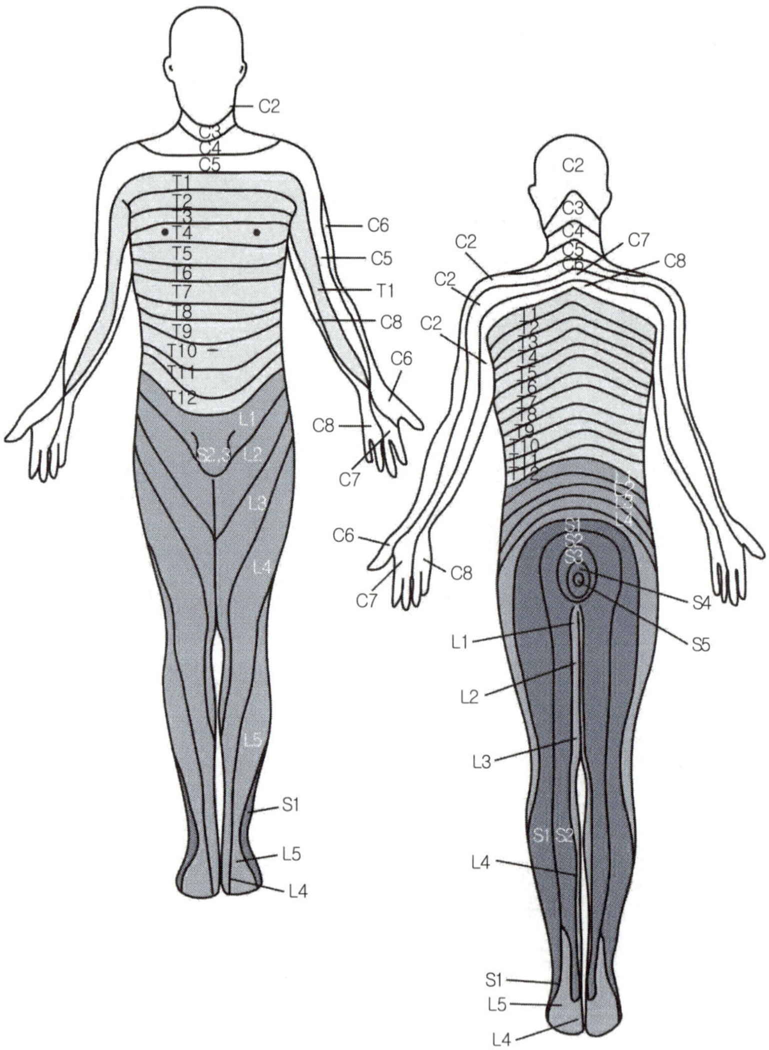

Note

Manipulator		Doctor	

Chapter

V

고슬과股膝踝 관절 질환

1 소아 고관절 활액낭염
(Hip bursitis)

(1) 국소해부(Regional anatomy)

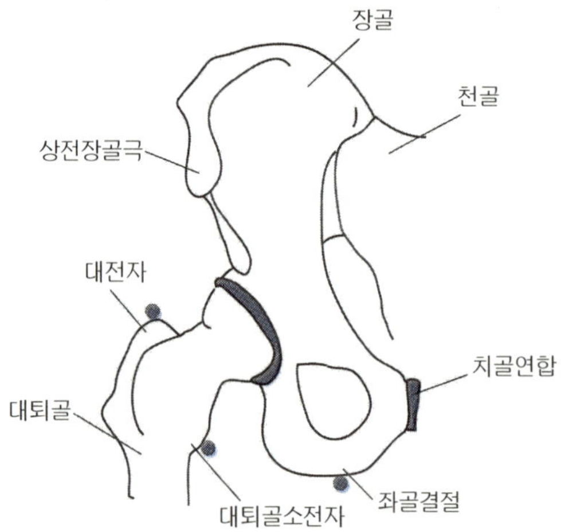

고관절 활액낭	좌골결절 활액낭	대둔근과 좌골결절 간
	대둔근 전자낭	대둔근과 대전자간
	2~3개의 소활액낭	건과 대퇴골 조용간
	장요근 활액낭	장요근과 고관절낭간(80%가 관절낭과 상통)

활액낭의 작용
① 산열散熱
② 마찰감소

마찰 최다견	대둔근 전자낭 - 위치가 얕다	⇒ 가장 쉽게 손상
	좌골 결절낭 - 받는 압력 大	
	장요근활액낭 - 위치 교심較深	

(2) 병리기전(Aetiology & pathogenesis)

직간접 손상
(주로, 한쪽 발로 높은 곳에서 뛰어내리다 다칠 경우)

↓

활액낭의 손상성 염증

↓

활액낭의 장액성 삼출 증가 및 활액낭의 비후화

↓

만성화

↓

국부 종창 및 만성 종괴 형성

(가) 대둔근 전자낭염

활액낭의 위치가 얕아서 대둔근과 대전자 사이에 있으므로 고관절의 과도활동이나 직 · 간접 외상에 의해 쉽게 손상성 염증 발생 ⇒ 국부 압통 및 대전자 활동 시 통증 증가

(나) 좌골 결절낭염

좌골 결정낭은 받는 압력이 최대이므로 딱딱한 곳에 오래 앉아 있거나 국부를 부딪힐 때 손상성 염증 ⇒ 좌골 결절 부위 통증 및 딱딱한 곳에 앉아서 신슬 굴관시 통증 증가

(다) 장요근 활액낭염

본 활액낭의 80%는 고관절낭과 서로 통해 있으므로 고관절의 병변이 쉽게 전이 됨. → 대퇴 전부(서혜부)종창 ⇒ 폐쇄신경을 자극하면 대퇴 전내측에서 무릎까지 방사 됨

(3) 임상표현(Main features)

(가) 압통(Tenderness)

국부 압통

(나) 통증

대전자 활동시	고관절 굴곡	통증 증가
	슬관절 굴곡	
	하지신직, 선전대퇴	

(4) 치료(Treatment)

통증 부위: 안유, 곤법, 찰법, 온열찜질 (press-kneading, rolling, linear-rubbing, hot-pack)

PM (pain manipulation) prescription

Name		Sex		Age		Date	
Diagnosis 1							
Diagnosis 2							
Diagnosis 3							

MANIPULATIONS		Locations
Com	compressing	
Con	conforming	
CR	circular rubbing	
Dhy	dhyana-thumb-pushing	
Ext	extension	
Gra	grasping	
Kne	kneading	
Kno	knocking	
LR	linear rubbing	
Pat	patting	
Pin	pinching	
Plu	plucking	
Poi	pointing	
Pr-K	press-kneading	
Pr-R	press-reduction	
Pus	pushing	
Rol	rolling	
Rot	rotating	
Ru2	rubbing with 2 palms	
Scr	scrapping	
Sez	seizing	
Sha	shaking	
Sqe	sqeezing	
Str	stripping	
Swe	sweeping	
Trc	traction	
Tns	Transporting	Note
Twi	twinning	
Tws	twisting	
Twz	tweezering	
Vib	vibrating	
Wip	wiping	
S-WR	side-wrenching	
B-WR	back-wrenching	

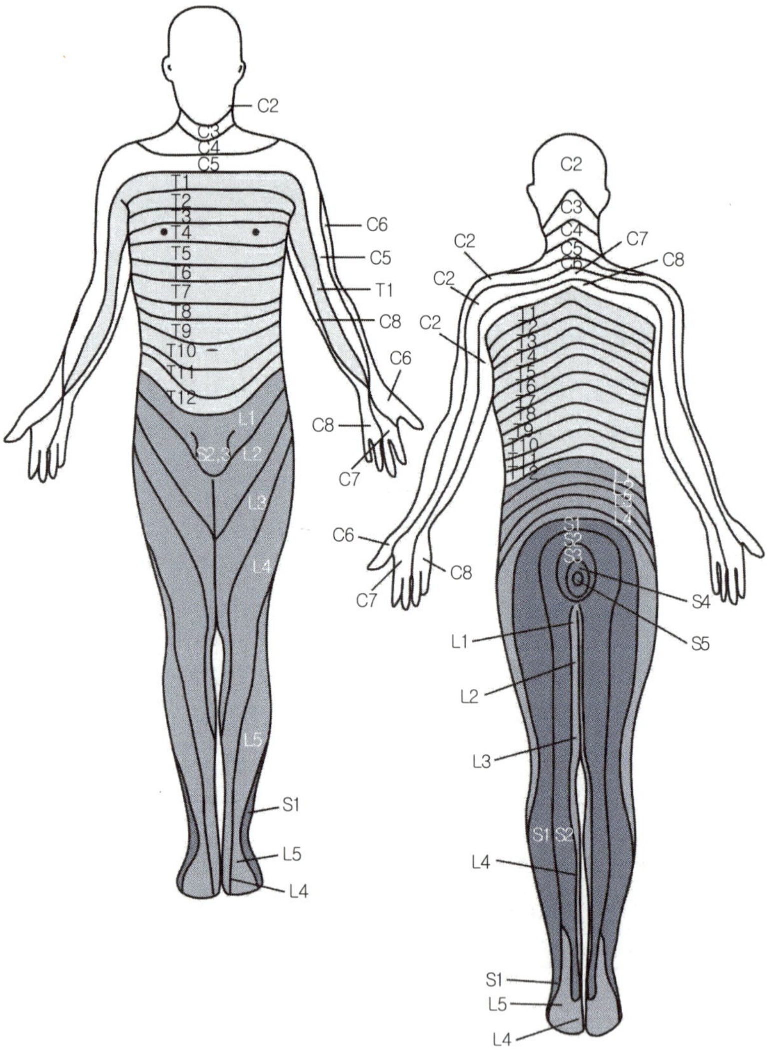

Manipulator		Doctor	

2 대퇴골두 무혈성괴사 (Avascular necrosis of Femoral head) Legg-Calve-Perthes Disease (레그-깔베-퍼데스)

- 대퇴골두 골연골염
- 대퇴골두 골후염(골후=골단선=epiphyseal line)

(1) 정의(Definition)

성장중인 소아의 대퇴골두 골단판의 원발성 무혈성 괴사와 그에 연관된 합병증. 3~14세의 아동에 호발(6~8세 때 최 다발)하며 환자가 12세 이상인 경우는 청소년기의 무혈성 괴사로 간주한다.

대부분 단측성이며 양측성일 경우의 변화는 한쪽에서 다른 쪽보다 1년 이상 일찍 나디난다.

(2) 국소해부(Regional anatomy)

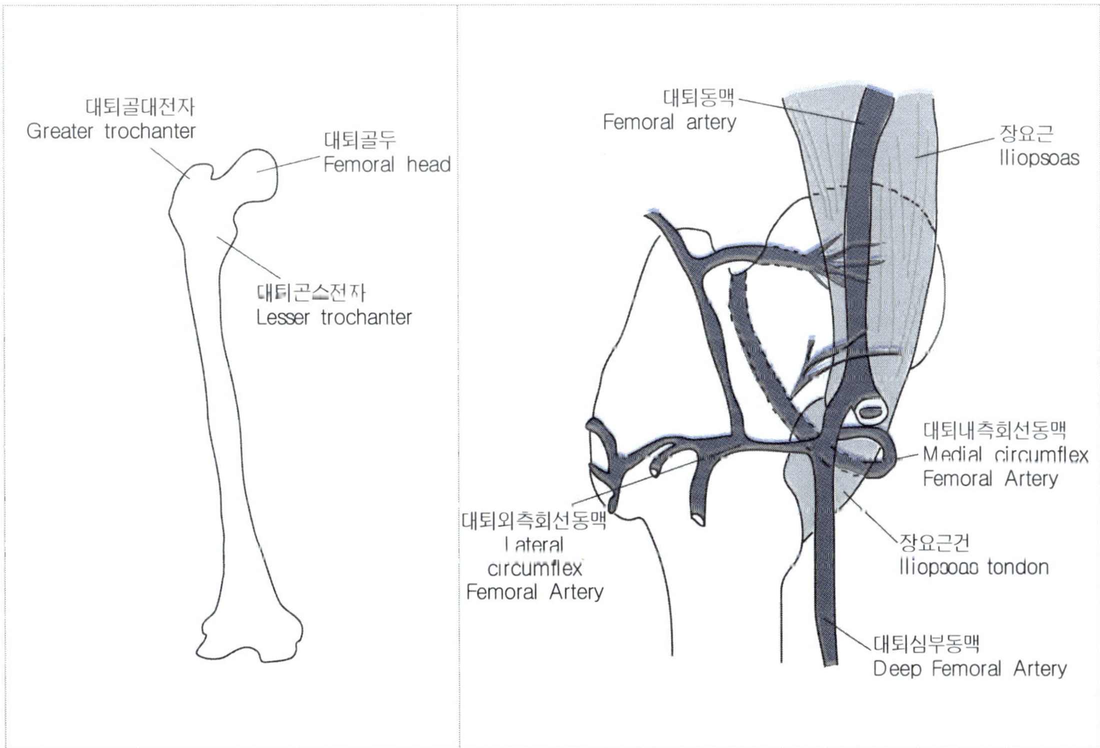

대퇴동맥

↓ 내측 회선동맥 / ↓ 외측 회선동맥

↓

상하 지지대 동맥
(superior & inferior retinacular artery)

↓

대퇴골두에 혈액공급

(3) 병리기전(Aetiology & pathogenesis)

급만성 외상(고관절 외전 또는 외선 시)

- 상하 지지대혈관의 외상
- 급성 일과성 활막염으로 인한 관절낭 내의 압력증가에 의한 2차적 혈관폐색
- 골단 내 혈전과 동반된 정맥의 폐색

혈액의 점성증가에 의한 정체와 감소된 혈류

↓

상하 지지대 후상조의 혈액공급 장애

↓

결혈성 괴사(avascular necrosis)

↓

증상 발현

(4) 임상표현(Main features)

- 고관절 통증(통증성 보행 및 운동제한)
- 무력(근육경련)
- 간헐적 파행
- 후기 환지 대퇴근육 위축
- 작은 키

(5) 검사(Examination)

환지 단축: 경도굴곡 및 내수기형

운동장애: 외전 및 내선 장애(경도)

x-ray: 대퇴골두 외상부가 편평해 짐

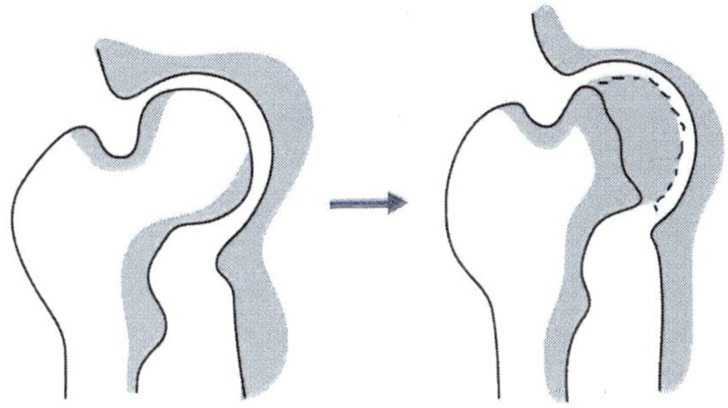

(6) 치료(Treatment)

치료는 대퇴골두 변형의 예방과 2차적인 골관절염의 예방이다. 따라서 조기치료가 극히 중요하다.

- 고관절 통증해소
- 고관절 운동범위 회복
- 대퇴골두의 돌출 및 아탈구 예방
- 대퇴골두 원형도의 성취

요부 및 천골 및 둔부(Lumbar & Sacral & Hip joint region)

- 안유 및 곤법(press-kneading, rolling)
- 찰법(linear-rubbing)
- 고관절의 피동운동(passive exercise of the hip joint)

(7) 주의(Notice)

본 질환은 조기진단이 극히 중요함

본 질환으로 의심될 경우 즉시 와상臥床시켜 대퇴골두가 압박 받지 않도록 하여 편평 기형이 될 수 있는 인소를 세서안다(3~8개월 고정).

약 - 단심, 딩귀, 적작

PM (pain manipulation) prescription

Name		Sex		Age		Date	
Diagnosis 1							
Diagnosis 2							
Diagnosis 3							

MANIPULATIONS		Locations
Com	compressing	
Con	conforming	
CR	circular rubbing	
Dhy	dhyana-thumb-pushing	
Ext	extension	
Gra	grasping	
Kne	kneading	
Kno	knocking	
LR	linear rubbing	
Pat	patting	
Pin	pinching	
Plu	plucking	
Poi	pointing	
Pr-K	press-kneading	
Pr-R	press-reduction	
Pus	pushing	
Rol	rolling	
Rot	rotating	
Ru2	rubbing with 2 palms	
Scr	scrapping	
Sez	seizing	
Sha	shaking	
Sqe	sqeezing	
Str	stripping	
Swe	sweeping	
Trc	traction	
Tns	Transporting	Note
Twi	twinning	
Tws	twisting	
Twz	tweezering	
Vib	vibrating	
Wip	wiping	
S-WR	side-wrenching	
B-WR	back-wrenching	

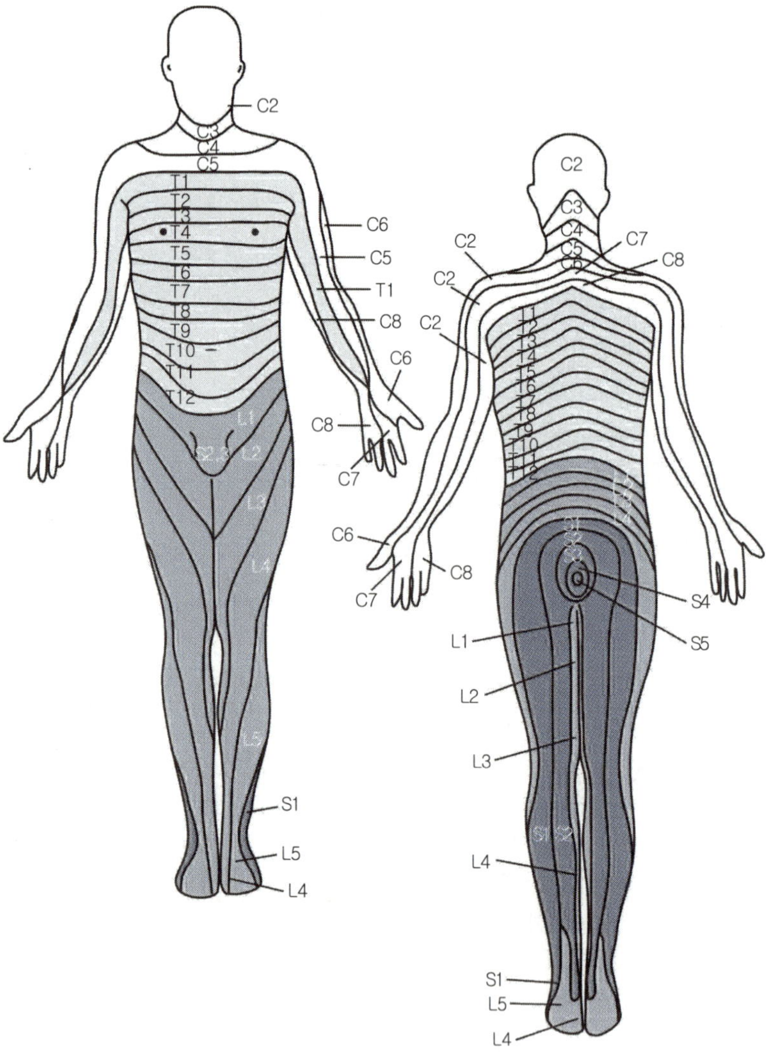

Manipulator		Doctor	

3 탄향관 (Snapping Hip)

고관절을 굴신 할 때 탄향음(snapping sound)이 나는 현상으로 청장년에 다발한다.

(1) 국소해부(Regional anatomy)

대퇴근막장근의 근막 (Tensor fasciae latae muscle)	장경인대 (Iliobial tract)	대전자(greater trochanter of femur)의 후방을 지나 경골 외과(lateral condyle of femur)에 연결 됨
대둔근의 근막 (Gluteus maximus muscle)		
외측광근의 근막 (Vastus lateralis muscle)		

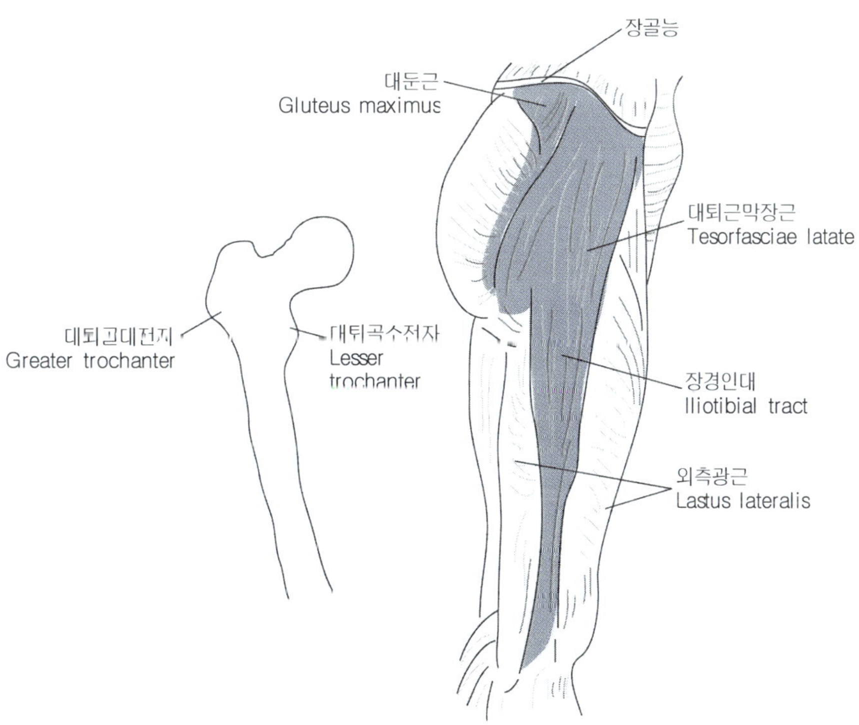

(2) 병리기전(Aetiology & pathogenesis)

외상(traumatic injury)

↓

muscle spasm

↓

장경인대 경도 긴장 및 증후

↓

고관절 굴신

↓

장경인대 와 대전자 마찰

↓

탄발음(snapping sound)

(3) 임상표현(Main features)

보행 시 고관절에서 탄발음(snapping sound)이 난다.

(4) 검사(Examination)

Hip contracture test **장경인대 연축검사(+)**

Ober's test

- 옆으로 누워서 다리를 들어 올렸다 내리면 들어올린 다리를 잡은 다리가 앞쪽으로 떨어지거나 그대로 있다.

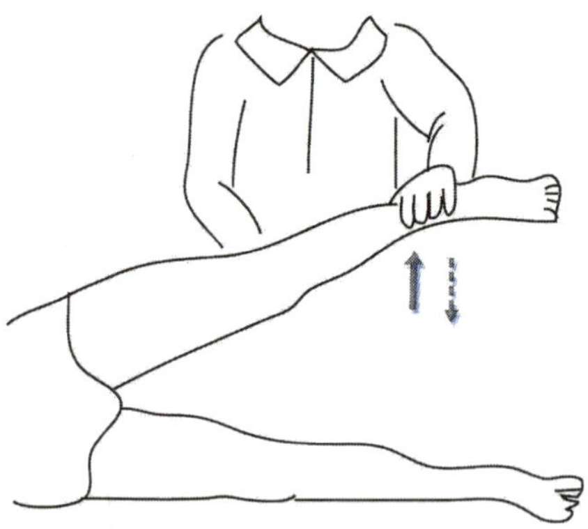

(5) 치료(Treatment)

- Rolling, press-kneading: 대퇴근막 장근, 대둔근
- Plucking tendon: 대전자 부위(건섬유 방향과 수직으로)
- 고관절 굴신 활동

PM (pain manipulation) prescription

Name		Sex		Age		Date	
Diagnosis 1							
Diagnosis 2							
Diagnosis 3							

MANIPULATIONS	
Com	compressing
Con	conforming
CR	circular rubbing
Dhy	dhyana–thumb–pushing
Ext	extension
Gra	grasping
Kne	kneading
Kno	knocking
LR	linear rubbing
Pat	patting
Pin	pinching
Plu	plucking
Poi	pointing
Pr–K	press–kneading
Pr–R	press–reduction
Pus	pushing
Rol	rolling
Rot	rotating
Ru2	rubbing with 2 palms
Scr	scrapping
Sez	seizing
Sha	shaking
Sqe	sqeezing
Str	stripping
Swe	sweeping
Trc	traction
Tns	Transporting
Twi	twinning
Tws	twisting
Twz	Tweezering
Vib	vibrating
Wip	wiping
S–WR	side–wrenching
B–WR	back–wrenching

Locations

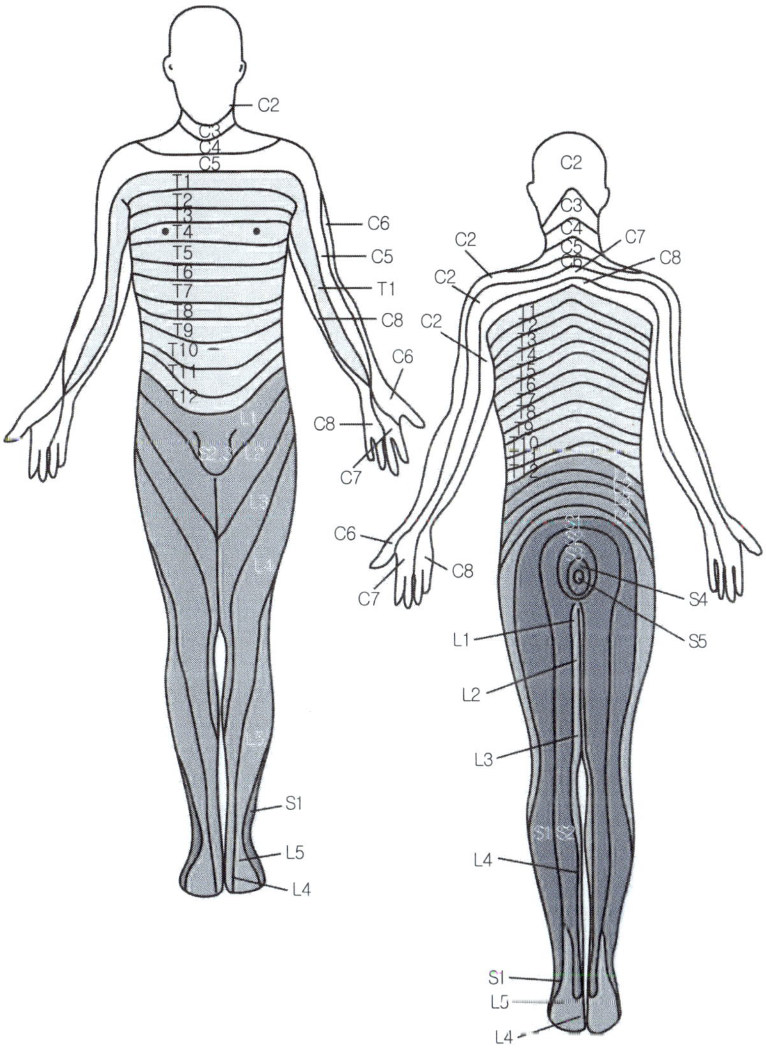

Note

Manipulator		Doctor	

4 반월연골 손상(내-C형, 외-O형) (Injury of Meniscus or Semilunar Cartilage of knee)

(1) 국소해부(Regional anatomy)

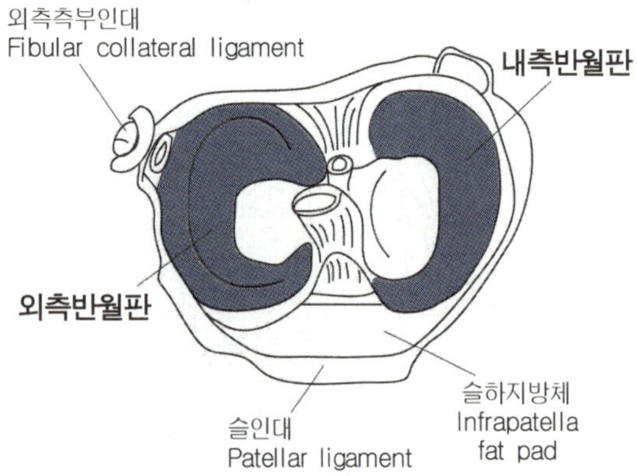

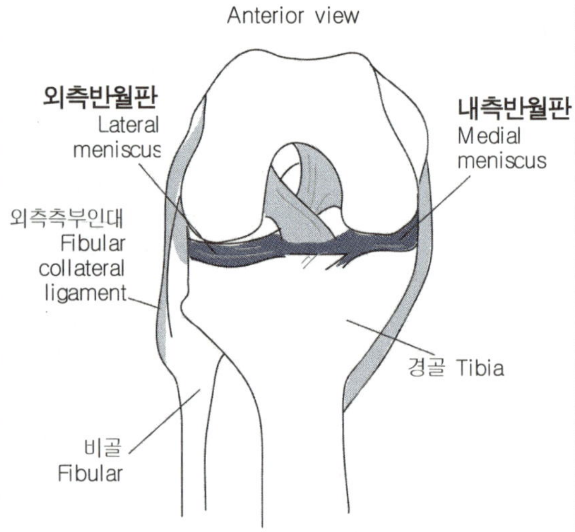

(2) 병리기전(Aetiology & pathogenesis)

대퇴를 돌연	내수 (adduction)	동시선전 (rotation)	대퇴골과 경골 사이의 반월판이 파열
	외전 (abduction)		

(3) 임상표현(Main features)

- 외상사(traumatic injury) 또는 노손사(frictional injury)
- 환측 슬관절 통증 및 보행 시 교쇄감交鎖感
- 환지 대퇴 사두근 위축

(4) 검사(Examination)

(가) Mc-Murray test(+)

환자는 무릎을 완전히 굴곡하여 바로 눕는다(발뒤꿈치를 엉덩이에 붙인다). 검사자는 경골을 내측 회전시킨다. 외측 반월연골에 손상이 있을 경우 "딸깍"하는 탄발음(snapping sound)이 나며 때때로 통증을 수반한다. 내측 반월연골을 검사하기 위해서는 같은 검사를 외측 회전시키면 된다.

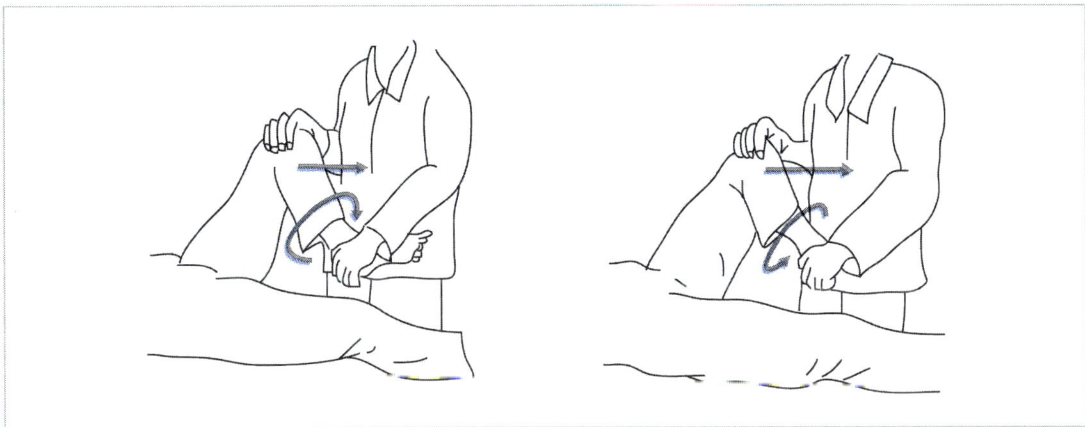

(나) 압통(Tenderness)

관절간극 압통

(5) 치료(Treatment)

(가) 슬관절 주위의 혈액순환을 증가시킴

무릎 및 오금(the crook of the knee): 곤법(rolling,) 안유법(press-kneading)

슬개골 양측하방: 찰법(linear-rubbing)

(나) 족부를 열수熱水에 20분 담근다.

(다) 관절 교쇄交鎖자

복위(Reduction) - 소퇴를 약간 선전 시키는 동시에 슬관절을 굴신시킨다.

(라) 고성: 반덕붕내

내측 반월연골 손상 - 내전근(대퇴 내측) 위주 치료

외측 반월연골 손상 - 외전근(대퇴 외측) 위주 치료

일반적으로 4~6주 치료(2~3일에 1회 치료), **혈관분포**가 없으므로 쉽게 낫지 않는다.

오금 부분 혈액순환(rolling, press-kneading)

PM (pain manipulation) prescription

Name		Sex		Age		Date	

Diagnosis 1	
Diagnosis 2	
Diagnosis 3	

MANIPULATIONS		Locations
Com	compressing	
Con	conforming	
CR	circular rubbing	
Dhy	dhyana–thumb–pushing	
Ext	extension	
Gra	grasping	
Kne	kneading	
Kno	knocking	
LR	linear rubbing	
Pat	patting	
Pin	pinching	
Plu	plucking	
Poi	pointing	
Pr–K	press–kneading	
Pr–R	press–reduction	
Pus	pushing	
Rol	rolling	
Rot	rotating	
Ru2	rubbing with 2 palms	
Scr	scrapping	
Sez	seizing	
Sha	shaking	
Sqe	sqeezing	
Str	stripping	
Swe	sweeping	
Trc	traction	
Tns	Transporting	
Twi	twinning	Note
Tws	twisting	
Twz	tweezering	
Vib	vibrating	
Wip	wiping	
S–WR	side–wrenching	
B–WR	back–wrenching	

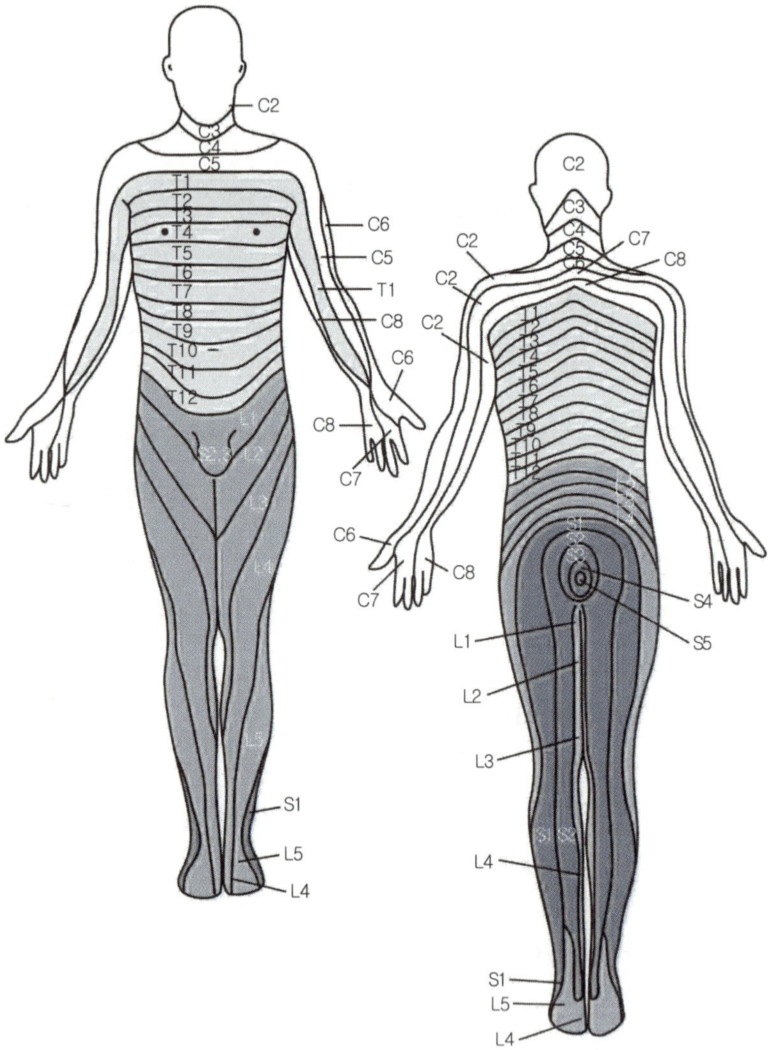

Manipulator		Doctor	

5 손상성 활액낭염
[Bursitis of knee joint (Knee joint effusion)]

(1) 국소해부(Regional anatomy)

슬부에서 가장 큰 활액낭은 슬상 활액낭(슬상낭)

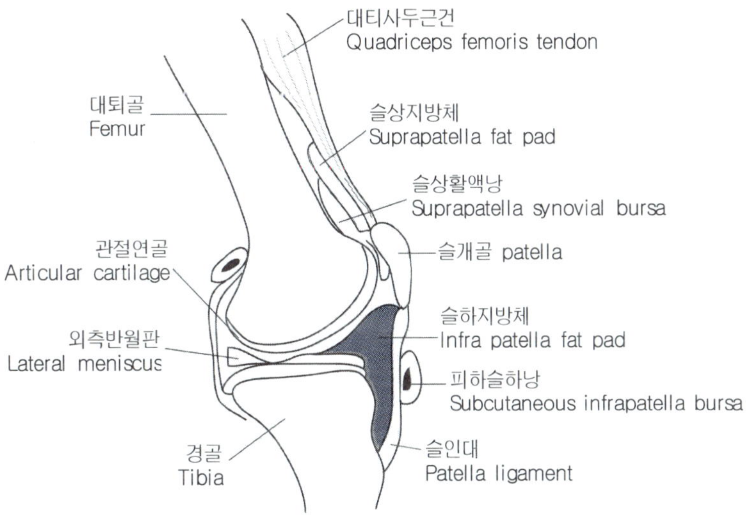

(2) 병리기전(Aetiology & pathogenesis)

급만성 손상

↓

손상성 염증
(활액낭 충혈 및 종창)

↓

만성화

↓

활막증후 및 유착

(3) 임상표현(Main features)

- 외상 혹은 노손사
- 슬관절 통증(신굴시 통증 가중)
- 대퇴 사두근 위축(chronic)

(4) 검사(Examination)

슬개골 부동浮動**시험**(+) Patellar tap test(ballotable patella) – Knee joint effusion(슬관절액 삼출)

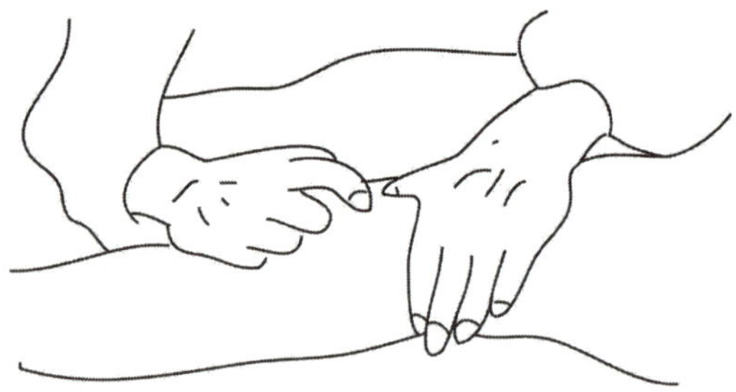

자가 무릎을 구부리거나 펴는 동작이 어려울 경우

- 슬개골 위를 가볍게 치거나 누른다. 슬개골이 유동하는 것을 느낌(dancing patella sign)
- 검사자가 한손의 엄지와 네 손가락으로 슬개골의 양쪽을 가볍게 누르고 다른 한 손으로 슬개골 상부낭을 문지른다. 엄지손가락과 집게손가락이 분리되면 양성이다.
- 슬개골 위쪽을 한손으로 둘러 감싸듯 누른 다음 다른 손끝으로 슬개골을 대퇴골 쪽으로 누른다. 관절내 삼출액이 있으면 슬상부를 누를 때 삼출액이 슬와부에 고이고 슬개골을 대퇴골 쪽으로 누르면 울컹하며 닿는 느낌을 받는다.

(5) 치료(Treatment)

초기에는 도수치료 효과가 좋다: 순환개선 위주

- 대퇴전부: 곤법(rolling), 나법(grasping)
- 슬부: 안유법(press-kneading), 슬관절 굴신활동
- 슬개골 상부: 찰법(linear-rubbing), hot pack
- 압박붕대: 2~4주(부종이 심한 경우: 밀어서 부종을 제거 한 후 압박한다)

PM (pain manipulation) prescription

Name		Sex		Age		Date	
Diagnosis 1							
Diagnosis 2							
Diagnosis 3							

MANIPULATIONS		Locations
Com	compressing	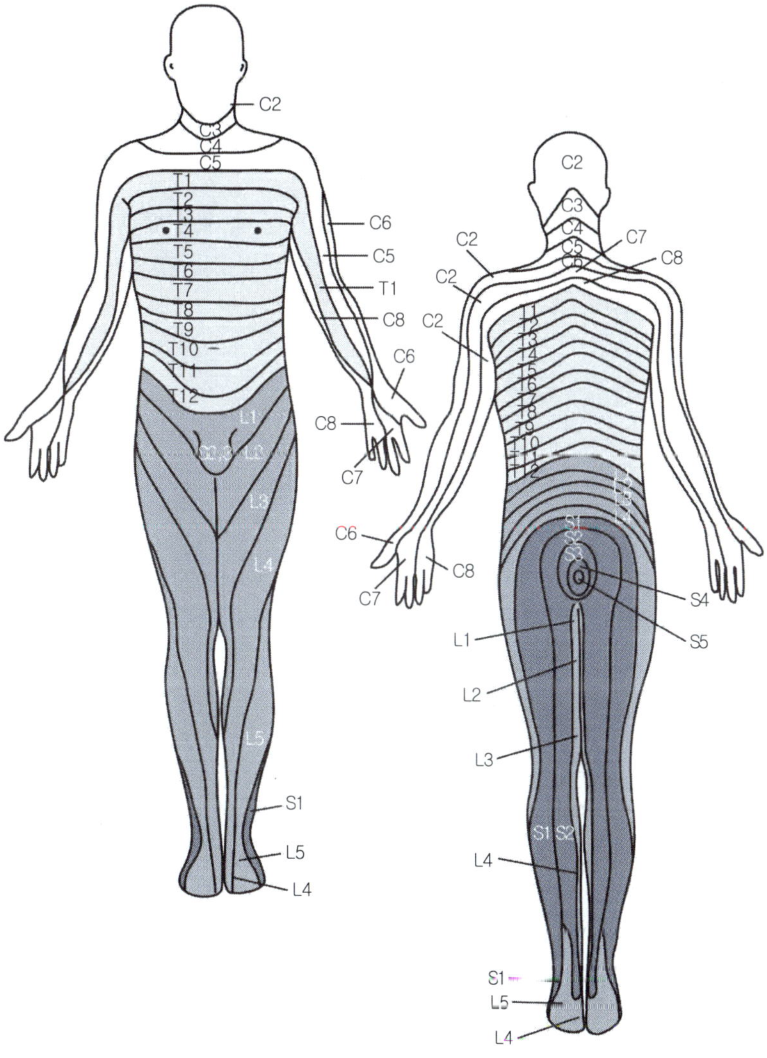
Con	conforming	
CR	circular rubbing	
Dhy	dhyana-thumb-pushing	
Ext	extension	
Gra	grasping	
Kne	kneading	
Kno	knocking	
LR	linear rubbing	
Pat	patting	
Pin	pinching	
Plu	plucking	
Poi	pointing	
Pr-K	press-kneading	
Pr-R	press-reduction	
Pus	pushing	
Rol	rolling	
Rot	rotating	
Ru2	rubbing with 2 palms	
Scr	scrapping	
Sez	seizing	
Sha	shaking	
Sqe	sqeezing	
Str	stripping	
Swe	sweeping	
Trc	traction	
Tns	Transporting	
Twi	twinning	Note
Tws	twisting	
Twz	tweezering	
Vib	vibrating	
Wip	wiping	
S-WR	side-wrenching	
B-WR	back-wrenching	

Manipulator		Doctor	

6 슬개골하 지방벽 압출

[Lesion (Extrusion) of Infrapatellar Fat Pad]

(1) 국소해부(Regional anatomy)

지방벽(Infrapatella Fat Pad) 슬개골 바로아래 슬개 인대 뒤에 위치, 대퇴골과 슬개골의 마찰을 방지하고 쿠션(cushion)역할을 한다. 일반적으로 피하 지방은 잘 찢어지거나 부서지지 않으나 슬개골하의 지방은 잘 찢어지고 부서진다.

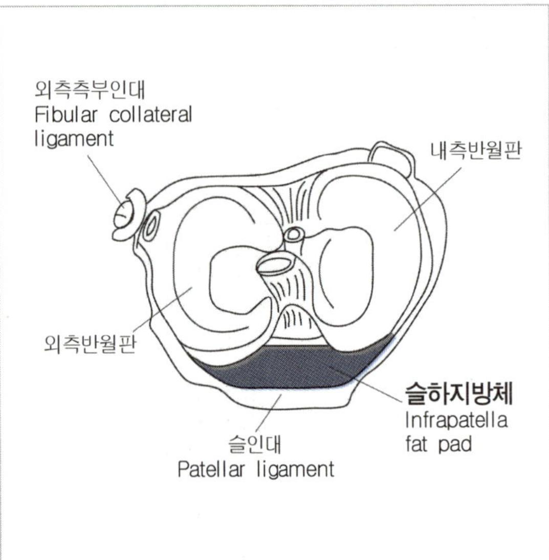

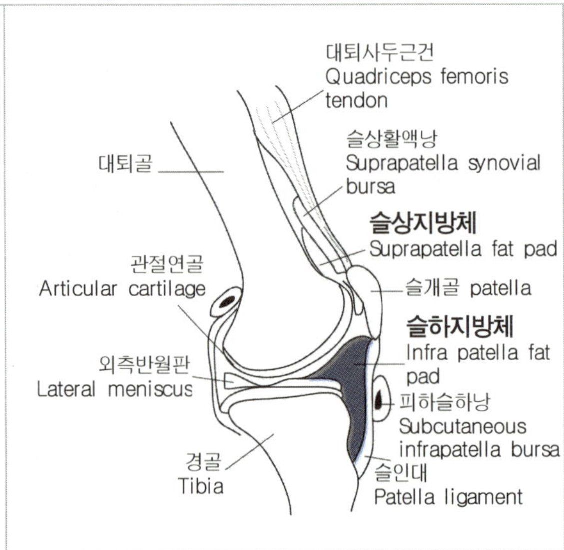

(2) 병리기전(Aetiology & pathogenesis)

슬관절 과도 굴신(마라톤 혹은 행군) 또는 직접적 외상(무릎을 부딪힘)

↓

지방벽 압출(상부는 막혔으므로 아래로 빠져 나간다)

↓

지방벽이 관절간극에 삽입, 충혈, 비후

↓

피신경 자극

↓

통증

(3) 임상표현(Clinical expression)

- 통증: 무릎을 펴면 통증이 심해진다. 무릎을 구부리면 통증이 감소된다.
- 보행무력: 걸을 때 무릎에 힘이 없어서 몸의 중심을 잘 유지하지 못함.
- 자각 관절 강경(stiffness) 및 무력: 관절의 자각증상으로 얼어붙은 것 같이 딱딱하고 힘이 없음.

(4) 검사(Examination)

- 국부 약간 종창(슬개골 아래 양측 부위: 좌우 비교)
- 슬개 인대 양측의 압통

(5) 치료(Treatment)

① Compress-kneading(강하게 압을 주면서 문지른다) - 슬개골 하방

② 하지 굴신 활동

③ 찰법(Linear-rubbing)

빠져나온 지방을 분산시킨다. 슬개인대 양측의 종창 부위를 엄지손가락 지문 면으로 돌리다가 돌리는 방향대로 힘을 주어 지방을 분산시킨다. 즉, 잘게 으깨어 버린다. 치료 시 슬관절은 반드시 편안한 상태에서 시술한다. 눌러 줄 때는 뼈 있는 쪽으로 눌러준다.

완전히 분쇄하기 위해서는 무릎을 구부렸다 폈다 함으로서 남아있는 지방을 확인하면서 분쇄한다(지방이 남아있으면 통증을 호소하게 된다). 대부분의 환자가 병정이 2~3년 정도 경과한 경우가 많으나 일반적으로 2회 정도의 치료에 완치된다. 분산 후 찰법(linear-rubbing) 시술로 강하게 순환(circulation)시킨다.

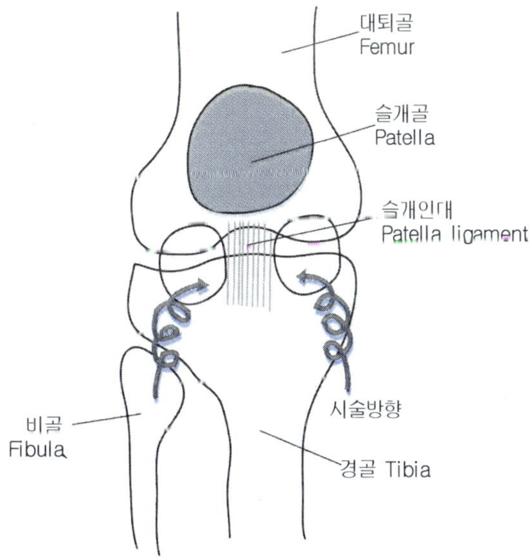

PM (pain manipulation) prescription

Name		Sex		Age		Date	
Diagnosis 1							
Diagnosis 2							
Diagnosis 3							

MANIPULATIONS		Locations
Com	compressing	
Con	conforming	
CR	circular rubbing	
Dhy	dhyana–thumb–pushing	
Ext	extension	
Gra	grasping	
Kne	kneading	
Kno	knocking	
LR	linear rubbing	
Pat	patting	
Pin	pinching	
Plu	plucking	
Poi	pointing	
Pr–K	press–kneading	
Pr–R	press–reduction	
Pus	pushing	
Rol	rolling	
Rot	rotating	
Ru2	rubbing with 2 palms	
Scr	scrapping	
Sez	seizing	
Sha	shaking	
Sqe	sqeezing	
Str	stripping	
Swe	sweeping	
Trc	traction	
Tns	Transporting	
Twi	twinning	Note
Tws	twisting	
Twz	tweezering	
Vib	vibrating	
Wip	wiping	
S–WR	side–wrenching	
B–WR	back–wrenching	

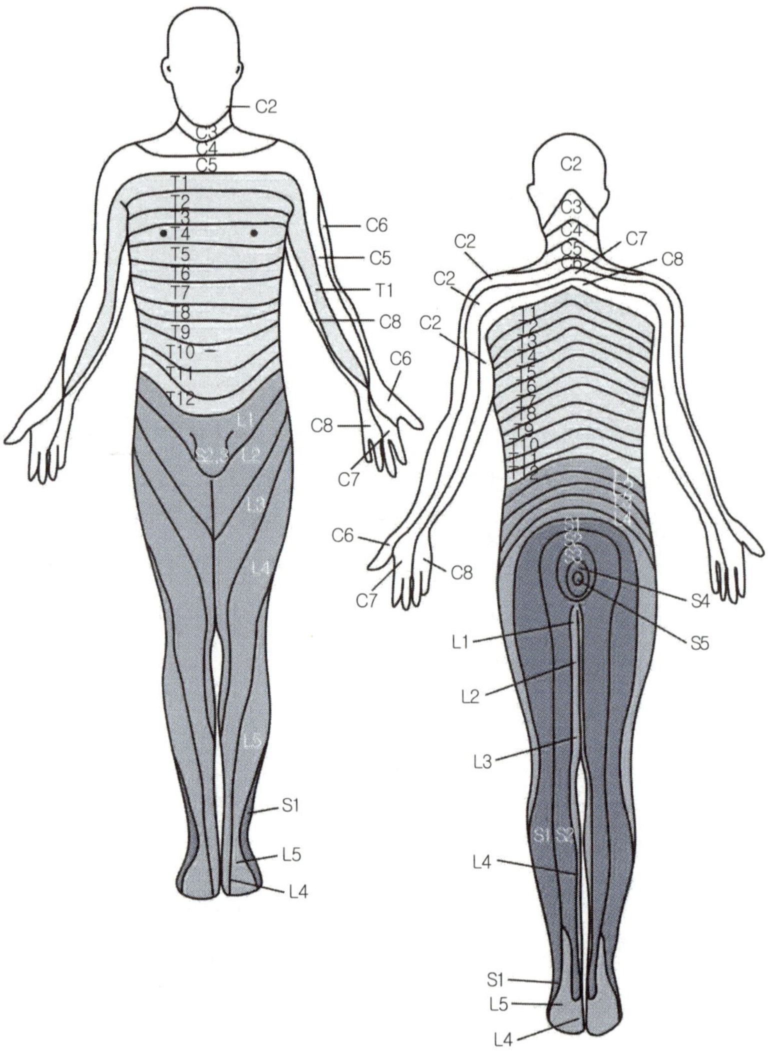

Manipulator		Doctor	

7 족근관 증후군
(Tarsal tunnel syndrome)

족근관을 통과하는 후경골신경(posterior tibial N)이 압박당하여 발생하는 증후군

(1) 국소해부(Regional anatomy)

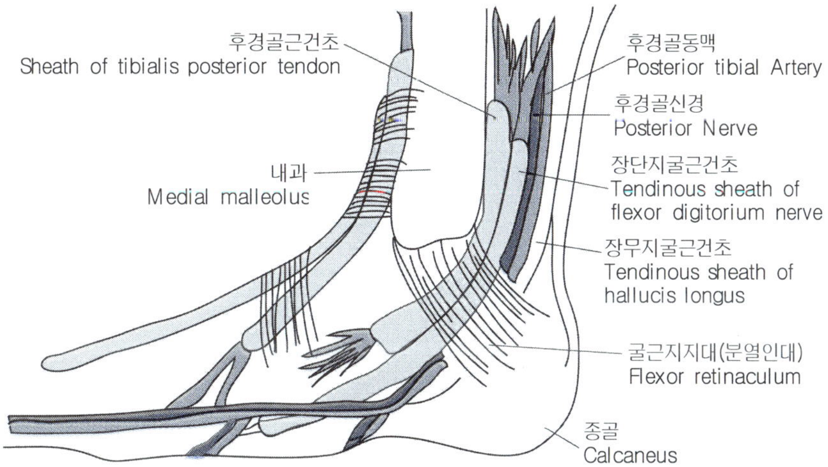

족근관: 족근관절의 내측에 위치	상	분열인대(굴근 지지대flexor retinaculum) 내과 medial malleolus → 종골calcaneus 길이 약 5 cm, 넓이 약 2.5 cm, 두께 2 mm
	하	거골(Talus) 종골(Calcaneus)

- 후경골근건(경골의 후면, 골간막 ⇒ 주상골, 설상골, 제 2,3,4중족골) – tibialis posterior tendon
- 장단지굴근건(경골의 후내측면 → 넷으로 갈라져서 제 2-5말절골 저면) flexor digitorium longus tendon
- 후경골 정맥 – posterior tibial V
- 후경골 동맥 – posterior tibial A
- 후경골 신경 – posterior tibial N

• 장무지굴근건(경골의 후면, 골간막 ⇒ 제1지의 말절골 저면) – flexor hallucis longus tendon

(2) 병리기전(Aetiology & pathogenesis)

•족부활동 돌연증가
•발목의 반복 sprain

↓

발목관절의 건이 마찰(frictional injury)

↓

건초 손상(건초염)(injury of tendon sheath)

↓

종창(swelling)

↓

족근관내 내용물 체적증가

↓

족근관은 신축성이 없으므로 관내가 협소해 짐

↓

족근관 내 압력 증가

↓

<후경골 신경 압박> → 증상 출현(발바닥 쪽 증상)

↑

족근관 협착

↑

•굴근지지대 퇴행으로 인한 증후
•족근관내의 종골에 Osteophyte
•골절

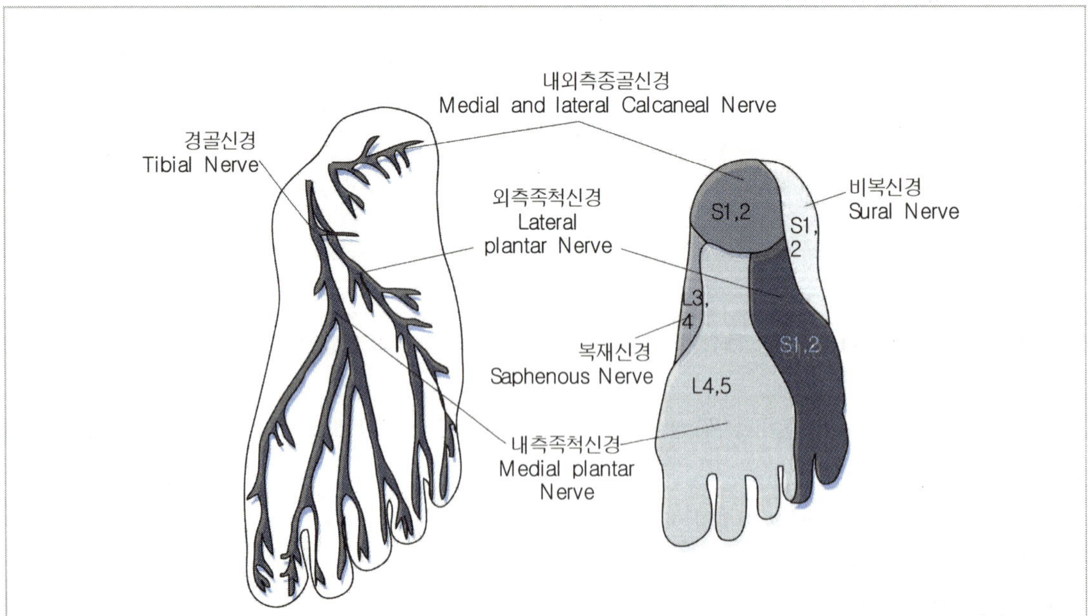

(3) 임상표현(Main features)

(가) 초기

발바닥 및 발가락 감각상실

(나) 후기

- 내과부(medial malleolus) 및 족저 동통
- 짧은 시간의 보행 후 통증 악화
- 휴식 후 통증 감소

(4) 검사(Examination)

족근관 부분을 무지로 눌러 본다

(5) 치료(Treatment)

- 건과 수직 방향을 따라 탄발(plucking) & 내번(inversion), 외번(eversion), 굴신(flexion & extension)
- 건 방향을 따라 찰법(linear-rubbing) 시술 & 온열찜질(hot pack)

PM (pain manipulation) prescription

Name		Sex		Age		Date	
Diagnosis 1							
Diagnosis 2							
Diagnosis 3							

MANIPULATIONS	
Com	compressing
Con	conforming
CR	circular rubbing
Dhy	dhyana–thumb–pushing
Ext	extension
Gra	grasping
Kne	kneading
Kno	knocking
LR	linear rubbing
Pat	patting
Pin	pinching
Plu	plucking
Poi	pointing
Pr–K	press–kneading
Pr–R	press–reduction
Pus	pushing
Rol	rolling
Rot	rotating
Ru2	rubbing with 2 palms
Scr	scrapping
Sez	seizing
Sha	shaking
Sqe	sqeezing
Str	stripping
Swe	sweeping
Trc	traction
Tns	Transporting
Twi	twinning
Tws	twisting
Twz	tweezering
Vib	vibrating
Wip	wiping
S–WR	side–wrenching
B–WR	back–wrenching

Locations

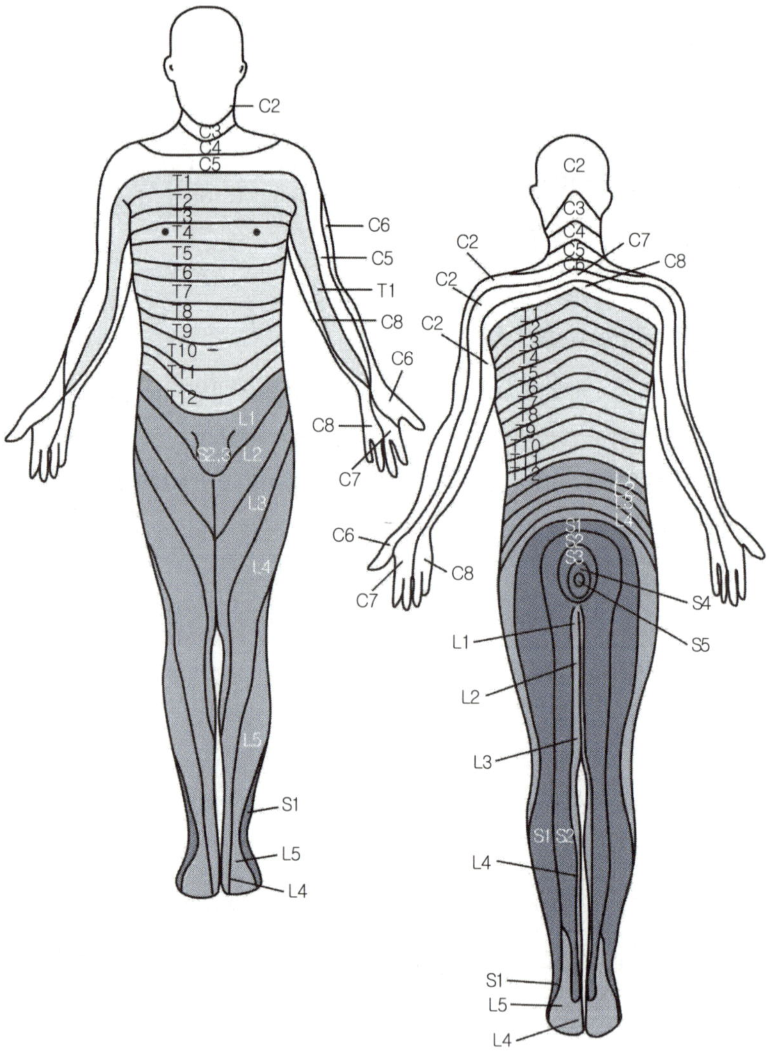

Note

Manipulator		Doctor	

8 아킬레스건 손상
(Lesion(sprain) of Achiles tendon)

(1) 국소해부(Regional anatomy)

아킬레스건

위치: 대퇴골의 내, 외상과에서 기시하는 비복근(gastrocnemius)과 심층의 가자미근(soleus)의 건이 합하여져 근건을 이루며 종골조면(calcaneus tuberosity)에 연결된다.

주위 조직(건위 조직)

- 근건과 그 표층에 있는 심근막 사이에는 일종의 건위조직*이 있다.
- 그 구조는 활막과 비슷하며 7~8층이다.
- 각층 사이에는 결합조직으로 채워져 있으나 서로 붙어 있지는 않다.
- 작용: 족근관절을 굴신할 때 윤활작용을 하여 근건의 마손摩損을 방지

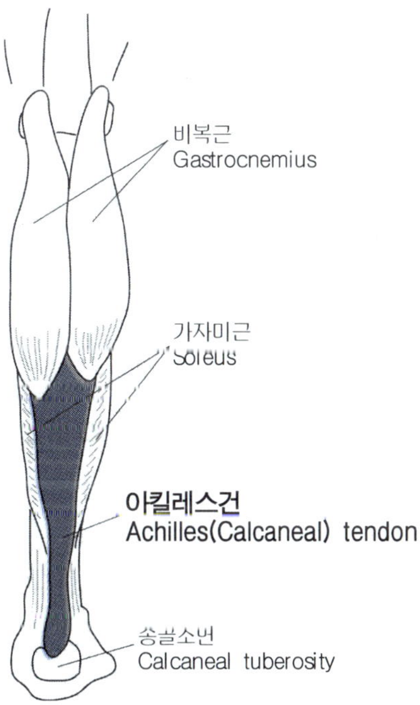

* 건위조직: 건주변조직

(2) 병리기전(Aetiology & pathogenesis)

(가) 급성손상(Acute injury)

준비운동을 제대로 하지 않은 상태에서 갑자기 뛰어 오르거나 달리면

↓

근육이 급격히 수축

↓

건위조직이 강하게 당겨 짐

↓

손상

(나) 만성손상(Chronic injury)

반복적으로 본인의 활동 능력을 초과한 점프 동작

↓

반복적 손상

↓

건위조직이 변성, 괴사

↓

유착
(건위조직 각층사이 또는 건위조직과 근건 사이)

(3) 임상표현(Clinical expression)

(가) 초기

활동을 개시 할 때 주로 통증을 느낀다. 약간 활동 한 후에는 통증이 오히려 줄어드나 힘을 주어 뛰어 오르거나 발목을 굴곡하면 통증이 더욱 심해진다.

(나) 후기

"근취"가 생기며 이때는 근건을 튕기면 **염발음**이 있다(근건이 변형되어 그 표면에서 뭉친 덩어리를 만질 수 있다). 아킬레스건의 탄성이 없어진다(탄발하면 탄성감이 부족하다).

(4) 검사(Examination)

(가) 압통(Tenderness)

특히, 아킬레스건을 비틀 때(twisting) 뚜렷하다.

(나) 아킬레스건 항조력 검사

환자의 발뒤꿈치를 들고 달리기 할 때, 출발 할 때처럼 힘을 줄 때 통증이 심해 짐

(5) 치료(Treatment)

(가) 환자를 엎드리게 하고 족근 관절의 앞쪽에 수건 등으로 받친다.

종아리 뒤의 비복근에서 아래쪽으로 족근부까지(비복근과 근건 양측)

- 곤법 Rolling(부드럽고 깊게 soft & deeply)
- 동시에 과관절 피동 굴신운동
- 안유법(Press-kneading)
- 나법(Grasping)

(나) 아킬레스건 및 양측

- 탄발(Plucking)
- 나법(Grasping)
- 날법(Pinching)
- 념법(Holding & kneading: 회전하면서 문지르는 동작)

(다) 아킬레스건 방향

- 찰법(Linear-rubbing)

(6) 주의(Notice)

- 치료기간 중 뛰거나 발뒤꿈치를 들어 올리지 말 것
- 국부를 보온(keep-warming)할 것

PM (pain manipulation) prescription

Name		Sex		Age		Date	
Diagnosis 1							
Diagnosis 2							
Diagnosis 3							

MANIPULATIONS		Locations
Com	compressing	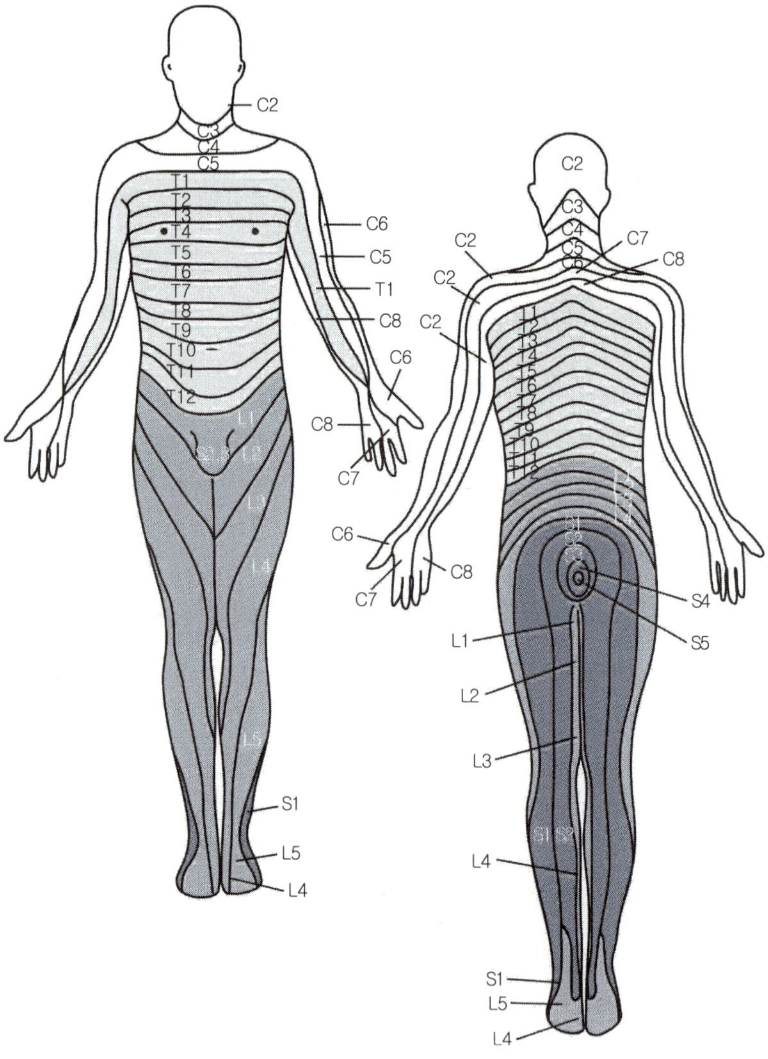
Con	conforming	
CR	circular rubbing	
Dhy	dhyana-thumb-pushing	
Ext	extension	
Gra	grasping	
Kne	kneading	
Kno	knocking	
LR	linear rubbing	
Pat	patting	
Pin	pinching	
Plu	plucking	
Poi	pointing	
Pr-K	press-kneading	
Pr-R	press-reduction	
Pus	pushing	
Rol	rolling	
Rot	rotating	
Ru2	rubbing with 2 palms	
Scr	scrapping	
Sez	seizing	
Sha	shaking	
Sqe	sqeezing	
Str	stripping	
Swe	sweeping	
Trc	traction	
Tns	Transporting	
Twi	twinning	Note
Tws	twisting	
Twz	tweezering	
Vib	vibrating	
Wip	wiping	
S-WR	side-wrenching	
B-WR	back-wrenching	

Manipulator		Doctor	

9 측부인대 손상 (Ankle inversional sprain)

족근관절의 해부학적 특점상 족저굴곡시 내번뉴상(inversional sprain)으로 외측인대(lateral ligament of ankle) 손상이 다견된다.

(1) 국소해부(Regional anatomy)

과(발목)관절 측부인대Lateral (collateral) ligaments of ankle

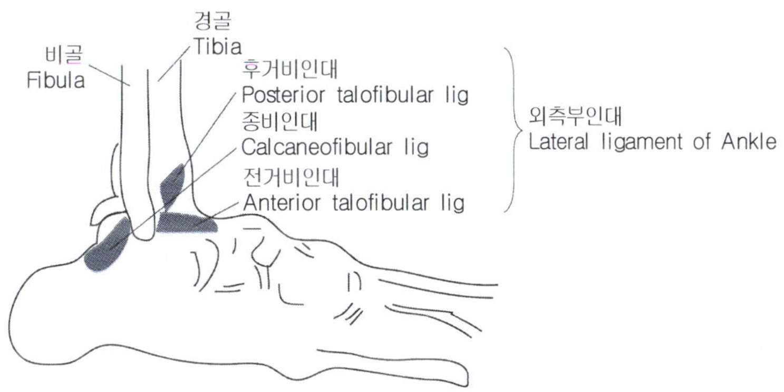

(2) 임상표현(Main features)

- 뚜렷한 외과(외측 발목, lateral malleolus) 전하방부 종창 및 통증
- 뚜렷한 국부 압통(tenderness)
- 심한 경우 걸을 수 없음(발을 디딜 때 통증 가중)

(3) 치료(Treatment)

(가) 국부 및 소퇴

인대 방향을 따라 유법, 마법, 찰법(kneading, circular rubbing, linear-rubbing)

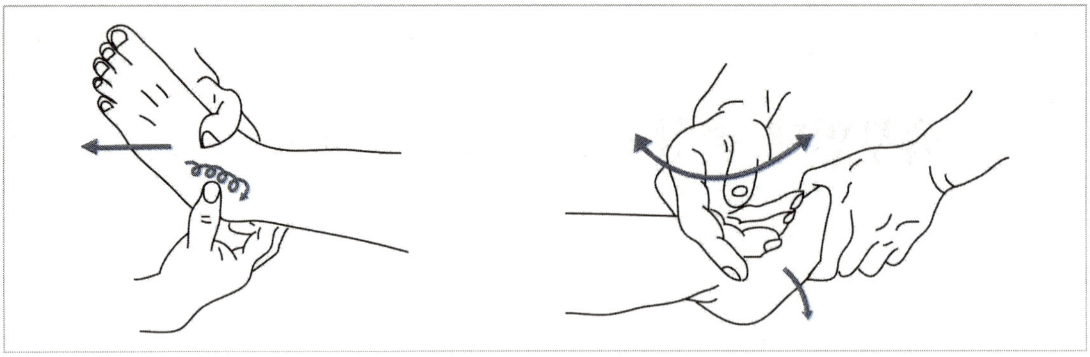

1) 국부(ankle)
추법(Pushing) & 마법(circular-rubbing): 20~30차 열날 때까지

2) 압통점
엄지로 탄발(plucking) & 유법(kneading): 20~30차

3) 수건을 뜨거운 물에 적셨다 짜서 환부에 약 3분간 덮어둔다.

(나) 복위

회전(Rotation) & 내번(inversion) & 외번(eversion)을 20~30차 시행한다.

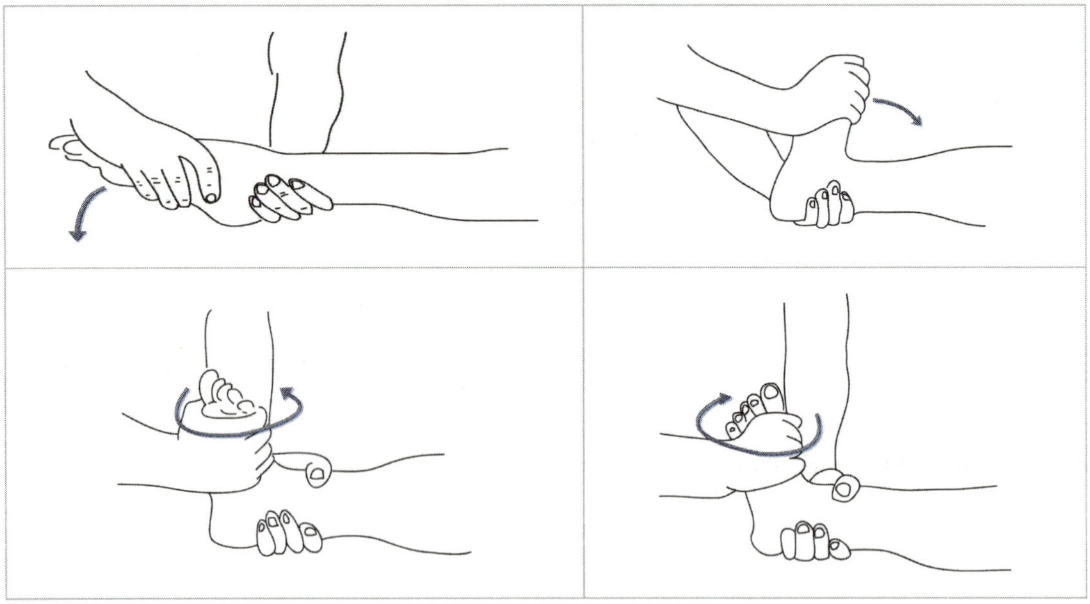

일반적으로 손상 24시간 후부터 치료 진행 할 것
- 24시간 이전 - 냉찜질(cool pack)
- 24시간 이후 - 온찜질(hot pack)

(다) 환부 압박(compressing)

PM (pain manipulation) prescription

Name		Sex		Age		Date	
Diagnosis 1							
Diagnosis 2							
Diagnosis 3							

MANIPULATIONS		Locations
Com	compressing	
Con	conforming	
CR	circular rubbing	
Dhy	dhyana-thumb-pushing	
Ext	extension	
Gra	grasping	
Kne	kneading	
Kno	knocking	
LR	linear rubbing	
Pat	patting	
Pin	pinching	
Plu	plucking	
Poi	pointing	
Pr-K	press-kneading	
Pr-R	press-reduction	
Pus	pushing	
Rol	rolling	
Rot	rotating	
Ru2	rubbing with 2 palms	
Scr	scrapping	
Sez	seizing	
Sha	shaking	
Sqe	sqeezing	
Str	stripping	
Swe	sweeping	
Trc	traction	
Tns	Transporting	Note
Twi	twinning	
Tws	twisting	
Twz	tweezering	
Vib	vibrating	
Wip	wiping	
S-WR	side-wrenching	
B-WR	back-wrenching	
Manipulator		Doctor

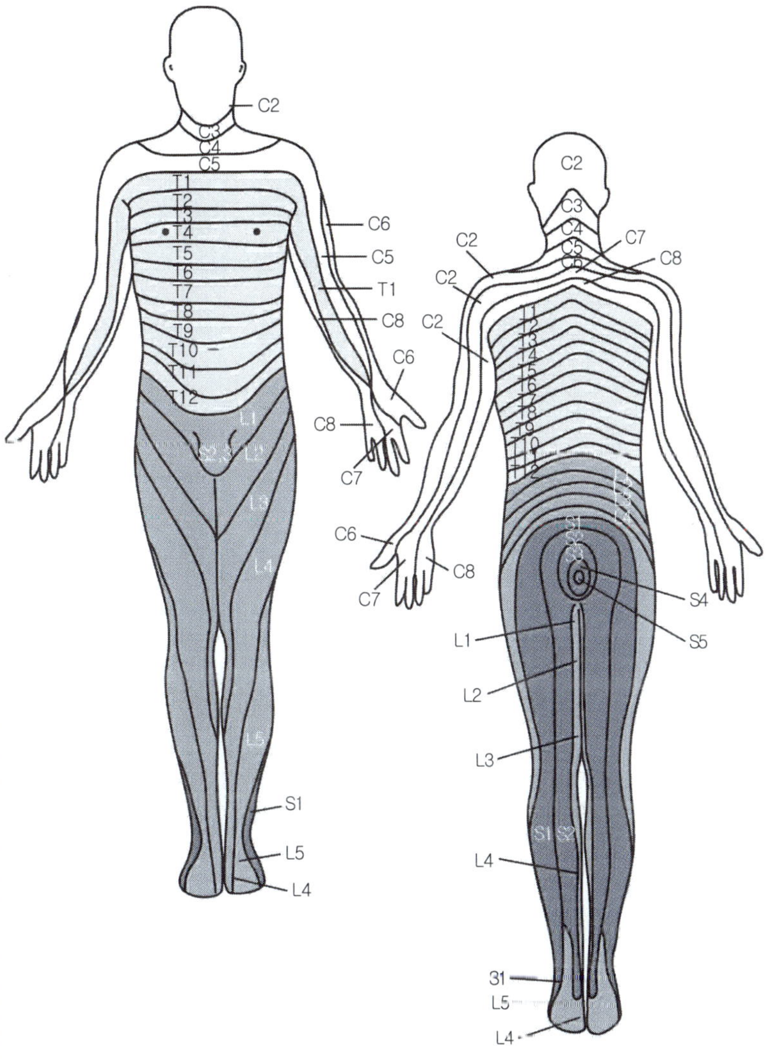

10 비복근 손상 (Gastrocnemius muscle injury)

(1) 국소해부(Regional anatomy)

비복근은 소퇴 후측에 있는 강력한 근육으로 대퇴골의 내·외상과에서 기시하여 아킬레스건으로 연결되어 종골후부(calcaneal tuberosity)에 연결된다.

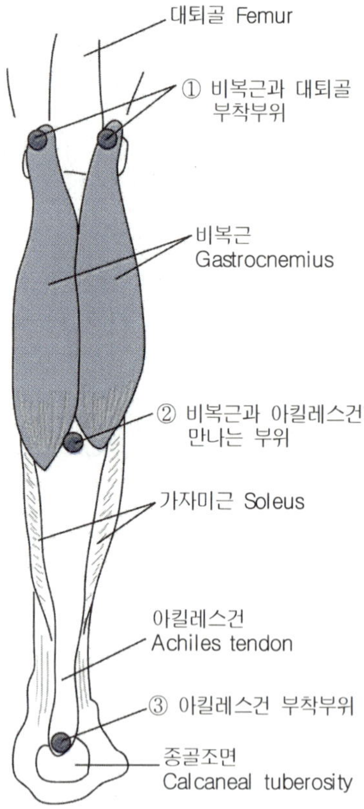

(2) 병리기전(Aetiology & pathogenesis)

근육 강력 수축	⇒	손상	경증:비복근 견납성 손상(hyper-traction) 중증:부분 혹은 전부가 단열
족근관절 과도 배신으로 근육 견납			
만성 마찰성 손상			

손상 부위	① 비복근의 대퇴골 부착부위
	② 근과 건이 만나는 곳
	③ 아킬레스건 부착부

(3) 임상표현(Clinical expression)

- 급성 외상사 또는 만성적인 운동성 손상사가 있다.
- Pain & edema
  - **급성 외상자**: 손상 후 국부 동통 및 뚜렷한 압통 (압통부위가 손상 부위) 수시간 후부터 종창이 심해진다. **건이 끊어지면** 광범위한 피하출혈, 종창, 동통과 함께 끊어진 건 부분의 간극(gap)을 만질 수 있다.
  - **만성 손상자**: 국부에 통증이 있으나 종창(swelling)은 뚜렷하지 않다
- 비복근을 수축시키거나 잡아당기면 손상부 통증이 증가한다.
- 보행: 환자의 발전체를 땅에 붙이지 못하고 발끝으로만 절룩거리며 걷는다.
- 부분 단열: 국부출혈, 근육경련으로 주로 기능장애
  완전 단열: 급성기는 걸을 수 없음

(4) 치료(Treatment)

초기에 명확한 진단 후에 치료

- 비복근 완전 단열 – 조기 수술
- 비복근 부분 단열 및 근육견납, 만성 운동성 손상 압통점에 근거하여 손상부위를 확정한 후 치료

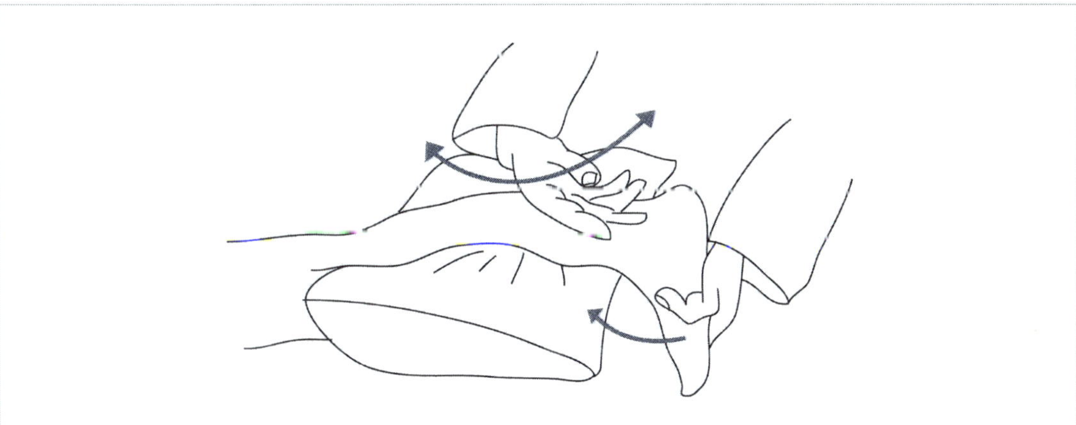

환자를 엎드리게 하고, 무릎과 하퇴의 앞쪽에 수건 등을 받친 다음, 오금에서 비복근 아래까지 안유법(press-kneading)을 부드럽게 시술. 압통점과 그 주변을 유법(kneading) & 마법(circular rubbing) 이후, 부드러운 곤법(rolling)을 시술하는 동시에 족근관절을 피동 굴신운동. 찰법(linear-rubbing)

환자를 눕힌 후 무릎과 고관절을 구부린 상태에서 오금→비복근→족근을 따라 부드럽게 나법(grasping) & 날법(pinching) 이후, 슬관절 양측에서 발목상부까지 왕복 2~3번 장마법(2palms rubbing).

하부가 손상된 경우는 아킬레스건 치료 때와 같은 방법으로 시술

(5) 주의(Notice)

- 치료기간 중에는 하퇴의 근육을 사용하지 말 것
- 국부 보난
- 급성 손상으로 내출혈이 계속되면 온열치료(hot pack)을 하지 못한다.

PM (pain manipulation) prescription

Name		Sex		Age		Date	
Diagnosis 1							
Diagnosis 2							
Diagnosis 3							

MANIPULATIONS		Locations
Com	compressing	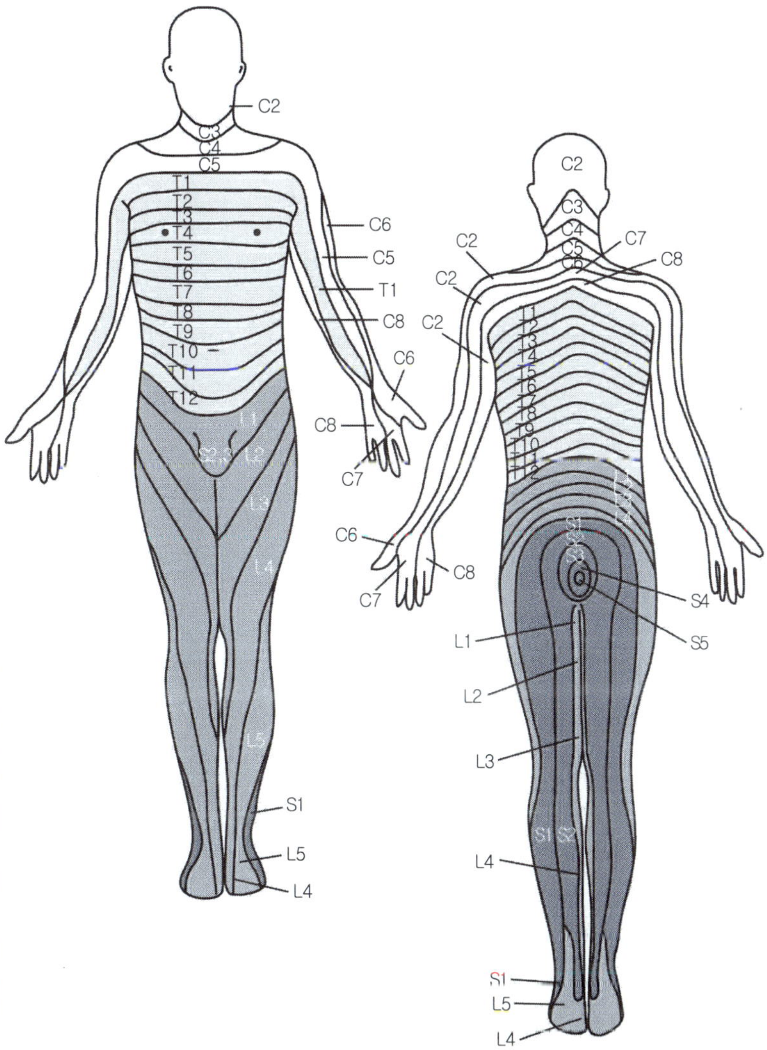
Con	conforming	
CR	circular rubbing	
Dhy	dhyana–thumb–pushing	
Ext	extension	
Gra	grasping	
Kne	kneading	
Kno	knocking	
LR	linear rubbing	
Pat	patting	
Pin	pinching	
Plu	plucking	
Poi	pointing	
Pr–K	press–kneading	
Pr–R	press–reduction	
Pus	pushing	
Rol	rolling	
Rot	rotating	
Ru2	rubbing with 2 palms	
Scr	scrapping	
Sez	seizing	
Sha	shaking	
Sqe	sqeezing	
Str	stripping	
Swe	sweeping	
Trc	traction	
Tns	Transporting	
Twi	twinning	Note
Tws	twisting	
Twz	tweezering	
Vib	vibrating	
Wip	wiping	
S–WR	side–wrenching	
B–WR	back–wrenching	

Manipulator		Doctor	

Chapter

VI

특수검사
Special test

1. 하지직거상 검사[SLR (Straight Leg Raising) Test or Laseque Test]

방법

- 환자: 누운 자세로(앙와위), 하지를 편 채로 위로 들어 올린다.
- 검사자: 무통범위를 측정한다(임계각).

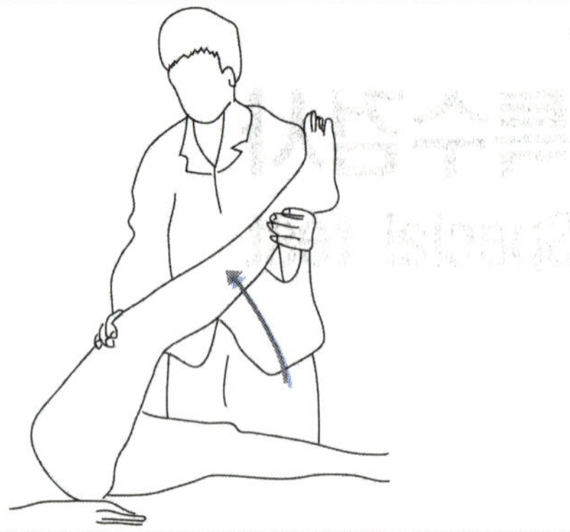

의의

- 좌골N근 압박: 60° 이하(30~45°)에서 나타남
  60° 이하: 고관절이 움직임
  60° 이상: 천장관절이 움직임
  90° 이상: 요천관절이 움직임
- 근성 좌골 N통 ⇔ 간성
  요추 추간판 돌출
  척수 수막의 종양
  골반강 내의 염증
  Osteophyte

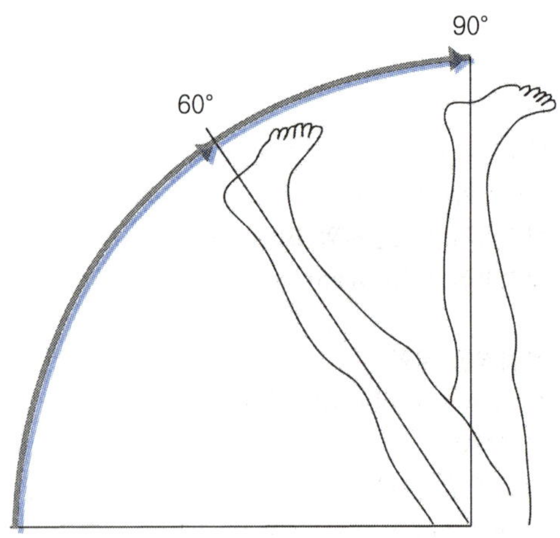

주의

- 무릎을 구부리지 않도록 할 것
- 환자 자력으로 들어올리도록 할 것
- 건측과 꼭 비교할 것

대퇴 후측의 근육긴장으로 가假상이 나타난다.

기록방법

좌: 80°

우: 45° (±)

- SLR 후 발을 떠는 경우
  치골골절
  대퇴골경부 외전 감돈형 골절
  대퇴사두근 무력
- 간성 좌골신경통
  이상근 긴장
  외상성 좌골신경통
  류마치스성 좌골신경통

2. 하지직거상 가강시험(Braggard's test)

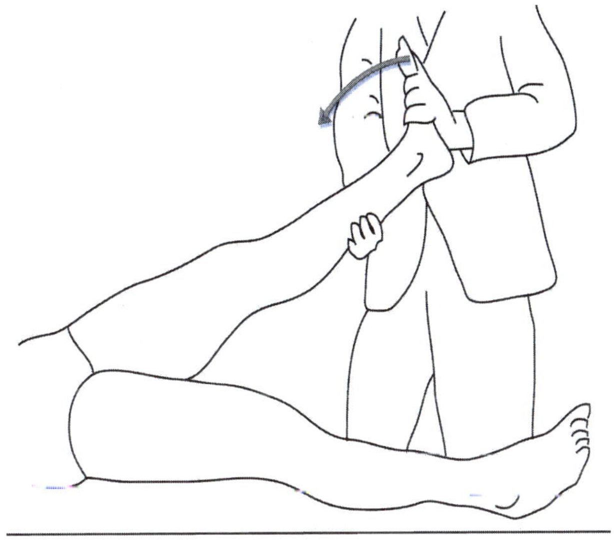

방법

직거상후 임계각이 출현한다면 임계각으로부터 5~10° 정도 밑으로 하지를 내려준 상태에서 족관절을 족배굴곡(dorsiflexion), 다시 요퇴통 출현(양성)

의의

좌골신경근이 압박된 것을 증명

주의

- 5~10° 내렸을 때는 환자에게 동통이 없어야함
- 족근관절 족배굴곡시 슬관절을 펴주어야 함

기록방법

(+) – 5~0° 구부리면 통증
(++) – 약간 구부리면 통증
(+++) – 족배굴곡이 전혀 안되는 상태

3. 무지배신 시험(Great toe dorsiflexion test)

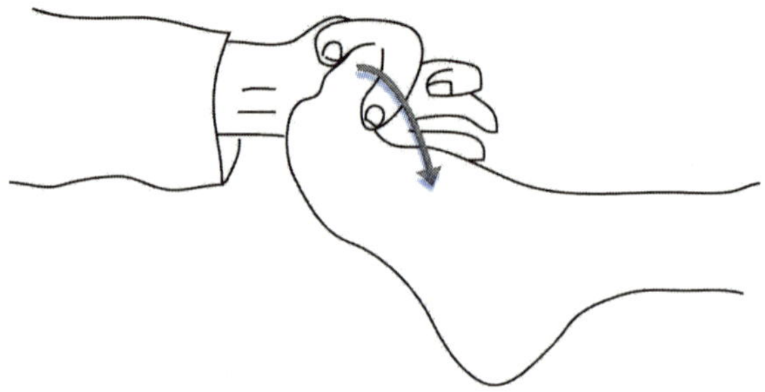

방법

- 환자: 앙와, 하지신직, 양발의 엄지발가락을 족배굴곡한다.
- 검사자: 환자의 엄지발가락을 족저 방향으로 저항을 준다. 무지 배신력 저하, 양성

의의

L4와 L5 사이의 추간판 이상(L5 N근 압박)

4. 무지척굴 시험(Great toe plantar flexion test)

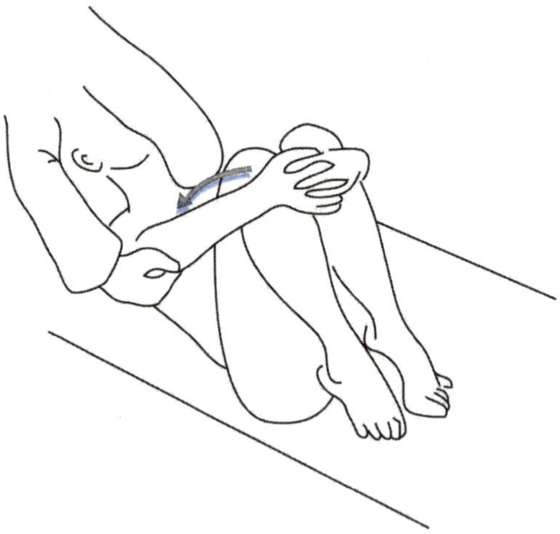

방법

3과 반대방법(족저굴곡)

의의

S1 N근 압박(L5와 S1사이의 추간판 이상)

5. 굴경시험

앙와굴경시험(Soto-Hall test)

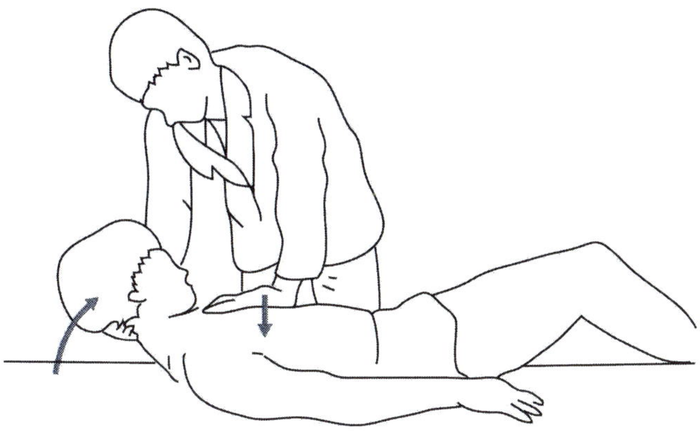

방법

- 환자: 앙와
- 검사자: 한손으로 환자의 가슴을 고정, 한손을 환자의 후두부를 받쳐 들고 경부를 전굴(30초간) → 요퇴통↑(양성)

요점

- 흉, 요추는 구부리지 않고 경추만 구부러지도록 한다.
- 천천히 턱이 흉부에 닿을 정도로
- 양하지는 신직
- 기록방법: +, ++, +++, 불능완성(⇒ 척N압박이 가장 심한 상태)

의의

- N근 압박
- 척수 압박

좌위 굴경시험

앙와 굴경시험보다 더 강하다(목과 다리 양쪽에서 당겨짐). 앙와 굴경시험의 결과가 의심스러울 시 사용

참립站立 굴경시험

임상에서 잘 사용치 않음
주의: 경부외상자

6. 경정맥 압박시험(Naffziger's test: compression test)

이 검사는 척수강 내압을 상승시키기 위한 검사이다.

방법 A

- 환자를 仰臥시키고 혈압계를 목에 감는다.
- 혈압계에 35~40 mmHg의 압을 가하고 30~60초 정도 유지, → 요퇴통↑(양성)

방법 B

환자의 얼굴이 붉어질 때까지 약 10초간 경정맥(jugular vein)을 누른 후 기침을 하게 한다. → 요퇴통↑(양성)

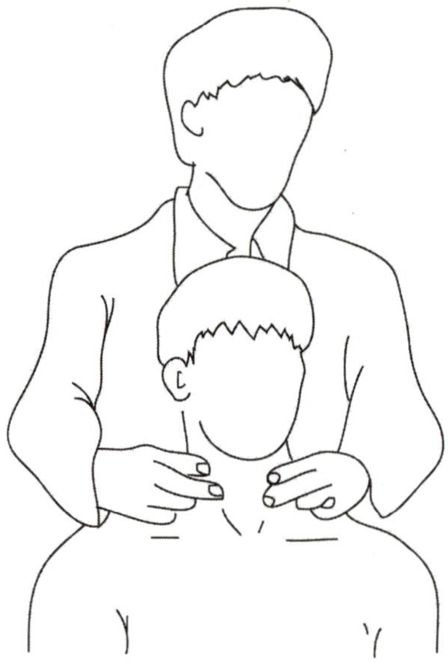

의의

척수 혹은 척N근 수압

주의

- 뇌압이 높은 자는 극히 주의하여 중풍 혹은 심장박동이 정지하는 것을 방지
- 경동맥동이 과민한 자
- 고혈압 자

☞ 의자에 앉히고 검사하는 방법도 있으나 누운 자세에서 하는 것이 바람직하다.

7. 4자 시험(Patric test or Fabere test)

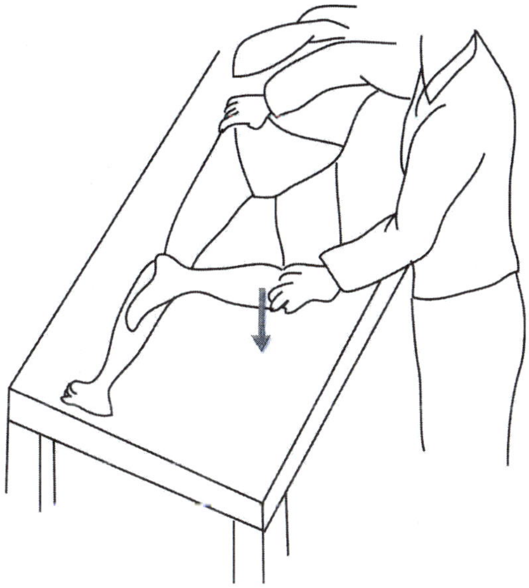

방법

- 환자: 앙와, 환측하지의 고관절과 슬관절을 굴곡외선하여 외과外踝를 건측하지의 무릎위에 내려놓는다.
- 검사자: 한손은 상전 장골극을 누르고 다른 손은 환측 무릎내측을 내려누른다. → 4자가 되지 않거나 눈무에 농통 발생(양성)

요점

- 상전 장골극을 고정시켜 골반이 움직이지 않도록 할 것
- 동통이 천장관절 부분에 있어야 함, 대퇴내측의 동통은 의의 없음
- 기록방법: +, ++, +++, 불능완성

의의

천장관절 병변

불능완성인 경우 – 고관절 병변

8. 상변시험(Ganslen test)

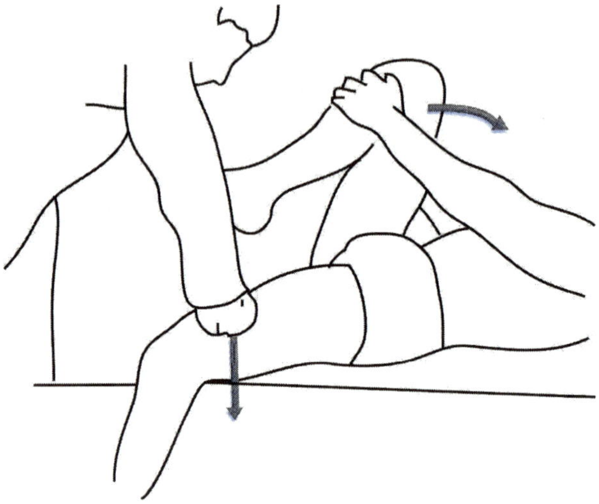

방법

- 환자: 상변에 앙와, 환측 하지를 상변에 늘어뜨린다. 건측 하지의 고관절과 슬관절을 굴곡 시켜 깍지 낀 양손으로 무릎을 감싸 안는다.
- 검사자: 한손은 환자의 슬부를 한손은 환자의 건측하지 대퇴하단부위를 쌍방으로 누른다.
  → 천장관절부위 통증↑(양성)

요점

- 환측 하지의 고관절과 슬관절을 최대한 굴곡 시킬 것
- 검사자는 환자가 떨어지지 않도록 주의 할 것
- 대퇴전측의 동통은 무의의
- 기록: +, ++, +++

의의

천장관절 병변

9. 쌍관쌍슬 굴곡시험

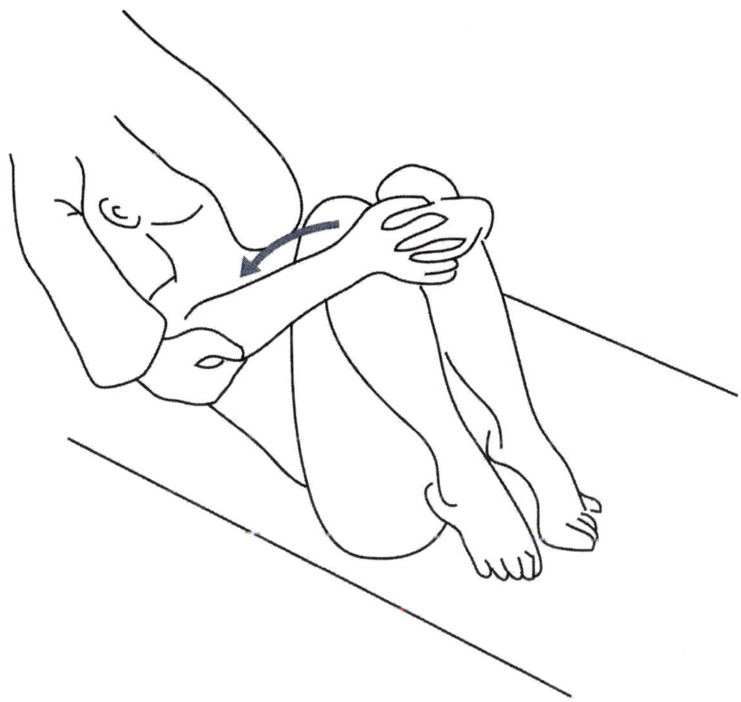

방법

- 환자: 앙와
- 검사자: 환자의 양측 고관절과 슬관절을 최대한 굴곡시켜 요척주가 전굴, 복벽이 긴장되었을 시, → 동통↑(양성)

의의

0~90° (+) – 고관절 병변
90~120° (+) – 천장관절 병변
120° < (+) – 요천관절 병변

10. 굴관굴슬 분퇴시험

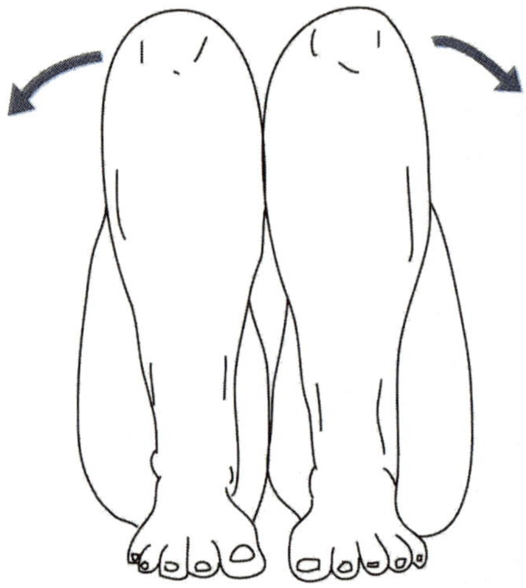

방법

환자를 눕힌상태에서 긴장을 완전히 풀게 한 후, 환자의 양측 슬관절을 최대한 굴곡 시킨 후 고관절을 최대한 외전 시킨다. 이 상태에서 슬관절을 서서히 신전시킨다.

Positive sign: 슬관절이 신전됨에 따라 고관절이 외전 상태를 유지하지 못하고 점차 내전된다.

의의

대퇴 내전근 경련, 또는 폐쇄N근 수압

11. 앙와정복시험

방법

환자

- 앙와
- 양발바닥을 검사대에 부착 시킨 상태에서 복부가 올라오도록 허리를 들어 올린다. 기침을 크게 한다. → 요퇴통↑(양성)

의의

요N근 수압

- 대퇴 후측 방사통 – 좌골 N
- 대퇴 전체 – 대퇴 N
- 대퇴 내측 – L1, L2, L3

12. 발살바 Test(Valsalva maneuver)

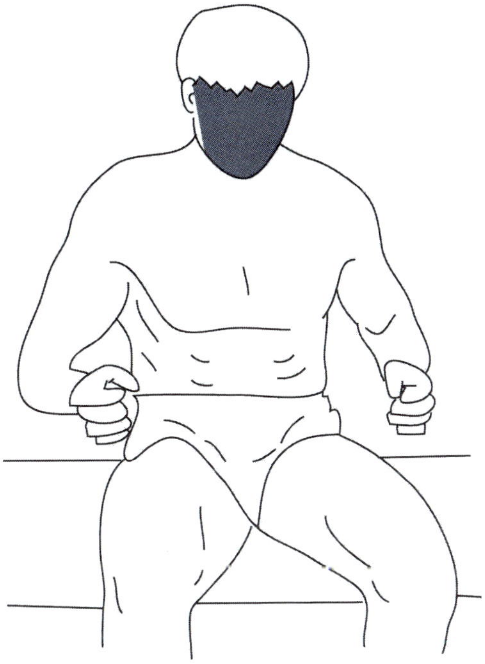

방법

변을 보듯 앉은 상태에서 힘을 주고 기침을 한다.
아랫배에 힘을 줄때 허리나 다리 아래쪽으로 방사통(radiating pain)발생(양성)

의의

척수강 내압을 상승 시키는 원인이 있거나 수막 자체의 병변

13. 하지 직거상 요통시험(Goldthaith's test)

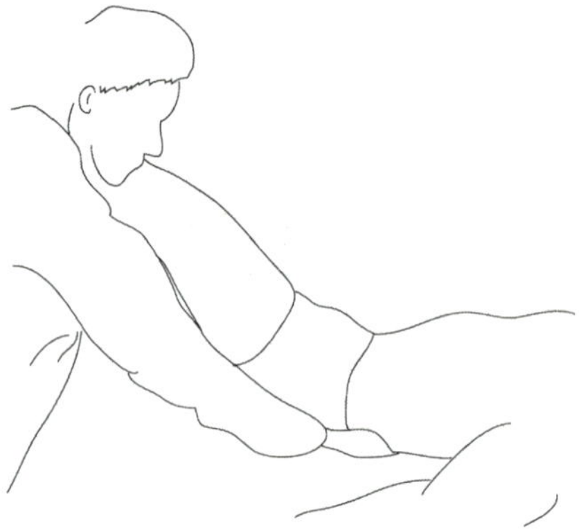

방법

- 환자: 앙와, 양 슬관절은 신직伸直
- 검사자: 한손은 환자 하요부의 척추밑에 손을 집어넣어 극돌기의 움직임을 감지, 한손은 환자의 발목을 잡고 위로 올려준다.
- 통증이 시작되는 것이 극돌기가 열리기 전인지 후인지 확인

의의

극돌기가 벌어지기 전에 통증을 느끼면 천장관절의 병변을 의미한다.

극돌기가 열린 다음 통증을 느끼는 것은 요추의 병변이다.

방사통은 좌골신경근증을 의미한다.

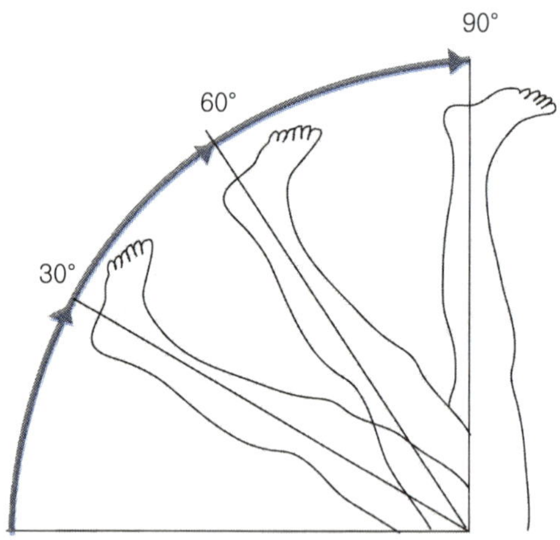

고관절 굴곡각도와 병변부위와의 관계

0~30° 천장관절 병변

30~60° 요천관절 병변

60~90° 요추간(L1-4)병변(추간판 손상)

14. 근둔시험(Ely test: Nachlas test)

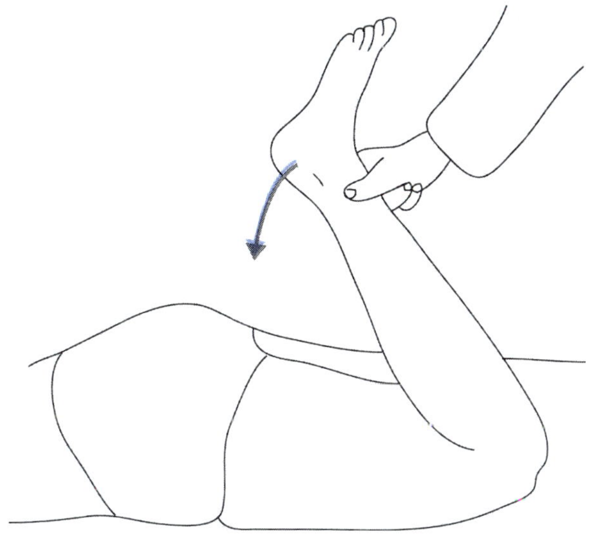

방법

- 환자: 부와(仆臥) 양하지는 쭉 편다.
- 검사자: 발목을 잡고 환자의 발뒤꿈치가 엉덩이에 닿도록 무릎을 구부려 준다. → 요천부통↑(양성)

의의

둔부의 통증은 천장관절의 손상을 의미
요추부위의 통증은 요추 추간판 손상을 의미

15. 이상근 긴장시험

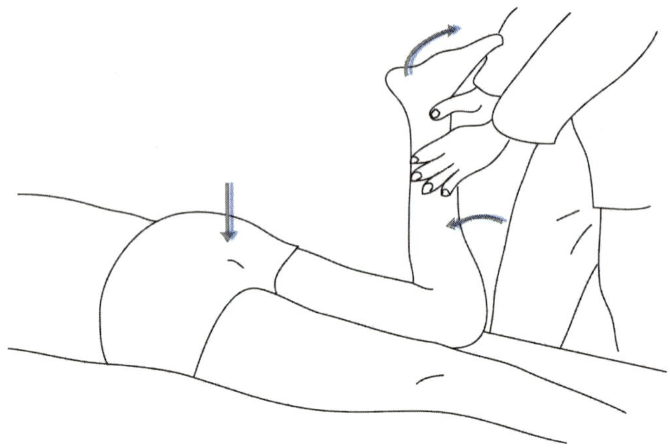

방법

- 환자: 부와仆臥
- 검사자: 한손으로 환측 슬관절을 90° 굴곡 후 대퇴를 내선 다른 손 무지로 이상근 체표투영구를 안압한다. → 안압 부위 동통(양성)

의의

이상근 병변

16. 궁현시험

방법

- 환자: 좌상변座床邊
  상반신을 똑바로 하고 앉는다. 하퇴를 자연스럽게 허공에 늘어뜨린다.
- 검사자: 한손으로 환지를 들어 올린다음 하지 방사통이 발생하는 곳에서 정지한 후, 약5° 정도 내려준다. 다른 손으로 환지의 오금의 정중을 눌러 본다. → 방사통↑(양성)

의의

- 한쪽통증: 좌골 N근 수압
- 양쪽통증: 척수 수압(추간판 중앙형 돌출, ostephyte(거의 없음), 척수종양)

17. 골반제압시험(골반 불안정성 검사: Pelvic lock test)

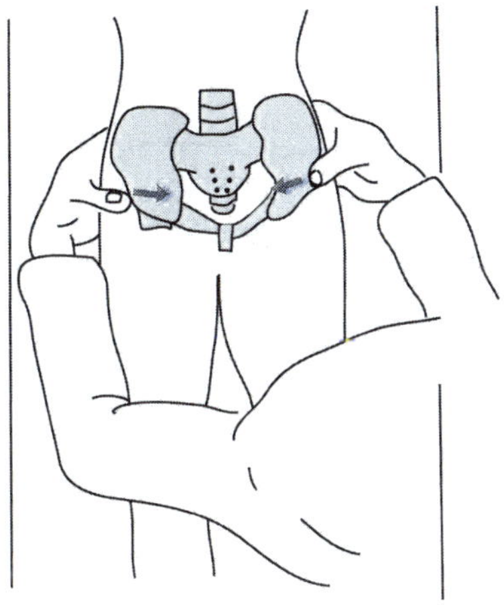

방법

- 환자: 앙와
- 검사자: 양손으로 양쪽 장골능을 압박, 검사자의 엄지손가락은 환자의 상전장골극(ASIS)위에 놓고, 손바닥을 환자의 장골 결절(Iliac tubercle)위에 놓는다. 신체의 정중선 쪽을 향하여 골반을 강하게 내측으로 압박한다. → 천장관절 주위 동통↑(양성)

의의

대퇴 내전근 경관절자체의 감염
외상으로 인한 2차적 병변
골반골절련, 또는 폐쇄N근 수압

18. 경추 간접 고격 시험(Anvil Test)

방법

- 환자: 정좌위
- 의사: 왼손을 펴서 환사의 머리위에 기볍게 놓는다. 오른 주먹으로 위 손등을 가볍게 내리친다. →
- Positive sign: 경부에 Pain, 또는 상지에 Radicular Pain

의의

경추골 병변(종양, 결핵)
경추간판 병변(탈출 또는 퇴행성 병변)
경추 Facet 병변
☞ 검사 시 환자와 이야기하지 말 것

19. 경추간공 제압시험(Jackson's compression test or Spurling's test)

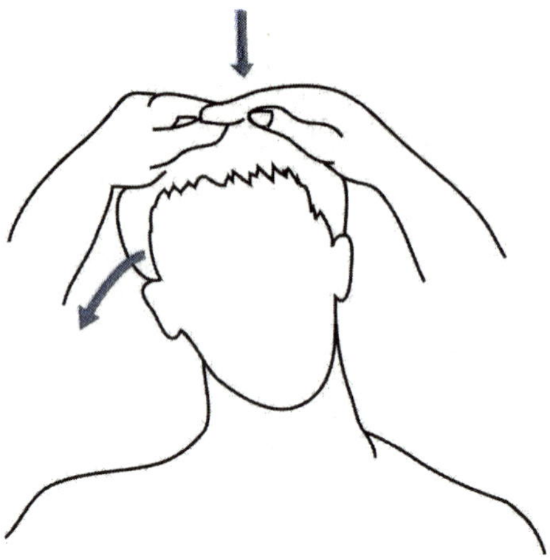

방법

- 환자: 정좌위 한 후 경부를 환측으로(약간 뒤쪽으로) 약간 젖힌다.
- 의사: 정수리를 위에서 아래로 압박한다(양손을 깍지껴서 양팔을 환자의 어깨 위에 올려놓고 지그시 압박).→
- Positive sign: 경부 Pain과 상지의 Radicular Pain

의의

- 경추간판 병변(Stenosis, herniated disc)
- 경추병 Cervical spondylosis(Osteophyte)
- 면관절 비대증(Trophic facet joints)

20. 심호흡 시험(Adson Test)

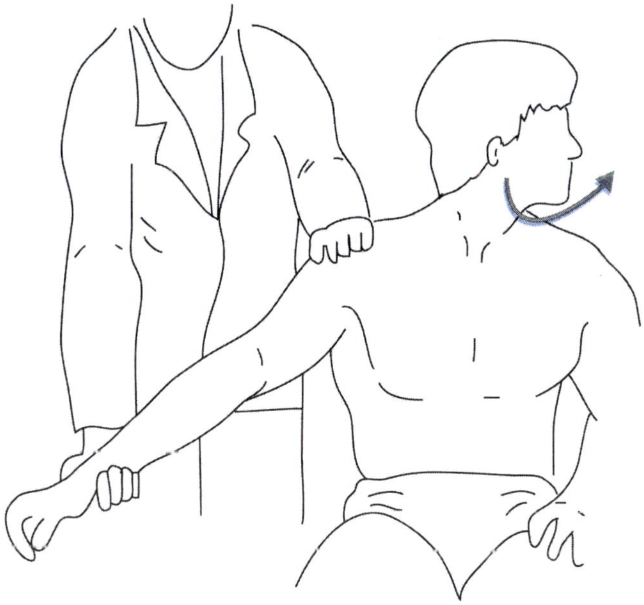

방법

- 환자: 좌위 한 채로 양손을 무릎위에 올려놓는다. 숨을 크게 들이 쉰 상태로 호흡을 멈추고 턱을 환측으로 돌린다(약간 뒤로).
- 의사: 환자의 환측 견부를 누르면서 다른 손으로는 환측 요동맥의 박동을 감지한다.→
- Positive sign: 요골동맥 박동의 소실 혹은 감약

의의

전사각근 증후군

21. 정흉시험(Costo Clavicular test)

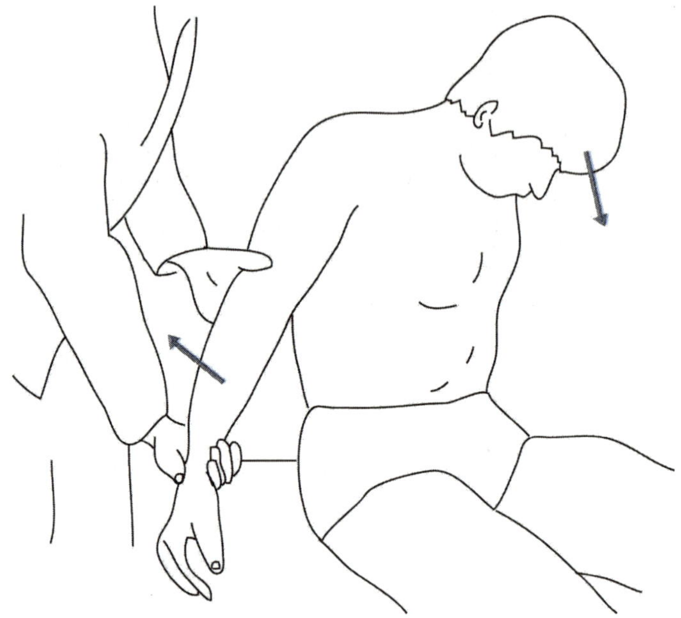

방법

- 환자: 똑바로 서서 가슴을 쫙 펴고 양쪽 상지를 후신 한다. 목을 전굴 한다.
- 의사: 환자의 요골 동맥의 박동을 감지한다.→
- Positive sign: 요골동맥의 박동 소실 혹은 감약+상지 의 마목감(numbness), 통증

의의

늑쇄 증후군(제1늑골과 쇄골간이 좁아져 신경과 혈관이 눌리는 것)
1늑골과 쇄골사이: 쇄골하 동맥과 상완 N총이 지나 감

22. 초외전 시험(Wright Test)

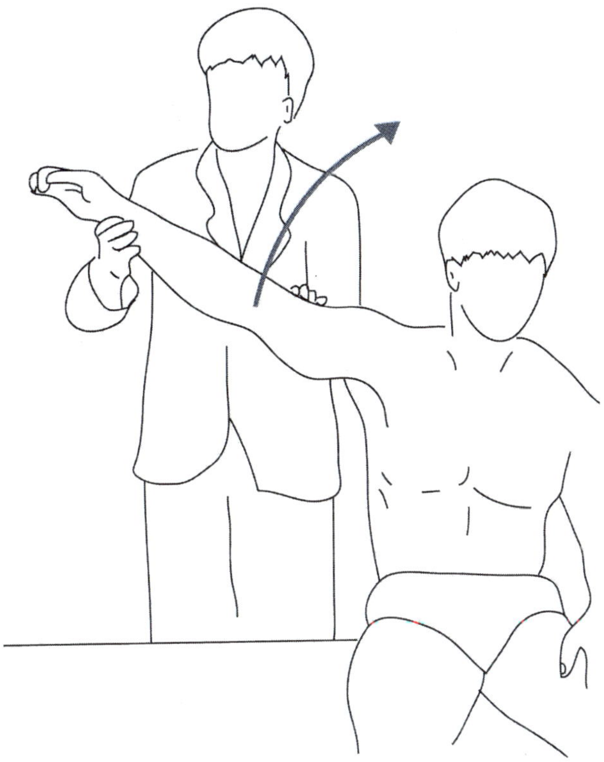

방법

- 환자: 좌위 혹은 입위 상태에서 상지를 외전시켜 귀 옆까지 들어 올린다.
- 의사: 환자의 요골동맥의 박동을 감지해 본다.
- Positive sign: 요골 동맥의 박동 소실 혹은 감약

의의

- 초외전 증후군(훼돌 소흉근 증후군)
- 훼돌 소흉근: 상완신경총과 쇄골하 동맥이 지나감

23. 상완신경총 견납시험

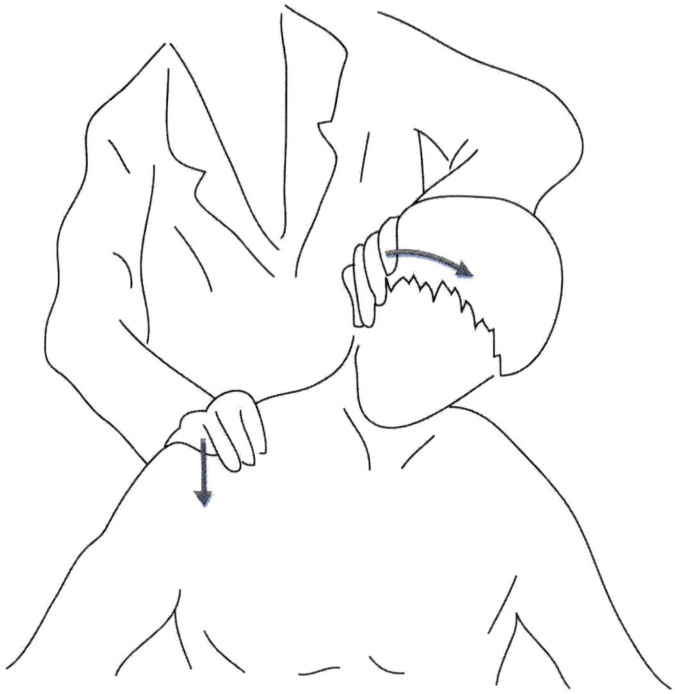

방법

- 환자: 좌위 혹은 입위立位에서 머리를 건 측으로 젖힌다.
- 의사: 한손으로 환자의 측두부를 고정, 다른 손으로 환자의 손목을 잡아당긴다.
- Positive sign: 경부통증 + 상지 방사통

의의

상완 N 총 압박

경 N총: C1 - C4

완 N총: C5 - T1

늑간N총: T1 - T12

요 N총: L1 - L4

천 N총: L4 - S5

24. 탑견시험(Dugas Test)

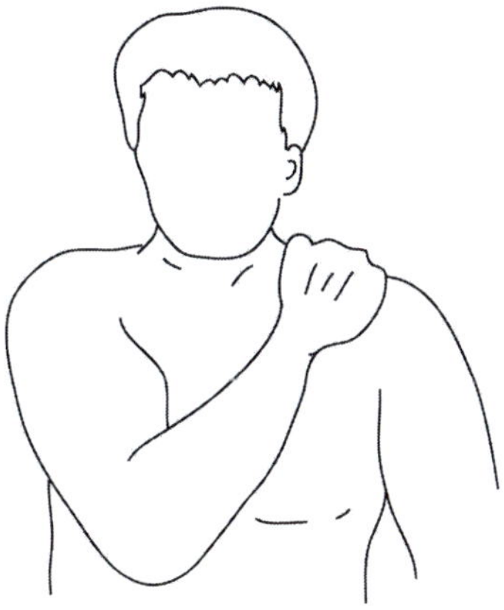

방법

- 환측 손바닥으로 건측 어깨 위를 덮어본다. 정상인 경우는 팔꿈치가 가슴에 닿을 수 있다.
- Positive sign
  ① 건측에 손바닥을 올릴 수 없거나
  ② 팔꿈치를 가슴에 붙이지 못하거나
  ③ ①②를 모두 할 수 없다.

의의

견완관절 탈위

25. 직척시험

방법

- 직척을 견봉과 상완골 외상과에 대어본다.
- 정상: 견봉과 상완골 외상과를 동시에 댈 수 있다.
- Positive sign: 견봉과 상완골 외상과가 직척에 동시에 닿는다.

의의

견관절 탈위 또는 견갑골 경부골절

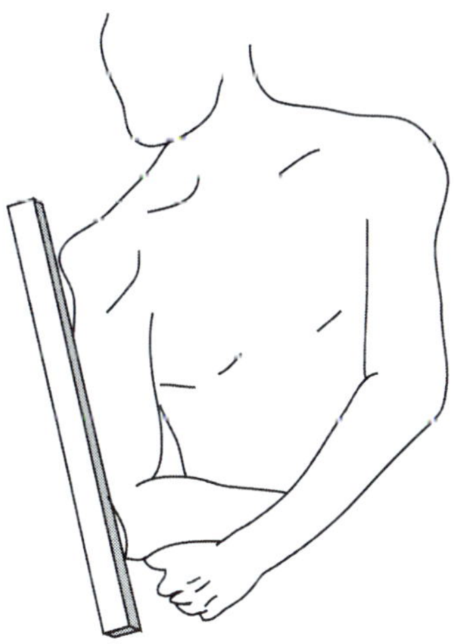

26. 굴완굴주 전완선전 신주시험(Tennis Elbow Test)

방법1. Cozen Test

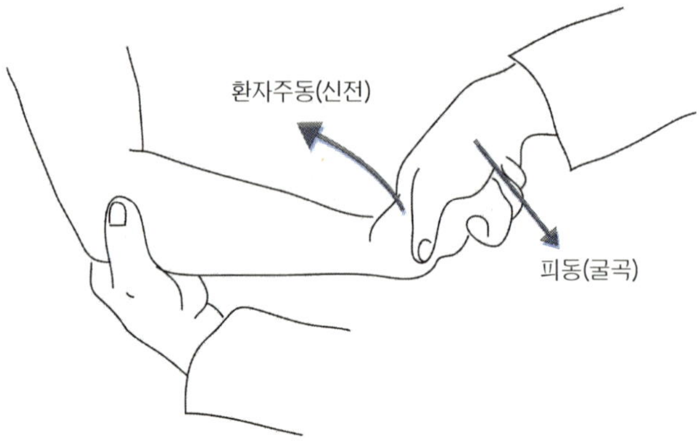

- 환자: 전완을 고정하고 주먹을 쥔 채로 손목을 신전토록 한다.
- 의사: 굴곡방향으로 저항을 준다.
- Positive sign: 외상과의 급격한 통증
- 임상의의: Tennis Elbow(상완골 외상과염)

방법2. Mills Test

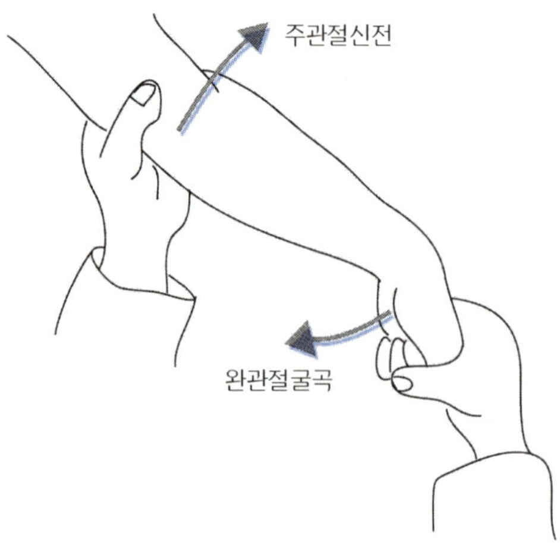

- 환자: 수근관절과 수지 관절을 완전히 굴곡 시킨다.
- 의사: 주관절을 완전히 신전 시킨다.
- Positive sign: 외상과의 통증
- 임상의의: Tennis Elbow(상완골 외상과염)

27. 항조력 굴완시험(Golfer's Elbow Test or Student's Elbow Test)

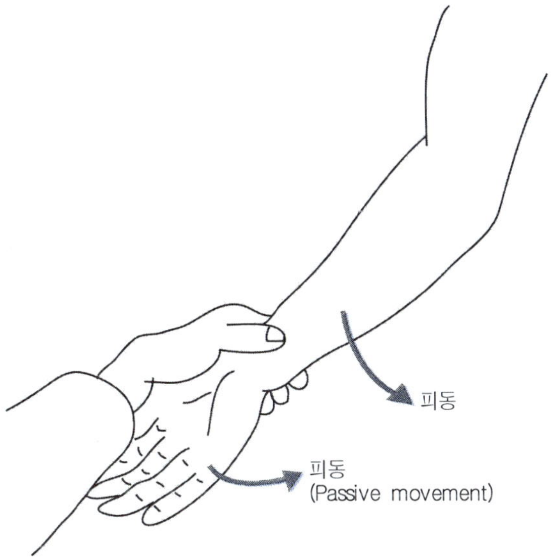

방법

- 환자: 주동으로 굴완
- 의사: 팔씨름 하듯이 환자의 손을 맞잡고 신완시킨다. 또는 환자의 내상과를 촉지하면서 환자의 전완을 회외시키고 주관절과 손목은 신전시킨다.
- Positive sign: 상완골 내상과의 통증

의의

Golfer's Elbow or Student's Elbow
상완골 내상과염

28. 신주 시험(Elbow extension(elevation) test)

방법

환측 손바닥을 정수리에 올려놓은 다음, 환자 자력으로 주관절을 신전시켜 들어올리도록 한다.

Positive sign: 불능 신주

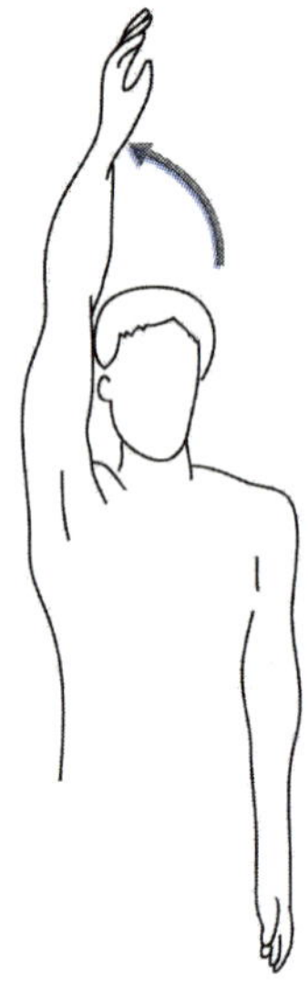

의의

척골 주두 골절 가능성

29. 악권시험(Finkelstein's test)

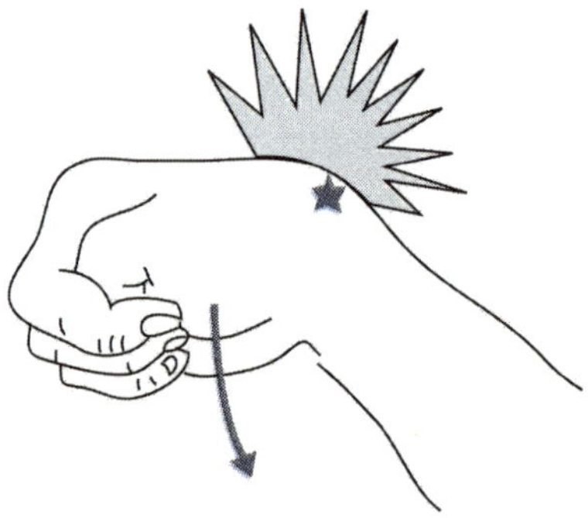

방법

엄지를 손바닥으로 굴곡 시킨 채로 주먹을 쥐게 한다. 자동 혹은 피동으로 척측으로 수근관절을 굴곡 시킨다.

Positive sign: 요골 경돌부 Pain

의의

요골 경상돌기부 협착성 건초염. De Quervains 드퀘르뱅(stenosing tenosinovitis)

30. 요측 수근 신근 마찰시험

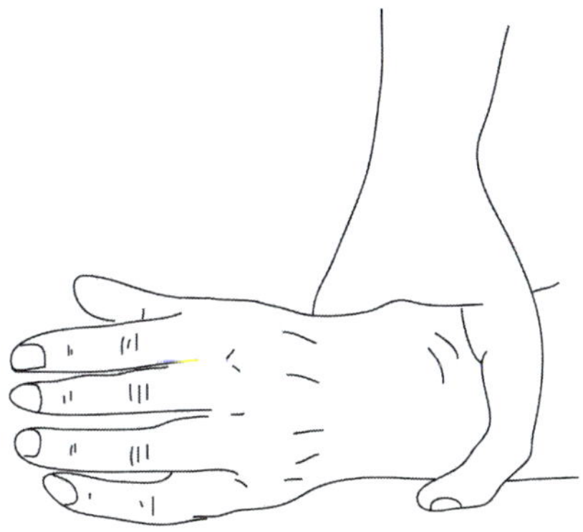

방법

환측 전완(배측 수근 횡문 약 3촌 상방)을 꽉 감싸 잡는다.
환자에게 주먹을 쥐었다 폈다 하게 한다.
Positive sign: 의사의 손바닥 밑에서 "spring sound" 가 느껴지면 양성

의의

요측 수근 신근건 주위염

31. 굴완시험[Phalens (wrist flexion) test]

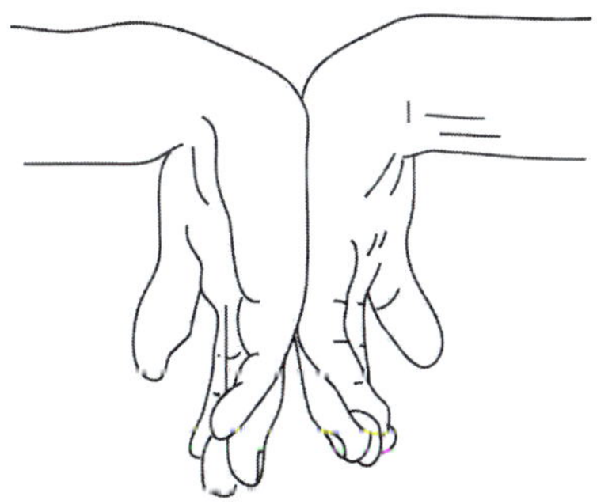

방법

- 환자의 수근관절을 최대한 굴곡시킨, 1분간 유지토록 한다.
- Positive sign: 손바닥에 Numbness or Pain
  엄지와 검지, 중지와 약지의 외측 반半에서 저림 증상(정중신경 압박)

의의

수근관 증후군

32. 수근 횡문 중앙 안압시험

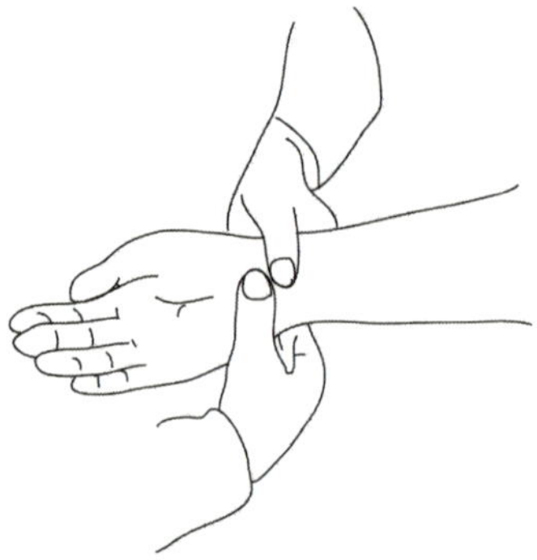

방법

수근횡문중앙 부위를 검사자 엄지로 누른다(약 30초간).
Positive sign: 마목감 또는 통증

의의

수근관 증후군

33. 장근시험

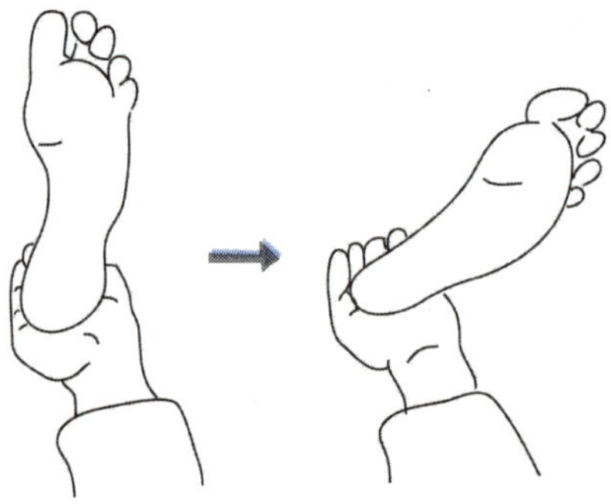

방법

- 의사의 손바닥에 환자의 발뒤꿈치를 올려놓는다.
- Positive sign: 발이 외회전한다.

의의

- 대퇴골경 골절
- 고관절 탈위
- 절단

34. 상완 이두근 장건시험(Yergason's Test)

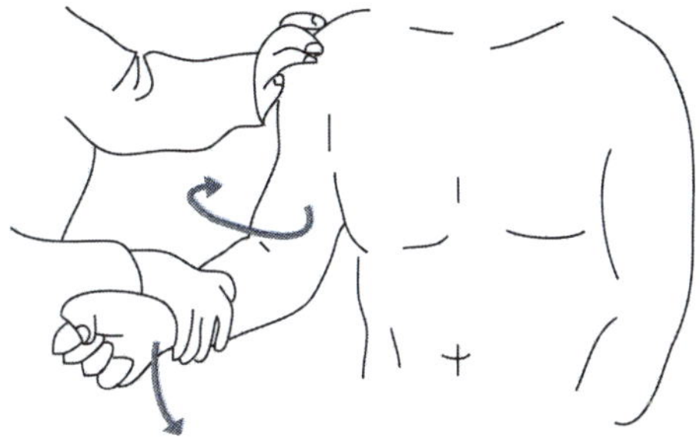

방법

- 환자: 팔꿈치를 90° 로 구부리고 주먹을 쥔다.
- 의사: 환자의 팔을 외회전 하면서 동시에 팔굽을 아래로 잡아당긴다.
- Positive sign: 결절간구에 Pain

의의

- 상완 이두근 장건염
- 상완 이두근 장건 건초염

35. 상완 외전외선 시험(장두검사)

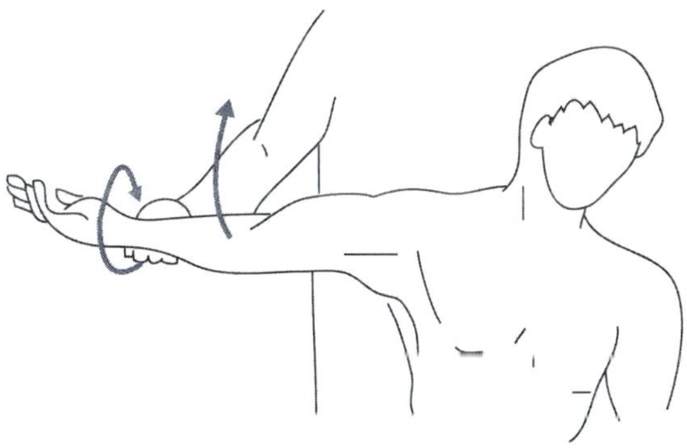

방법

- 상완을 외전하면서 외선한다
- Positive sign: 결절간구에 Pain

의의

- 상완 이두근 장건염
- 상완 이두근 장건 건초염

36. 상완 외전후신 시험(단두검사)

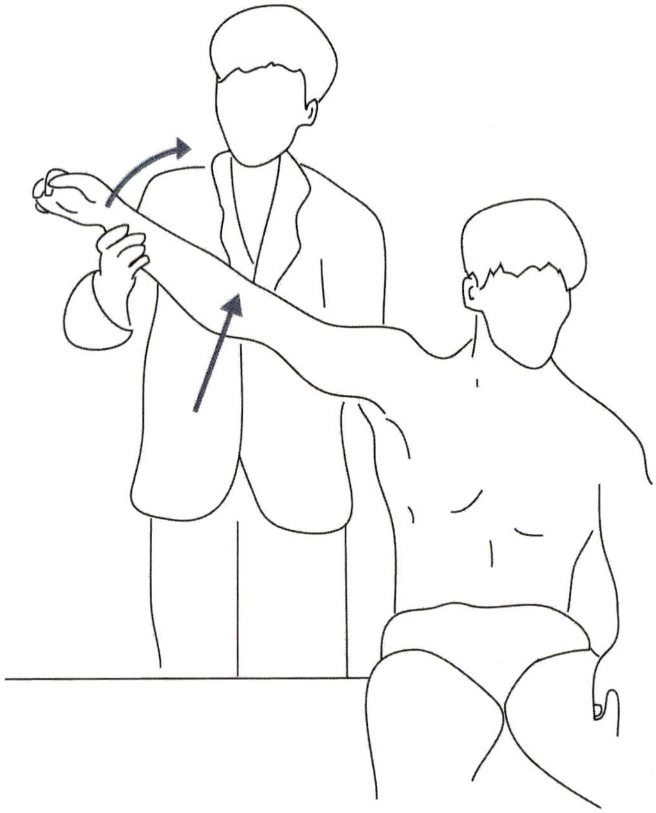

방법

상완을 외전 하면서 후신 한다.
Positive sign: 어깨 앞쪽의 Pain

의의

상완 이두근 단두短頭 손상

37. 견관절 외전 시험(Shoulder abduction test)

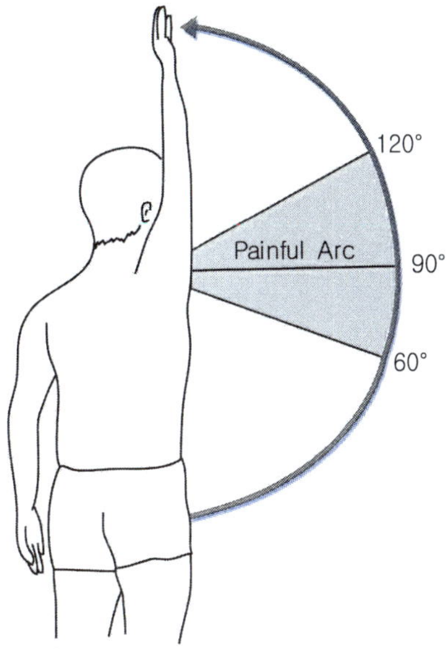

방법

환자: 앉거나 서서 환측 상지를 외전후 계속해서 상거한다.

의사: 한 손으로 환측 견갑골을 고정한다.

Positive sign

① 외전을 시작할 때는 통증이 없으나 90° 전후에서 통증이 심해진다.

② 외전 할 때는 통증이 있으나 상거하면 통증이 사라진다.

③ 60°~120° 범위에서만 통증, 이 범위 밖에서는 통증이 없음

④ 전과정 통증(외전 → 상거)

⑤ 미미하게 외전 하는 듯 하다 극심한 통증

⑥ 조심스럽게 외전을 진행하다 갑자기 통증

의의

견관절 점연 가능성

삼각근하 활액낭염, 견봉하 활액낭염

극상근 부분 단열, 극상근 건염, Ca++화

견관절 주위염

견관절 탈위 혹은 골절

쇄골골절 가능성

부록

Chapter

I

동서양 병리학의 비교

1 발전과정

	West 서양		East 동양
Instinctive	본능적 의학		
Priestly	주술적 의학		
Empirical	경험적 의학		
Scientific (BC500)	The slave age(노예시대)		춘추전국시대
	Emphedokles, 490–430 BC		정체관념(Holistic concept)
	◎4원소론(불, 공기, 흙, 물)		음양오행론(homeostasis)
	Hippokrates, 460–375 BC		황제내경, 신농본초경
	◎액체병리학(Humoral pathology) –yellow bile, black bile mucus, blood		–생리, 병리, 진단, 치료, 약물, 침구
	Democritos, 460–370 BC		
	◎운동성원자(Leptomeren)		
	Asklepiades, 128–56 BC		
	◎고체병리학(Solidary pathology)		
	Vesalius, 1514–1565 –◎해부학(Anatomy)	Descartes 1596–1650 –◎절대론	
	Koch, Pasteur –◎세균학(Bacteriology)		
	Virchow –◎Cell pathology	Newton 1642–1727 –◎역학(mechanics)	
	Morgani, 1682–1771 –◎병소(Lesion)		
	Bichat, 1771–1802 –◎Histopathology		
현 대	◎분자병리학 (Molecular pathology)	Einstein 1879–1955 –◎상대성 이론 Heisenberg 1901–1976 –◎불확정성 이론 Capra –◎정체관념	정체관념, 음양오행론
병리관점	microscopic(미시적)		macroscopic(거시적)
치료중점	결과물의 처리(Regional treatment)		원인의 제거 Holistic treatment

2 서양의 4원소론과 동양의 오행론의 비교

West(4원소론)

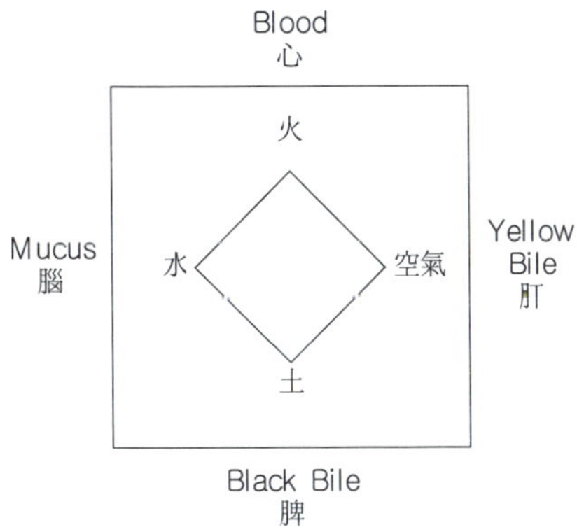

East(오행론)

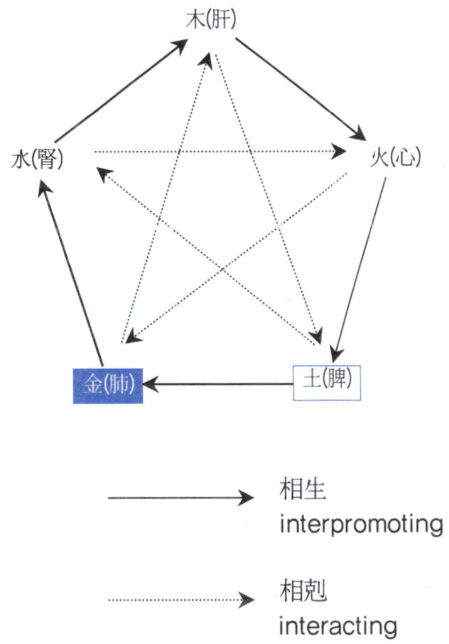

3 근 현대 서구의醫학의 사상적 배경

물심이원론 物心二元論

17세기의 과학:자연은 물질로 구성되어 있으며 몸과 마음을 별개의 존재로 인식

절대론 絶對論

데카르트(Ren G Descartes; 1596-1650)

몸은 물질이며 우주의 모든 운동은 기계적이므로 입력조건만 알면 결과물인 출력을 예상할 수 있다는 관점

역학(mechanics)

뉴톤(Newton, Isaac, 1642-1727)

뉴톤의 역학(Newtonian Mechanics) 즉, 기계론적 사고가 전 과학기술계로 퍼져 나가게 되었고, 역학(mechanics)에서 유래된 기전(mechanism)이라는 용어가 전 학문분야에 널리 사용 됨.

상대성 이론

아인슈타인(Einstein, Albert; 1879-1955)

측정자의 의도와 상태에 따라 실험결과가 달라진다는 사실을 확인

불확정성 이론

하이젠베르크(Heisenberg, Werner Karl; 1901-1976)

시공간의 절대성이 무너지고 시공간 연속체의 개념의 등장.

Holistic concept

프리초프 카프라(Fritjof Capra)

[물리학과 道(The Tao of Physics)]

동양적 사상(holistic concept)의 확산.

4 동양의학의 사상적 배경

정체관념(holistic concept)과 음양오행이론

(1) 동양의학의 기본 특점特點

(가) 정체관념整體觀念 Holistic concept(unified homeostasis 통합적항상성)

1) 인체본신人體本身의 통일성統一性(개체자체의 항상성)

내장 및 체표각부의 조직기관을 하나의 전체로 보는 것으로서 각 조직의 조성부분 간에는 연결구조싱 나뉠 수 없으며, 기능상 상호협조, 병리 상 상호 영향 등의 整體性(통합연계성)을 가지며 오장五臟을 중심으로 육부六腑, 오체五體, 오관五官, 구규九竅, 사지백해四肢百骸를 배합配合하고 경락經絡으로 연결하며 기혈氣血, 진액津液, 정精의 작용을 통하여 기능 활동을 완성하여 개체자체의 통일성을 형성하며 심心과 소장小腸의 표리表裏관계 등 국부局部와 개체의 통일성 등을 그 특징으로 한다.

2) 외계환경外界環境과의 통일성統一性(우주의 항상성)

인체와 외계환경과의 통일성이란 인체는 각종 감각기관을 통하여 주위환경과 밀접하게 연계되어 있으므로 자연조건이 정상범위를 벗어나게 되면 인체의 정상적인 생리조절기능을 뛰어넘어 인체와 자연환경과의 정상적인 질서가 파괴되고 질병이 발생하게 되는 것이다.

(나) 변증론치辨証論治(Differentiation of syndromes)

동양의학 이론을 임상에서 구체적으로 운용하는 과정 변증부분과 시치施治부분으로 구분

1) 변증(differentiation of diagnosis)

변증론치의 전제前提로서 사진(四診 inspection, auscultation&olfaction, inquring, palpation)으로 수집한 각종재료와 체징體徵을 팔강八綱, 장부臟腑, 병인病因 등의 이론으로 분석, 이를 종합하여 질병의 원인, 부위, 성질, 사정邪正관계를 변별辨別하고 어떠한 증証으로 판단하는 것

2) 변증론치(determination of treatment)

변증의 목적으로 질병치료의 수단과 방법 즉, 치료원칙과 치료방법을 포함하며 반드시 증証(syndrome)에 따르는 것을 그 특점特點으로 한다.

증症(symptom)과 증証(syndrome)의 구분

증症: 증상症狀으로서 질병의 각종 표면현상으로서 자각증상이 많으며 환자 자신의 주관적 호소가 대부분이다(예; 두통, 해수, 오한, 불면 등).

증証: 일련의 증상이 조합된 것으로서 질병의 과정 중 병인病因, 병위病位, 성질性質, 사정邪正 관계를 객관적으로 개괄槪括한 것으로 일개의 질병이 여러 개의 증証을 포함하고 있는 경우가 많다.

(2) 음양 陰陽

(가) 음양陰陽(yin & yang)

자연계의 상호연관적인 모종의 사물과 현상에 대한 양면 대립성의 포괄적 개념. 통일성統一性과 대립성對立性 ; 상성相成과 상반相反

(나) 음양의 전제前提

음과 양은 서로 대립관계에 있는 두 가지의 사물로 대표되기도 하고 또, 동일한 사물 내부에 있는 대립되는 양면성을 대표함.

☞ 천天과 지地, 상上과 하下, 인체人體의 체표體表와 체내體內

음양속성屬性의 상대성

절대적이 아니고 상대적으로 일정 조건하에서 상호전화相互轉化 가능함, 무한가분성無限可分性

- 양陽 : 항진亢進, 흥분興奮, 열熱, 동動, 강장强壯, 광명光明, 무형無形, 경輕, 상上, 외外
- 음陰 : 쇠퇴衰退, 억제抑制, 냉冷, 정靜, 허약虛弱, 회암晦暗, 유형有形, 중重, 하下, 내內

제사물諸事物의 음양속성 구분규칙

<table>
<tr><td rowspan="6">인체</td><td colspan="4">체표(양)</td></tr>
<tr><td rowspan="5">체내(음)</td><td>심心-양중지양陽中之陽</td><td rowspan="2">심폐心肺</td><td rowspan="2">양</td></tr>
<tr><td>폐肺-양중지음陽中之陰</td></tr>
<tr><td>비脾-음중지지음陰中之至陰</td><td colspan="2">비脾</td></tr>
<tr><td>간肝-음중지양陰中之陽</td><td rowspan="2">간신肝腎</td><td rowspan="2">음</td></tr>
<tr><td>신腎-음중지음陰中之陰</td></tr>
</table>

오장(五臟)-실체(實體)성 장기(臟器)(음)
육부(六腑)-보관(保管)성 장기(臟器)(양)

예; 천지天地, 좌우左右, 담음痰飮, 진액津液, 정혈精血, 시공時空

상오上午: 양중지양陽中之陽

하오下午: 양중지음陽中之陰
전반야前半夜: 음중지음陰中之陰
후반야後半夜: 음중지양陰中之陽

(다) 음양학설의 기본내용

대립제약對立制約, 호근호용互根互用, 소장평형消長平衡, 상호전화相互轉化, 음양연화陰陽衍化

1) **대립제약**對立制約(the opposition of yin & yang)

자연계의 일체一切 사물은 상호 대립되는 음양의 양兩개 방면에서 존재한다(예; 천지天地, 동정動靜, 남녀男女, 상하上下, 승강乘降).

2) **호근호용**互根互用(the interdependence of yin & yang)

음양은 서로 대립 되지만 상호 의존되어 일一방면이 타他 방면을 떠나서 단독으로 존재 할 수 없다(예; 상上이 없으면 하下가 없고 하下가 없으면 상上도 없다).

3) **소장평형**消長平衡(the inter-consuming-supporting relationship of yin & yang)

양적量的 변화變化(quantity)

음과 양의 대립제약, 호근호용은 정지불변停止不變의 상태가 아니라 음소양장陰消陽長, 양소음장陽消陰長과 같이 일정한 범위내에서 운동 변화 중에 동태적動態的인 평형平衡을 유지

4) **상호전화**相互轉化(the inter-transforming relationship of yin & yang)

질적質的 변화變化(quality)

음양대립의 쌍방이 일정한 조건 하에서 각자의 방향과 상반相反적으로 상호전화相互轉化 되는 것. 즉, 음陰이 양陽으로, 양陽이 음陰으로 전변轉變 되는 것

전화의 필수 구비 조건

- 중重(extreme)
- 극極(severe)

5) **음양연화**陰陽衍化(the infinite divisibility of yin & yang)

음양 중에 또 음양이 있으며 음양도 정도에 따라 부동不同하다.

(라) 음양학설의 의학적 응용

1) **생리상**

인체의 조직, 연결구조 및 생리기능을 설명

	음	양
인신人身	체내, 복부, 하부, 사지내측	상부, 체표, 배부, 사지외측
장부臟腑	오장	육부
공능功能	응고, 자윤, 억제, 쇠퇴, 정지	추동, 온후, 흥분, 항진, 활동

사정관계: 허실
허증: 정기부족
실증: 사기태과

가) 사기

병에 이르게 하는 모든 인소의 총칭 불필요한 유해물의 존재와 병리적 반응으로 기능의 정체, 혹은 과도한 항진. "有餘" excessive 盛, 勝, 偏盛, 溢 표현은 偏盛, 盛, 實 등 "有餘"를 나타내고 陽邪와 陰邪로 구분된다.

"邪氣盛則實" 사기는 부족한 법이 없다. 언제나 "有餘"

- 양사: 풍邪, 조邪, 화邪, 서邪
- 음사: 한邪, 습邪

나) 정기

인체의 생리활동을 유지하기 위한 기능이나 물질(精微物質) "정기탈즉허" 정기는 남는 법이 없다. 언제나 "부족" deficiency 허, 약, 쇠, 탈, 망, 편쇠

정	선천지정	생명 발생에 필요한 물질	수곡지기와 호흡지기에 의해 생성, 신장에 저장
	후천지정	생명 유지에 필요한 물질	

2) **병리상(병리변화를 설명)**

음양실조, 음양편성편쇠, 질병발생 단, 병의 발생, 발전관계는 정기와 사기의 양개 방면에서 고찰 된다.

정正기 (근본)	정의	인체의(정상적) 기능활동의 능력
		항병능력(질병에 대한 저항능력)
		강복능력(건강 회복능력)
	내용	음액精 : 血, 津液, 精
		양기: 氣, 陽氣
사邪기 (조건)	정의	각종 치병인소의 총칭
	내용	음사: 한寒사, 습濕사
		양사: 풍風사, 조燥사, 화火사, 서暑사

(마) 팔강변증(Differentiation of syndromes according to 8 principles)

병의 성질, 부위, 사정관계에 따라 병의 종류를 구분하고 치료 원칙을 정함

팔강변증 八講辨證

성질	부위	사정관계	종류
한(cold)	리(interior)	허(deficiency)	음(yin)
열(heat)	표(exterior)	실(excess)	양(yang)

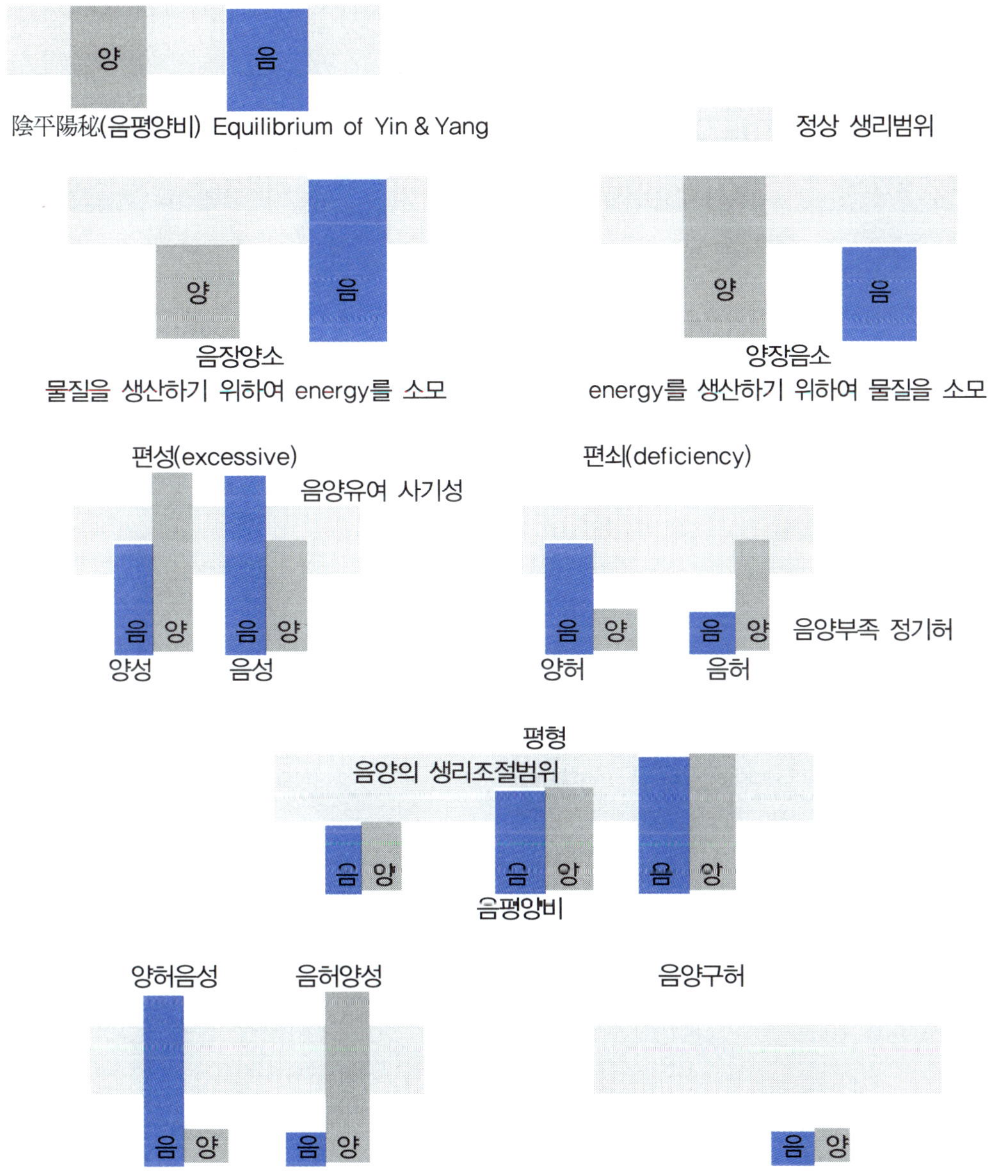

(3) 오행(Five Elements)

木, 火, 土, 金, 水 5종물질의 운동변화

(가) 오행의 특성

- 木(WOOD): 생발, 조달(grow & flourish)
- 火(FIRE): 염열, 향상(be hot & flare up)
- 土(EARTH): 생화만물(give birth to all things)
- 金(METAL): 숙살, 청정(violent & be clear)
- 水(WATER): 한냉, 향하(be cold & flow downward)

行: 운행불식

(나) 오행의 귀속(The Five Categories of Things According to the Five Elements)

Elements	木	火	土	金	水
五味 Tastes	酸 sour	苦 bitter	甘 sweet	辛 pungent	咸 salty
五色 Colours	靑 green	赤 red	黃 yellow	白 white	黑 black
五化 Developments	生 germination	長 growth	化 transformation	收 reaping	藏 storing
五氣 Environments	風 wind	暑 heat	濕 dampness	燥 dryness	寒 cold
五方 Directions	東 east	南 south	中央 middle	西 west	北 north
五季 Seasons	春 spring	夏 summer	長夏 late summer	秋 autumn	冬 winter
五臟 Zang	肝 liver	心 heart	脾 spleen	肺 lung	腎 kidney
六腑 Fu	膽 gallbladder	小腸 small intestine	胃 stomach	大腸 large intestine	膀胱 bladder
五官 Sensory organs	目 eye	舌 tongue	口 mouth	鼻 nose	耳 ear
五體 Tissues	筋 tendon	脉 vessel	肉 muscle	皮毛 skin & hair	骨 bone
五志 Emotions	怒 anger	喜 joy	思 meditation	憂悲 grief & melancholy	恐驚 fear & fright
五液 Body fluids	淚 tear	汗 sweat	涎 saliva (subligual gland)	涕 nose drippings	唾 saliva (parotid gland)
五榮 Revealments	爪 nail	面色 face	脣 lip	毛 body hair	髮 hair

(다) 오행의 생, 극, 승, 모

1) 상생과 상극生理

가) 상생(interpromoting relationship)

어느 일방이 타 일방에 대하여 자생自生, 촉진促進, 조장助長 작용의 상호 의존적 관계

- 순서- 木生火, 火生土, 土生金, 金生水, 水生木
- 관계-모자관계(mother-son relationship)

나) 상극(interacting relationship = intercontrolling relationship)

acting means bringing under control or restraint

어느 일방이 他 일방에 대하여 제약制約과 억제抑制 작용

- 순서- 木克土, 土克水, 水克火, 火克金, 金克木
- 관계- 부자관계(father-son relationship)

2) 상승과 상모(병리)

- 승乘(overacting): 허를 틈타 침습한다는 뜻으로서 지나친 억제를 가리킨다.
- 모侮(couteracting): 모욕의 뜻으로 자신의 강함을 믿고 약한 것을 깔본다는 뜻으로 억제를 당해야 할 것이 오히려 억제를 한 다는 것.
- 승모: 오행 중 어느 일행이 편성, 편쇠 해져서 본래의 평형을 유지치 못하고 비정상적 상태가 되는 것. 구체적으로 오행상극에서 태과와 불급이 발생할 경우 출현하는 현상으로 병리 변화를 설명

가) 상승相乘(overacting relationship)

상극이 태과太過하여 정상적인 제약의 정도를 초과하여 지나치게 제약함으로 오장간의 협조 상태가 상실된 것

- 순서: 木乘土, 土乘水, 水乘火, 火乘金, 金乘木(극의 방향과 동일)
- 관계: 극克의 일방이 과성過盛, 수극受克의 일방이 과약過弱

나) 상모相侮(반극, 반모) counteracting relationship

제압 되어야 할 쪽이 오히려 제압 하는 것(하극상)

- 순서: 木侮金, 金侮火, 火侮水, 水侮土, 土侮木(극의 반대 방향)
- 관계: 극의 일방이 과약, 수극의 일방이 과강

5 동양의학의 질병에 대한 이해

(1) 병인 및 병리기전(Aetiology & pathogenesis)

동양의학에서는 인체의 각 장부조직지간 및 인체와 外界환경사이는 대립되며 또 통일 된다고 한다. 이들은 부단히 모순을 생산 하며 해결하는 과정 중에서 상대적인 동태평형을 유지함으로서 인체의 정상적 생리활동을 유지한다. 이러한 동태평형이 그 어떠한 원인으로 파괴 되었을 시 스스로 회복되지 못하면 인체는 곧 질병을 발생하게 된다. 인체의 상대적 평형상태(Homeostasis)가 파괴되어 질병을 일으키는 원인이 바로 병인이다.

병인(다종다양)

기후의 변화(exogenous factors), 전염병(infectious disease), 정신자극(emotions), 음식운동(improper diet & exercise), 노동(over strain), 외상(traumatic injury), 충수소상(bites by insects or wild animals) 등이다.

또, 질병의 원인과 결과는 서로 작용을 일으키는데 어느 한 병리계단의 결과가 다른 한 계단의 원인이 될 수도 있다. 예를 들면 담음(phlegm fluid), 어혈(stagnated blood) 등

(가) 병인(Aetiology)

宋(기원 1174년) - 陳无擇≪三因極一病証方論≫ "3인학설三因學說"

- 외인: 육음(풍風, 한寒, 서暑, 습濕, 조燥, 화火)
- 내인: 칠정(노怒, 희喜, 사思, 우憂, 비悲, 공恐, 경驚)
- 불내불외: 음식, 노동, 각종 외상

1) 육음六淫

풍, 한, 서, 습, 조, 화 6종의 외감 병사(기후요인)의 총칭

※ 음淫: "사邪也, 과過也, 심甚也" excessive

"육기六氣"의 태과太過, 불급不及 혹은 시기에 맞지 않을 때. 모두 사邪기로 된다.

"육기"는 만물생장의 조건이며 인체에 해를 끼치지 않으나

가) 기후변화에 이상이 생기면

"육기"의 태과, 혹은 불급

"때에 맞지 않는 기후" 및 갑자기 기후가 변화할 때(폭냉, 폭열)

나) 인체의 정기부족, 저항력 하강 시

육기六氣는 비로소 치병인소(병인:육음)로 되어 인체를 침범하여 질병을 발생한다.

2) 육음치병특징

가) 계절기후, 거처환경과 밀접유관

나) 육음은 단독 혹은 양종이상이 동시에(incombination) 인체에 침범되어 질병을 일으킨다.

- 풍한감모(common cold due to pathogenic cold and wind)
- 습열설사(diahrrea due to pathogenic cold and wind)
- 풍한습비(chronic pain due to pathogenic wind, cold & damp)

다) 육음은 발병 과정 중 상호 영향이 있을 뿐 아니라, 일정한 조건하에서 상호전화(transform)된다.

- 한寒사가 인체 침입 후 열이 된다(pathogenic cold may transform into heat in the interior of the body).
- 서습暑濕이 오래되면 건조해져서 인체의 음陰을 손상한다(prolonged summer heat may result in dryness by consuming the yin of the body).

라) 육음은 외부로부터 체표 또는 입과 코로 침입하기 때문에 이로 인해 발병하는 질병을 외감병(exogenous diseases)이라 한다.

육음1 - 풍(Wind)

풍은 봄철(spring)의 주기主氣(predominent qi)이나 기타 계절에도 풍사가 발생한다.

Wind may easily invade the body after sweating, or whilst sleeping

(가) 풍사는 양陽사(Yang pathogenic factor)

풍은 양陽사이며, 성질은 개설開泄이며, 쉽게 양위陽位를 침범한다.

1) 양사

승발(dispersion), 향상향외(upward&outward)의 특성

2) 개설

Leading to impairment of the opening and closing the pores

鼻塞(nasal obstruction)

咽痒 혹은 痛(itching or pain in the throat)

出汗(sweating)

惡風(aversion to wind)

3) 양위

상傷 → 두면부, 체표

Easily invade the upper part & exterior portion of the body.

두통(headache)

면부 부종(facial puffiness)

(나) 선행善行 이而 삭변數變

• 선행(blows in gusts) – migratory symptoms
• 행비行痺(migratory joint pain)
• 삭변(rapid change) – rapid change and abrupt onset of disease
• 풍진風疹(urticaria) – itching of the skin and wheals which appear and disappear from place to place

(다) 백병지장百病之長

대부분의 한寒, 습濕, 조燥, 열熱, 사邪는 풍사에 부착되어 인체에 침입된다.

• 풍열風熱(wind-heat)
• 풍한風寒(wind-cold)
• 풍습風濕(wind-damp)

즉, 외적병인의 선도先導(primary exogenous factor in causing disease)이다.

Pathogenic wind can not only combine with the other five exogenous factors, but also with phlegm(痰) to form wind phlegm(風痰).⇒ 面癱(facial paralysis)

육음2 – 寒(Cold)

寒은 겨울철의 主氣(predominent qi of the winter)

한사寒邪	外외寒	한사외습	상한傷寒	체표 → 鬱遏衛陽피알위양
			중한中寒	체내 직접침입 → 장부양기 손상
	內내寒	인체양기부족 → 온후溫厚 작용상실		

Thin clothing, exposure to cold after sweating, being caught in rain, and wading in water in cold winter can give rise to invasion of pathogenic cold.

(가) 한사의 성질과 치병특징

1) 한사爲 음사, 이상양기易傷陽氣

가) 음사陰邪(yin pathogenic factor)

나) 이상양기(consumes yang qi of the body)

形寒肢冷(cold limbs)

脘腹冷痛(cold pain in the epigastric and abdominal regions)

下痢清谷(diarrhea containing undigested food)

小便清長(increased flow of clear urine)

2) 寒性凝滯－凝結, 阻滯不通(Stagnation)

Resulting in impairment of the opening and closing the pores

만약, 한사寒邪가 편성되어 양기가 손상되면 경맥기혈이 한사로 凝閉阻滯되기 때문에 "불통즉통"의 현상이 나타난다.

《素問,痺論》 "痛者, 寒氣多也, 有寒故痛也"	痛	刺痛(pricking pain)	血瘀(stagnation of blood)
		脹痛(distending pain)	氣滯(stagnation of qi)
		冷痛(cold pain)	寒凝(cold blocking)
		隱痛(dull pain)	虛寒(energy deficiency)

3) **한성수인**寒性收引

수인收引= "수축견인" contraction

Resulting in spasmodic contraction of tendons and meridians(vessels) and impaired circulation of qi and blood

한사 寒邪	침습체표 侵襲體表	모규주리폐색 毛竅腠里閉塞	위양피알圍陽被遏 부득선설不得宣泄	오한惡寒(aversion to cold) 발열發熱(fever) 무한無汗(lack of sweating)
	객혈맥客血脈	기혈응체 氣血凝滯	혈맥련축血脈攣縮	두신동통頭身疼痛 맥긴脈緊
	객경락관절 客經絡關節	경맥구급수인 經脈拘急受引	지체굴신불리肢體屈伸不利 냉궐불리冷厥不利	

육음3 - 서사暑邪(Summer heat)

서暑는 여름철의 주기(predominent qi of the summer)

暑邪 (서사)	계절성이 명현한 주기이며 주로 하지이후 입추이전
	※ 純屬外 無內暑之說

(가) 暑(서)는 양陽사이며 성질은 염열炎熱 extreme heat

Yang pathogenic factor which is transformed from fire

－고열(high fever), 번갈(restlessness& thirst), 한출(profuse sweating)

(나) 暑(서)性 승산升散, 모기상진耗氣傷津

Upward direction, dispersion and consumption of body fluid affects the head and eyes, causing dizziness and blurred vision The excessive sweating that causes may consume body fluid resulting in 口渴喜飮(thurst with a strong desire to drink), 脣乾舌燥(dry mouth and tongue), 小便短赤(scanty deep-yellow urine)

(다) 暑多挾濕 pathogenic summer heat is frequently combined with pathogenic damp(high humidity)

두훈頭暈(dizziness)

두중頭重(heaviness in the head)

흉민胸悶(suffocating sensation in the chest)

구오嘔惡(nausea)

납매納昧(poor appetite)

변당便溏(loose stools)

지권肢倦(general lassitude)

발열發熱(fever)

번갈煩渴(restlessness & thirst)

육음4 – 습사(Damp)

장마철의 主氣 predominent of late summer(period between summer and autumn)

- 외습:기후 환경에 의해 발생
- 내습:비장의 기운이 약해 질 때 발생

Many diseases related to invasion by pathogenic damp occur at rainy season.

Damp diseases may also induced by living in damp conditions and places, wearing clothes made damp by sweat or rain, frequent exposure to water, and periods of prolonged rain.

(가) 습濕성 중탁重濁(Heaviness & turbidity)

중	頭重如裹(heavy sensation in the head as though it had been wrapped in a piece of cloth) 周身困重(heaviness of the body as though it were carrying a heavy load) 四肢痠懶, 沈重(Soreness, pain and heavy sensations in the joints)	
탁	예탁穢濁: 분비물의 불결을 말함 (turbid discharges from the body)	皮膚瘡瘍(suppurating sores) 濕疹流水(weeping eczema) 帶下黃白量多腥穢(profuse purulent leukorrhoea with a foul odour) 小便混濁(turbid urine) 痢下膿血(stools containing mucus and even blood)

(나) 습은 음陰사, 易 조알기기阻遏氣機, 손상양기損傷陽氣

Easily obstrucs qi circulation. & impairs yang

그 성질은 물과 같다.

1) **기기조알**氣機阻遏

흉민胸悶(full sensation in the chest),

완비脘痞(epigastric distension)

소변단삽小便短澁(difficult and scanty urination),

대변불상大便不爽(hesitant bowel movements with viscous stools)

2) **양기손상**陽氣損傷

완복창만脘腹脹滿(distension and fullness in the epigastrium and abdomen)

식욕부진食慾不振(poor appetite)

대변희당大便稀溏(loose stools)

뇨소尿少(reduced urination)

수종水腫(edema)

(다) 습성점체濕性粘滯

粘: 점니粘膩(viscosity)

滯: 정체停滯(stagnation)

1) **습사의 증상은 대부분 점니하다.**

대변점체불상大便粘滯不爽(viscous stools)

소변응체불리小便澀滯不利(obstructed urination)

2) **습사의 병은 대부분 전면난유纏綿難愈, 병정이 비교적 길며 혹은 반복적으로 발작된다.**

(prolonged & intactile)

습비(濕痺: chronic pain),

습온(濕溫: damp fever: intestinal typhoid),

습진(濕疹: eczema)

(라) 습성추하濕性趨下(Downward)

이습음위易襲陰位(invasion to lower part of the body)

- 습사로 인한 병은 대부분 下部의 증상이다.
- 예를 들면 수종(edema)은 하지에 명확히 나타난다.

임탁淋濁(gonorrhea), 대하帶下(discharge from the womb), 설리泄痢(diarrhea and dysentery) 등은 습사하주濕邪下注로 발생된다.

육음5 - 조사燥邪(Dryness)

가을철의 主氣 predominent qi of autumn

<table>
<tr><td colspan="3" rowspan="2">조사의 감염경로는 코와 입→침범 폐위(肺衛)</td><td>위기衛氣</td><td rowspan="2"></td></tr>
<tr><td>위양衛陽</td></tr>
<tr><td rowspan="2">조燥</td><td>온조溫燥</td><td>초가을에 여름의 여기餘氣</td><td colspan="2">조燥와 온열溫熱이 결합되어 인체에 침범</td></tr>
<tr><td>량조凉燥</td><td>늦가을에 겨울의 한기寒氣</td><td colspan="2">조燥와 한사寒邪가 결합되어 인체에 침범되어 량조凉燥의 병증이 생긴다.</td></tr>
</table>

(가) 조사燥邪의 성질과 치병특점

1) 조성 건삽乾澁, 이상진액易傷津液

조사는 건조한 병사이기 때문에 쉽게 인체의 진액을 소모하여 음액 부족의 병리변화를 일으킨다(consumes body fluid).

구비건조口脾乾燥(dryness of the nose and throat)

인건구갈咽乾口渴(dry mouth with thirst)

피부건삽, 심즉균열皮膚乾澁, 甚則皸裂(dry and chapped skin)

모발불영毛髮不榮(withered body hair)

소변단소小便短少(reduced urination)

대변건결大便乾結(constipation) 등의 증상이 나타난다.

2) 조燥易 상폐傷閉

폐는 교장嬌臟, 희윤喜潤, 오조惡燥, 폐주기肺主氣, 사호흡司呼吸이며 외계의 대기와 서로 통한다. 코와 입을 통하여 침입 따라서 제일 쉽게 폐의 진액을 손상시킨다.

Pathogenic dryness often impairs the function of the lung, the "delicate" organ, which has the function of dispersing, desceding and moistening. Dryness invades the lung through the nose or mouth.

그 증상은 건해소담乾咳少痰, 난객難喀, 담중대혈痰中帶血(dry cough with scanty sticky or bloody sputum) 등이다.

육음6 - 화火사[Fire(mild heat or heat)]

Often occurs in summer, but may be seen in other seasons

(가) 火(fire)와 熱(heat) 溫(mild heat)의 구별점

熱 heat	온지점溫之漸	외음外淫	풍열, 서열, 습열
火 fire	열지극熱之克	내생內生	심화상염, 간화항성, 담화횡역

Fire, mild heat, heat vary in degree. of the three, fire is the most severe and mild heat the least severe, yet they all share similar characteristics.

화열지사는 내·외로 나눈다.

- 외감外感 – 직접감수 온열사기의 침습
- 내생內生 – 장부음양기혈실조로 인하여 양기항성이 형성된다.
  ≪素問, 調經論≫ "陰虛生內熱, 陽盛生外熱"

(나) 화열사의 성질과 치병특점

1) 화사는 양사, 그 성질은 염상炎上(burning and upward direction)

- 양사陽邪
- 염상炎上
  고열高熱(high fever)
  번갈煩渴(restless and thirst)
  한출汗出(sweating)
  구설생창口舌生瘡(mouth and tongue ulcers)
  아은종통牙齦腫痛(swollen and painful gums)
  두통頭痛(headache)
  목적目赤(congestion of the eyes)
  염상炎上하는 성질 때문에 상염上炎되어 神明擾亂(fire disturbs the mind)
  심번心煩(restless)
  실면失眠(insomnia)
  광조망동狂躁妄動(mania)
  신혼섬어神昏譫語(emotional excitement and coma or delirium)

심화상염心火上炎	구설생창口舌生瘡
위화치성胃火熾盛	아은종통牙齦腫痛)
간화상염肝火上炎	두통頭痛, 목적종통目赤腫痛

2) 모기상진耗氣傷津(Consumes body fluid)

장열壯熱(high fever)
구갈희음口渴喜飮(thirst with desire to drink)
인건순소咽乾脣燥(dry lips and throat)
소변단적小便短赤(deep-yellow scanty urine)
번비便秘(constipation) 등

3) 생풍동혈生風動血

Invasion oby fire stirs up wind and causes disturbance of blood Excess of fire heat affects the Liver meridian and deprives the tendons and meridian of nourishment, thus stirring up the liver wind.

가) 생풍熱極生風(extreme heat stirring up wind) ⇒ 고열高熱(high fever)

신혼섬어神昏譫語(coma)

사지추휵四肢抽搐(convulsion of four limbs)

목적상시目睛上視(upward staring of the eyes)

경항강직頸項强直(neck rigidity)

각궁반장角弓反張(opisthotonos)

나) 동혈動血(disturbs blood)

Speed up blood circulation and gives rise to very rapid pulse.

In severe cases, blood is forced out of the vessels

토혈吐血(epistaxis)

육혈衄血(spitting of blood)

변혈便血(bloody stool)

뇨혈尿血(haematuria)

월경과다月經過多(menorrhagia)

붕루崩漏(uterine bleeding)

4) **화이치종양**火易致腫瘍

火熱之邪 入于血分 → 옹종양창癰腫瘍瘡

Fire heat stay in and rot the blood and flesh

창瘡(carbuncle 등창, 정)

옹癰f(uruncle 부스럼)

종腫(boil 종기)

양瘍(ulcer 궤양)

병기19조 病機十九條 **≪素問, 至眞要大論≫**

- 병기病機: 질병의 병인, 병위, 증후, 장부, 기혈의 허실관계
- 병기십구조: 임상실천중에 질병의 어떤 유사한 증후를 어느 하나의 병인, 혹은 어느 하나의 장의 범위 내에 귀납시켜 변증에서 병인을 찾는 근거로 삼도록 십구조로 열거한 것

1. 諸風掉眩 皆屬於肝
2. 諸寒收引 皆屬於腎
3. 諸氣膹鬱 皆屬於肺
4. 諸濕腫滿 皆屬於脾
5. 諸熱瞀瘛 皆屬瘀火
6. 諸痛痒瘡 皆屬於心 ★
7. 諸厥固泄 皆屬於下
8. 諸痿喘嘔 皆屬於上
9. 諸禁鼓慄 如喪神守 皆屬於火
10. 諸痙項强 皆屬於濕
11. 諸逆衝上 皆屬於火
12. 諸脹腹大 皆屬於熱
13. 諸躁狂越 皆屬於火
14. 諸暴强直 皆屬於風
15. 諸病有聲 鼓支如鼓 皆屬於熱
16. 諸病胕腫 疼酸驚駭 皆屬於火
17. 諸轉反淚 水液混濁 皆屬於熱
18. 諸病水液 澄澈清冷 皆屬瘀寒
19. 諸嘔吐酸 暴注下迫 皆屬於熱

Chapter

Ⅱ

통증이해를 위한 기초생리

1 통증의 정의

(1) 통증의 정의

Pain : 조직의 손상을 방지하거나 극소화시키기 위한 생리적 경고 신호.

통감(sensation of pain)은 강한 열이나 물리적, 화학적 자극(통증유발물질)에 의하여 침해수용체(nociceptor)의 일차 구심신경(nociceptive primary afferent)이 활성화됨으로서 일어난다.

침해수용체(통각수용기: nociceptor)

조직을 파괴시킬 위험성이 있는 혹은 실제로 파괴시키는 자극에 반응하는 수용체로서 구조는 Free nerve ending으로 직경이 작은 Aδ fiber 혹은 무수신경인 C-fiber로 연결되어 있다.

어느 종류의 통각수용기들은 기계적 통각자극에만 반응하는데 이들은 mechanical nociceptor라 하며 Aδ-mechanical nociceptor와 C-mechanical nociceptor의 두 가지가 있다.

이외에 45℃ 이상의 피부온도 또는 강한 기계적 자극에 반응을 보이는 Aδ heat nociceptor와 피부온도가 10℃ 이하로 될 때 또는 강한 기계적 자극에 반응하는 Aδ and C cold nociceptor가 있으며 가장 많이 존재하는 것은 통증을 유발하는 기계적, 열적, 화학적 자극 모두에 반응하는 C polymodal nociceptor로서 45℃ 이상의 피부온도, 또는 매우 낮은 온도 그리고 산(acid)이나 bradykinin과 같은 Algesic chemical에 모두 반응한다.

통증유발물질(pain -producing substances): 침해수용체 자극물질

물질 (substances)	근원 (origin)	효소 (enzymes)	통증의 강도 (pain intensity)	일차구심신경에 대한 효과
potassium	손상세포		++	활성화
serotonin	혈소판		++	활성화
bradykinin	혈장	kininogen kallikrein	+++	활성화
histamine	비만세포, 혈소판		+	활성화
prostaglandin	손상세포 arachidonic acid	cyclooxygenase	±	감작
leukotrienes	손상세포 arachidonic acid	lipoxygenase	±	감작
substance P	일차구심신경		±	감작

(2) 통증전달의 경로

1. 외부로부터의 자극을 피부의 수용체가 감작
2. 자극에 의해 세포막이 파괴
3. 파괴된 세포로부터 histamine, bradykinin, prostaglandin 등이 유리
4. prostaglandin이 반응역치를 저하시킴(nociceptor를 예민하게 만듬)
5. nociceptor는 histamine, bradykinin에 의한 화학적 자극에 의해 활동전압을 나타냄(화학적 자극은 Na+이온의 세포내 이동과 K^+이온의 세포외 이동을 일으켜 활동전압을 일으킴)
6. 활동전압은 막을 따라 연쇄적으로 일어남으로써 전기적 전달이 되어 축삭을 따라 전달
7. 축삭을 따라 전달된 신경충격(nerve impulse)이 신경종판(terminal button)에 도달
8. 도달된 신경충격이 Ca^{++}이온의 유입을 촉진
9. 유입된 Ca^{++}이온은 신경전달물질(acetylcholine 또는 norepinephrine)을 유리
10. 유리된 전달물질은 후시냅스(postsynaptic) 수용체에 결합하여 세포막의 투과성을 증대시킴 세포막의 투과성 = (Na^+이온 유입, K^+이온 방출)
11. 화학적 전달은 다시 전기적 자극으로 변화하여 뇌에 전달
12. 통증은 대뇌피질의 전두피질(frontal cortex)에 의해서 느끼고 감각은 중심후회(postcentral gyrus)에 의해 느낌

(3) 통증과 감각에 대한 반응

1. 중추신경으로부터의 명령에 의한 신경자극
2. 신경자극이 신경근 연접(neuromuscular-junction)의 운동종판(motor-end-plate)에 있는 소포에서 acetylcholine을 유리
3. 유리된 acetylcholine이 receptor(수용체)에 결합하여 Na^+이온을 세포내로 유입시킴
4. 유입된 Na^+이온에 의하여 탈분극이 일어나 활동전압(action potential)이 발생하여 전기적 전달이 일어남
5. 전기적 전달에 의하여 근형질세망(sarcoplasmic reticulum)에 저장되어 있던 Ca^{++}이온이 근절(sarcomere)내로 유입되어 근 수축이 일어나게 됨

(4) 신경계의 역할

1. 체내 및 체외의 여러 가지 자극 감수
2. 감수된 자극을 중추에 보냄
3. 중추에서 자극에 대한 흥분을 일으킴
4. 흥분이 신체의 근筋과 선腺 같은 말초부에 반응을 일으킴
5. 체외로는 외계정서에 알맞은 반응을 일으킴. 체내로는 체내 각 기관의 일사 분란한 연락, 조화를 통제

2 통증의 분류

통증은 여러 가지 측면에서 다양하게 분류될 수 있다.

(1) 통증의 질과 느껴지는 시각 차이에 따라

(가) 1st pain(1차성 통증, Pricking sensation)

Fast pain이라고도 하며 자극이 주어진 후 빠른 시간 내에 느껴지고 자극의 부위를 정확히 알 수 있으며 어느 정도 참을 수 있는 통증. A-δ fiber를 따라 척수에 들어가므로 빨리 느껴지고 척수에서 spinothalamic tract를 따라 전달되기 때문에 자극 부위를 비교적 잘 알 수 있는 것으로 추측

(나) 2nd pain(2차성 통증, Burning sensation)

Late pain이라고도 하며 자극 후에 얼마간의 시간이 경과한 후에 느껴지며 자극부위를 정확히 알 수 없으며 참기 힘든 통증. C-fiber를 따라서 척수로 들어가기 때문에 늦게 느껴지고 Spinoreticular tract를 따라 고위중추로 전달되기 때문에 자극부위를 잘 모르는 것으로 추측

Fiber type		Myelination	Function	Fiber Diameter (㎛)	Conduction Velocity (m/sec)
A	α	myelinated	propioception somatic motor	12~20	70~120
	β	myelinated	touch pressure	5~ 12	30~70
	γ	myelinated	motor to muscle spindles	3~ 6	15~30
	δ	myelinated	pain temperature	2~ 5	12~30
B		myelinated	preganglionic sympatetics	〈 3	3~15
C	dorsal root	unmyelinated	pain temperature	0.4~1.2	0.5~2
	sympathetics	unmyelinated	postganglionic sympathetics	0.3~1.3	0.7~2.3

(2) 통증의 경과도에 따라

(가) 즉시성 통증(Immediate pain)

직접적인 Nociception(침해자극 수용)에 의한 A-δ fiber 또는 C-fiber의 활성화

(나) 급성통증(Acute pain)

조직손상의 크기나 범위에 대한 필수적이고 생리적인 신호로서 특징적으로 1개월 이하의 짧은 기간의 통증. 불안 및 교감신경계의 과잉흥분(빈맥, 호흡수 증가, 혈압상승, 발한, 동공확대) 등을 수반한다. 염증이 침해수용기(Nociceptor)를 활성화 시키는 통증성 물질(Histamine, bradykinin, prostaglandin 등)을 생산하여 급성통증을 일으키며 염증의 일반적 증상(홍, 종, 열, 통)을 수반 함

(다) 만성통증(Chronic pain)

보통 3개월 이상 지속 또는 재발 되거나 급성조직 손상에 동반되어 계속 되거나 심해지는 통증. 생물학적 반응의 역할을 하지는 않는다. 신체증상(피로, 수면장애, 식욕부진, 체중감소, 성욕감퇴, 변비) 등이 올 수 있고 우울증도 자주 나타난다.

- 모종의 원인(?)으로 염증 또는 침해수용이 계속 되는 경우
- 심리적 요인이 발생할 경우
- 중추 신경계 또는 말초신경계에 기능적 또는 구조적 변화가 있는 경우

(3) 통증 부위에 따라

(가) Superficial pain

피부로부터 생기는 통증

(나) Deep pain

근육, 건, 내장 등에서 유래되는 통증

연관통(Referred Pain)

내장에서 일어나는 통증은 통증자극이 가해진 부위에서 느껴지기도 하지만 그 내장 기관과 같은 Spinal segment에 있는 곳으로서 멀리 떨어져 있는 피부에 통증을 느끼는 경우가 많다. 예를 들면 심장에 통증이 있을 때 왼쪽팔과 어깨에 통증을 느낀다 이와 같이 통증자극이 주어진 부위와 통각을 느끼는 부위가 다른 것을 Referred Pain이라 한다.

본 기선은 내장으로부터의 통각을 전달하는 1차 감각 신경과 피부로부터 들어오는 1차 감각 신경이 척수의 Dorsal horn에서 같은 신경에 수렴하기 때문인 것으로 추측하고 있다.

3 감각 수용기 (Sensory receptor)

감각 수용기는 특수화된 신경조직으로 기계적, 열적, 광적 혹은 화학적인 에너지(자극)을 신경의 흥분으로 바꾸어주는 기관이다.

(1) 감지할 수 있는 영역(domain)에 따른 분류

(가) Exteroceptor(외계감각 수용기)

외부 환경 변화를 감지

(나) Interoceptor(내계감각 수용기)

내부 환경 변화를 감지

(다) Proprioceptor(고유체위감각 수용기)

인체의 공간 속 위치를 감지

(2) 감지 자극의 종류에 따른 분류

(가) Mechanoreceptor

수용기 자체 혹은 수용기 인접의 조직세포의 기계적 변형을 감지

(나) Thermo receptor

온도 변화를 감지

(다) Nociceptor

조직의 손상 혹은 손상을 줄만한 자극을 감지

(라) Electromagnetic receptor

빛을 감지(눈의 경우)

(마) Chemoreceptor

체내 화학적 변화, 즉 동맥혈의 PO_2, PCO_2, PH변화, 체액의 삼투압 농도 변화와 맛, 냄새 등을 감지

(바) Muscle receptor(근육감각 수용기)

근육과 그 주변조직에는 두 가지 종류의 Stretch receptor(Muscle spindle & Golgi tendon organ)와 Pressure-pain ending 그리고 Pacinian corpsule 등이 존재한다. Parcinian corpsule은 피하조직에 있는 것들과 유사한 기능을 수행하며 Stretch receptor는 근육 활동을 조절하는 기능을 가진다. Pressure-pain ending은 근막(Fascia)이나 혈관 벽에 많이 분포되어 있는 Free nerve ending으로서 작은 유수신경(myelinated)과 무수신경(unmyelinated)으로 연결되어 있으며 골격근에서 나오는 모든 감각 신경의 75%까지 차지할 정도로 많이 존재한다.

Pressure-pain ending은 강한 기계적 자극에 반응하고 여러 가지의 통증 유발 화학물질(Algesic chemical)의 반응을 보이므로 근육에서 생기는 근육통을 전달하는 수용기로 추측되고 있다.

(사) Free Nerve Ending

피부나 관절 그 밖의 신체 여러 곳에 존재하는 수용기의 한 종류로서 특수한 모양 없이 신경말단이 여러 개의 가지로 나뉘어서 조직세포들 사이에 뻗어 있다.

이 수용기의 1차 감각신경은 작은 크기로 Aδ fiber와 C fiber 두 가지 크기의 신경들로 되어있다. Free nerve ending에 의하여 감지되는 감각의 종류(Modality)는 촉각(Touch), 통각(Pain), 그리고 온도감각(Temperature) 등이 있다.

4 염증(Inflammation)과 통증(Pain)

염증은 손상에 대한 혈관과 결체조직의 반응이다. 염증반응은 고등동물의 혈관과 결체조직 내에서 수행되며 특수화된 실질세포는 직접적으로 참여하지 않는다.

혈관이 없는 조직, 예로 각막, 연골판 등의 손상에서는 주변부에서 신생혈관이 자라 들어가야만 비로소 염증반응이 일어나게 된다. 염증반응은 전신적인 것도 있으나 주로 손상 국소부에서 일어나며 손상조직에서가 아닌 손상조직 주변의 살아있는 조직에서 일어난다. 손상에 대한 초기의 조직반응을 염증(Inflammation)이라 하고 후기의 치유과정을 수복(Repair)라 한다. 넓은 의미에서의 염증은 위 두 가지 전 과정을 뜻한다.

(1) 염증을 유발하는 직접적 조직손상의 원인

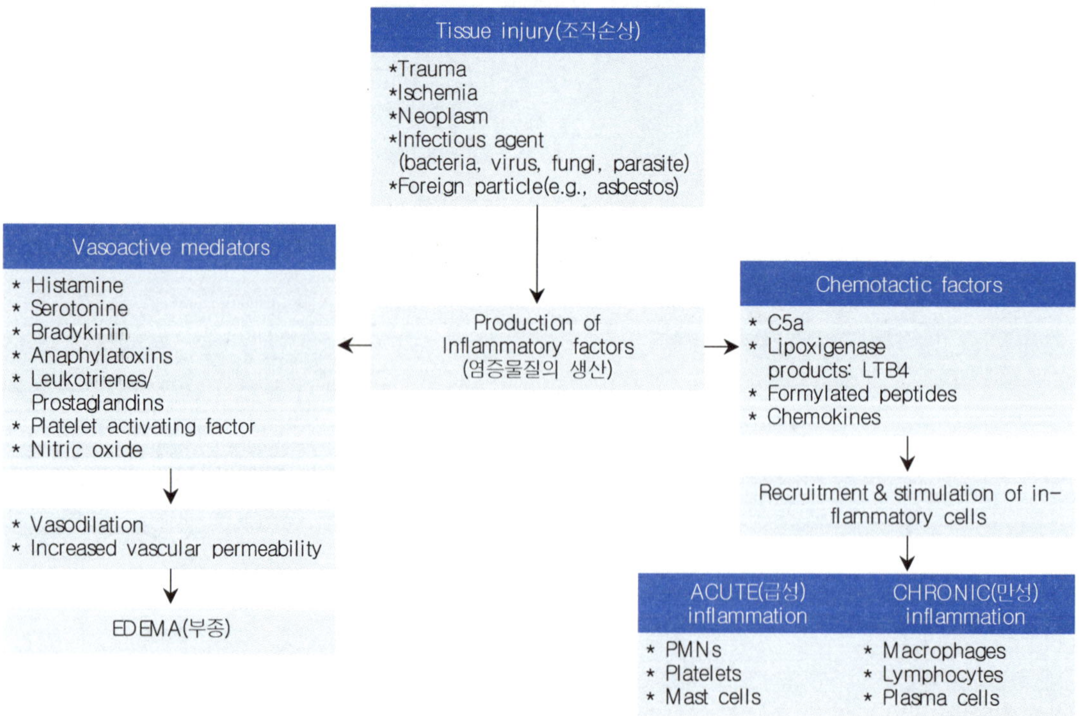

- 감염인자: 세균, 바이러스, 리케치아, 진균, 기생충 등
- 물리적 원인: 기계적, 열, 방사선, 전기적 원인 등
- 화학적 원인: 내인성 또는 외인성 화학 물질
- 면역학적 원인: 즉각적 또는 지연적 반응
- 혈행장애
- 호르몬 이상 등등

(2) 혈관

혈관은 크게 동맥, 정맥, 모세혈관으로 구분된다. 혈관내벽을 구성하는 내피세포는 모든 맥관에 있으나 평활근, 교원섬유(collagen fiber), 탄성섬유(elastin fiber)의 양은 대동맥에 가장 많으며 모세혈관 쪽으로 갈수록 줄어든다(그림 3-1).

그림 3-1

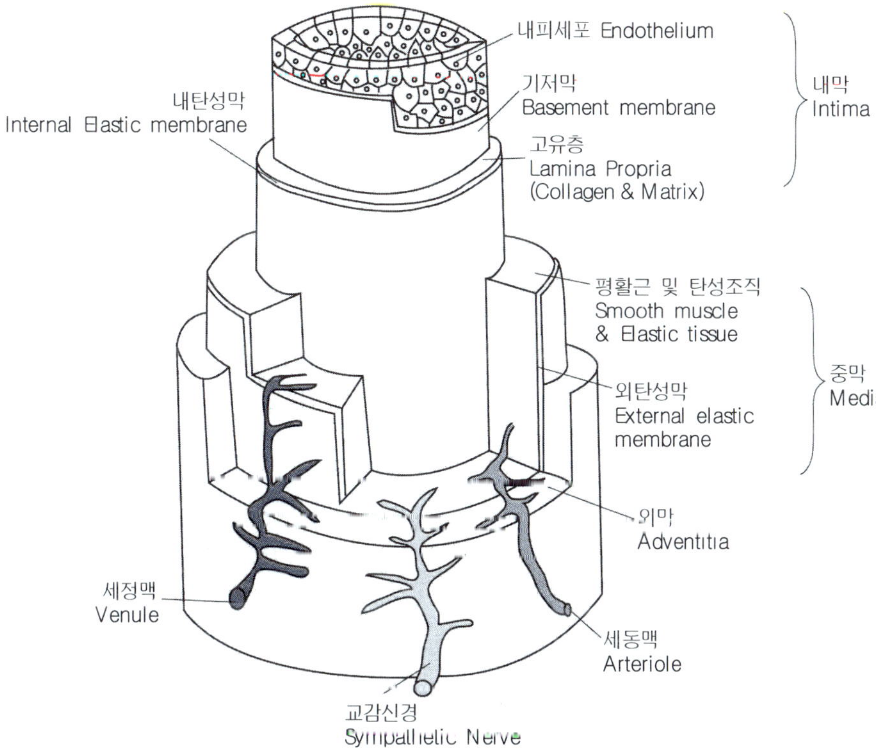

혈관부위별 구성성분의 비교

Kinds of Blood vessels	Composition	
대동맥(Aorta)	Endothelium Elastin fiber Smooth muscle Collagen fiber	▣ ▤▤▤▤▤▤ ▩▩▩▩ ■■■■■
소동맥(Artery)	Endothelium Elastin fiber Smooth muscle Collagen fiber	▣ ▤▤▤ ▩▩▩▩▩ ■■■
세동맥(Arteriole)	내피세포(Endothelium) 탄성섬유(Elastin fiber) 평활근(Smooth muscle) 교원섬유(Collagen fiber)	▣▣▣ ▤ ▧▧▧▧▧▧ ▒▒
모세혈관(True capillary)	Endothelium Elastin fiber Smooth muscle Collagen fiber	▣
세정맥(Venule)	Endothelium Elastin fiber Smooth muscle Collagen fiber	▣ ■
소정맥(Vein)	Endothelium Elastin fiber Smooth muscle Collagen fiber	▣ ▤▤▤ ▩▩▩ ■■
대정맥(Vena cava)	Endothelium Elastin fiber Smooth muscle Collagen fiber	▣ ▤▤▤▤ ▩▩▩▩▩ ■■■■■

(가) 동맥(Artery)

정맥이나 모세혈관에 비하여 벽이 두꺼우며 탄력성이 있어 높은 압력에도 견딜 수 있는 저항성 혈관(resistance vessel)으로 외막, 중막, 내막의 3개의 층으로 구성된다.

1) **외막**(Tunica externa)
바깥층의 섬유성의 질긴 막

2) **중막**(Tunica media)
중간층으로 가장 두꺼운 섬유와 평활근 섬유가 윤상으로 달리고 있다.

3) **내막**(Tunica interna)
내피세포로 구성 된 가장 안쪽 막

동맥벽에 위치하는 평활근층은 신경성 조절과 체액성 조절을 받고 있으므로 혈압조절에 관여한다. 모세혈관 입구의 precapillary sphincter는 신체상태에 따라 그 개폐가 조절 될 수 있어서 모세혈관 혈류량을 조절하게 된다. 동맥계의 혈압은 높기 때문에 조직에 충분한 량의 혈류가 공급된다.

Windkessel 효과

동맥벽은 탄성이 있어서 compliance(순응)을 보인다. 심장이 수축하여 혈압이 증가되면 탄력성 있는 동맥이 신전하게 되어 위치 에너지(potential energy)가 동맥벽에 저장된다. 수축했던 심장이 이완되면 혈압이 감소하게 되어 신전 되었던 동맥이 다시 원위치로 돌아오게 된다.

Poiseuile 법칙

혈관을 흐르는 혈류는 r^4 (r=혈관반경)에 비례하고 저항은 r^4 에 반비례한다. 따라서 혈관반경이 약간만 변화해도 혈류와 저항이 크게 변화한다. 혈액의 점성과 혈관 길이도 또한 혈류에 영향을 미친다. 혈류의 점성은 헤마토크리트가 증가 할수록 커지며 혈류속도가 느려질수록 커진다.

(나) 모세혈관(Capillary)

내피세포로만 구성된 두께가 매우 얇은 반투막(semipermeable membrane)으로 삼투압에 의해 영양물질의 교환이 일어나는 oxchange vessel(교환성 혈관)이다.

모세혈관에서의 물질교환은 모세혈관의 혈류속도가 느리기 때문에 촉진된다. 모세혈관의 표면적(cross sectional area)이 대동맥(aorta)의 표면적보다 약 700배 크기 때문에 결국 혈류속도는 대동맥(300 mm/sec)보다 700배 느려지게 된다(0.4 mm/sec).

(다) 정맥(Vein)

동맥보다 얇은 벽을 가지고 있으며 3층으로 구성되어 있다. 정맥은 내부의 혈액이 없어지면 주위조직의 압력으로 납작해지며 곳곳에 정맥판이 있어 혈액의 역류를 막고 한 방향으로 흐르게 한다. 정맥계통은 저항성이 크지 않은 반면 많은 량의 혈액을 수용 할 수 있으므로 capactance vessel(용량성 혈관)이라 한다.

(3) 염증의 기전

염증의 초기단계(initial stage)를 급성염증(acute inflammation)이라 하며 염증과정이 지속되면 아급성(subacute) 또는 만성(chronic)의 단계로 넘어간다.

(가) 급성염증(Acute inflammation)

1) 국소증상

염증의 4(5)대 증상(4 cardinal signs: Cornelius Celsus B.C 30~A.D 38)

- **紅**(redness, rubor)
- **腫**(swelling, tumor)
- **熱**(heat, calor)
- **痛**(pain, dolor)
- **기능상실**(loss of function)

2) 전신증상

- 발열
- 피로
- 식욕감퇴
- 쇠약

3) 염증의 진행단계

- 충혈(Hyperemia)
- 삼출(Exudation)
- 백혈구유주(Emigration of Leukocyte)

(다) 국소증상의 3대 주요 조직반응

1) **혈역동학적 변화**(Hemodynamic changes)

- **세동맥의 일시적 수축**(Trasient vasoconstriction of arterioles) 정확한 기전은 알려져 있지 않으며 신경기인성(neurogenic)인 것으로 이해되고 있으며 화학적매개체(chemical mediator)를 다량주입 할 때도 야기된다.
- 혈관확장 및 혈류의 증가(Vasodilation and the increased blood flow)
- 혈류속도의 감소(Slowing of the circulation)

2) 혈관투과성의 변화(Permeability changes)

혈관벽투과성의 증가(Increased permeability of microvasculature)

3) 백혈구 침윤(Leukocytic infiltration)

백혈구 변연추향 및 유주(Leukocytic margination and emigration)

(라) 직접자극에 의한 혈관확장 및 혈류변화에 대한

Lewis의 3단계 반응(Triple response: 1927년)

피부에 회초리 등으로 자극을 주었을 때 단계별로 나타나는 변화

혈관수축에 기인한 백선(white line)

1) 발적(Flush: redness)

매를 맞은 3~18초 후에 매 자국을 따라 발적(red line)이 나타남

30~50초에서 극에 달함 – 모세혈관과 세정맥의 국소적 확장에 기인

2) 발적확장(Flare)

발적 주위에 무리(halo)를 보이는 것

인접부위 세동맥의 확장에 기인

3) 팽진(Weal)

매를 맞은 후 1~3분 후에 생기기 시작

3~5분 후에 가장 뚜렷해 짐–국소적 부종에 기인

4) Triple response에 대한 Lewis의 해석

이 부위의 동맥을 누르면 혈관확장 소견이 계속된다. 혈관확장을 하는 물질이 빠져 나가지 못하기 때문에 혈관확장이 지속된다(?).

발적(혈관확장) 및 팽진(혈관투과성 증가)은 손상조직에서 유래되는 체액성 Histamine유사물질(H–substance)로 인한 것이다.

5) Lewis의 실험의 의의

염증초기 화학적매개체(Chemical mediator)의 존재에 대한 언급

(마) 혈관투과성 변동(Changes in vascular permeability)

1) 정상투과성과 미세순환의 구조(Normal permeability and structure of microcirculation)

염증반응에 있어서 투과성 증가는 주로 모세혈관, 세동맥, 세정맥으로 이루어지는 미세순환계에서 일어난다. 혈액과 조직사이에 물질교환이 일어나는 것은 이 부위에서이다. 즉, 내피세포를 사이에 두고 모세혈관내 수압(hydrostatic pressure)과 반대방향으로 작용하는 혈장 단백질의 삼투압(oncotic pressure)의 두 힘에 의하여 체액의 평형이 이루어지고 있다.

염증성 반응에 따라 일어나는 부종은 혈관내피를 통하여 단백질 함량이 높은 혈장액체성분이 빠져 나가는 것으로서 이는 혈관 내 삼투압의 감소 때문에 일어나는 것이다.

내피세포는 해부학적 구조에 따라 3가지로 나눌 수 있다.

연속형(continuous type)

세동맥, 세정맥, 모세혈관의 내피세포로서 세포질은 서로 이어져 있으며, 서로 마주보는 세포간 접합 장치(intercellular junction)를 가지고 있다.

유공형(fenestrated type)

내분비 기관, 장관 및 신사구체에 존재

개방형(open type) 또는 불연속형(discontinuous type)

간, 비장 및 골수 등에서 볼 수 있는 형태

혈관의 내피세포

형태적으로는 비교적 단순한 구조이나 여러 가지 생물학적으로 중요한 물질들을 분비한다.

분비물질로는

호르몬(prostaglandins), procoagulant(factor VIII), anticoagulant(plasminogen activator), connective tissue proteins(ex, fibronectin) 등이 있다.

(바) 혈관투과성 증가기전

1) 제1가설

세포 흡수성 소포(pinocytotic vesicle)들이 융합하여 이루어진 연속적인 transendotherial channels이 소공계(small-pore system)를 형성하여 이를 통하여 물질교환이 일어난다는 설.

2) 제2가설

분자량 40,000 daltons 이상의 분자들의 이동 장소는 세포간 접합부(intercellular junction)라는 견해. 염증반응시 분비되는 화학적매개체(투과성 인자 : permeability factors)*들이 세포간 접합부에 있는 틈을 열게되고 따라서 혈관투과성이 증가하게 된다(그림 3-2).

3) 전자현미경적 관찰

쥐의 거고근(cremaster muscle)에 histamine을 작용시키면 약 1분 이내에 세정맥의 내피세포는 0,1~1 nm 넓이의 간격으로 벌어지게 된다. 즉, 손상된 소혈관의 투과성이 증가하는 것은 **혈관 내피세포 사이의 연결성의 상실로 틈이 벌어짐**으로서 일어나며 기저막은 이때도 영향을 받지 않는다.

* permeability factors
① Histamine, Serotonin
② Bradykinin
③ Prostaglandin E1, E2 & Leukotriene
④ Anaphylatoxins

그림 3-2

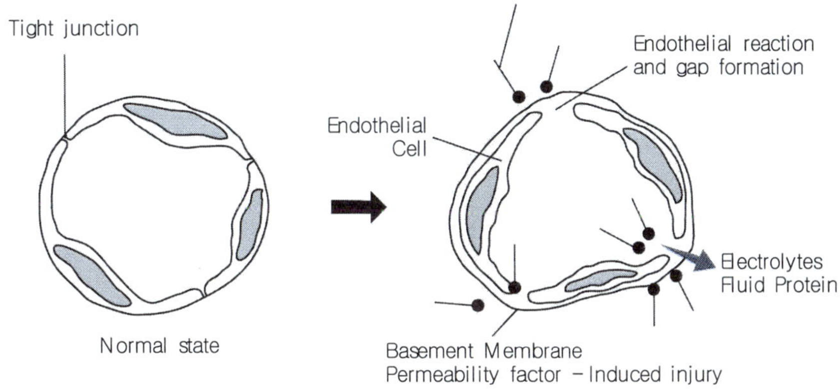

Source	Mediator		Result	
Plasma derived	Hageman factor activation	Fibrin split products	incresed vascular permeability	EDEMA
		*Kinnins(bradykinnin)		
	Complementary system activation	C3a, C5a		
Cell derived	Mast cell, Basophil degranulation	*Histamine		
	Platelets	*Serotonin		
	Inflammatory cells	Platelet Activating factor *Prostaglandins *Leukotrienes		
	Endothelium	Nitric oxide Platelet activating factor Prostaglandins		

(사) 백혈구 삼출(Leukocytic exudation)

1) 변연추향과 부착(Margination and sticking)

평소 혈구는 혈관의 중심부를 흐르고 있으나 혈류가 느려지고 정지된 상태에서는 혈관벽을 따라 서서히 움직이나가 결국은 정지하게 되며 시간이 지나면 혈관내피에 달라붙게 되는데 이를 포석형성(pavementing)이라 하며 이러한 현상은 모세혈관에서도 일어나나 주로 세정맥에서 일어난다.

최근의 연구에서 백혈구 유착은 백혈구와 내피세포에 존재하는 상보적인 "유착분자(adhesion molecule)" 사이의 특수한 반응이 관계한 것이라는 주장이 있다(그림 3-3).

내피세포와 백혈구의 유착

Mediators	Bacterial products(endotoxin)
	Complement fragments(C5a)
	Chemotactic peptides
	Leukotriene B4(LB4)
	Platelet activating factor
	Trasferin
	Cytokines(IL–1 and TNF)
Mechanisms	Stimulation of leukocyte adhesion molecules(C5a, LTB4)
	Stimulation of endotherial adhesion molecules(IL–1, endotoxin)
	Both effects(TNF)

그림 3-3

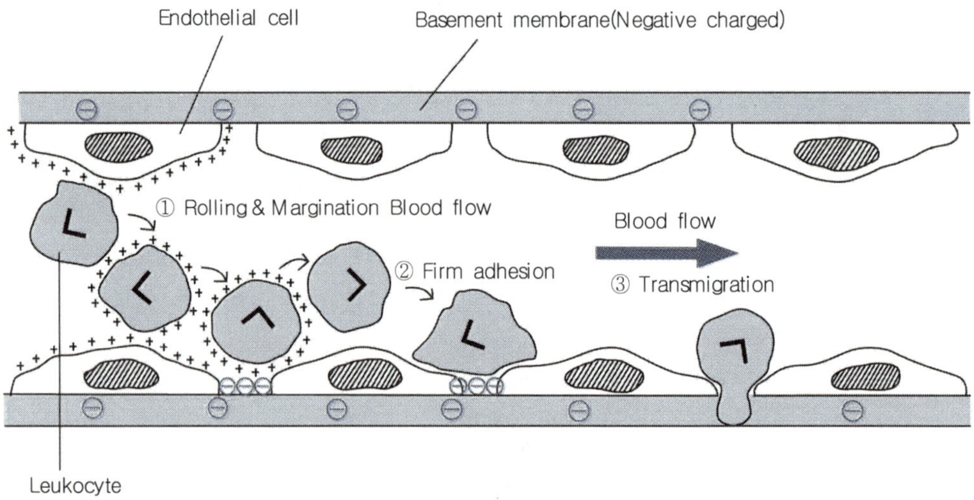

2) 유주(Emigration)

백혈구가 혈관에서 빠져나와 주위 조직 내로 이동하는 현상으로 혈관내피에 부착한 백혈구는 내피표면을 따라 조금씩 움직여 내피세포 사이의 연접면(junction)에 위족을 삽입한 후 넓어진 연접점 사이를 천천히 이동하여 내피세포와 기저막을 통과하여 혈관 밖으로 나가게 된다. 손상이 심한 경우는 적혈구도 빠져나오나 이는 백혈구의 자취를 따라 관내 압력에 의해 빠져 나가는 수동적 움직임이다.

급성 염증의 초기(6~24시간)에는 대부분의 세포가 호중구이나 24~48시간 후에는 단핵세포로 대치된다.

3) 화학주성(Chemotaxis)

혈관을 뚫고 나온 백혈구는 화학운동성(chemokinetics)과 화학주성(chemotaxis)에 의해 손상부위(세균, 이물질, 변성조직)를 향하여 움직인다.

- 화학운동성: 백혈구의 무작위 이동(Random locomotion)
- 화학주성: 유주인자의 존재에 따라 목적 방향으로의 직선운동

  화학주성인자는

  ① 호중구에만 작용하는 것

  ② 단핵구에만 작용하는 것

  ③ 호산구에만 작용하는 것

  ④ 모든 백혈구에 작용하는 것이 있다.

(4) Chemical mediators in inflammation

Phamacological mediator라고도 하며 염증매개물질 또는 생물활성물질 등으로 불린다. 자신이 염증의 원인이 되는 것이 아니고 생체의 어떠한 자극이 가해졌을 때 생체내에서 만들어져 염증반응을 매개하는 역할을 하는 것을 말한다. 이러한 물질들의 상호작용은 매우 복잡하여 다음조건들을 갖추어야 chemical mediator로 간주한다.

- 물질자체 또는 전구물질을 생체, 특히 해당 장기에서 확인할 수 있어야 한다.
- 물질이 염증병소에서 발견되고 염증반응이 쇠퇴한 후에는 활성이 감소되어야 한다.
- 물질을 외부에서 투여하면 같은 염증반응을 일으킨다.
- 특이적 길항물질에 의하여 그 물질이 관여하는 염증반응이 억제된다.
- 조직으로부터 그 물질을 제거 한 후 자극을 가하면 염증반응이 억제된다.
- 그 물질을 불활성화하는 물질을 보통 생체 내, 특히, 해당 장기에서 또는 염증병소에서 증명할 수 있어야 한다.

예; Histamine:염증병소에서 유리되고, 미량을 건강한 조직에 투여하면 염증 반응이 일어나고, 항 histamine제에 의해 반응이 억제되고 이를 분해하는 histaminase가 생체 내에 존재한다.

〈Chemical mediator〉는 a. 혈장 b. 세포 c. 손상조직으로부터 유리된다.

(가) Vasoactive amines(혈관 활성 아민류)

Histamine과 Serotonin은 급성염증의 가장 조기에 혈관 투과성 항진을 유발하는 mediator로 알려져 있다. Histamine은 비만세포나 호염기구, 혈소판 등에 과립으로 저장되어 있다가, 자극이 가해지면 분비되어 혈관확장을 유발하며 세정맥에 한해 혈관 투과성을 항진시킨다.

자극인자로는

- 물리적 자극: 외상 또는 동상
- 면역반응: 비만세포 수용기에 IgE가 결합함으로써 유발되는 반응
- C3a 및 C5a(anaphylatoxin): 비만세포로부터 Histamine을 유리시키고 혈관투과성을 항진시킴

- 호중구 단구 및 혈소판에서 유리하는 Histamine 유리인자.
- Interleukin-1 등이 있다.

이러한 인자들 중 하나의 인자가 비만세포에 가해지면 과립을 싸고 있는 막과 세포 표면의 원형질막이 접하면서 과립 내 물질이 분출된다. 과립분비기전은 항체가 세포표면의 수용기에 부착되면 Adenylate cyclase가 활성화되어 cyclic AMP를 만들고 이로 인해 세포질내의 과립주변 단백질이 인산화 반응을 일으켜 과립을 세포표면으로 이동시키는 것으로 설명된다.

Histamine이 염증반응 초기에 작용하는 증거

- 염증초기에 염증이 일어난 부위에서 Histamine이 추출 됨.
- Histamine 길항제는 경미한 상해로 인한 급성염증의 초기 반응을 약화시킨다.
- Histamine은 염증반응이 시작된 후 60분 동안 그 양이 점차 감소한다.
- Histamine 길항제는 염증후기의 혈관투과성 변화에는 아무런 영향을 미칠 수 없다.

따라서 **Histamine은 초기 염증반응 또는 IgE가 관련된 제1형 과민반응에서 중요한 역할**을 한다.

혈소판

혈소판이 교원섬유나 thrombin, ADP 혹은 항원-항체 복합체등과 만났을 때 응집을 일으키고, 이때 자극을 받아 **혈소판내의 Serotonin과 Histamine**이 분비된다.

또한 IgE관련 과민 반응에서 호염기구나 비만세포에서 PAF(Platelet Activating Factor:혈소판 활성인자)가 유리 될 때도 혈소판내의 Vasoactive Amine이 분비 될 수 있다. 따라서 혈소판내에서의 Vasoactive amine의 분비는 면역반응 중 혈관 투과성 항진을 유도하며 PAF자체도 면역반응에 관여한다고 볼 수 있다.

(나) Plasma proteases(혈장단백 분해효소)

보체계, Kinin계, 혈액응고계의 세 가지 system이 있다.

1) Complement system(보체계)

주로 혈장내에 존재하며 18가지의 단백질로 구성된다. 생물학적 연쇄반응을 야기하며 인체에 들어온 미생물에 대한 방어기전으로 작용한다. 작용은 화학주성, opsonization(항체가 세균 등의 항원 표면에 부착하여 식세포의 공격을 받기 쉽게 하는 작용), 표적물세포막용해 등이다.

2) Kinin system(Kinin 계)

Bradykinin의 합성이 목적이며, 강력한 혈관투과성 항진 작용이 있다. 그 외에 평활근 수축, 혈관확장 및 통증유발의 효과를 나타낸다. 화학주성은 가지지 않는다.

활성화과정은 Hageman factor(factor)가 유리되어 교원섬유, 기저막 물질, 내독소등과 만나 A가 되고 이것이 혈장내의 Pre-Kallikrein을 Kallikrein으로 변화 시킨다. Kallikrein은 HMWK (high molecular weight kinninogen)을 Bradykinin으로 변화시키며 스스로 화학주성을 가짐으로써 염증과정의 매개체로 작용한다.

3) Clotting system(혈액응고계)

Hageman factor에 의해 활성이 시작되는 혈장단백집단으로 최종반응은 thrombin에 의해 Fibrinogen이 Fibrin으로 되는 것이다. 이 과정 중 fibrinopeptide가 형성되며 이들은 혈관투과성을 증가시키며 백혈구에 대한 화학주성을 가진다. Fibrinolytic system(섬유소용해계)은 염증시 혈관변화에 작용하며 주로 kinin계와 관계된다. 내피세포나 백혈구에서 분비되는 Plasminogen activator나 Kallikrein은 Plasminogen을 분해하여 Plasmin을 만든다.

Plasmin은 ① 섬유소 용해 ② Hageman factor의 활성화에 의한 bradykinin의 생성유도 ③ C3를 C3a와 C3b로 분해하고 FSP(fibrin split product: 섬유소 분해산물) 형성을 유도 혈관투과성에 변화를 초래한다.

(다) Arachidonic acid 대사산물(Prostaglandin & Leukotriens)

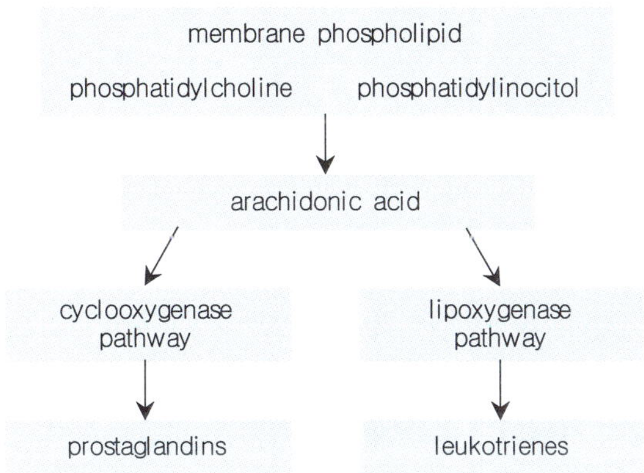

AA유도체들은 그 생체작용이 완전히 규명되어 있지는 않으나 지혈이나 혈전형성, 심혈관계, 내분비계, 신장 및 호흡기 등의 병태생리에 관계하며 염증반응에도 관계한다. Prostaglandin과 이에 관련된 복합물들은 autacoid이며 이들은 국소적 효과를 잠시 나타낸 후 효소에 의해 저절로 소멸되는 물질이다.

AA는 20개의 탄소로 구성된 불포화지방산(5,8,11,14-eicosatetraenoic acid)으로서 이는 필수 지방산인 Linoleic acid에서 만들어지거나 음식물을 섭취함으로써 직접 얻어지기도 한다. 이는 세포내에 유리되어 있지 않고 형질막의 인지질, 특히 phosphatidylinositol내에 ester화 되어 존재한다.

그러므로 AA가 염증반응에 관여하는 mediator를 만들기 위해서는 먼저 인지질에서 분리되어야 하는데 그러기 위해서는 세포내 phospholipase(phospholipase A2 및 C)가 기계적, 화학적, 물리적 자극 및 기타 mediator(예; C5a) 등에 의해 활성화 되어야 한다. AA가 인지질내에서 분리되면 2가지 경로에 의해 여러 종류의 mediator를 분비하게 된다.

(5) Extracellular Marix(세포외 기질)

세포의 분비물인 Collagen, fibronectin, laminin 등의 집합체를 extracellular matrix라 부르며, 이들로 형성된 무정형 세포외피를 glycocalyx 또는 cell coat라 한다.

세포분비물에 의해 만들어진 세포외 기질은 동물의 표피, 힘줄, 뼈, 인대, 각막, 상피조직의 지지요소 등 결합조직으로 알려진 다양한 구조를 형성하며 이러한 세포의 물리적 구조물로서 작용 할 뿐만 아니라 세포의 분화, 이동, 증식에 중요한 역할을 담당한다.

모든 세포외 기질의 공통요소는 섬유성 단백질인 여러종류의 콜라겐과 탄력소, 구조성 부착 단백질인 피브로넥틴과 라미닌. 그리고 글리코사미노글리칸과 프로테오글리칸 등이 있다.

글리코사미노글리칸, 프로테오글리칸 그리고 구조성 단백질은 수분을 많이 포함하고 있어 비수용성의 섬유성 단백질과 함께 젤 상태의 기본물질을 형성하여 세포외 기질에 견고성과 탄력성을 준다.

포유류의 결합조직은 세포외기질 성분 중 소수성단백질인 collagen과 탄력소 등이 결합하여 형성된다.

(가) Collagen

교원질이라고도 하며 원생동물을 제외한 모든 동물에 존재하는 가장 흔한 단백질로서 모든 다세포 생물에서 **세포외 골격**(extracellular framework)을 제공하고 있으며 현재까지 16종의 유전적으로 다른 형태의 collagen이 발견되었다.

이들은 섬유조직, **기저막**, 골, 연골, 기타 특수조직(예; 각막, 심장판막) 등의 주된 요소이다. 또한, 섬유모세포의 주요산물이며 **창상의 장력**을 제공한다. 정상조직에서는 교원질대사에서 생성과 분해사이에 균형이 유지된다. **교원질의 합성에는 Hydroxylation 과정이 필요하며 이 과정에는 Vit C가 필요**하다.

(나) Elastin and Elastic fiber

탄력소와 탄력섬유는 척추동물의 신체 움직임에 있어 조직의 가역적인 **구부림, 꼬임, 이완작용** 등에 중요한 기능을 담당한다.

탄력소 단백질은 **인대, 혈관벽, 허파조직, 표피, 힘줄 등의 조직에 콜라겐**과 함께 존재한다.

탄력소는 매우 소수성을 띠므로 생체조직에서는 원탄력소의 무작위 코일구조가 교차 결합하여 무정형의 탄력소 그물구조를 형성함으로써 수축과 이완이 가능한 구조가 된다.

또한 탄력소 분자사이의 소수성 결합도 그물구조 형성에 기여하며, 결합되어 있는 **콜라겐은 이완될 수 있는 한계**를 결정한다.

(다) Glycosaminoglycan

동물의 결합조직의 기질이나 체액에 널리 분포되어 있는 아미노당을 함유하고 있는 mucopolysaccharide이다.

Glycosaminoglycan은 생체 내에서 단백질과 결합된 polysaccharide-protein(다량-단백질 복합체)로서 높은 음전하를 띤 황산염과 카르복실기를 갖고 있어 **많은 물이나 양이온과 결합** 할 수 있다.

1) Hyaluronic acid(히아루론산 또는 하이알루로난)

동물조직의 세포사이와 섬유질사이를 메우고 세균이나 독성물질의 침입을 막는 접착물질로서 N-Acetyl-D-glucosamine과 D-Glucuronic acid가 번갈아 결합된 매우 끈적끈적한 산성 점질 다당류이다.

다른 글루코사민이 골지체에서 합성되는 것과는 달리 직접 세포막에서 합성되며 성인조직에서는 소량이 존재하는 반면, 배 발생, 상처회복, 연골조직, 안구의 유리체(vitreous body), 탯줄과 **활액(synovial fluid)에 다량 존재하며 관절에서는 물의 움직임을 둔화시켜 충격을 흡수하는 기능을 수행한다. Hyaluronic acid 와 Albumin이 결합한 것이 Mucin(점액)**이다.

2) Condroitin sulfate

연골이나 피부 등 동물 결합조직의 주성분으로서 연골조직에 20~40% 함유되어 있다.

3) Heparin

Mast cell(비만세포)에 많이 들어 있으며 혈액응고 저지작용을 나타낸다.

음전하를 많이 띠고 있는 글리코사미노글리칸은 서로 배척하려는 성질이 있다.

따라서 수용액에서 팽창된 구조를 이루기 때문에 건조 상태에서 보다 30~50배의 부피를 차지한다. 이러한 수분 보유력은 압력을 흡수하는 완충작용을 해야 하는 연골조직, 대동맥, 인대의 기능에 필수적인 것이다.

압력을 가하면 물분자가 빠져나가 프로테오글리칸이 차지하는 부피가 줄고 이로써 전하의 밀도가 증가하여 글리코사미노글리칸 사슬사이의 상호 배척력이 생겨 충격이 흡수 될 수 있다.

(라) 조직별 세포외 기질

1) 뼈의 기질

석회질 화된 뼈의 기질은 기계적으로 튼튼한 구조를 가지며 연골처럼 콜라겐과 프로테오글리칸의 그물구조에 인화칼슘이나 탄산염이 침착되어 형성된다.

2) 힘줄의 기질

콜라겐 다발이 나란히 배열된 것으로서 단단하며 인장력(longitudinal stress)에 견디는 특징이 있다.

3) 연골 및 추간판

어느정도 압축되고 수분을 다량 포함하는 프로테오글리칸과 당단백질의 기본물질에 의해 미끄럽게 된 콜라겐 섬유의 밀집된 배열을 하고 있다.

프로테오글리칸과 당단백질은 콜라겐 기질에 가해지는 일시적 압력을 흡수하고 약화시킨다.

4) 표피

콜라겐 섬유가 이완될 수 있고 강력한 장벽으로 작용할 수 있도록 배열되어 있다.

5) **안구의 각막**

피부의 연장선으로 일정한 크기의 콜라겐이 일정거리를 유지하며 투명한 구조를 이룬다. 콜라겐은 렌즈의 기능을 수행하도록 배열

6) **기저막**

상피세포와 내피세포의 표면에 무정형으로 축적, 기저막은 부착된 세포의 기계적 보호대 역할과 통과할 물질의 여과판으로 작용한다. 예로서 콩팥의 사구체의 여과작용 등이 있다.

(마) Cell junction(세포 간 결합)

세포가 다른 세포나 세포외 기질과 접촉할 경우 경계면에 형성되는 특수한 구조. 세포 간 결합은 기관 및 조직의 항상성을 유지하고 조절하기 위한 자가 조절 기구이다.

세포 간 결합은 형태에 따라 1) 접착결합 2) 밀착결합 3) 간극결합의 3가지로 구분한다.

1) **접착결합**(adhesive junction)

조직을 이루는 세포간의 형태를 유지하는 기능을 하며 **인접세포와 외부기질에 세포를 물리적으로 부착시키는 연결 장치**로서 여기에는 데스모좀, 중간결합, 격막결합의 3가지가 있다.

가) 데스모좀(desmosome)

Macular adherens라고도 하며 원형 또는 타원형의 구조이다. 세포막 부위에는 플라크(plaque)라 불리는 두터운 층이 형성되어 있으며 플라크로부터 뻗어 나온 필라멘트가 세포질 아래에 위치한다. 세포가 암세포로 변형 될 때는 데스모좀이 사라진다.

나) 중간결합(intermediate junction)

Zonula adherens라고도 하며 심장 또는 체강 내에 배열되어 있는 최상피층에서 잘 나타난다.

다) 격막결합(septate junction)

무척추 동물의 세포부착 및 신호전달 기능을 한다.

2) **밀착결합**

세포주위의 연속적인 띠 모양으로 세포내 물질유출을 막고 세포를 밀봉시키는 역할, 밀착결합부위에서는 세포막이 융합된 형태의 돌기가 형성된다.

3) **간극결합**

세포와 세포간의 속이 빈 원통형 구조로 세포막 표면에 수직으로 세포 간 공간 부위를 가로지르며 세포와 세포간의 이온과 작은 물질의 이동을 원활히 하는 기능. 간극결합은 세포질내의 Ca^{+2}, H^{+}이온 농도의 변화에 따라 반응한다. 낮은 Ca^{+2}이온 농도에서는 채널이 열려있지만 10-5 M 이상에서는 채널이 닫힌다.

또한 pH가 감소하면(수소이온농도가 증가) 채널이 닫히며, 이외, 세포막의 전압차의 변화도 채널의 개폐에 영향을 준다.

간극결합은 세포 상호간의 영양교환, 자가조절, 전기적충격, 발생, 분화 등의 다양한 측면에서 중요한 역할을 하고 있다.

(바) 세포와 비세포성 기질간의 접착에 관여하는 분자

세포가 매질에 접착하기 위하여는 세포막의 수용체로 작용하는 물질과 세포나 세포외 기질의 당단백질 사이에 작용하는 물질이 필요하다. 세포외 기질의 당단백질은 접착성 또는 구조성 단백질이라 하며 피브로넥틴과 라미닌이 대표적인 예이다.

1) 피브로넥틴(Fibronectin)

피브로넥틴은 암세포에는 없으나 정상 섬유아세포에 존재하는 세포면 당단백질로서 disulfide bridge로 연결된 이량체(dimer)이다.

분포를 보면 세포표면, 기저막, 세포주위기질에 존재하고 섬유모세포, 단핵세포, 내피세포 등에서 만들어진다.

Fibrin과 fibrinogen에 결합하는 단백질로 알려진 저온 비수용성 글로블린(cold insoluble globulin)과 동일한 것으로 밝혀져 **기질 부착 단백질로서 세포의 접착에 작용**하는 대표적인 예이다.

면역학적으로나 구조적으로 비슷한 단백질이 혈장에서 발견되는데 이것이 cryofibrinogen과 함께 침전이 되기 때문에 cold-insoluble globulin이라 한다.

중요한 특징은 교원질, 섬유소, heparin, proteoglycan을 위시한 거대분자와 결합능력이 있다. 또한 지연성 과민반응과 같은 면역반응에서 fibronectin이 농축되어 나타난다.

체액과 결합조직에 존재하며 피브린, 헤파린, 헤파란황산염, 하이알루난, DNA, 콜라겐, 젤라틴, Staphylococcus aureus 및 세포면에 대한 결합부위를 갖고 있으며 transglutaminase에 대한 기질로서 작용한다. 또한 피브로넥틴끼리의 자체결합에 참여하는 부위도 있다.

아미노기 말단에는 피브린I과 헤파린I 결합부위, Staphylococcus 결합부위, transglutaminase에 의한 교차결합부위가 있으며 이 부위에서 분자 내 이황화결합이 분자 간 이황화결합으로 바뀌어 피브로넥틴의 응집에 기여한다.

피브로넥틴의 피브린에 대한 친화성은 낮으나 transglutaminase에 의한 피브린I 부위의 교차결합은 상처의 회복과 피의 응고에 중요한 역할을 한다.

2) 라미닌(Laminin)

콩팥, 혈관, 근육, 치아 등의 성인조직의 기저막의 주 구성원이며 구조물로서의 역할뿐만 아니라 조절기능을 가지며 세포의 성장과 분화에 영향을 준다.

3) 트롬보스폰딘(Thrombospondin)

섬유아세포 및 내피세포 등 다양한 세포에서 세포외 기질로 분비되며 피브리노겐, 피브로넥틴, 라미닌, 헤파린, 콜라겐V형에 결합할 수 있다.

혈관의 주변기질에서 혈관신생(Angiogenesis)을 억제하는 기능을 갖는다.

4) 폰 빌리브란트 인자(vWF: von Willebrand factor)

혈청이나 혈소판의 세푸내 저장과립과 내피세포에서 발견된다. 상처가 났을 때 수변 내피세포의 혈관 기저막에 혈소판이 결합 하는 것을 도와주는 당 단백질이다.

5) 콘드로넥틴(Chondronectin)

혈청에 존재하며 연골세포가 연골조직이나 콜라겐II에 부착 할 때 작용

6) **테나신**(Tenacin)

암 세포에서 많이 발견되며 세포의 부착을 촉진시키는 부착성 물질

7) **니도겐과 엔탄틴**(Nidogen & entantin)

라미닌이 결합된 기저막의 구성원으로서 세포의 부착과 수정란의 자궁내 착상 때 나타나는 초기 배의 침투(penetration)에 중요한 역할

(사) 세포 간 접착에 관여하는 분자

세포는 서로 동일한 종류의 세포끼리 응집되는 현상이 있다.

여기에 작용하는 분자는 1) selectin family 2) immunoglobulin superfamily 3) integrin family 4) cadherin family의 4종류가 있다.

1) Selectin family(**실렉틴족**)

실렉틴은 세포면에 돌출해 있는 특정배열의 탄수화물에 결합하는 막성 단백질의 집합이다.

내피세포에서 발현되는 E(endotherial)-selectin, 혈소판과 내피세포에서 발현되는 P(platelet)-selectin 모든 백혈구에서 발현되는 L(leukocyte)-selectin의 3가지가 있다.

실렉틴과 리간드의 결합에는 칼슘이 필수적이며 **염증반응과 혈액응고가 일어나는 조직부위의 혈관벽과 순환중인 백혈구의 일시적 결합**에 중요하다.

암세포가 혈액이나 림프순환계를 따라 다른 조직으로 전이(metastasis)될 때는 이러한 과정을 겪는다.

2) Immunoglobulin superfamily(**면역글로블린 초가족**)

림프구 표면에서 발견되는 막투과성 단백질로 면역반응에서 림프구의 세포부착에 작용되며 척추동물의 면역계의 항체기원으로 추측 된다.

NCAM(Neural cell adhesion molecule)은 비면역 세포끼리의 접착에 관여한다.

또한 neural crest(신경절)에 집합하여 **교감신경절(sympathetic ganglion)을 형성 할 때 신경세포와 주변세포의 작용, 신경세포 사이의 연접형성 등에 중요한 역할**을 한다.

3) Integrin family(**인테그린족**)

일반적으로 인테그린은 세포가 매질에 정착할 때 작용하는데 비해 몇몇 인테그린은 세포와 세포의 접착에 관여한다.

4) Cadherin family(**캐드린족**)

캐드린족은 칼슘의존적 세포접착에 작용하는 12가지의 당단백질로서 이들을 분비하는 세포타입에 따라 신경성-, 태반성- 등으로 구분된다.

주요역할은 배 발생과정에서 자신과 유사한 주변 세포의 캐드린과 결합하여 중배엽성세포를 외배엽성으로 또는 역으로 변화시키는 역할을 한다.

Chapter III

통증의 동양의학적 이해

〈內經素問 擧痛論〉

"寒氣客于 背兪之脈 卽 脈泣"

脈泣卽 血虛 血虛卽痛

其兪注于心 故相引而痛

按之卽 熱氣至

熱氣至卽 痛止矣

※ 2가지 중요 관찰점

1. 不通卽痛(불통즉통) = (通卽不痛):치료원칙
2. 寒者熱之(한자열지)

- 諸痛痒瘡 皆屬於心(제통양창 개속어심)
  염증반응은 심인성이다
  Psychosomatic에 대한 언급(mind-body interaction)
- 중국의학에서의 통증
  불통(circulation 장애)에 대한 생리신호

1 Bi syndromes(비증 痺証) 근골격계 통증의 동양의학적 이해

(1) 정의(Definition)

이 증후군은 풍, 한, 습의 침입으로 인해 경락에 기와 혈이 폐색되는 것을 특징으로 하며, 통증, 사지와 관절의 감각 이상과 무거운 감각, 움직임의 제한이나 관절의 부종이 나타나는 것을 말한다.(The syndromes characterized by obstructon of qi and blood in meridians and collaterals due to invasion of pathogenic wind, cold, and damp, and manifested by soreness, pain, numbness and heavy sensation of the limbs and joints, and limitation of movement or swelling of the joints.)

(2) 병리기전(Aetiology and pathogenesis)

(가) 저항력이 약한 인체에 대한 병리인소(내의적 스트레스)의 공격

Attack of pathogenic factors on individuals with weakened body resistance

- Invasion of the meridians and collaterals by pathogenic wind, cold and damp.
- General weakness of the body with deficiency of yang qi(warm energy).
- Dysfunction of the pores, and weakness of defensive yang(energy).

(나) 체질(기혈진액정의 부족) Body constitution

The body constitution differs in the natures of heat and cold. in case of the body constitution with exuberant yang qi and accumulated heat, invasion of pathogenic wind, cold and damp will give rise to heat bi.

Furthermore, long-standing wind, cold and damp Bi syndromes may turn into heat Bi as the pathogenic factors in the meridians and collaterals are transformed into heat.

(3) Differentiation

Classification	Main manifestation	Aetiology
행비 Wind 풍風	Wandering pain in the joints, especially the wrists, elbows, knees and ankles; limitation of movement, chills and fever	Wandering pain is due to invasion by pathogenic wind which is characterized by constant movement and changes.
한비 Cold 한寒	Severe stabbing pain in the joints, alleviated by warmth and aggravated by cold, with fixed localization but no local redness and hotness	Severe pain is due to retarded circulation caused by excessive cold. Cold is pathogenic factor, characterized by causing contraction. The pain is localized because of the congealing effect of cold. Pain alleviated by warmth suggests that heat improves the blood circulation.
착비 Damp 습濕	Numbness and heavy sensation of the limbs, soreness and fixed pain of the joints, aggravated on cloudy and rainy days	Damp is characterized by heaviness and viscosity and stagnation. So the pain is fixed in location. The condition becomes worse cloudy and rainy days for the weather change brings about more stagnation.
열비 Heat 열熱	Arthralgia involving one or several joints, local redness, swelling and excruciating pain with limitation of movement, accompanied by fever and thirst	Local redness, swelling and pain of the joints are the results of the transformation of pathogenic factors into heat. Movement is limited because of swelling and deformity of joints. Fever, thirst are signs of excessive heat.

Bi syndromes classified according to the locality of the diseased area

Skin Bi 피비(皮痺)	Numbness of the skin with cold sensation
Muscle Bi 기비(肌痺)	Soreness, numbness and pain of the muscles
Tendon Bi 근비(筋痺)	Soreness, pain and stiffness of the tendons and muscles
Vessel Bi 맥비(脈痺)	Pain due to blockage of vessels
Bone Bi 골비(骨痺)	Soreness, heaviness and pain of joints which fail to perform their functions of lifting, extension and flexion.

Chapter
IV

만성통증의 현대의학적 분류

1 만성통증의 현대의학적 분류 (Classification of the chronic pain)

전신증후군의 분류(Relatively Generalized Syndromes)

말초신경증 (peripheral neuropathy) 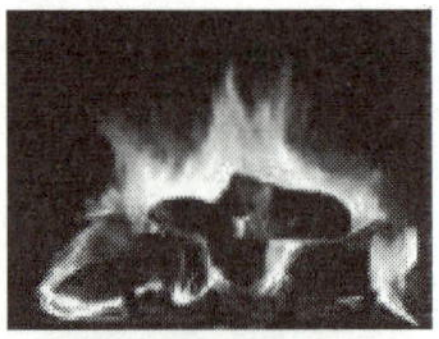 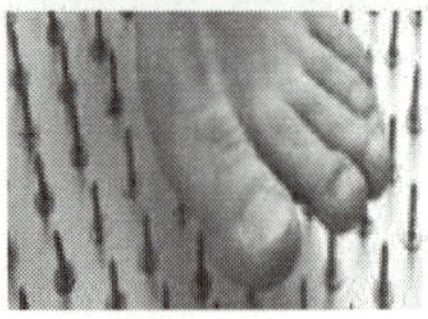	음성운동증상: 근력 약화와 근육 위축 양성운동증상: 다발성 근육수축, 진전 및 근육경련 음성감각증상: 온각 및 통각 소실 또는 위치감각 및 진동감각 소실 양성감각증상: 감각이상, 통증 및 작열통. 자율신경증상: 기립성 저혈압, 발한장애, 동공이상, 위장관 이상, 배뇨 및 배변 이상 그리고 성기능이상 원인: 신경압박, 포착성신경병(entrapment neuropathy), 당뇨병, 허혈성 질환, 부종양증후군(paraneoplastic syndrome), 영양소결핍증, 독성질환, 염증수초탈락병 및 유전성 질환 등
절단통증(stump pain) 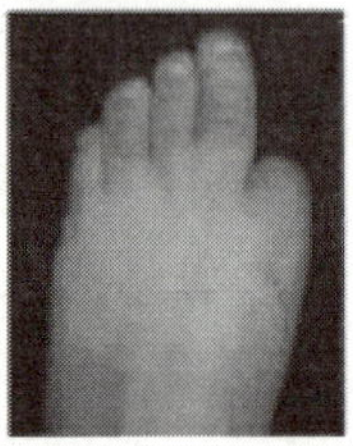	절단부위의 통증으로 뇌의 이상으로 나타나는 환상통(phantom pain)과 달리 절단부위의 신경손상이 원인이다
환상통(phantom pain) 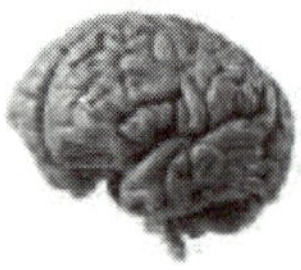 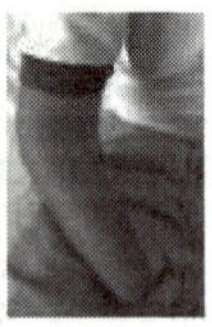	외상성 절단부위에 나타나는 마목감, 가려움 등의 이상감각과 함께 나타나는 쑤시는 느낌의 통증
작열통(causalgia) 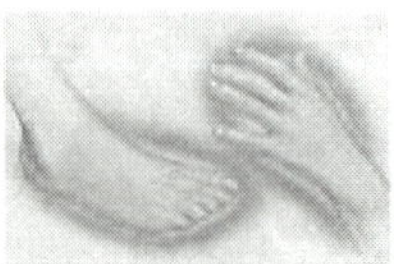	말초신경 손상으로 인하여 종종 피부의 영양성변화와 함께 나타나는 타는듯한 통증

반사성 교감신경위축증 (RSD, reflex sympathetic distrophy) 복합부위통증 증후군 (CRPD, complex regional pain syndrome) 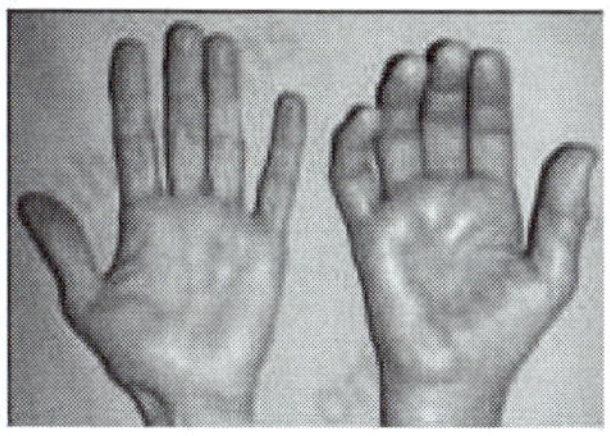	RSD: 마이너 신경의 손상에 기인한 통증 CRPD: 일반적으로 사지에서 발생 하는 확산성 통증. 혈관운동장애, 영양성 변화, 관절운동제한, 국소손상 등을 수반한다. CRPD type 1; reflex sympathetic dystrophy; Sudek's atrophy; allodynia 교감신경에 의한 통증 및 혈관운동 불안정성 stage 1 급성기(acute phase): 빛과 스트레스에 의해 유발되는 작열통으로 부종, 골미네랄 손실, 피부영양성 변화 등을 동반하며 2-3개월 지속된다. stage 2 이영양기(dystrophic phase) /Sudek's atrophy: 자극에 의하여 악화되며 수개월간 계속되는 지속성 통증. 조직청색증, 냉감, 확산성골다공증 등을 동반한다. stage 3 위축기(atrophic phase): 통증이 감소하거나 사라지거나 난치화되는 단계. 피부조직의 비가역적 위축, 발의 굴근수축, 골다공증의 확산 CRPD, type 2; causalgia 지속성, 피부의 심각한 감각이상, 작열감등을 동반하는 교감신경성 통증. 말초감각신경손상에 의해 발생하며 증상은 typo1과 유사한
중추성 통증(central pain) 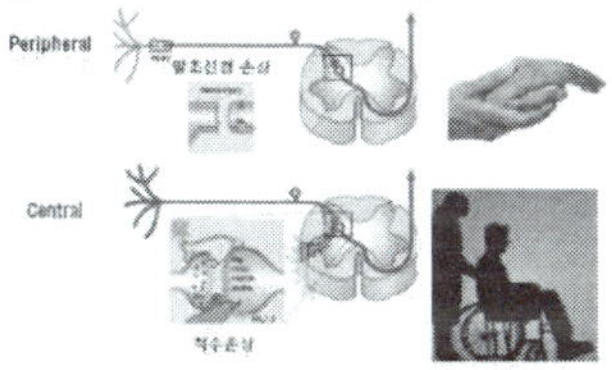 	통증을 감작하는 중추신경계의 상해 또는 기능장애에 의한 신경학적 상태(burning & pricking sensation). 통증의 크기와 영역은 경미한 자동차 사고, 외상, 척수손상, 종양, 뇌졸중,다발성경화증, 파킨슨병, 면역체계 이상, 그레이브스 또는 에디슨병, 류마치스관절염, 간질과 같은 원인에 의한 중추손상에 연관되어 있다. 통증은 신체의 일정부위에 국한되거나 또는 전신으로 퍼져나간다.
척수공동증(syndrome of syringomyelia) 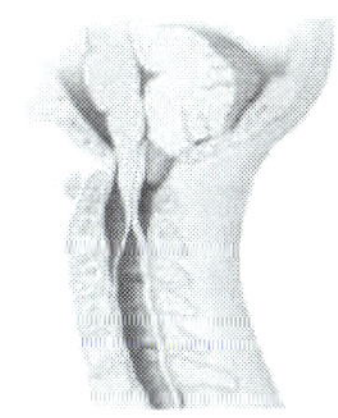	척수 내부에 뇌척수액 또는 세포외액과 비슷한 양상의 액체로 이루어진 공동(공간)이 형성되어 점차 확장함으로써 척수 신경을 손상시키는 질환이다. 이렇게 발생한 공동에 의해 척수 신경이 손상되면, 주로 통증, 운동 장애, 등과 어깨 부위가 뻣뻣해지는 증상 등을 일으킨다. 또한 통각과 온도 감각의 소실이 유발되는데, 특히 손 부위에 잘 발생한다.
류마티스성 다발성 근육통 (polymyalgia rheumatica) 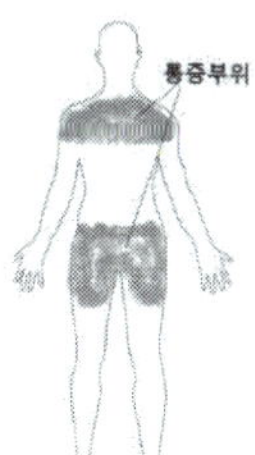 	주로 목, 어깨, 팔, 골반, 허벅지 등에 광범위한 근육통과 강직을 일으키는 염증성 질환이다. 주로 나이 많은 성인에서 서서히 발병하지만 드물게 갑자기 아침에 일어나서 심한 근육통과 뻣뻣힘을 느끼는 경우도 있다. 원인은 면역체계의 이상으로 추측하나 분명하지 않다. 대체로 1-2년 안에 저절로 낫는다.

섬유조직염 또는 확산성 근육통 (fibrositis or diffuse myofacial pain syndrome) 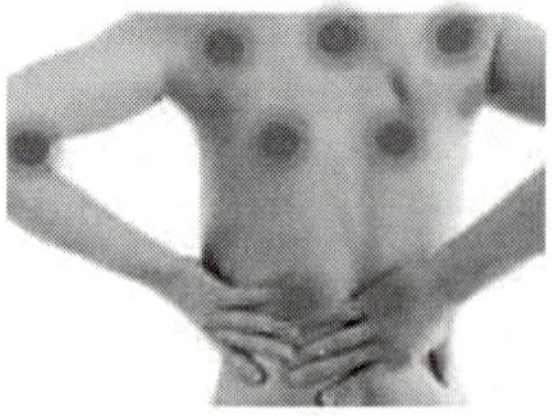	전신의 섬유조직의 염증성 증식. 특히, 결합조직(connective tissue)의 염증이 이에 해당하며 통증과 운동장애가 주 증상이다
류마티즘성 관절염 (rhematoid arthritis) 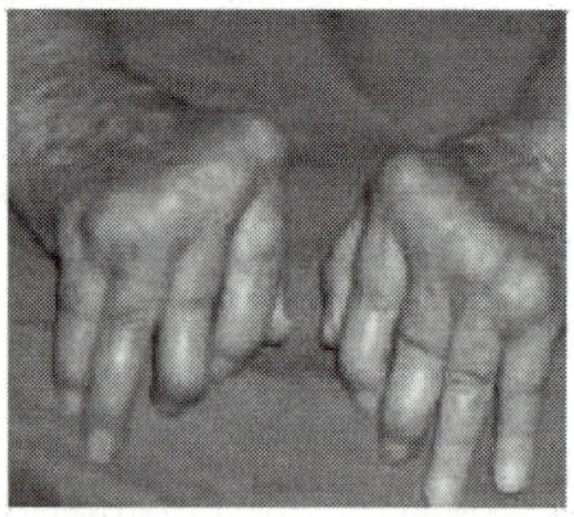	다발성 관절염을 특징으로 하는 원인 불명의 만성 염증성 질환. 초기에는 관절을 싸고 있는 관절 안에 있는 활막(synovium, 윤활막)에 염증이 생기면서 혈액 내의 백혈구들이 관절로 모여들게 되고, 그 결과 관절액(joint fluid)이 증가하여 관절이 부으면서 통증이 나타나게 된다. 이러한 염증이 지속되면 염증성 활막 조직들이 점차 자라나면서 뼈와 연골을 파고들어 관절의 모양이 변형되고, 관절을 움직이는 데 장애가 발생한다. 관절 외 증상으로 빈혈, 건조증후군, 피하 결절, 폐섬유화증, 혈관염, 피부 궤양 등 전신을 침범할 수 있는 질환이다. 신체적 또는 정신적 스트레스를 받은 후 발병하기 쉽다
골관절염(osteoarthritis) 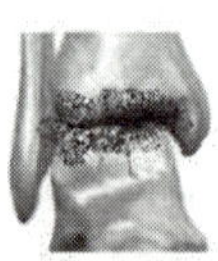 발목 관절염 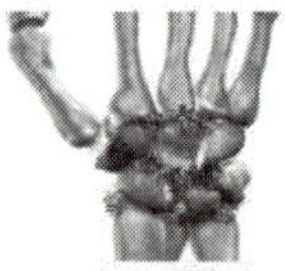 손목 관절염	관절연골의 퇴행성 변화로 인해 뼈와 인대 손상이 일어나고 염증과 통증이 생기는 질환. 관절의 염증성 질환 중 가장 높은 빈도를 보인다. 특별한 원인 없이 나이, 성별, 유전적 요소, 비만, 특정 관절 부위 등의 요인에 따라 발생하는 일차성 또는 특발성 관절염과 관절연골에 손상을 줄 수 있는 외상, 질병 및 기형 등이 원인이 되어 발생하는 이차성 또는 속발성 관절염으로 분류한다
칼슘피로인산 침착증 (calcium pyrophosphate depositon disease) 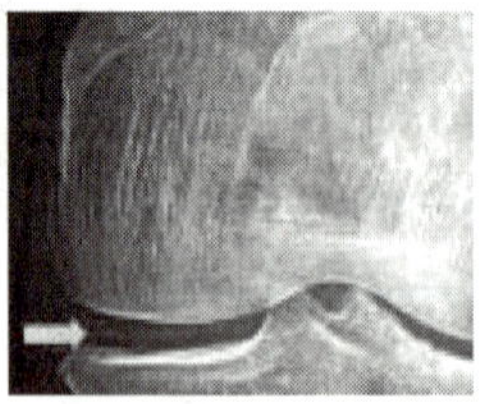	가성통풍은 칼슘결정체가 무릎, 손목, 어깨, 발목, 팔꿈치, 손 등 부위에 축적되며 관절에 염증이 생기는 질환. 요산성 통풍, 퇴행성관절염, 류마티스성 관절염과 유사한 증세를 나타내며 칼슘 피로인산 침착증이라고도 한다. 70세 이상의 노인에게 많이 오는 질환이나 정확한 원인은 불명이다.

통풍(gout)

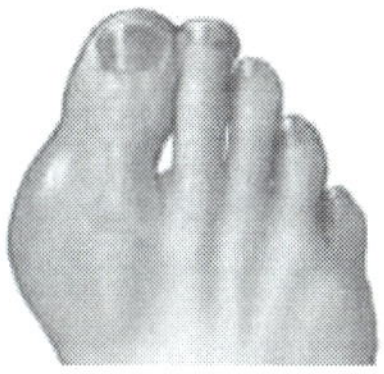

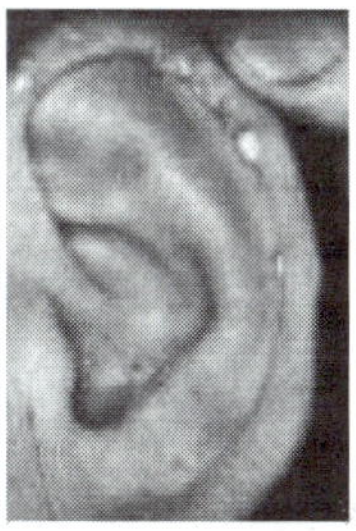

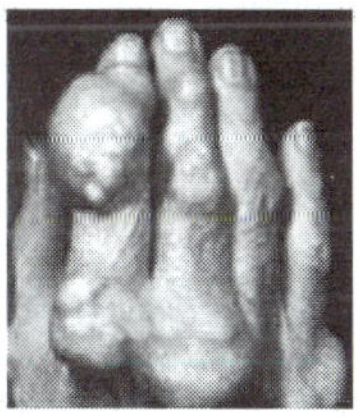

혈액 내에 요산의 농도가 높아지면서 요산결정이 관절의 연골, 힘줄, 주위 조직에 침착되는 질병. 염증을 유발하여 극심한 통증의 재발성 발작을 일으키며, 요산염 결정에 의한 통풍결절의 침착으로 관절의 변형과 불구가 발생하게 된다. 관절의 이상 외에도 다양한 신장질환을 일으키고 요산에 의해 신장에 돌이 생기는 신석증이 나타나기도 한다.

통풍 4단계

① **무증상 고요산 혈증:** 요산농도는 높으나 무증상단계(고요산혈증 인구의 대부분은 일생 무증상)

② **급성 통풍성 관절염:** 고요산혈증이 20년 이상 지속된 후 첫 번째 통풍발작이 나타나거나 콩팥돌증이 발생한다. 특징적인 증상은 매우 고통스러운 관절염의 급성 발작이다. 엄지발가락이 가장 흔하게 침범되는 관절이며, 그 외에도 사지관절 어디나 침범이 가능하다. 가벼운 발작은 몇 시간 이내에 사라지거나 하루 이틀 정도 지속되지만 심할 경우에는 몇 주간 지속될 수 있다.

③ **간헐기 통풍:** 통풍발작 사이의 증상이 없는 기간에 일부 환자들에서는 발작이 다시 나타나지 않지만, 대부분의 환자들은 6개월에서 2년 사이에 두 번째 발작이 나타난다.

④ **만성 결절성 통풍:** 첫 발작 후 통풍결절이 관찰되기 시작할 때까지는 평균 10년 정도 걸리고, 20년 후에는 1/4의 환자에게서 결절이 나타난다. 통풍결절은 귓바퀴에서 가장 흔하게 발견되며 손가락, 손, 발가락, 발목, 무릎 등에 비대칭적이고 울퉁불퉁한 덩어리를 형성한다. 결절의 형성은 서서히 일어나며, 비록 결절 자체의 통증은 약하더라도 침범 부위의 관절에 점진적인 뻣뻣함과 지속적인 통증이 종종 발생한다. 결국 관절의 광범위한 손상과 함께 피하 결절이 형성되어 손과 발이 변형된다

혈우병성 관절증
(haemophilic arthropathy)

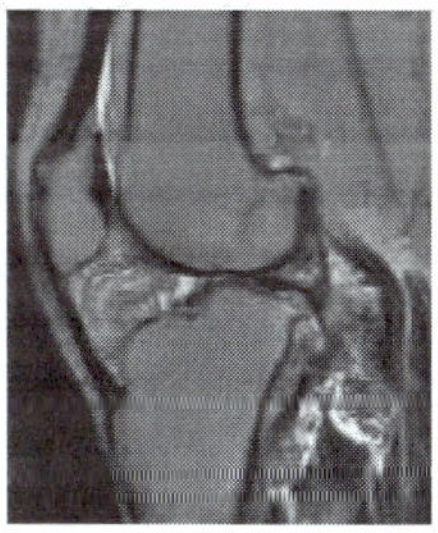

혈우병 환자에게 나타나는 관절 질환으로 관절내 출혈로 혈종이 생기는 관절혈증을 되풀이하다가 점차 변형성 관절증과 비슷한 변화가 나타나는 질환이다. 급성기에는 관절이 부어 오르고, 압통 및 열감 등 관절염 증상이 나타난다. 관절 내 출혈이 심하지 않은 경우에는 대부분 2~3일 안에 완치되나 출혈이 심할 경우에는 염증이 만성적으로 지속된다.

화상(burns)

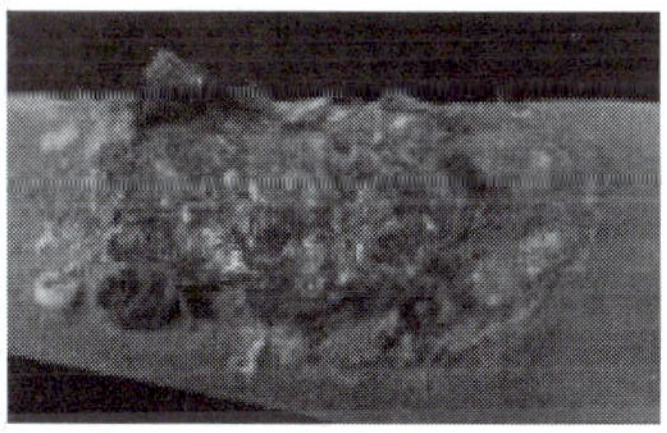

불이나 뜨거운 물, 화학물질 등에 의해 피부 및 조직이 손상된 것을 화상이라고 하며, 일반적으로 증상에 따라 1도에서 4도로 구분한다. 화상은 국소 손상의 깊이에 따라 1~4도로 구분된다

신경정신학적 통증 (pain of psychological origin) 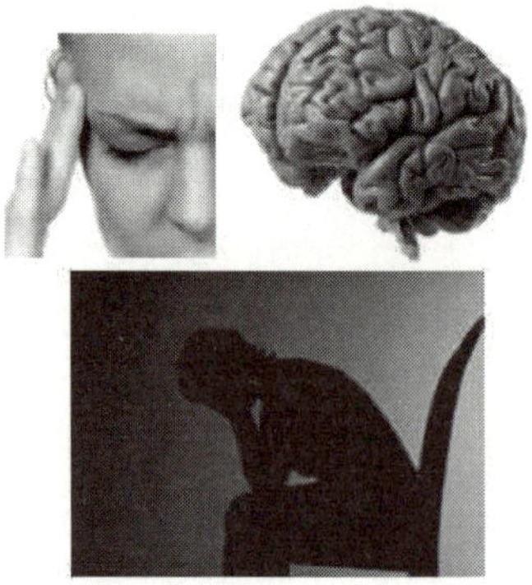	기질적으로는 특별히 장애가 없는 통증. 심리적 조건에 따라서 생기는 것이다. 주요한 것으로서는 두통이나 사지, 전신, 관절의 통증을 들 수 있다. 또 통증 이외에 위장장애나 마비, 잦은 피로감, 불면 등을 수반하는 경우도 있다.
인위적 장애와 꾀병 (factitious illness and malingering) 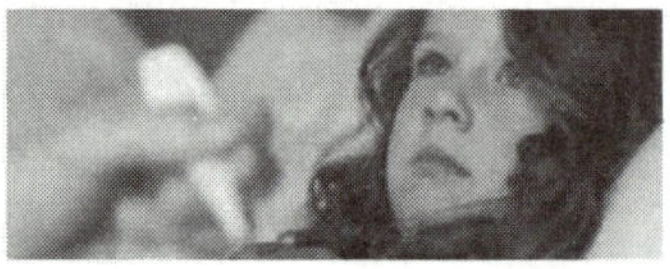	비정상 또는 정신병의 징후처럼 보이지만 주체의 자발적인 통제 아래 이루어지는 행위를 의미한다. 인위적 장애는 문제로부터 얻는 이익이 없다는 점만을 빼면 꾀병부리기(malingering)와 유사하다

국소증후군(Relatively Localized Syndromes)

두면부 신경통(Neuralgias of the Head and Face)

3차 신경통
(trigerminal neuralgia)

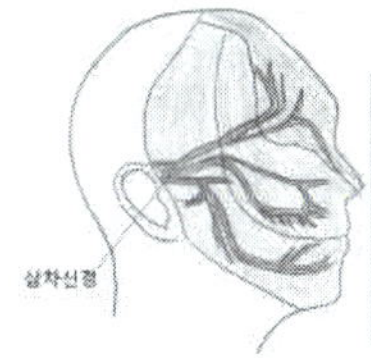

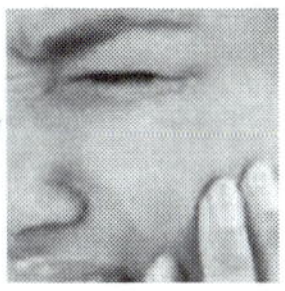

얼굴과 머리에서 오는 통각과 온도감각을 전달하는 삼차신경에 병적인 변화가 생겨 얼굴의 감각이상과 함께 저작근의 근력 약화 등의 증상이 나타나는데 이를 삼차신경병증이라고 하며, 통증이 주된 증상일 때 삼차신경통(trigeminal neuralgia)이라고 한다. 삼차신경통은 비교적 흔한 뇌신경통으로 연간 인구 10만 명당 4.5명 꼴로 발생하며, 중년 이후의 여성에서 비교적 흔하다. 삼차신경통은 삼차신경병증에 비해 원인을 밝히기 어려운 편이다. 대부분의 경우 특별한 원인을 찾을 수 없는 특발성이다.

급성대상포진
(acute herpes zoster)

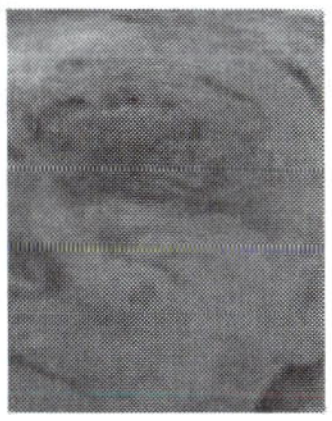

수두 바이러스가 보통 소아기에 수두를 일으킨 뒤 몸속에 잠복상태로 존재하고 있다가 다시 활성화되면서 발생하는 질병. 수일 사이에 피부발진과 특징적인 물집 형태의 증상이 나타나고 국소 통증이 동반된다. 대상포진은 젊은 사람에서는 드물게 나타나고 대개는 면역력이 떨어지는 60세 이상의 성인에게서 발병한다. 대부분의 경우 병적인 증상은 피부에 국한되어 나타나지만, 먼역력이 크게 떨어져있는 환자에서는 전신에 퍼져서 사망에 이를 수도 있다.

대상포진 후 신경통
(post-herpetic neuralgia)

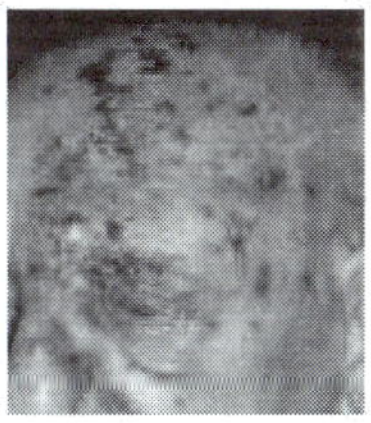

대상포진 후 신경통은 대상포진 후유증으로 대상포진 후에 발생하는 만성 통증 증후군. 급성으로 생긴 피부 발적이 사라져도 통증이 지속되거나 대상포진이 생겼던 부위에 통증이 다시 생길 수 있는데 이러한 경우 대상포진 후 신경통이라고 한다. 나이가 많을수록 발생할 확률이 높으며 수개월에서 수년 동안 지속되며, 통증은 다양하게 나타난다. 주 증상은 다음과 같다.

① 몸이 타는 듯한 통증
② 전기 감전처럼 짜릿한 통증
③ 벌레가 기어가는 듯한 이상감각
④ 통각과민
⑤ 피부소양감

슬상신경통(geniculate neuralgia)

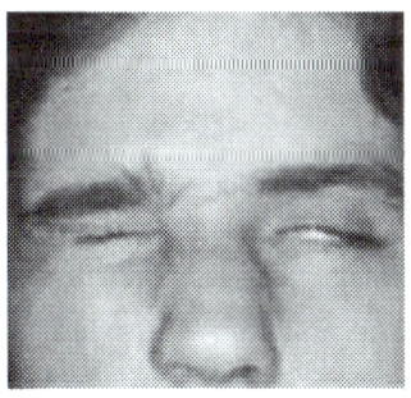

대상포진 바이러스에 의한 병변이며 주로 척수신경절에 나타나지만 뇌신경의 감각신경절을 포함하는 경우도 20% 정도에서 나타난다. 삼차신경절(trigeminal nerve)의 눈신경(opthalmic division)이 뇌신경 중에서 가장 흔히 손상되며, 안면신경(facial nerve)의 슬상신경절(geniculate ganglion)에 병변이 나타나 일시적인 안면신경마비(facial paralysis)가 동반되는 경우를 램시-헌트증후군(Ramsay Hunt syndrome)이라고 한다. 대상포진은 거의 대부분 한쪽에만 발생하며 양쪽 모두에 증상이 있는 경우는 드물다.

설인신경통 (혀인두통증, glossopharyngeal neuralgia) 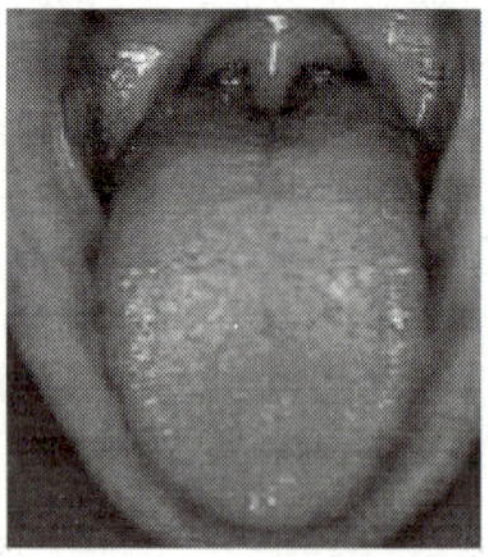	혀와 후두의 감각을 담당하는 제 9뇌신경인 설인신경 부위가 압박을 받아서 생기는 통증으로 주로 편도선이나 인두부, 혀 안쪽 부위, 귀의 깊숙한 곳, 또는 귀 앞쪽이나 아래턱에 등에 나타난다. 설인신경은 뇌와 근접한 부위에서 시작되는데, 혈관의 압박에 의하여 신경이 자극을 받아서 각 신경이 분포하는 부위나 그 밖의 부위까지 통증이 오는 것으로 알려져 있다. 대부분 40~60대 연령층에 많이 나타난다. 통증은 수초에서 수분 간 지속되며, 갑자기 전기 쇼크를 받거나 칼로 찔린 듯한 통증이 나타난다. 어떤 경우에는 목 뒤쪽으로 불쾌한 느낌이나 벌레가 기어가는 느낌, 이물감 등이 며칠간 지속되다가 심한 통증이 오기도 한다. 음식을 씹거나, 특히 차갑거나 맵고 신 음식을 삼킬 경우, 하품이나 기침, 코를 푸는 경우, 양치질이나 가글, 머리를 돌릴 때나 귓바퀴 또는 귀 주위 피부나 잇몸을 건드리는 경우에 통증이 심해진다. 설인신경은 심장을 비롯한 인체의 주요 장기로 가는 제 10뇌신경인 미주신경에 근접해 있어서 위험하므로 일반적으로 약물요법을 쓴다.
상후두신경통 (neuralgia ofthe superior laryngal nerve) 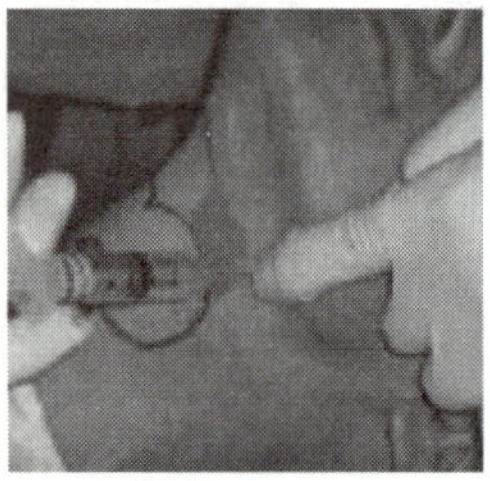	상당히 드문 신경통으로 통증은 다른 신경통의 특징과 유사하나, 통증이 수초 또는 수분이상 지속되는 경우가 있다. 이환성(罹患性, susceptibility)은 수일 또는 수주 지속된다. 목구멍의 외측면, 악하부위(submandibular region), 귀 아래 등에서 느끼게 되며, 음식을 삼키거나 소리를 지르거나 머리를 돌릴 때 통증이 촉발된다. 통증유발대는 대개 목구멍의 외측면, 갑상선하막(hypothyroid membrane)이다. 대개 수일 내지 수 주 내에 사라지며 설인신경통의 일종으로 추측한다.
후두 신경통(occipital neyralgia) 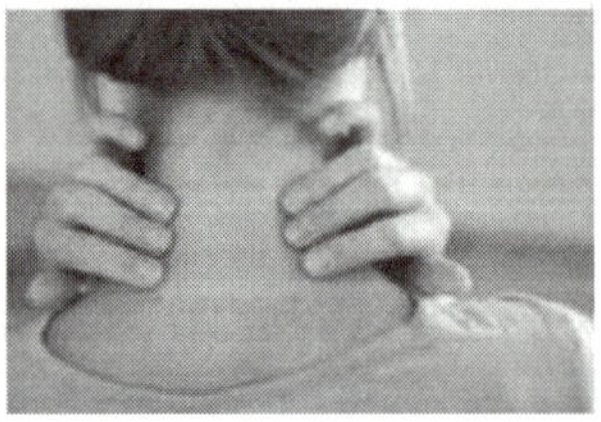	일반적인 증세는 후두부 및 어깨 통증이며, 뒷목이 뻣뻣하며, 뒷목부터 어깨뼈 있는 자리의 부위가 무거운 느낌이 든다. 통증은 저리거나 무엇인가가 콕콕 찌르는 듯이 나타나는데, 특히 통증이 일어난 곳의 신경을 누르면 심하게 아프다. 뒷머리 한가운데 부분이 아픈 것은 대후두신경통이고, 귀 뒷부분 또는 관자놀이 쪽으로 통증이 일어나는 것은 소후두신경통이다. 갱년기에 많이 일어나는 경향이 있다. 주 원인은 제1과 제2경추 옆쪽 관절에 생긴 만성관절염이다. 그 외 후두부 외상, 목등뼈 부위의 문제, 선천적 척추기형, 제2, 3경추 신경절 주위의 관절염 또는 정맥울혈, 통풍이 있는 경우에도 이 질병이 생길 수 있다. 드물게는 종양이 제2, 제3경추신경을 침범했을 때에도 통증이 발생할 수 있다. 머리가 먹먹한 느낌이 들거나 감각이 잘 느껴지지 않기도 하고, 후두신경 분포영역을 따라 짜릿한 느낌이 들기도 한다. 대후두신경통이 있는 환자의 경우에는 종종 통증이 머리를 따라 퍼져서 눈가까지 통증이 진행되기도 하는데, 심한 경우에는 눈이 침침하기도 한다. 소염진통제를 복용하면 증세가 사라지지만 다시 재발한다. 따라서 항경련제를 함께 복용하게 되는데, 내성이 생기기 쉬우므로 주의해야 한다. 증세가 심한 경우 또는 내성이 생긴 경우에는 수술을 통해 신경절 주위에 생긴 혈관의 울혈을 없애거나 신경절을 제거한다.

근골격계 기원의 두개 안면 통증(Craniofacial Pain of Musculoskeletal Origin)

긴장성 두통 (tension type headache) 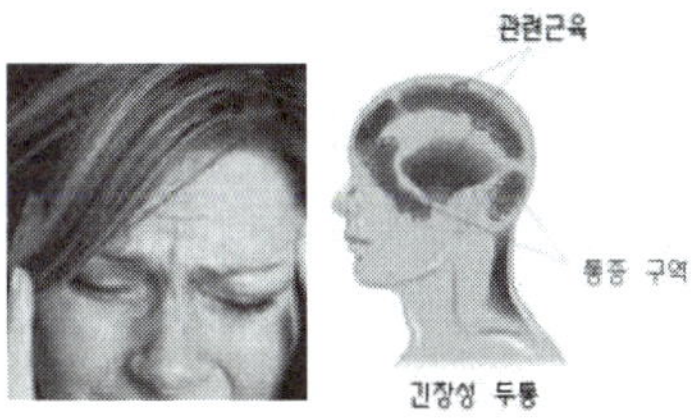	긴장성두통은 대부분의 사람들이 경험할 정도의 가장 흔한 두통이다. 일반적으로 스트레스, 피로, 수면부족, 다이어트, 음주 등의 요인에 의해 발생하는 가벼운 두통이 다. 남성보다 여성이 많으며 20~40세 사이의 정신적 작업을 하는 사무직이나 수험생에서 가장 많이 나타나며 나이가 들면서 점차 사라진다. 통증은 일반적으로 박동성이지 않은 압박감(통증이 심할 때 주기적인 박동성을 가지는 통증이 나타날 수도 있다), 조이는 느낌, 또는 머리나 어깨를 짓누르는 느낌 등으로 나타나며 대부분 양측에 모두 나타난다. 띠가 머리를 두른 듯 둔하고 지속적인 두통이 느껴지며 진통제에 의해 잘 완화되는 편이나 약물남용을 주의하여야 한다. 흔히 두피(두개골 밖)에 분포하는 근육이 지속적으로 수축하면서 발생하며 두개골 주변의 근막압통이 흔히 나타난다. 긴장성두통의 원인에 대해서는 명확히 밝혀진 것이 없다. 편두통과 함께 나타나는 것을 혼재성 두통이라 한다
악관절증후군(temporomandibular painand dysfunction syndromes) 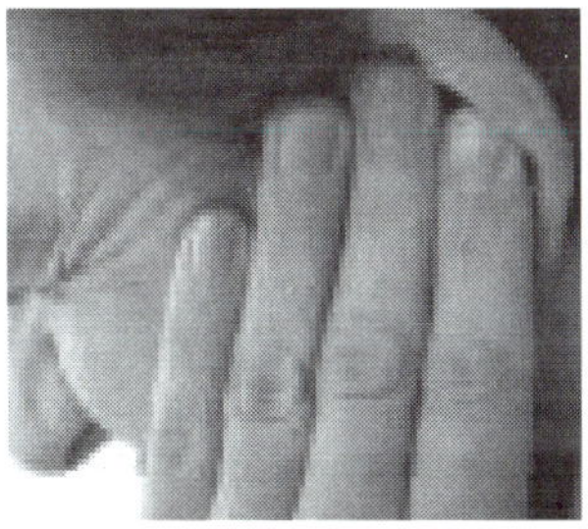	턱관절의 문제로 일어나는 각종 증후군으로 원인은 스트레스 ,좋지 않는 자세(장시간 턱을 괴는 등), 잠자는 습관, 외상 (교통사고), 턱관절 인대 손상, 부정 교합, 이갈이(Bluxism), 입을 너무 크게 벌렸을 때(하품 등), 류마티스 관절염, 전신성 홍반성 루푸스(SLE), 바이러스성의 전신질환, 근근막 증후군, 충치나 발치, 인면비대칭, 관절염등이며 이로 인해 저작근육의 장애, 관절낭과 인대의 장애, 관절 원판의 장애, 하악골두 또는 측두골의 관절면의 퇴행성 변화 등이 발생하며 이로 인하여 각종 증상이 발생한다고 추측한다. 주 증상은 앞이마, 관자놀이, 머리 뒷쪽, 눈 뒷쪽의 두통이며, 얼굴, 목, 어깨 쪽으로 방사되는 통증과 손가락 저림, 감각둔화, 어지러움, 빛에 예민해지거나 시야가 흐려지기도 한다. 귀의 통증, 충만감, 이명, 청력소실까지도 발생하는 경우가 있다. 입벌리는데 제한(40mm이하, 어른손가락 2개이하), 걸림, 턱에서 짤가닥, 펑, 삐그덕 거리는 소리가 난다.

귀, 코 및 구강의 병변(Lesions of Ear, Nose, and Oral Cavity)

상악동염(maxillary sinusitis) 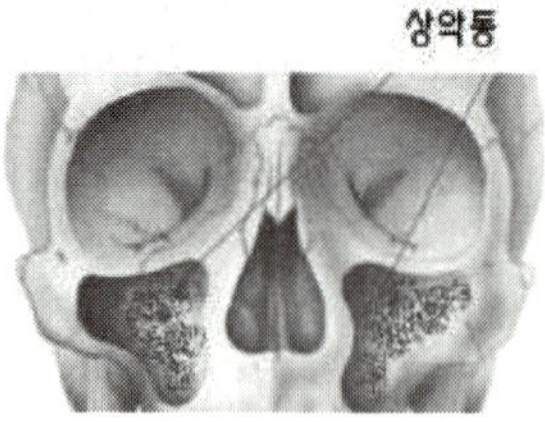 	상악골 안에 위치하며 비점막의 연장으로 덮여 콧구멍과 통하고 있는 상악동의 염증. 코안의 염증은 쉽게 상악동 안으로 파급되고, 특히 감기일 때는 급성 상악동염을 일으켜 콧물, 두통, 발열, 코막힘 등의 증세를 나타내나 콧구멍이 잘 개통되어 있을 경우에는 분비물의 배설이 촉진되어 비교적 빨리 치유된다. 그러나 여러 증상이 겹치면, 쉽게 만성 염증으로 이행하여 축농증이 된다. 이 밖에 상악치아 질환(上顎齒牙疾患)으로 인하여 상악동 내 감염이 생겨 치성 상악동염(齒性上顎洞炎)이라는 질환이 나타나고 유아(幼兒)는 이 병으로부터 상악골 골수염이나 안와 내 합병증을 일으키는 수도 있다.
치통 1 (odontalgia: toothache 1) – 치주 에나멜 결함으로 인한(due to dentinoenamel defects)	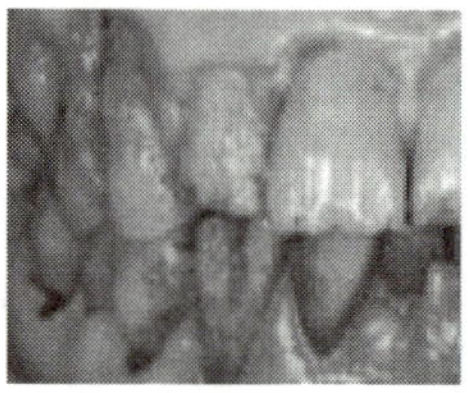
치통 2 (odontalgia: toothache 2) – 치주염(pulpitis)	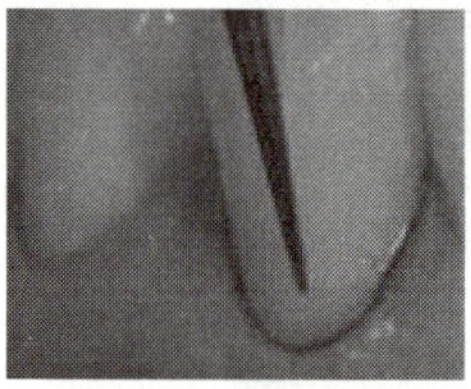
치통 3 (odontalgia: toothache 3) – 치주근막 치주염 및 농양(periapical periodontitis and abscess)	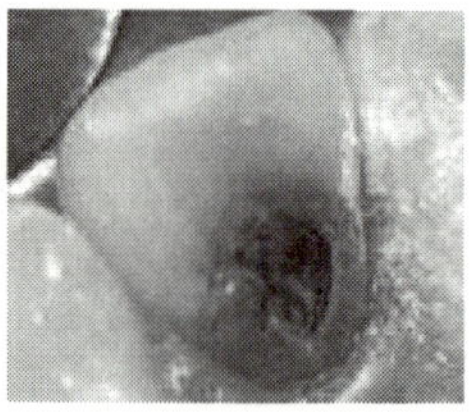
치통 4 (odontalgia: toothache 4) – 비정형치통(tooth pain not associated with lesions: atypical)	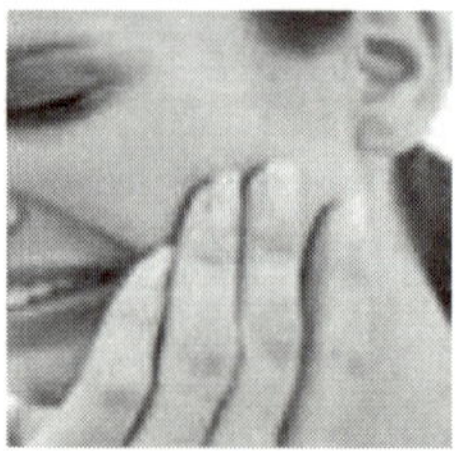

설통증과 구강종기 (glossodynia and sore mouth; burning tongue or oral dysaesthesia) 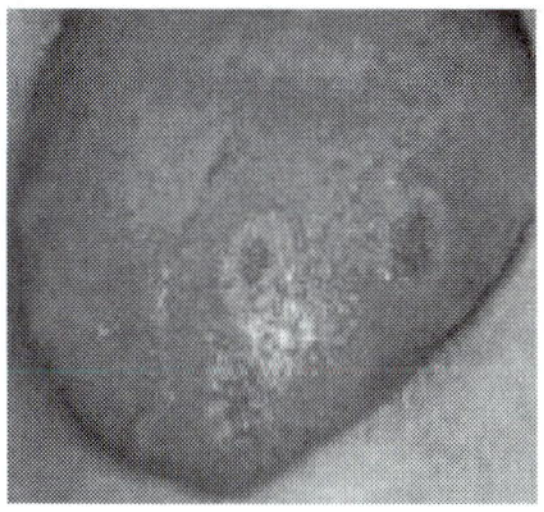	원인불명의 지속성작렬통증을 호소하여, 신경증적 표현으로도 생각되고 있다. 주로 중년이후의 여성에서 다발하며 통증부는 설연 · 설첨 · 설배의 순으로 많다.
치아균열 (cracked tooth syndrome) 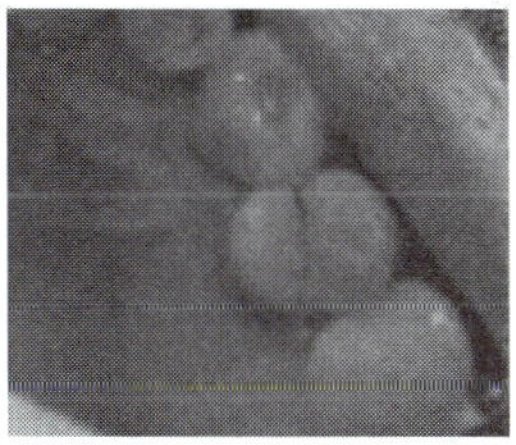	충치로 인해 치아에 큰 충전물이 있을 때 많이 발생. 이를 씌우는 것이 기본치료
발치 이틀염(dry socket) 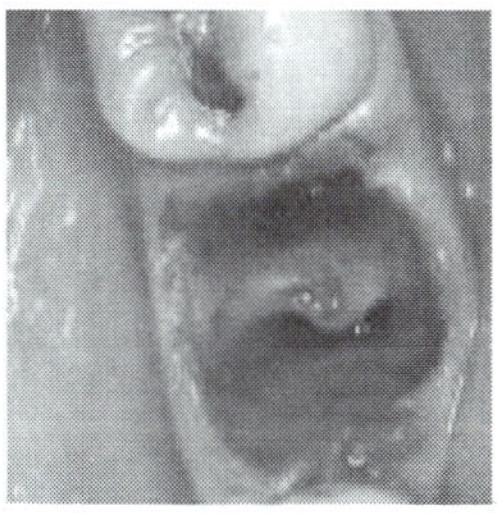	이를 뽑은 후 이를 감싸고 있는 치조골에서 생기는 염증성 합병증. 이를 뽑은 후 2~3일 후부터 통증이 시작되며 귀나 눈쪽으로 통증이 확산 될 수 있다. 심한 악취가 나며 열과 턱과 목주위에 림프부종이 생기기도 한다. 특별한 치료방법이 정립되어 있지 않고 자연치유되도록 기다려야 한다.

1차성 두통 증후군(Primary Headache Syndromes)

<table>
<tr><td>고전적 편두통
(classical migraine)
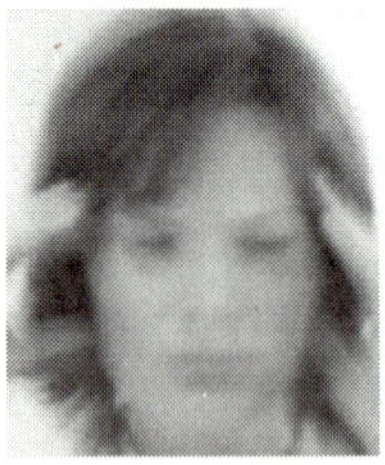</td><td>전조(aura)가 있는 편두통으로 시각적, 감각성 및 운동성의 어떤 전조증세가 있은 후 한 쪽 머리가 심하게 쑤시는 두통이 뒤따른다.</td></tr>
<tr><td>일반 편두통
(common migraine)
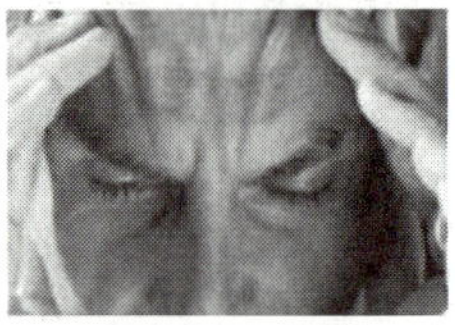</td><td>전조 증세 없이 한 쪽 머리부위에 쑤시는 듯한 두통이 고전적 편두통에서와 비슷하게 느껴지게 되는데, 고전적 편두통에 비해 덜 국소적일 수도 있으며 때로는 긴장성 두통에서와 비슷하게 나타나기도 한다.</td></tr>
<tr><td>이형(변종)편두통
(migraine variants)
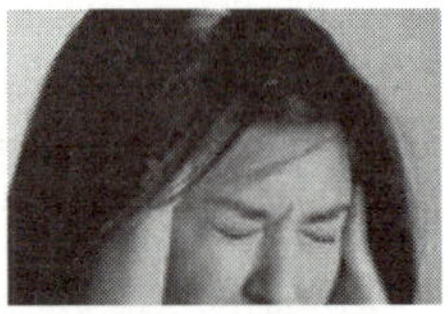</td><td>• 편마비성 편두통(Hemiplegic migraine)
• 두개동맥성 편두통(Basilar migraine)
• 아동기 증후군(Childhood periodic syndromes)
• 망막성 편두통(Retinal migraine)
• 눈 근육마비성 편두통(Ophthalmoplegic migraine)
• 복합편두통(Complicated migraine)</td></tr>
<tr><td>경동맥 압통(carotidynia)
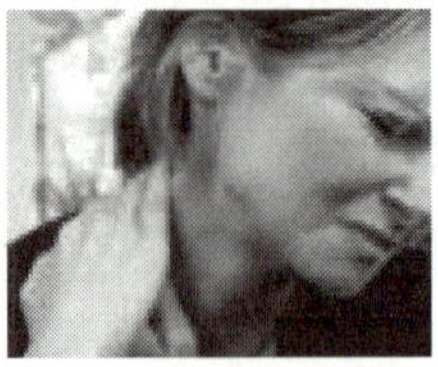</td><td>경동맥 압통 증후군. 과거에는 편두통으로 간주하였으나 현재는 별개의 질환으로 인식. 뇌부 결혈과 관련된 다양한 증상이 나타날 수 있음</td></tr>
<tr><td>혼재성 두통(mixed hedache)
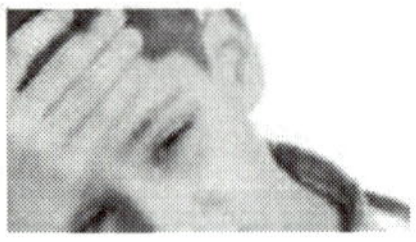</td><td>근 긴장성 두통과 편두통의 증상이 혼재하는 두통</td></tr>
<tr><td>군발성 두통
(cluster hedache)
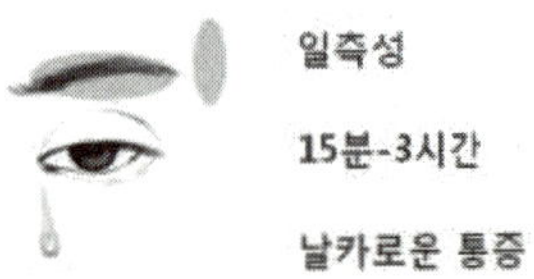
</td><td>군발두통은 결막충혈, 눈물, 코막힘, 콧물, 땀 등의 자율신경증상을 동반하는 심한 두통이 집단적으로, 그리고 주기적으로 나타나는 질병이다. 다른 두통은 대개 여성에서 많이 나타나는데 비해, 군발두통은 남성이 전체 환자의 90% 정도를 차지한다. 남성의 경우 발병률은 20대 후반에 가장 높고, 이후 40대 무렵까지 두통 발작이 지속된다. 100% 산소공급에 의하여 호전된다.</td></tr>
</table>

만싱 발작성 편두동 (chronic paroxysmal hemicrania, chronic stage) 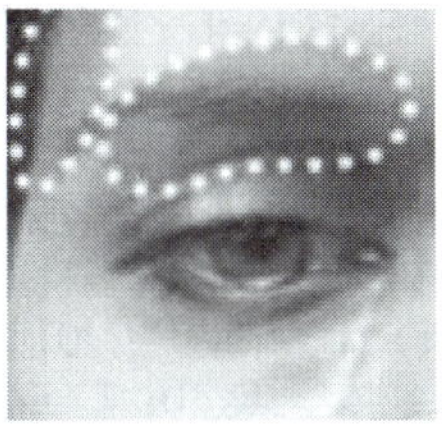	편측의 명확한 두통으로 하루에 15회 이상 30회까지 발작하며 경추 압박이나 고개를 돌리는 것으로도 유발 됨. 군발두통과 유사하나 통증지속시간은 더 짧고 더 자주 발생한다.
외상후 두통 (post-traumatic headache) 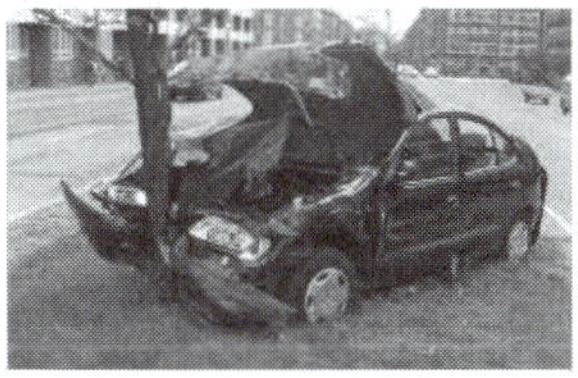	외상치료 후 발생하는 두통으로 뇌축삭의 손상, 경추의 문제, 심리적 원인 등 다양한 원인제시가 있으나 정확한 병리기전은 정립되어 있지 않음

심리성 두면통(Pain of Sychological Origin in the Head and Face)

망상성 또는 환각성 두통 (delusional or hallucinatory pain) 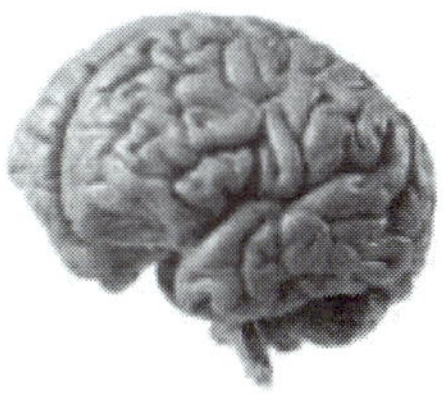	염증의 증상이 제거된 이후에도 지속되는 국소적 통증감각
히스테리성(hysterical) 두통 또는 건강 염려성(hypochondriacal) 두통 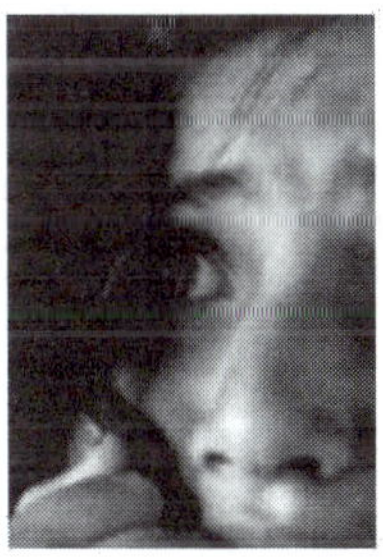	스스로 병이 존재하고 아플 것이라는 불안감에 의한 통증

후두하 경추부 근골격계 장애(Suboccipital and Cervical Musculoskeletal Disorders)

근막통증증후군
[myofascial pain syndrome(cervical spine or cervical hyperextension injury: whiplash)]

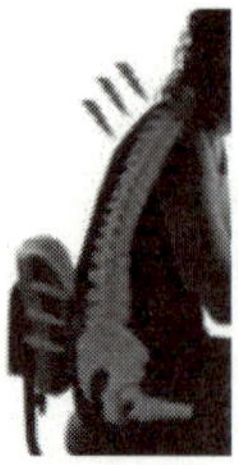

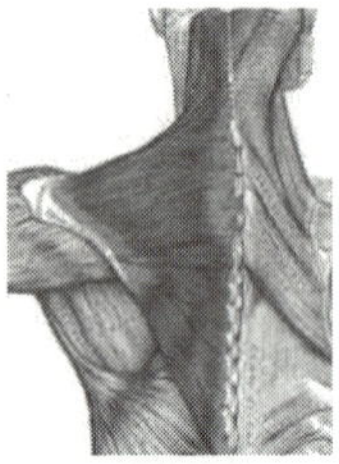

장기간의 잘못된 자세나 외상에 의하여 근육이 과 긴장된 상태에 놓여 있게 되면 근육은 자체의 탄력성을 잃어버리고 수축된 상태로 계속 남게 된다. 일단 근육이 수축된 상태로 있게 되면 근육 내에 분포하는 신경과 혈관이 압박됨으로 인하여 근육 내에서 생긴 통증물질(젖산 및 기타 염증반응의 화학적 매개체)들이 배출되지 못하고 근육 내에 축적된다. 따라서 근육주변조직의 통각과민현상이 발생한다. 통증은 모든 근육에서 생길 수 있으나 주로 목, 어깨, 등, 허리, 엉덩이, 뒷무릎에 발생된다. 적절한 운동과 자세교정 그리고 순환운동 등을 통하여 비정상적인 근육수축과 순환을 개선하여야 한다

경상돌기증후군
(stylohyoid process syndrome; eagle's syndrome)

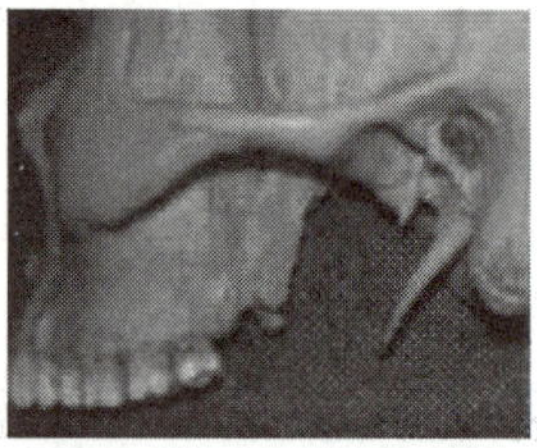

우리 목에 있는 경상돌기가 과도하게 자라나거나 주위에 석회화가 일어나면서 주위 신경이나 조직을 자극하여 염증성 반응으로 통증이나 목에 이물감, 청력상실이나 이명을 느끼게 되는 질환. 미각이나 기타 감각을 상실하거나. 증상이 심할 경우에는 실신할 수도 있다.

경추부 내장통(Visceral Pain in the Neck)

갑상선종
(carcinoma of thyroid)

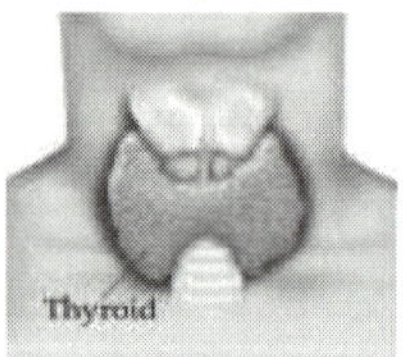

갑상선에 생긴 양성 또는 악성의 종양(결절)으로서 양성 종양은 다른 부위로 거의 퍼지지 않고 낭포성이나 고형으로 커지나 악성 결절은 다른 부위로 퍼져 생명에 위험을 주기도 함. 남녀 모두에서 생기나 양성 결절은 남성보다 여성에게서 더 많이 나타나며 모든 연령층에서 생기나 악성 결절은 4-7세의 어린이에게서 많이 생긴다. 증상은 갑상선이 붓거나 덩어리가 생기며 갑상선에 통증이 있고 누르면 더욱 심해지며 연하곤란과 목 쉼 현상이 나타난다. 드물게 호흡곤란이 나타나며 갑상선 기능 항진증 또는 갑상선 기능 저하증의 증상이 나타난다. 아직 정확한 원인은 알려져 있지 않으며 아동기에 방사선 치료를 받은 경우나 가족력이 있는 경우 발생하는 것으로 보고되고 있다.

후두종양(carcinoma of larynx)

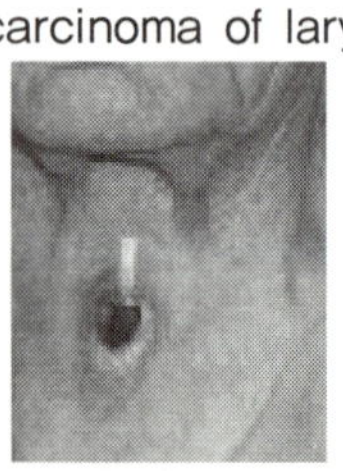

대부분의 후두종양은 후두상피의 대부분을 형성하는 편평세포암종이다. 암은 후두의 어디에서라도 발생 할 수 있지만 치료율은 발생위치에 따라 달라진다. 대부분의 후두암은 성문에서 시작된다. 후두암은 인접한 경추림프절과 혈관, 폐로 전이된다. 대표적인 증상은 목소리 변화(쉰목소리), 목의 혹 촉진, 이물감, 연하곤란, 음식물을 삼킬때의 통증, 귀로 퍼지는 연관통, 숨이 차는 증상, 숨쉴때의 잡음 등이다

후두결핵
(tuberculosis of larynx)

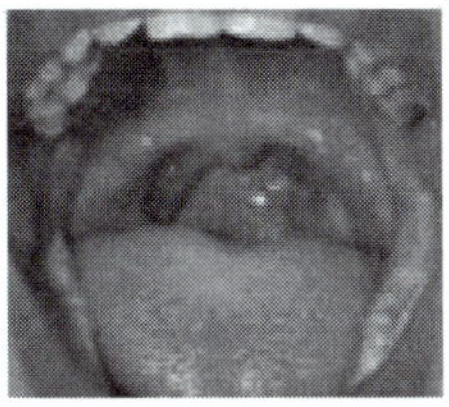

폐결핵에 의한 속발성이며, 폐결핵 감염부위로부터 감염원이 후두 점막에 부착전이 되어 감염하며 혈행전이나 림프전이는 드물다. 청장년 남자에게 주로 발생하나 최근에는 유병률이 낮은 질환이다. 초기증상은 가벼운 쉰목소리, 후두건조감 등이며, 발전하면 통증, 연하통과 연하장애, 호흡곤란등을 일으킨다.

경추부, 어깨, 상지의 통증(Pain of Neurological Origin in Neck, Shoulder and Upper Extremity)

추간판 탈출(prolapsed disc)

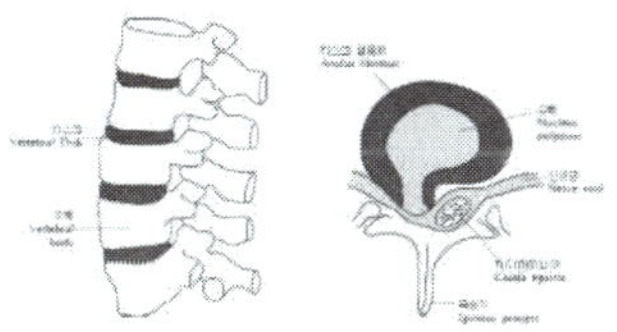

경추 디스크에 퇴행성 변화가 생긴 후 모종의 원인에 의하여 섬유환이 부분 또는 완전 파열됨과 동시에 수핵이 탈출된다. 이 돌출물이 신경근이나 척수를 압박하므로서 산생되는 신경증상을 경추간판 탈출증이라 한다.

경추골자(Osteophyte, Cevical spondylosis)

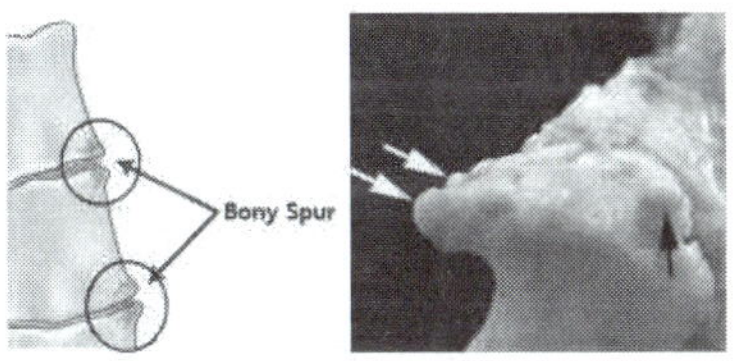

경추의 퇴행성변화를 전제로 발생하는 증상으로 경추 및 경부 연조직의 퇴행성 변화로 osteophyte(bony spur)가 증식 또는 추체가 이위 됨으로서 경추의 내외평형이 실조 됨. 이로 인하여 신경근, 혈관, 척수, 교감신경을 압박 또는 자극하여 발생하는 증후군. Osteophyte가 직접 신경, 혈관을 압박하여 증상을 나타내는 경우는 5~10%에 불과하며 나머지는 osteophyte와 주변 조직의 마찰로 인한 edema의 형성과 이로 인한 신경 및 혈관의 압박에 의한 증상이다. 따라서, 외과적 처치는 필요치 않으며 근육의 긴장도를 해제시키고 순환을 향상시켜 부종을 흡수하고 관절의 위치를 바로 잡아주면 증상은 사라진다.

척수종양(Intra-spinal tumour)

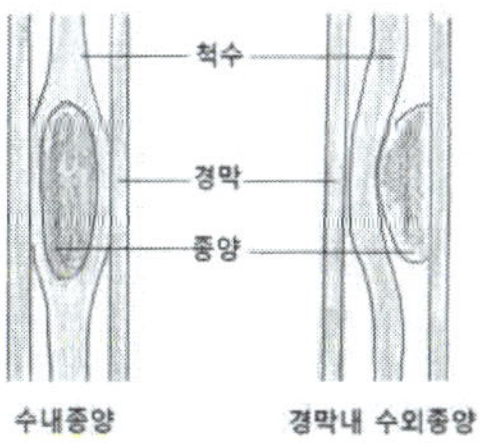

척수와 그 주변조직에서 발생하여 척수나 신경근을 압박하는 종양. 호발부위는 흉추, 요추, 경추, 천추의 순이며 양성 대 악성의 비율은 7:3 정도이며 악성의 대부분은 유방암, 전립선암 등에서 전이된 경우가 많다. 증상은 통증으로 시작되어 지각장애, 운동마비, 대소변 장애로 진행한다.

경막외 농양(epidural abscess)

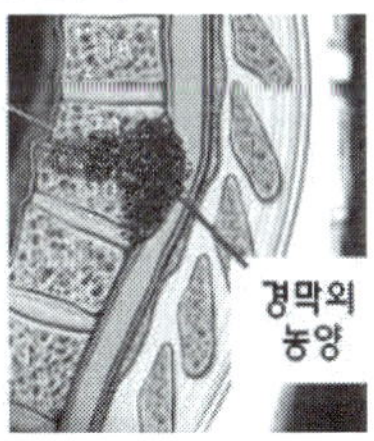

부 흉추가 자주 이환되는 부위이고 대부분 척수경막외강의 감염으로 인해 발생하고 발열, 두통, 요통을 수반한다. 농양이 척수를 압박하면 대마비등이 나타나는 수가 있다. 욕창(褥瘡), 천통성(穿通性) 창상 등, 근접조직으로부터의 염증파급 또는 혈행성으로 감염하는 수가 있다. 척수압박 증상에 대해서는 추궁절제술에 의한 감압을 행한다.

척추종양(vertebral tumour) 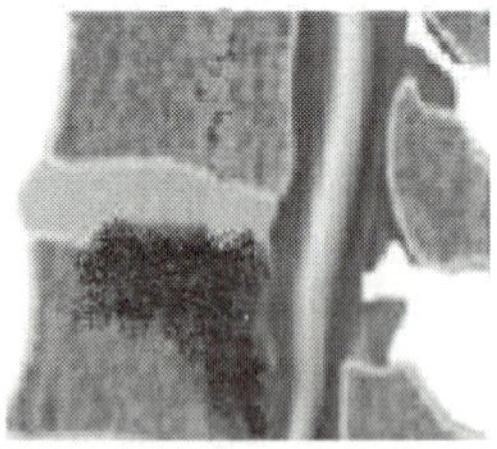	척추 종양은 척추에 생기는 악성과 양성의 모든 종양을 말한다. 크게 척추자체에서 생긴 원발성 척추 종양과 다른 장기로부터 암세포가 전이된 전이성 척추 종양으로 분류된다. 척추 종양의 원인은 아직까지 명확하지 않으며 대부분이 전이성 척추 종양이며 폐암, 유방암, 전립선암, 신장암 등으로부터 전이된다. 가장 흔한 증상은 통증이다. 야간 동통이 특징적이며, 체위나 활동과는 비교적 관계없이 나타난다. 경추부의 경우 한쪽 경추신경 압박에 의해 압박된 쪽 부위 어깨, 팔, 손가락에 통증이나 저린감, 감각 저하, 근력 감소가 나타날 수 있으며, 심한 경우 마비가 올 수 있다. 신경 압박이 더 심해질 경우 반대편에도 증상이 나타날 수 있다. 흉추부의 경우 거들을 몸에 두른 듯 한 속대형 통증과 감각 이상을 보일 수 있다. 요추부의 경우 한쪽 요추신경 압박에 의해 압박된 쪽 허벅지, 종아리, 발목, 발가락에 통증이나 저린감, 감각 저하, 근력 감소가 나타나며, 심한 경우 하지 마비가 올 수 있으며, 반대편에도 증상이 나타날 수 있다. 또한 항문 및 방광의 괄약근 마비 증상으로 배뇨 및 배변 장애가 나타날 수 있다.
대상포진[herpes zoster(acute)] 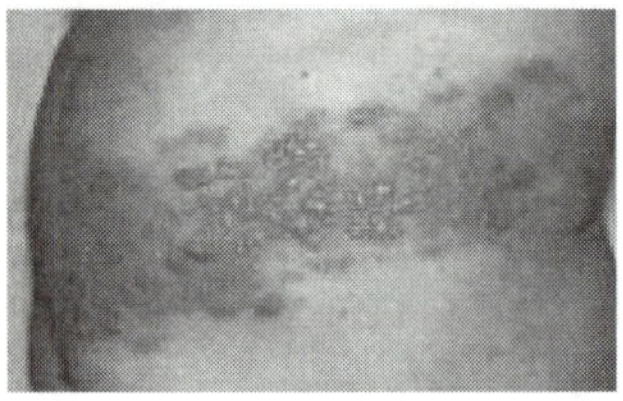	수두 바이러스가 보통 소아기에 수두를 일으킨 뒤 몸속에 잠복상태로 존재하고 있다가 다시 활성화되면서 발생하는 질병. 수일 사이에 피부발진과 특징적인 물집 형태의 증상이 나타나고 국소 통증이 동반된 다. 대상포진은 젊은 사람에서는 드물게 나타나고 대개는 면역력이 떨어지는 60세 이상의 성인에게서 발병한다. 대부분의 경우 병적인 증상은 피부에 국한되어 나타나지만, 면역력이 크게 떨어져있는 환자에서는 전신에 퍼져서 사망에 이를 수도 있다
대상포진 후 신경통 (post-herpetic neuralgia) 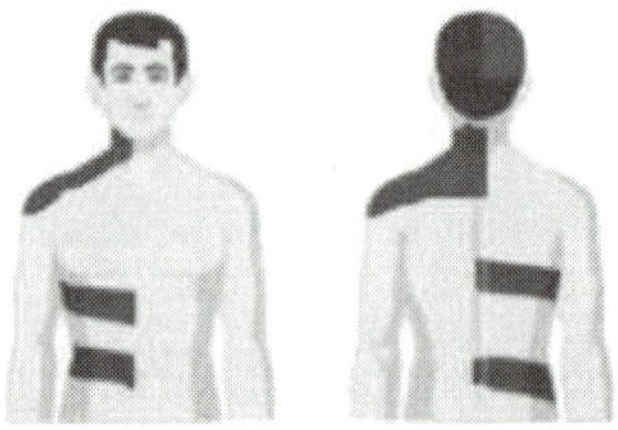	대상포진 후 신경통은 대상포진 후유증으로 대상포진 후에 발생하는 만성 통증 증후군. 급성으로 생긴 피부 발적이 사라져도 통증이 지속되거나 대상포진이 생겼던 부위에 통증이 다시 생길 수 있는데 이러한 경우 대상포진 후 신경통이라고 한다. 나이가 많을수록 발생할 확률이 높으며 수개월에서 수년 동안 지속되며, 통증은 다양하게 나타난다. 주 증상은 ① 몸이 타는 듯한 통증 ② 전기 감전처럼 짜릿한 통증 ③ 벌레가 기어가는 듯한 이상감각 ④ 통각과민 ⑤ 피부소양감 등이다.
매독(syphilis; tabes dorsalis and hypertrophic pachymeningitis) 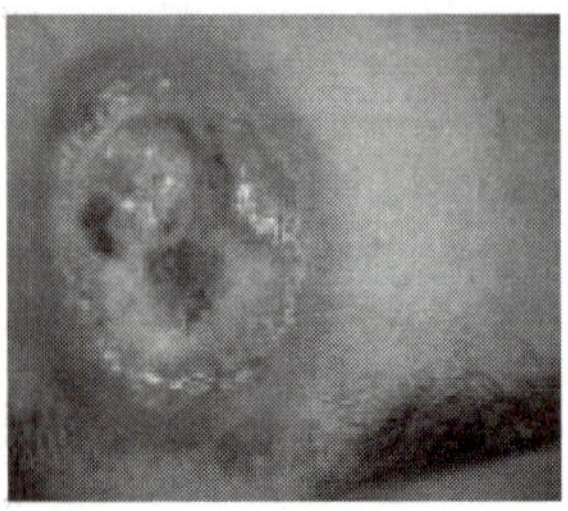	성적피부접촉에 의한 매독균 트레포네마 팔리듐균(Treponema pallidum)에 의한 감염으로 발병한다. 피부궤양은 성기 부위, 질, 항문, 직장 등에 잘 발생하지만 입술, 구강 내에도 발생할 수 있다. 매독균은 임신한 여성에게서 태아로 수직감염 된다. 무통성 궤양이 특징이며 1기 매독의 특징이며 감염 후 10~90일 사이에 발병하여 3~6주후 자연적으로 증상이 사라지며 잠복기로 들어간다. 수주간의 잠복기를 지난 후 발진과 점막병변의 2기 매독이 나타나며 이때 두통, 인후통, 근육통, 체중감소, 발열이 수반되며 특징적으로 눌러도 아프지 않은 림프절 부종이 나타난다. 이후 중추신경계와 내부장기 손상을 일으키는 3기 매독으로 이환된다.

뇌수막염과 지주막염
(meningitis and arachnoiditis)

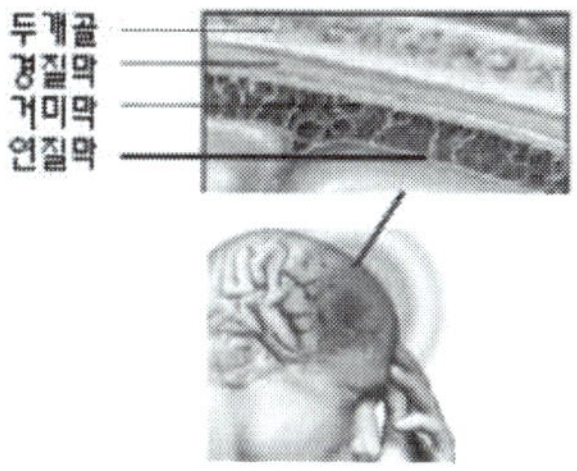

뇌수막은 경질막(dura meter)-지주막(arachnoid, 거미막)-연질막(pia meter)의 3개층으로 구성되며 뇌수막염은 지주막과 연질막 사이 (subarachnoid space, 지주막하공간)의 염증을 말한다. 염증이 발생하는 가장 흔한 원인은 지주막 밑 공간에 바이러스나 세균이 침투하여 발생하는 수막염이다, 뇌수막은 척수로 연장되므로, 보다 정확하게는 뇌척수막이라고 부르기도 한다. 증상은 급성 고열(38도 이상), 두통, 오한이다

팬코스트 종양, 흡연자에게 발생하는 폐첨종양
(superior pulmonary sulcus syndrome; pancoast tumour)

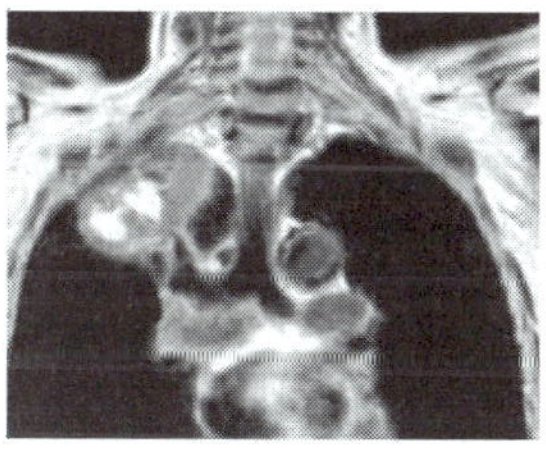

폐첨부위의 종양으로 흡연자에게 주로 발생한다.불안, 발열, 체중감소, 피로감 등을 동반하며 중증의 경우 동공축소, 무한증, 안검하수, 안구함몰의 호너증후군과 상완신경총 압박에 의한 통증과 팔과 손의 근육이 약화되는 흉곽출구 증후군이 나타난다. 후두신경을 압박하여 쉰 목소리와 탁한기침을 유발하며 상부정맥동을 압박하여 얼굴과 목에 울혈을 일으켜 청색증을 유발한다.

흉곽출구 증후군
(thoracic outlet syndrome)
경늑 증후군(cervical rib or malformed first thoracic rib)

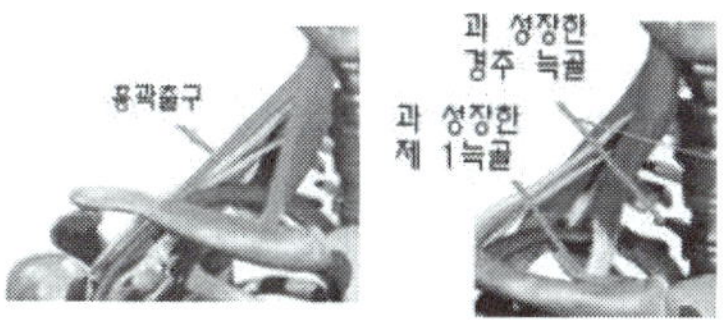

선천성 혹은 외상성 원인에 의하여 쇄골혈관 및 상완신경총압박에 의하여 양팔이 아프고 감각이 떨어지며 저리고, 팔과 손이 붓고 피부색에 변화가 나타나는 질환이다. 선천적인 원인으로 경늑증후군(cervical rib, 경추 7번째의 횡돌기가 길어져 있는 경우), 1늑골(first thoracic rib)의 과성장 등이며 외상성 원인은 상완골두 탈구, 쇄골, 늑골의 골절 등이다.

팔과 견갑대의 골전이성 통증
(pain of skeletal metastatic disease of the arm or shoulder girdle)

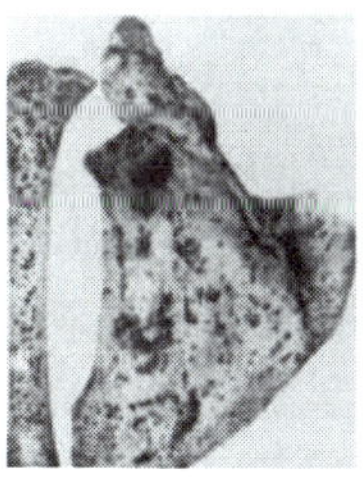

인체에서 골조직은 간과 폐에 이어 3번째로 암의 전이가 잘 일어나는 조직이다. 전립선암, 갑상선 암, 유방암, 신장암, 폐암 등으로부터 골조직으로의 전이가 일어난다. 주 증상은 극심한 통증이다.

어깨, 팔, 손의 통증(Pain in the Shoulder, Arm, Hand)

이두건염(bicipital tendonitis) 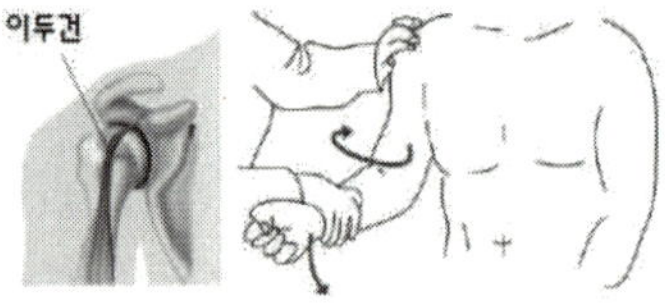	외상 또는 과신전에 의한 상완 이두근 장두의 염증에 의한 심한 어깨전면의 급성통증. 통증이 팔전체로 방사되기도 하며 통상적으로 자연 호전되나 반복적으로 발생하기도 한다. 앞팔을 구부린채 외선하면 결절간구에 통증이 유발된다(Yegarson's sign)
견봉하 활액낭염, 삼각근하 활액낭염, 극상근 건염[subacromial bursitis(subdeltoid bursitis, supraspinatus tendonitis)] 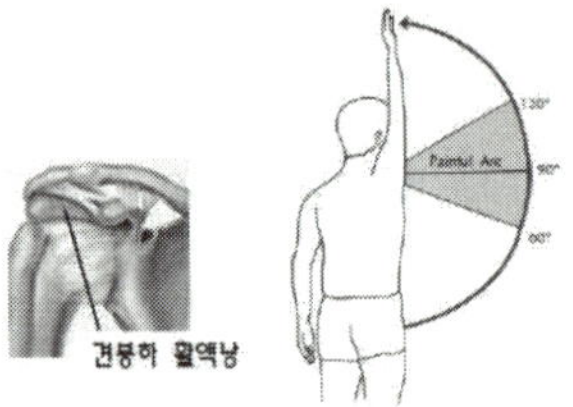	견봉하 활액낭의 염증에 의한 어깨(삼각근 부위)와 상완(팔꿈치 이상)의 쑤시는 통증으로 통상 30세 이상에서 발생한다. 아픈 어깨를 아래로 깔고 수면을 취할 경우 악화된다. 반복되는 급성손상(수평이상으로 팔을 외전하는 동작의 반복)으로 만성화 된다. 외전시 통증호(painful arc) 증후가 나타난다.
회전근개 손상(rotator cuff tear; partial or complete) 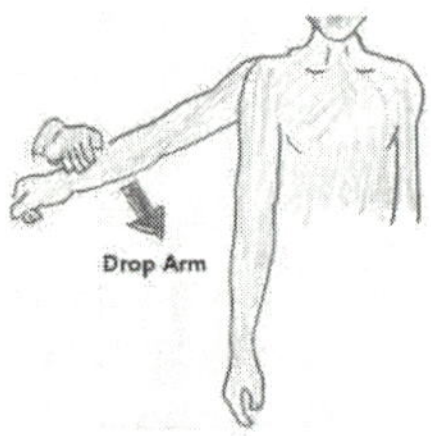	팔을 뻗은 상태에서의 추락과 같은 외상(극상근건의 외상)에 의한 어깨와 상완의 심한 급성 통증. 외전 시 심한 통증이 발생하거나 또는 외전이 불가능하다. 이환된 어깨 쪽으로 수면을 취할 수가 없다. 부분단열은 견봉하 진통주사로 정상적인 범위까지 피동운동이 가능하나 완전단열의 경우 90도까지 팔을 피동적으로 외전 시킬 경우 팔이 옆으로 떨어진다.(drop arm sign)
테니스엘보우(tennis elbow), 상완골 외상과염 (lateral epicondylitis) 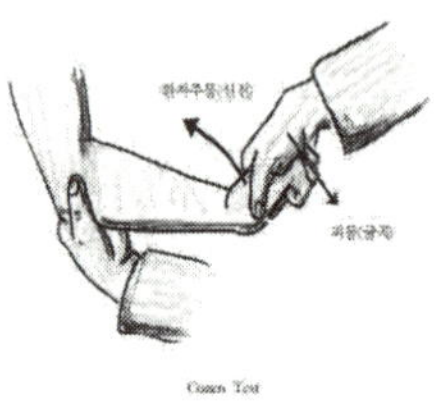	손목의 신근건의 염좌 또는 부분단열에 의한 주관절 외상과부위의 통증. 물건을 쥐고 손목을 외전할 때 발생하는 팔꿈치의 급성, 아급성, 만성 통증. 통상적으로 40세에서 60세 사이에 발생하며 통증은 아래팔의 측부나 윗팔로 방사된다.
골퍼스엘보우(golfer's elbow), 상완골 내상과염(medial epicondylitis) 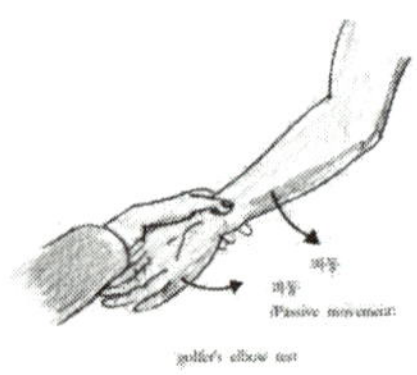	손목의 굴근건의 염좌 또는 부분단열에 의한 주관절 내상과부위의 통증. 물건을 쥐고 손목을 내전할 때 발생하는 팔꿈치의 급성, 아급성, 만성 통증.

요골경돌부 협착성건초염 (De quervain's tenosynovitis) 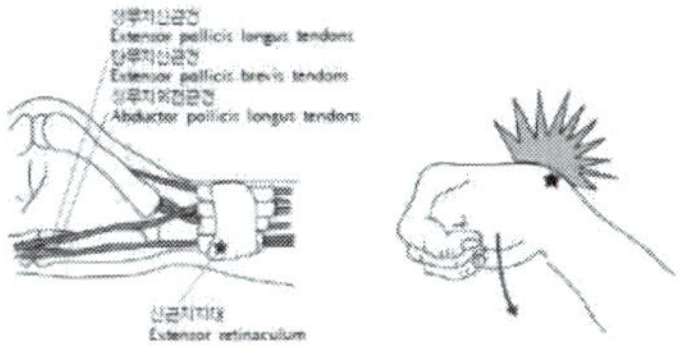 	요골 경상돌기(styloid process of radius)의 장무지외전근(abductor pollicis longus)과 단무지신근건(mextensor pollicis brevis)의 반복적 동작과 외상에 의한 협착성 건초염. 30~50대 사이의 여성에게 흔히 발생한다.
손관절염 (osteoarthritis of the hands) 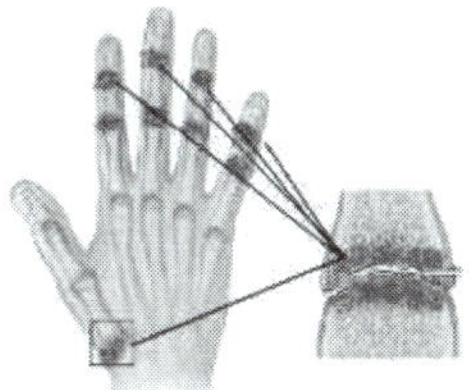	손가락의 원근위 관절의 퇴행성 변화에 의한 만성 통증으로 45세 이상의 여성에게 주로 발병한다. 통증은 손가락의 사용으로 악화되며 휴식으로 완화된다. 기상시 30분 이내의 강직이 있으며 주관적으로 쥐는 힘이 약해졌다고 느끼나 측정해 보면 쥐는 힘은 정상이다. 손가락마디의 외상으로 악화된다. 원위관절의 결절을 Heberden's 결절이라 하며 근위관절의 결절을 Bouchard's 결절이라 한다. 굴곡운동범위가 줄어든다
수근관 증후군 (carpal tunnel syndrome) 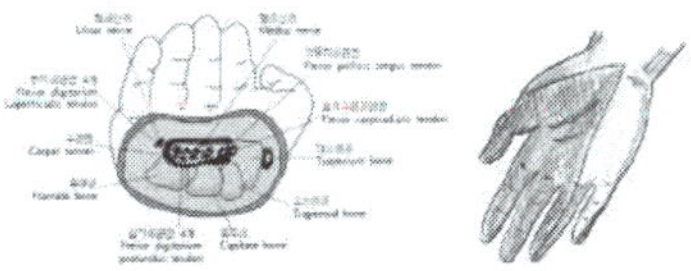	중년 이후에 흔하게 발생하는 만성포착성말초신경병증(chronic entrapment peripheral neuropathy)로서 수근관을 지나는 9개의 건과 정중신경(Median N)의 압박으로 나타나는 동증과 감각상실 증상. 손을 주로 사용하는 직업군에서 호발하며 비만, 류마티스성 관절염, 당뇨병, 호산구성 근막염, 통풍, 점액수종, 말단비대증, 이상단백혈증 등을 통하여 수근관을 지나는 신경, 혈관을 쉽게 압박할 수 있는 조건을 제공한다.
팔과 어깨의 심인성 통증 (pain of psychological origin in the shoulder and arm) 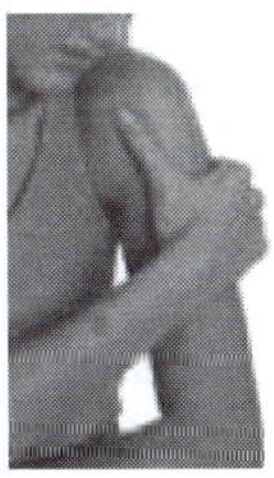	특별한 기질적 원인이 없음에도 불구하고 통증이 계속되는 상태. 통증 이외에 우울, 불면, 소화장애, 피로감, 감각이상 등의 증상을 동반한다.

사지의 혈관성 질환(Vascular Disease of the Limbs)

레이노 병(Raynoid's disease) 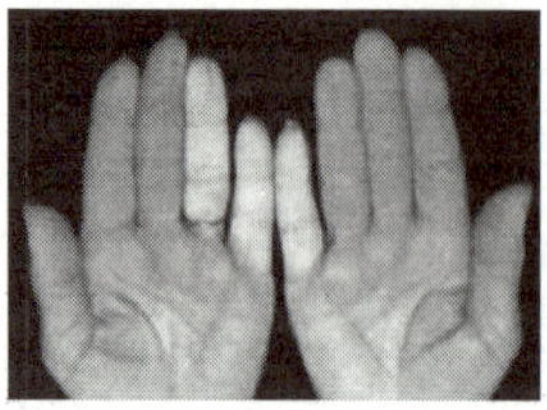	한랭 또는 감정변화에 의해 손의 동맥이 수축되어 나타나는 쑤시고 타는 듯한 통증. 보통 한손에서 시작되어 양손으로 파급된다. 드물게 하지와 얼굴에서도 나타난다. 여성에게 있어서 남성보다 5배정도의 유병율을 나타내며 전체여성의 5%정도를 점유하는 흔한 질병이다. 발병연령은 사춘기부터 40세 전후이다. 생리기간 중에 감정적 스트레스와 함께 유발되는 경우가 많다. 통상적으로 증상은 3단계로 나타난다. 1단계로 감정적 스트레스에 의하여 혈관이 수축하면서 창백해진다. 이어서 2단계로 모세혈관에 산소가 결핍된 혈액이 몰리면서 청색증이 나타난다. 이러한 혈관수축이 10~15 분 계속된 후 3단계로 혈관확장과 함께 피부색이 얼룩덜룩하게 붉어지며 통증과 손저림 등의 증상이 나타난다. 특발성과 속발성의 두 종류 질환이 있으나 대개는 기저질환이 없는 특발성의 경우에 해당한다. 기저질환은 전신경화증, 홍반성 낭창, 류마티스와 같은 골라겐 섬유질환, 기타 혈관질환, 신경계질환 등 다양하다. 기타질환을 동반하는 속발성 레이노의 경후 레이노 증후군이라고 하기도 한다.
동상(Frosbite and cold injury) 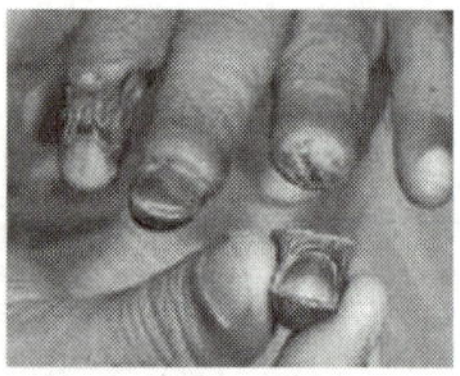	한랭에 의하여 사지말단이나 얼굴의 노출부위, 특히, 귀, 코, 뺨에 발생하는 심한 작열통. 심할 경우 괴사가 발생한다
홍반성 낭창 (루푸스, erythema pernio) 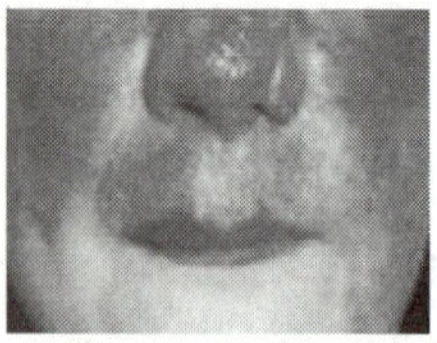	정확한 원인을 알수 없는 자가면역질환으로 젊은 나이에 발병하는 만성 질환이다. 증상은 피부점막증상, 근골격계증상, 신장증상, 뇌신경 증상, 기타 내장기관 증상 등 전신성 염증증상이다. 뺨 주위에 나타나는 약간 융기된 나비모양의 붉은 반점이 본 질환의 특증이다. 루푸스는 만성적인 경과를 거치며 시간에 따라 증상의 호전과 악화가 반복된다
말단청색증(acrocyanosis) 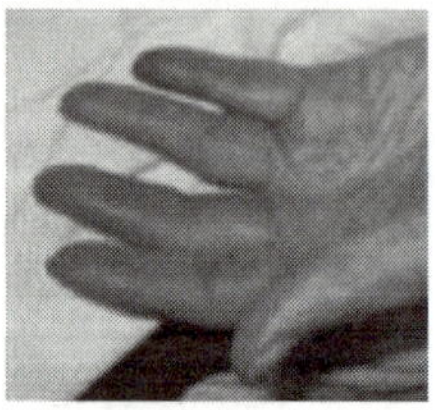	동맥혈관 수축과 이차적인 모세혈관과 정맥의 확장으로 손에 지속적인 청색증이 발생하는 상태이다. 찬 공기에 노출되면 청색증은 더 심해질 수 있으며 여자에서 더 많이 발생하고 대개 30세 이전에 발병한다. 맥박은 정상이며 손에 땀이 많이 난다. 대개 색 변화 이외에 증상은 없으나 가끔 드물게 통증이 나타난다. 따뜻하게 해주고 찬 공기를 피하도록 한다. 대부분 약물치료는 필요 없다. 흔하지 않지만 발에 증상이 나타나기도 한다
망상피반(livedo reticularis) 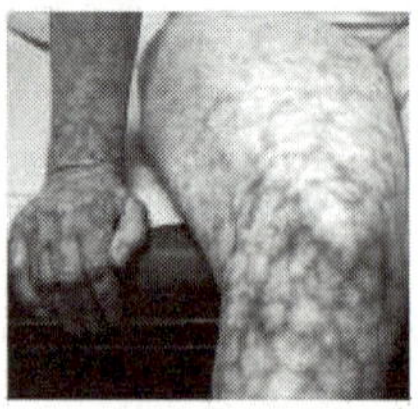	주로 40세 이하의 젊은여성 무릎과 하지에 그물모양의 붉은반점이 나타나는 혈관 경련성 질환(vasospastic disorder)이다. 심한 경우 팔과 피부에 지속적인 쑤시는 통증과 가려움증이 동반된다.

사지의 교원병(Collagen Disease of the Limbs)

경피증(scleroderma)

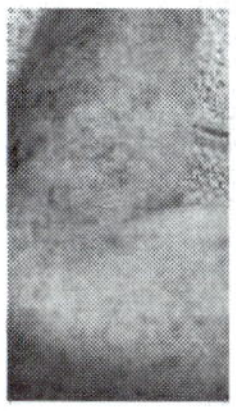
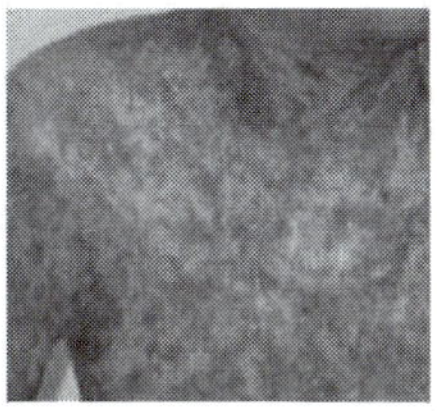

주로 사지의 피부의 콜라겐 질환(콜라겐침착에 의하여 피부가 점점 두꺼워 짐)에 기인한 손가락과 발가락의 말단 관절에 나타나는 통증, 강직, 부종 등을 수반하는 간헐적 혈관경련. 유병율은 여성에게서 3배 정도 많으며 100만명당 3–5명 정도의 원인이 밝혀지지 않은 질환이다. 본 질환에서 통증은 심각한 문제는 아니나 간헐적으로 레이노증상과 함께 충혈과정에서 약하게 시작하여 강하게 나타나게 된다. 감각감퇴현상도 동반된다. 기타, 폐질환, 소화도 질환, 신경정신계, 비뇨생식계 등의 질환이 동반되기도 한다.

맥각중독증(ergotism)

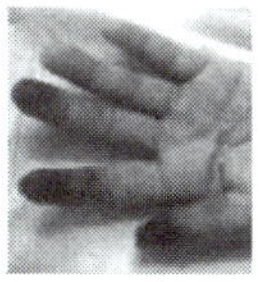
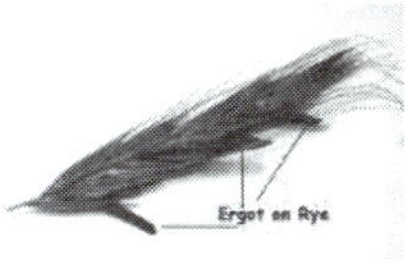

맥류(주로 호밀)의 맥각에 기생하는 맥각균이 형성한 균핵의 과섭취에 의하여 발생하는 질환. 두통, 어지러움, 구토, 시력이상, 협심증, 반신불수 등이 나타나며 최종적으로는 말단 괴사가 일어난다

사지의 혈관확장 기능병(Vasodilating Functional Disease of the Limbs)

피부홍통증(erythromelagia)

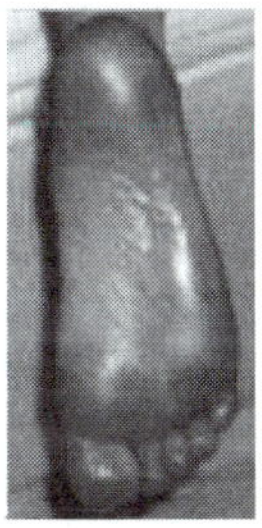

외부온도상승(29도 이상)에 의하여 사지말단(특히, 발)에 열감과 함께 타는 듯한 통증과 함께 나타나는 피부색의 변화(밝은 붉은색). 정확한 원인은 밝혀지지 않고있다.

폐쇄성 혈전 맥관염 (thromboangiitis obliterans)

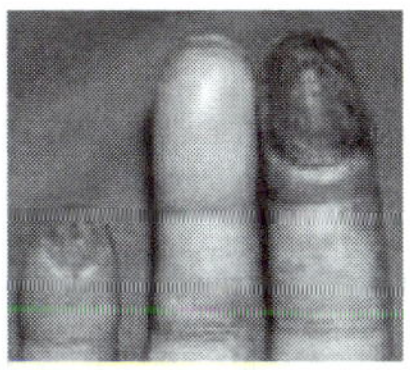

주로 흡연자에게서 발생하므로 흡연과 연계되어 있는 것으로 추측하나 정확한 기전은 밝혀지지 않고 있다. 증상은 말단 괴사이다. 여성 흡연이 늘어나면서 여성 유병률도 높아지고 있다.

만성정맥부전 (chronic venous insufficiency)

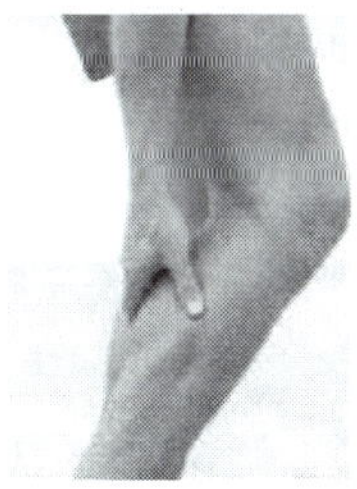

노화와 호르몬의 영향을 받는 질환으로 중년이상의 여성에게서 주로 나타나는 질환. 다리 정맥 내 판막의 기능이 떨어지거나 손상돼 혈액이 심장으로 원활하게 올라가지 못하여 다리가 붓고 무거운 느낌이 들면서 저리거나 쑤시는 등의 통증이 발생하게 된다. 주로 오래 서있거나 앉아 있는 여성에게 많이 발생한다. 만성화되면 하지정맥류로 발전할 수 있다. 압박스타킹의 착용과 꾸준한 운동, 체중조절 등이 증상완화에 도움이 된다.

사지의 동맥부전증(Arterial Insufficiency in the Limbs)

간헐성 파행증 (Intermittent Claudication) 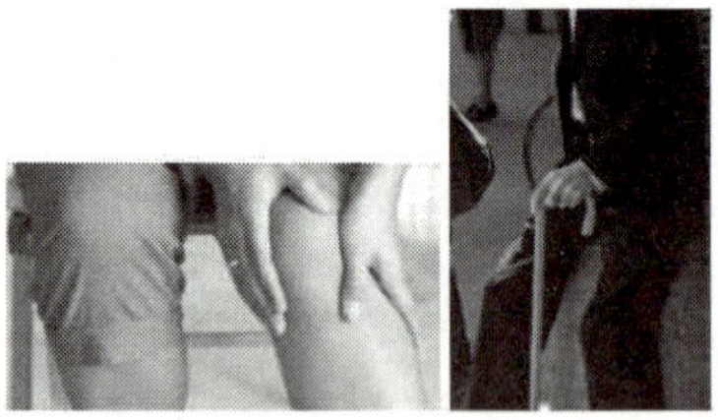	보행 중에 다리에 통증과 경련이 일어나고, 앉아서 쉬게 되면 증상이 사라졌다가 걸으면 다시 증상이 나타나는 질환. 주로 요추부의 협착증이 원인이나 폐색성 동맥내막염과 동맥경화증 · 매독 · 당뇨병 등에 의한 탈저(脫疽)의 전구증세로도 나타난다.
휴식통(Rest Pain) 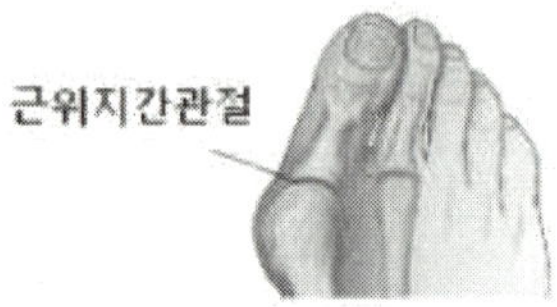 	하지의 허혈에 기인한 지속적인 타는 듯 한 통증. 누우면 증상이 심해지고 앉거나 일어서면 증상이 완화된다. 주로 엄지발가락의 근위 지간 관절에 발생한다. 교감신경 절제술로 통증을 완화시킨다

가슴통증(Chest pain)

급성대상포진 (acute herpes zoster) 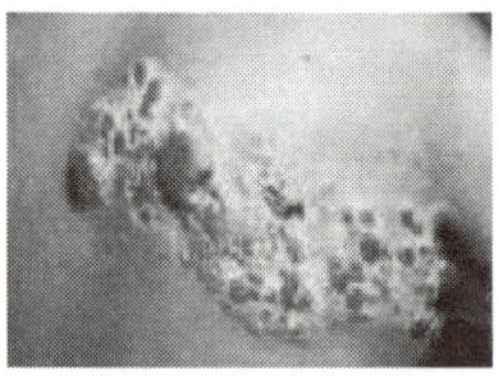	수두 바이러스가 보통 소아기에 수두를 일으킨 뒤 몸속에 잠복상태로 존재하고 있다가 다시 활성화되면서 발생하는 질병. 수일 사이에 피부발진과 특징적인 물집 형태의 증상이 나타나고 국소 통증이 동반된다. 대상포진은 젊은 사람에서는 드물게 나타나고 대개는 면역력이 떨어지는 60세 이상의 성인에게서 발병한다. 대부분의 경우 병적인 증상은 피부에 국한되어 나타나지만, 면역력이 크게 떨어져있는 환자에서는 전신에 퍼져서 사망에 이를 수도 있다
대상포진후 신경통 (post-herpetic neyralgia) 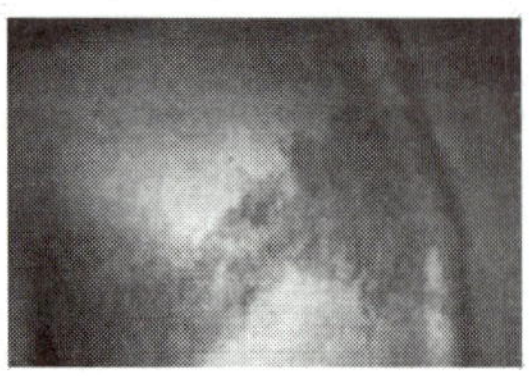	대상포진 후 신경통은 대상포진 후유증으로 대상포진 후에 발생하는 만성 통증 증후군. 급성으로 생긴 피부 발적이 사라져도 통증이 지속되거나 대상포진이 생겼던 부위에 통증이 다시 생길 수 있는데 이러한 경우 대상포진 후 신경통이라고 한다. 나이가 많을수록 발생할 확률이 높으며 수개월에서 수년 동안 지속되며, 통증은 다양하게 나타난다. 주 증상은 ① 몸이 타는 듯한 통증 ② 전기 감전처럼 짜릿한 통증 ③ 벌레가 기어가는 듯한 이상감각 ④ 통각과민 ⑤ 피부소양감 등이다.

감염후 구역 말초신경염 (post-infectious and segmental peripheral neuralgia) 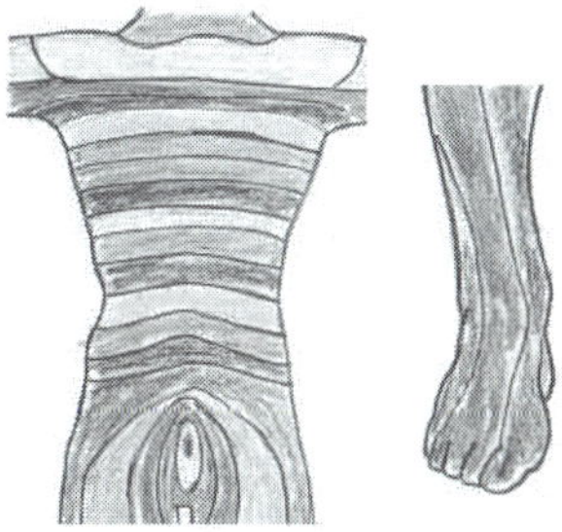	감염후의 척수신경근염, 골자(osteophyte), 골격계손상, 외상, 독물, 대사성 병변 등에 기인한 신경구역을 따라 나타나는 날카롭고 타는 듯 한 지속적인 통증. 급성기에는 상호흡도 감염에 의해 유발되며, 만성기는 척추 전만, 측만 등의 나쁜자세, 외상, 관절염 등이 통증유발원인이 된다. 일차성 신경통은 드물게 나타난다
협심증(angina pectoris) 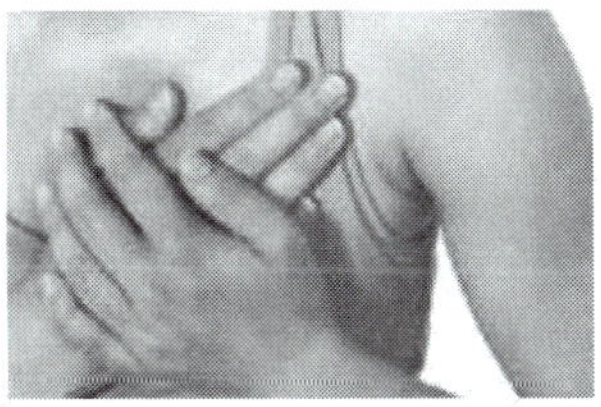	중년이상의 연령에서 주로 발생하는 허혈성 심장발작과 왼쪽 팔과 손으로 방사되는 둔하고, 쥐어짜는 듯 한 수축성의 무거운 가슴통증. 통증이 목과 턱, 등과 상복부로 방사되기도 하며 일반적으로 수 분간 지속되나 때로는 더 길어지거나 간헐적으로 나타나기도 한다. 통증이 수시간 씩 계속되기도 한다. 남성이 여성에 비하여 많이 발생한다. 스트레스에 의해 악화되며 휴식과 니트로글리세린 복용에 의하여 완화된다. 호흡곤란, 발한, 오심, 트림 등이 자주 동반된다
심근경색증(myocardial infarction) 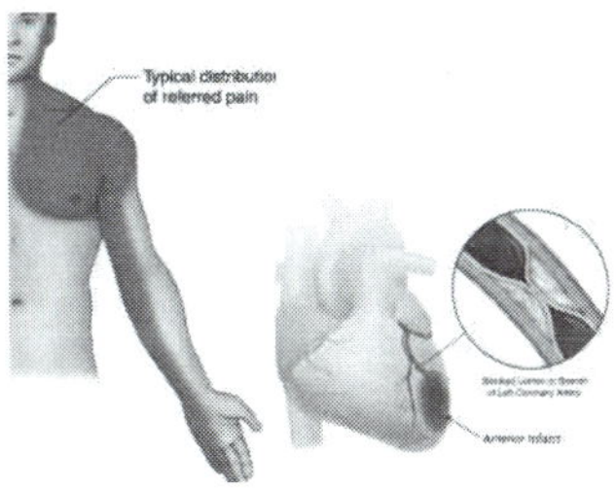	심장근육에 혈액(산소와 영양)을 공급하는 세 가닥의 관상동맥 중 하나 또는 전부가 막혀 심장에 괴사가 일어나는 상태이다. 협심증과 유사하나 니트로글리세린을 사용하여도 증상이 호전되지 않는다
심낭염(pericarditis) 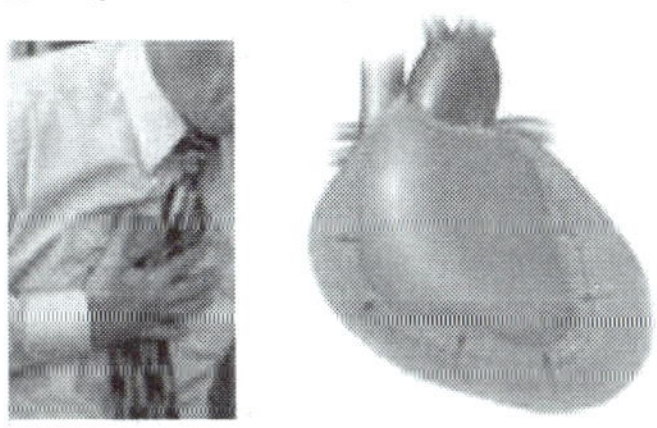	바이러스 감염이 대부분의 원인이며 그 밖에 세균 및 결핵 감염, 결체조직 질환, 악성종양, 방사선 치료, 약물에 의한 과민성 반응, 외상, 요독증 등과 같은 다양한 요인에 의해 심장막에 염증이 생긴 상태. 주증상은 흉골 후방 및 좌측 전흉부의 날카로운 통증이며 등이나 어깨로 방사되기도 하며 심장박동에 따라 통증이 나타나기도 한다. 앉거나 상체를 앞으로 기울이면 통증이 완화될 수 있는 것이 특징이다. 숨을 깊이 들이마시거나 삼키는 동작을 할 때 통증이 악화되며 체중감소, 피로, 발열 등이 동반된다.
동맥류(aneurysm of the aorta) 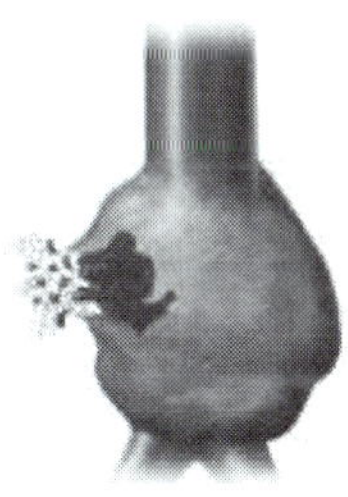	동맥벽의 부분적인 취약(脆弱)과 내압증가로 인하여 생기며 선천적인 동맥벽 취약성에 의해서 생기는 선천성 동맥류와 매독성 병변, 동맥경화증, 세균감염 등에 의한 후천성 동맥류가 있다. 가슴 중앙 부위의 깊고, 확산성의 통증을 특징으로 한다.

횡격막 질환
(disease of the diaphragm)

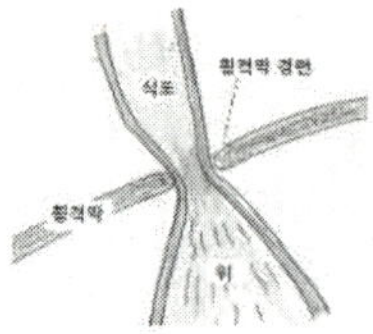

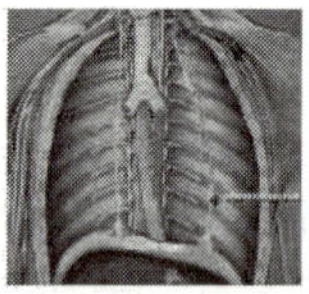

횡격막상, 횡격막내, 횡격막하의 횡격신경의 염증에 의한 횡격막의 통증. 통증은 깊고, 둔하며, 위치가 뚜렷하지 않으며 특징적이지 않다.

흉추골절(fracture or collapse of thoracic vertebrae)

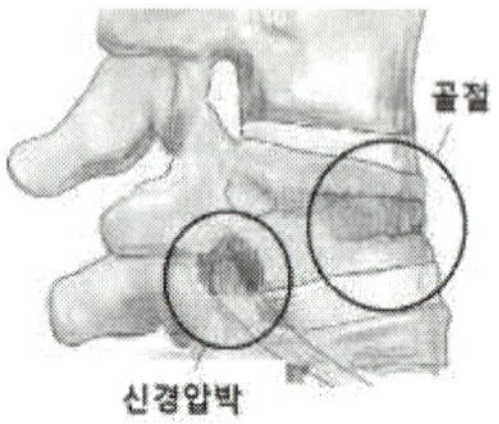

흉추골절로 인한 신경근의 압박에 의한 통증

늑골 활주증후군
(slipping rib syndrome)

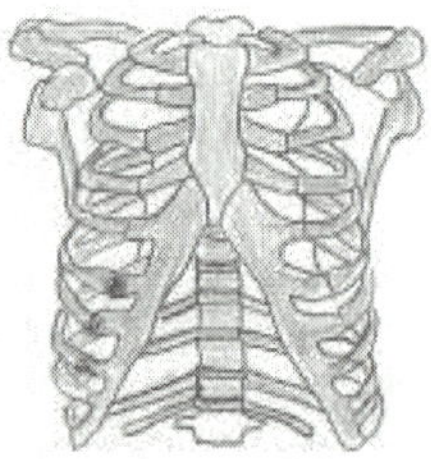

8,9,10 번 늑골연골의 하나 또는 그 이상에서 유발되는 양측성의 늑골 가장자리의 만성통증(가성 내장통). 여성이 남성에 비해 3배 정도 유병률이 높으며 둔통에 이어 날카로운 찌르는 듯한 통증이 특징이며 통증은 몇 시간에서 수 주간 또는 지속적으로 나타난다. 측굴 동작과 몸을 틀거나 의자에서 일어날 때 발병되며 몇몇의 경우에는 자연적으로 호전되나 대부분의 환자가 증상이 영구적으로 지속된다. 특징적인 조직학적 소견은 없으며 인접한 늑골의 정상범위에서 벗어나는 움직임으로 인하여 늑간신경이 자극되어 발생하는 것으로 추정된다. 통증이 심할 경우 원인이 되는 늑골연골을 절제하여야 한다.

가슴절제술 후 통증(급성 또는 아급성)[post-mastectomy pain(acute and sub-acute)]

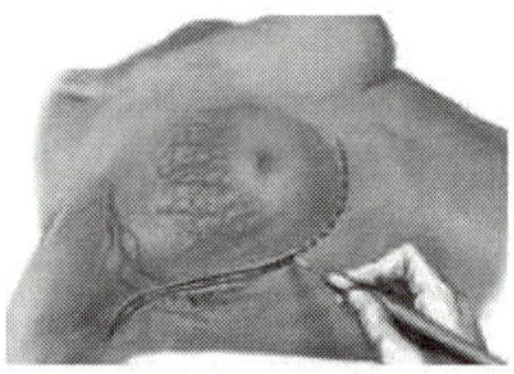

광범위한 유방절제술 후 발생하는 급성-아급성의 통증. 완전한 횡단절제 또는 늑간상완신경의 신경손상으로 인한 액와 부위, 가슴의 상부측면, 팔의 중 측면 등의 타는 듯 한 통증. 일반적으로는 문제가 되지 않으며 3개월 정도 지속되는 통증이나 드물게는 영구적 통증으로 남는다. 늑간상완신경 분포구역을 따라 감각이상이 동반되거나 통각과민의 이질통이 나타난다.

가슴절제술 후 통증(만성 또는 비악성)
[post-mastectomy pain(chronic non-malignant)]

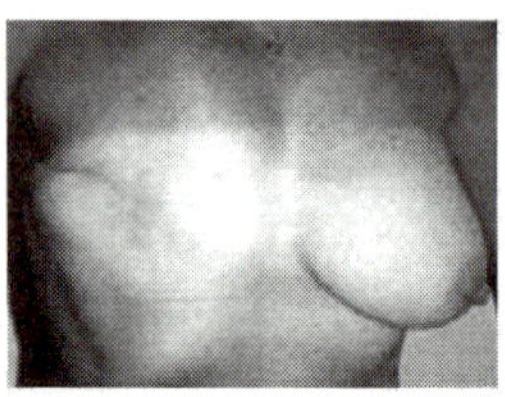

유방절제후 전흉부의 일측에서 즉시 기작되는 심리적 사회적 원인에 의한 중추신경성 만성통증. 만지거나 옷을 입을 때에 타는듯 한 통증이 발생, 압박하거나 피부를 가볍게 집어 올려도 반응이 증가한다. 통증은 지속성이며 강도는 다양하다. 유병기간은 수년간이다. 환자는 통각과민으로 옷이나 보형물이 접촉되는 것을 참기 어려우며 만질 수도 없다. 성적 접촉 또한 불가능하다.

국소암종 제거후 통증 (last post–lastectomy pain regional caecinoma) 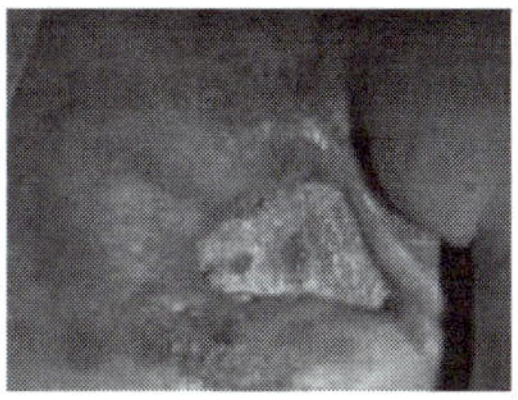	가슴의 암종 제거 후 국소전이로 인하여 3년 이후 발생하는 지속되는 가슴과 팔의 쑤시고, 찌르고, 타는 듯한 통증. 통증기간은 짧은 기대수명으로 인하여 12개월 이하.
개흉술후 통증(post–thoracotomy pain syndrome) 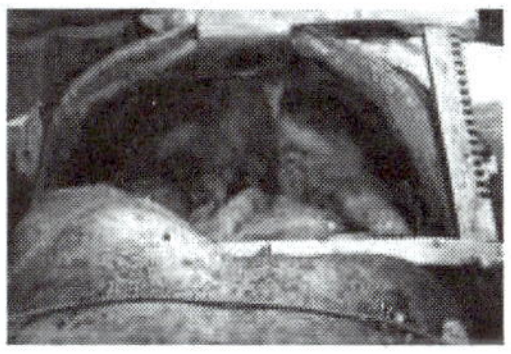	수술자국을 따라 2개월 이상의 통증이 지속된다.

심인성 가슴통증(Chest Pain of Psychological Origin)

근긴장통(muscle tension pain) 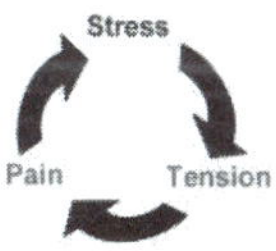 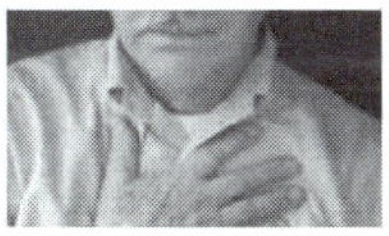	감정적 요인과 근수축에 의한 등과 전흉부 부위의 지속적인 통증.
망상통(delusional pain) 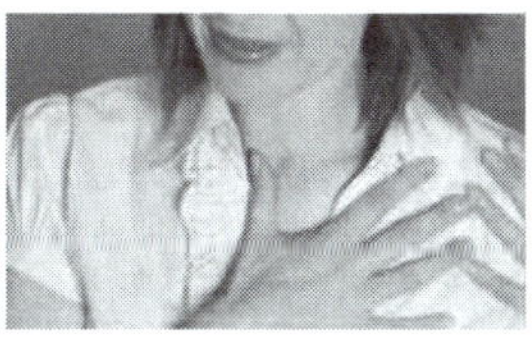	만성통증환자의 2%정도에서 발견되며 주로 전흉부에 나타나는 망상적 통증.
전환통(conversion pain) 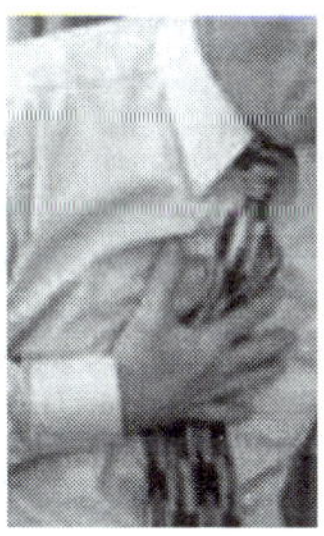	빈맥과 함께 심장질환에 대한 두려움으로부터 전흉부에 주로 발생하며 가성 협심증의 양상으로 나타난나.

가슴통증 복부내장 연관통(Chest Pain: Reffered from Abdominal or Gastrointestinal Tract)

<table>
<tr><td>횡경막하 농양
(subphrenic abscess)
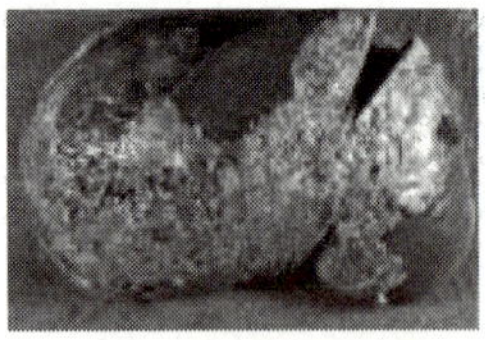</td><td>횡격막위의 고름덩어리로 인한 통증. 늑골 가장자리로 깊고 둔한 통증이 나타나며 어깨부위까지 연관통이 종종 나타남. 발열, 불안, 체중감소, 딸꾹질 등을 동반한다.</td></tr>
<tr><td>복부장기의 탈출(heriniated abdominal organs)
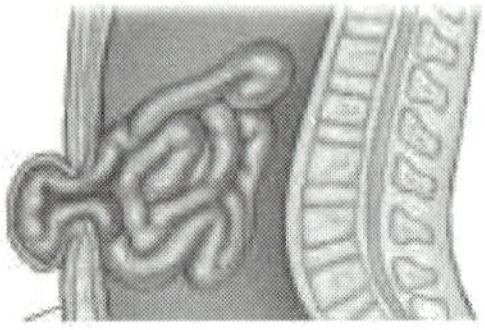</td><td>복벽내부 장기의 탈출로 인한 상복부의 타는 듯한 통증. 협심증과 같은 가슴통증이나 담석증과 같은 우측 상복부의 통증, 위궤양과 같은 상복부의 통증 등의 형태로 나타나며 배에 가스가 찬다. 특정 음식이나, 아스피린, 알콜, 몸을 앞으로 숙이거나 압박함으로서 장내 압력이 올라가거나 몸에 꽉끼는 옷을 입거나 탄산음료를 마시거나 하는 등으로 통증이 유발된다. 정확한 병인은 알수 없으나 외상이나 선천성, 또는 횡격막의 퇴행성 약화 등으로 추정.</td></tr>
<tr><td>식도무력증
(oesophageal motility disorders)
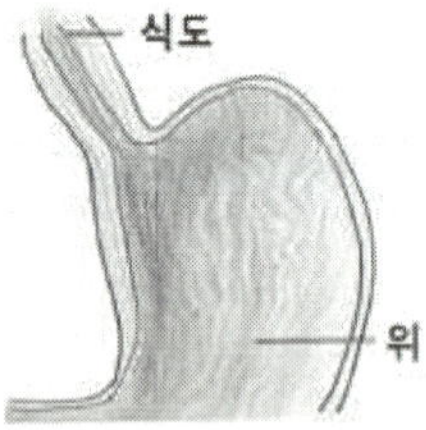</td><td>식도 분문괄약근의 이완장애 또는 심각한 경련 등에 의한 식도 근조직의 이완장애에 기인한 흉골 뒤쪽과 식도사이 정중선의 날카롭고 찌르는 듯한 경련성의 심한 통증. 남녀구분 없이 청장년층에 발병하며 통증은 30초에서 수분 간 지속되며 통증이 가라 앉은 후에도 가슴에 쓰라림이 지속된다. 삼킬 때 증상이 악화된다. 분문괄약근의 이완장애가 있는 환자에게서 연하장애가 동반된다. 가족력을 동반한 스트레스가 본 질환을 자주 유발하는 것으로 추정된다</td></tr>
<tr><td>식도염(oesophagitis)
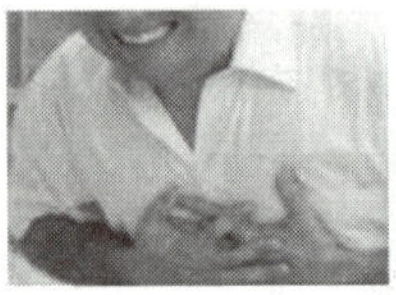 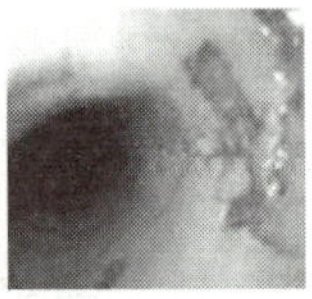</td><td>식도점막의 염증에 기인한 흉골 주위의 타는 듯한 통증. 중년인과 비만인에게 많이 발병하며 여성들에게 특히 많이 발병한다. 똑바로 누워있거나 몸을 구부릴 때 통증이 심해진다. 차거나 뜨거운 음료, 산성 음료, 알콜과 진한 커피에 의해서 통증이 심해지며 음식물이나 제산제에 의해서 통증이 완화된다. 식도 분문괄약근의 기능장애가 원인이다.</td></tr>
<tr><td>역류성 식도염(reflux oesophagitis with peptic ulceration)
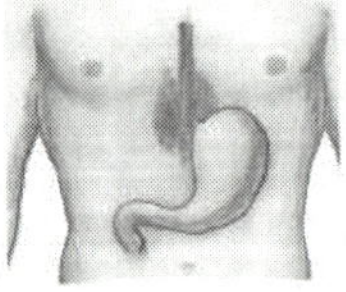 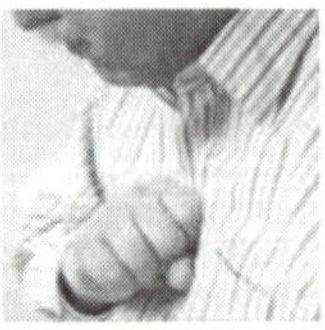</td><td>염증과 궤양에 기인한 산의 역류에 의한 검상돌기 뒤부터 목까지 방사되는 가슴부위의 타는 듯한 통증. 비만과 임신 중인 여성에게서 보다 흔하며 청장년층에서 유병율이 높다. 통증은 눕는다거나 몸을 구부리는 것과 같은 자세를 바꿀 때 유발된다. 신물과 속쓰림이 동반된다. 심각한 위궤양을 제외하곤 통증은 일반적으로 심하지 않으며 수분에서 수시간 지속된다. 궤양이 동반 될 때는 통증이 계속된다. 산성 음료와 뜨겁거나 찬 음료 등에 의하여 통증이 악화되며 제산제에 의하여 통증이 완화된다.</td></tr>
<tr><td>식도암
(carcinoma of oesophagus)
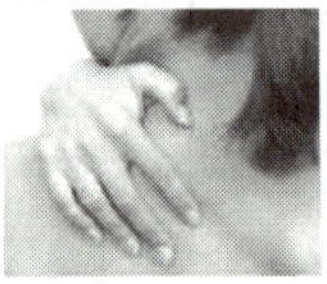 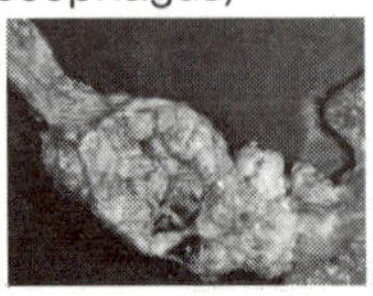</td><td>상부식도의 편평상피세포 또는 하부식도의 점막의 악성변형에 의한 식도의 암성 통증. 때로는 등까지 방사되는 흉골주위의 통증. 지역 발병 특성을 갖고 있는 질환. 이란과 이라크의 쿠르드족에게서 많이 발병 함. 초기통증은 심하지 않으며 연하곤란이 있음. 통증은 등 쪽으로 방사통과 함께 시작 됨.</td></tr>
</table>

흉부장기 연관통 (thoracic visceral disease with pain)	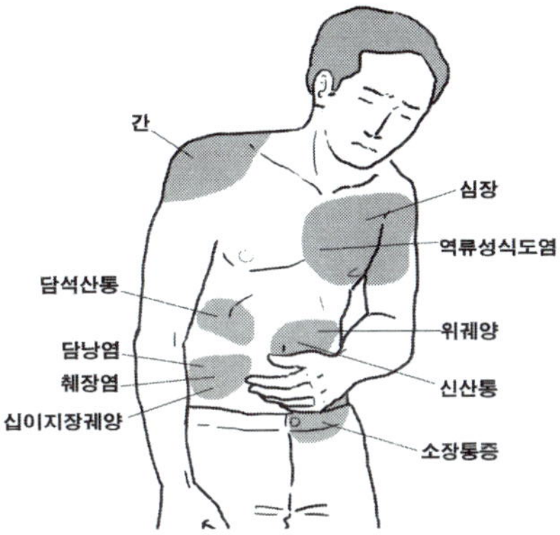

신경기인성 복부통증(Abdominal Pain of Neurological Origin)

구획성 또는 늑간신경통 (segmental or intercostal neuralgia) 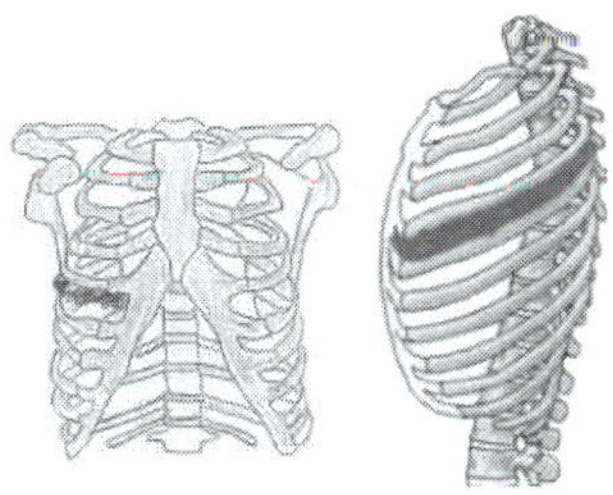	늑간신경의 손상이나 염증에 의해 발생하는 구획성 통증. 보통 통증은 일측성이며 늑간신경을 따라서 옆구리 뒤쪽에서부터 가슴까지 나타난다. 숨을 깊이 들이쉴 때나 기침을 할 때 몸을 움직일 때 통증이 심해지며. 통증은 찌르는 듯 하거나 전기가 통하는 것처럼 찌릿하거나 심하면 살짝 접촉만 해도 통증을 느끼며 통증으로 인하여 숨쉬기가 어려운 경우가 많다. 여성에게 더 많이 발생하며 우측 가슴에서 더 많이 발병한다. 수술, 외상, 늑골 골절, 늑간신경 주위의 감염, 종양이나 혈종 등에 의한 늑간신경 압박이 주요 원인
12늑골 증후군 (twelfth rib syndrome) 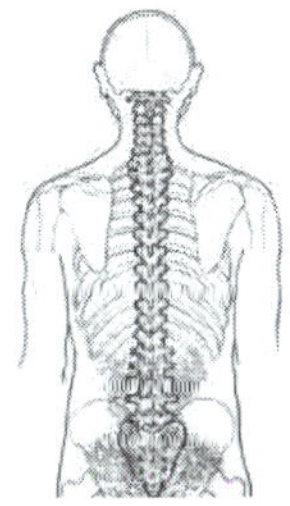	때때로 사타구니 쪽까지 방사되는 엉덩이부분의 만성통증. 통증의 양상은 날카롭거나 또는 둔하거나 또는 초기에는 찌르는듯하다가 쑤시는 듯한 통증으로 변하기도 한다. 관련 늑골에 의한 늑골신경의 자극으로 발생하는 것으로 추정. 20-40세 사이의 연령에서 특별한 외상사 없이 발생하며 특히 임신중의 여성에게 발생한다. 남성보다 여성의 유병률이 4배이다.
복부 표재신경 포착증후군 (abdominal cutaneous nerve entrapment syndrome) 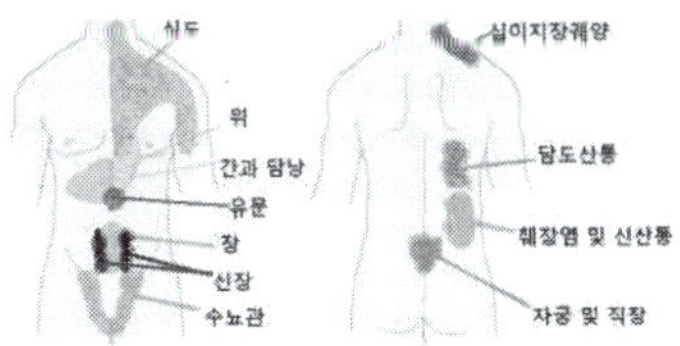	수술 후의 반흔 소직이나 복직근초의 비깥 근막에 의한 표재신경의 포착으로 인한 날카롭고 타는 듯한 복벽의 통증. 발병초기에는 간헐적이나 점점 지속성으로 변화한다. 손가락이나 연필 등으로 누르면 압통을 유발한다.

내장기인성 복통(Abdominal Pain of Visceral Origin)

심부전(cardiac failure)

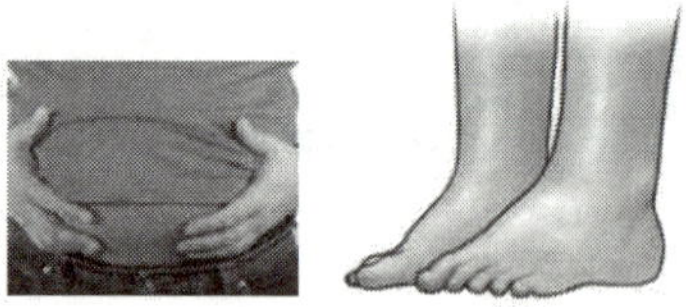

울혈성심부전으로 인한 상복부의 둔하고 쑤시는 통증. 통증은 종대된 간 피막의 팽창과 내장의 허혈에 기인된 것으로 추정된다. 호흡장애, 허리둘레의 증가, 발목의 부종, 운동부하 저하, 외경정맥압증가, 복수, 심 비대, 호흡기 부종 등이 동반된다.

담낭질환(gallbladder disease)

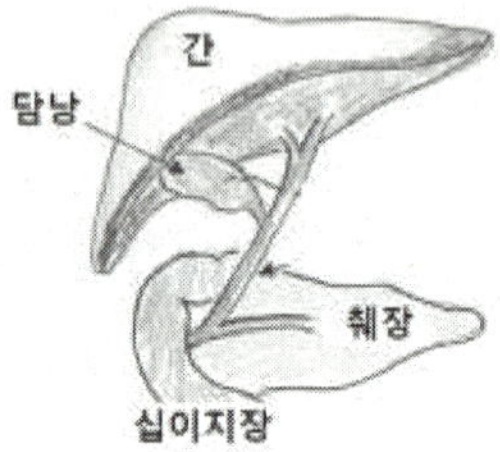

담석 및 담낭염에 의한 우측 상복부의 통증. 중년의 여성에게서 유병률이 높다. 식욕부진, 오심, 구토, 황달, 짙은 색의 소변, 창백한 색의 대변 등의 증상이 동반됨.

담낭절제 후 증후군 (post-cholesystectomy syndrome)

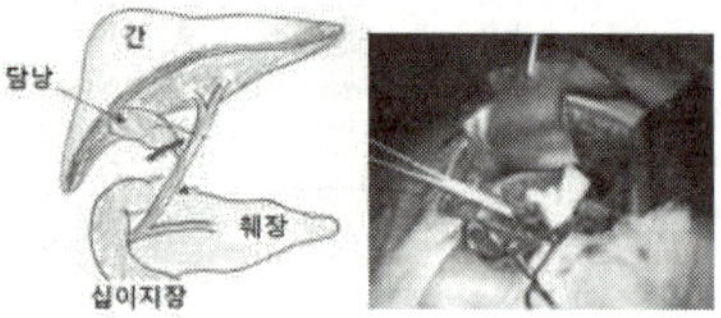

담낭절제 후의 우 상복부의 하루 종일 계속되는 둔하고 강한 산통. 밤에는 통증이 나타나지 않는 특징이 있음. 수개월에서 수년간의 유병기간을 가진다. 우 상복부의 흉터부근을 누르면 압통이 발생한다. 오심구토 등의 증상을 동반하며 음식을 먹으면 악화된다

만성 위궤양 (chronic gastric ulcer)

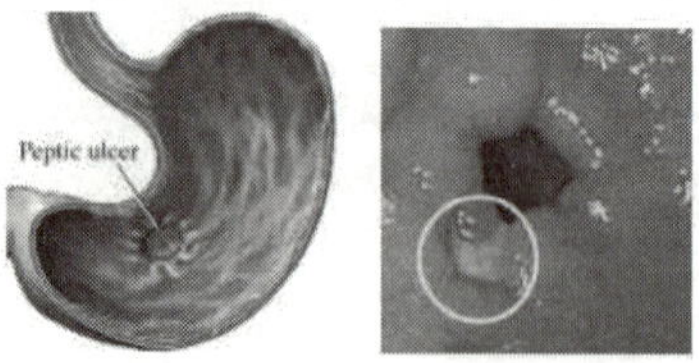

위장점막의 궤양에 의한 상 복부 통증의 주기성 발작. 상복부의 중앙에서 확산되는 듯 한 통증. 통증은 등을 통하여 사방으로 확산된다. 음식을 먹은 후 1시간 반에서 2시간 이내에 통증이 심해지며, 제산제나 금식에 의하여 통증이 완화된다. 초기에는 주기적이며 빈번하지는 않다. 2-3개월에 한 번씩 한 번에 몇 일 간의 발작을 한다. 식욕저하와 체중감소, 오심이 있으나 구토는 드물다.

만성 십이지장궤양 (chronic duodendal ulcer)

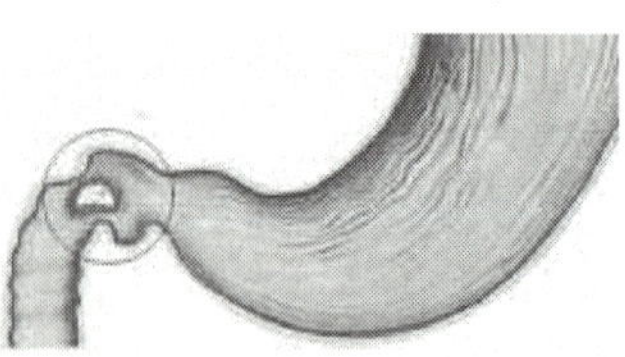

십이지장의 첫 번째 점막부위의 궤양에 의한 상복부의 주기성 통증 발작. 통증부위는 상복부 중앙이나 우측 늑골경계아래 부분이며 등까지 방사된다. 남녀 유병비율은 2대1정도이다. 야간이나 속이 비었을 때 증상이 심해지며, 음식을 먹거나 제산제에 의해서 증상이 완화된다. 수개월의 무통증 기간과 함께 수일에서 2-3주간의 주기성 발작을 일으킨다.

위종양 (carcinoma of the stomach) 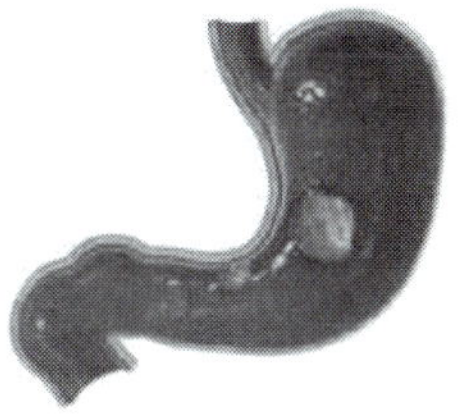	위장의 종양으로 인한 지속적인 통증. 중년이상의 나이에서 발생하나 때때로 30세경에도 발생하는 15년 이상의 위 궤양사나 위 부분 절제사가 있는 환자에게서 발생. 통증의 정도는 둔통에서부터 위궤양과 유사한 정도까지 다양하나 제산제로 완화되지 않으며 둔한 통증이 계속된다.
췌장종양 (carcinoma of the pancreas) 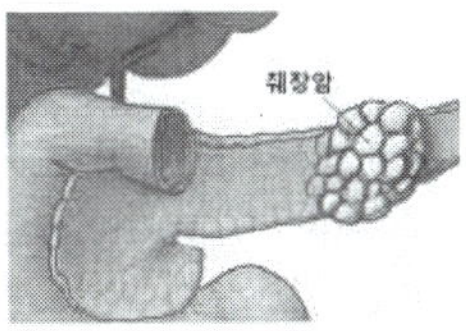	췌장의 선 세포에서 생기는 암세포로 인한 만성적이고 지속적인 복부의 불편한 감각과 통증. 통상적으로 65세 이상에서 발생하나 30세에서도 발생 함. 통증은 둔통에서부터 등을 관통하는 진통제가 잘 듣지 않는 심한 통증까지 다양하다.
만성 장간막 허혈 (chronic mesenteric ischaemia) 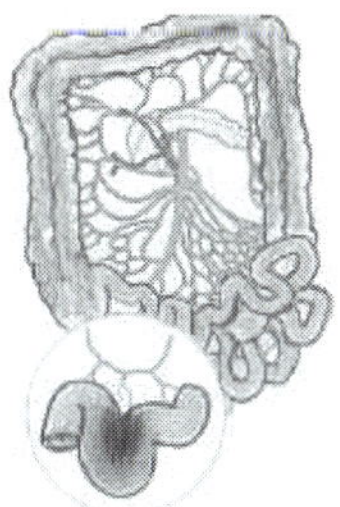	위장계에 혈액을 공급하는 3개의 장간막 혈관에 생긴 죽상동맥경화증에 의한 대장 또는 소장의 허혈로 인한 불편함과 때때로 등으로 방사되는 간헐적인 배꼽주변의 복부 중심성 통증.
크론병(crohn's disease) 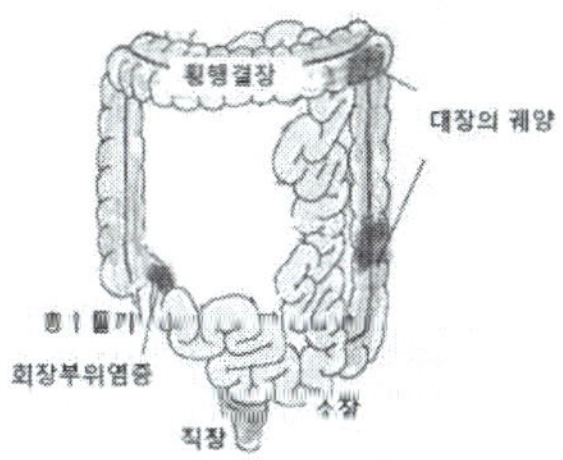	회장원위부와 대장, 그리고 드물게 직장에 발생하는 만성 육아종으로 인한 찌르는 듯한 지속적인 통증. 염증에 의한 농양이 형성되면 극심한 통증이 지속된다.
만성변비(chronic constipation) 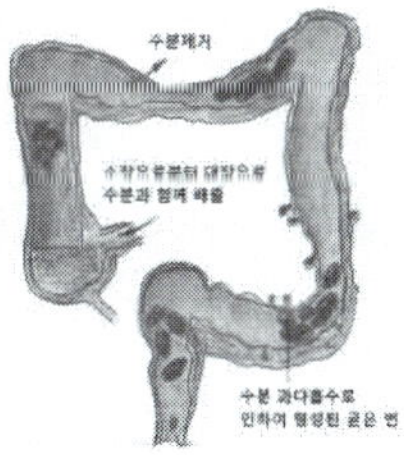	내장의 연동운동의 저하로 인한 배설장애로 발생하는 좌측하복부 및 상복부의 둔한 통증. 연령이 증가할수록 유병률이 높아지며 특히, 생리중이거나 임신 중인 여성과 폐경기의 여성에게 많이 발생한다. 통증은 지속성이며 둔통에서 날카로운 통증으로 다양하며 때로는 매우 심할 수도 있으나 잠을 못잘 정도는 아니다. 증상은 매일 하루 종일 지속적으로 나타나며 음식물 섭취에 의하여 심해지고 배설에 의하여 일시적으로 완화된다.

과민성 대장 증후군 (irritable bowel syndrome) 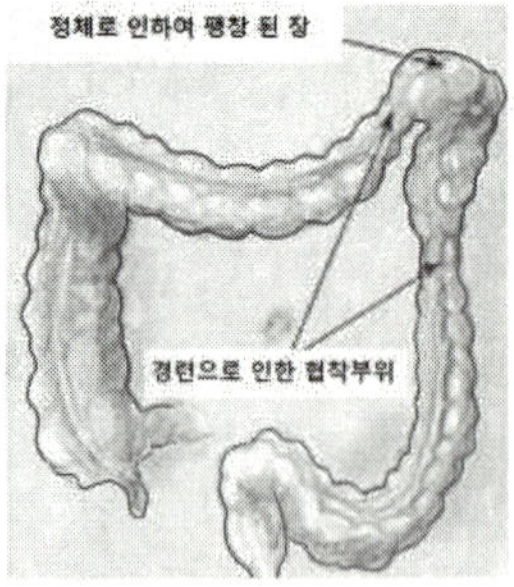	특별한 원인 없는 횡행결장 부위의 만성 복통으로서 전 연령에서 발생하며 여성에게 서 2배에서 5배 정도 유병률이 높다. 통증은 둔통에서 매우 심한 통증까지 다양하며 거르는 날 없이 수년간 계속 되기도 하며 하루 종일 아프기도 하나 수면에는 장애를 주지 않는다. 오심구토를 동반하기도하나 식욕부진이나 체중감소는 나타나지 않는다. 음식섭취나 흡연에 의하여 통증이 악화된다.
장게실 질환 (diverticular disease of the colon) 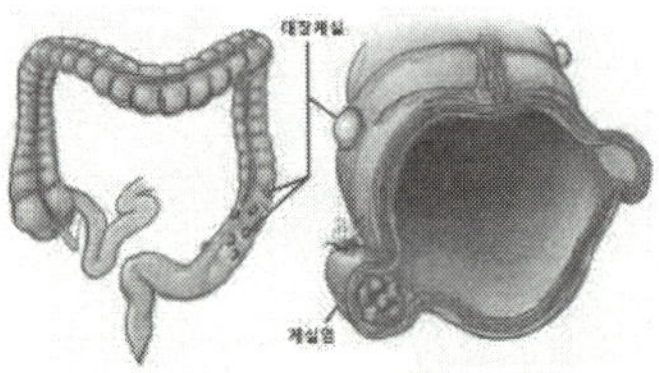	통증은 근벽과 장간막을 통과하여 장내강으로부터 융기된 작은주머니모양의 돌기들과 관련되어 있다. 통증부위는 S결장과 관련되어 좌측 하복부에 나타나며 전체 장으로 병이 확대됨에 따라 통증부위도 확산된다. 변비와 연관된 통증은 둔하고 만성적이며 급성염증과 연관된 통증은 심하며 1–2주일 지속된다. 만성변비와 급만성의 복창, 장출혈을 동반하며 변비에 의하여 악화되며 섬유질이 많은 곡물을 섭취함으로서 완화된다.
장종양(carcinoma of the colon) 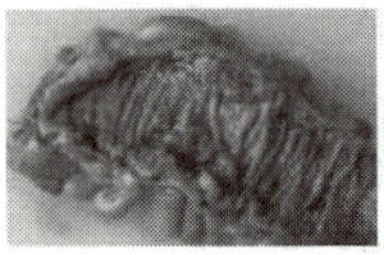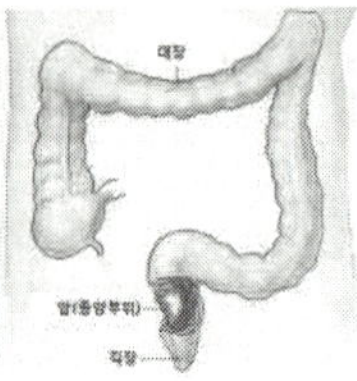	대장의 악성종양으로 인한 통증. 주로 직장 S상 결장의 병소로 인하여 하복부와 회음부위에 통증이 발생한다. 선진국의 중년층 이상에서 발생하는 가장 보편적인 질환이나 드물게 청년층이나 아동에게서도 발생한다. 배변습관변화와 철결핍성 빈혈과도 연관되어 있다. 통증의 가장 큰 원인은 복창으로 인한 정체와 연관되어 있으며 드물게 장벽의 미란이 원인이 된다. 통증은 영구적이며 지속성이다.

복부통증 증후군(Abdominal Pain Syndromes of Generalized Diseases)	
가족성 지중해열 (familial mediterranean fever) 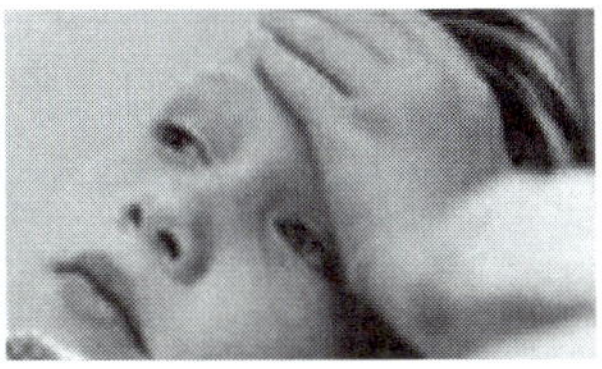	지중해연안의 20세 이하의 유태인이나 아메리칸, 아랍인들에게 발생하는 원인불명의 질환으로 늑막염이나 복막염, 활액막염 또는 단독 유사성 홍반 등의 열성 질환양상을 나타낸다.
복성 편두통(abdominal migraine) 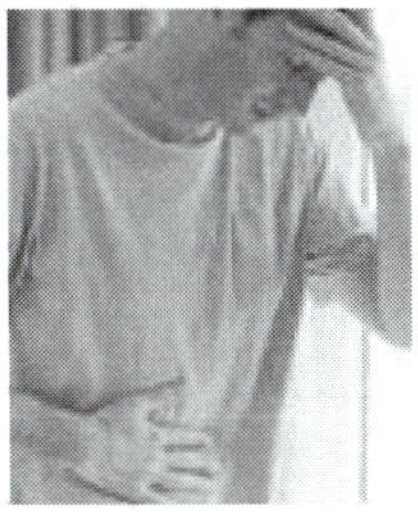	편두통의 양상을 수반하는 원인불명의 반복되는 복통구토. 여성에 비하여 남성청년층에게 많이 발생하며 2살에서 11살사이의 아동에게서 가장 많이 발생한다. 진행단계에서 노곤함이나 기분장애, 하품, 드물게는 전형적인 편두통의 증상인 아우라 등이 나타난다. 통증은 위장이나 배꼽주위에 주로 나타나며 복부전반에 나타난다. 통증의 양상은 타는 듯 하거나 쑤시는 통증으로 수 시간씩 계속되나 수면과 함께 사라진다.
포르피린증(porphyria) 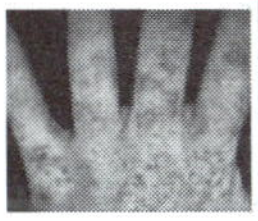 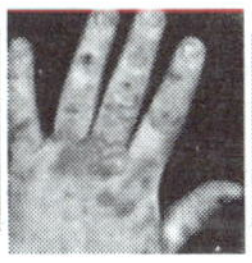 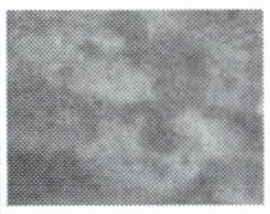	간에서의 포르피린 전구체 혹은 포르피린 증가에 의한 질환늘. 임상양상은 광 민감성과 복통, 말초 신경염, 정신적 장애등의 신경학적 병태 등이다. 본 질환은 다음의 3가지 유형으로 나누어진다. ① 급성포르피린증 intermittent acute porphyria(I.A.P) ② 유전성포르피린증 hereditary coproporphyria(H.C.P) ③ 반문성포르피린증 variegate porphyria(V.P)

심인성 복통(Abdominal Pain of Psychological Origin)

근긴장성 복부통증(Muscle tension)

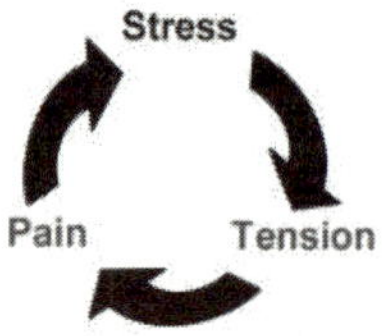

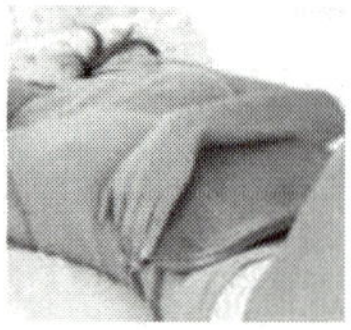

감정적 요인과 근수축에 의한 등과 복부 부위의 지속적인 통증

망상성 혹은 환각성 통증 (Delusional or Hallucinatory)

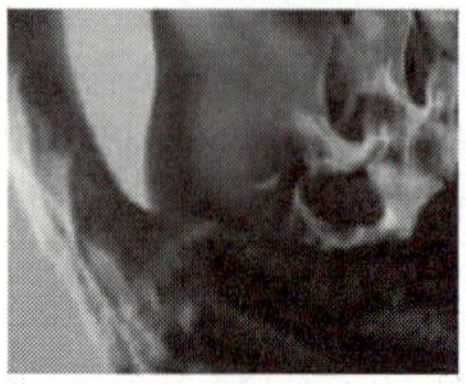

만성통증환자의 2%정도에서 발견되며 망상적 복통

전환통(Conversion)

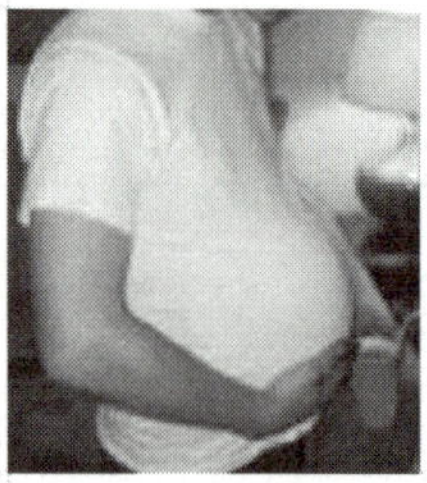

쿠바드신드롬(Couvade syndrome:가상임신증후군)과 같이 아내의 임신기간 중 남편이 입덧과 복통을 하는 것과 같은 일종의 대상성 통증. 불안감이나 노동 등에 대한 중압감 등이 수축성 통증의 형태로 나타난다.

자궁, 난소, 부속기관의 질환(Diseases of the Uterus, Ovaries, Adnexa)

배란통(mittelschmerz)

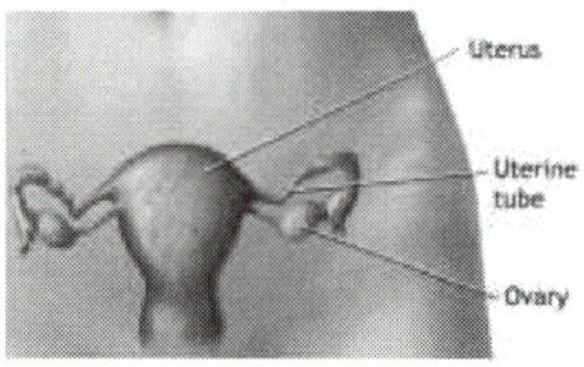

배란기에 반복적으로 발생하는 통증. midcycle pain이라고도 함. 일측성 혹은 양측성이거나, 고정적이거나 일측에서 다른쪽으로 옮겨가거나 하복부 전체가 아픈 양상의 통증. 20-30세의 여성층에서 다발하며 통증기간은 몇 시간에서 1-2일간 지속되기도 하며 때로는 4일간 지속되는 경우도 있다.

생리불순(dysmenorrhea)

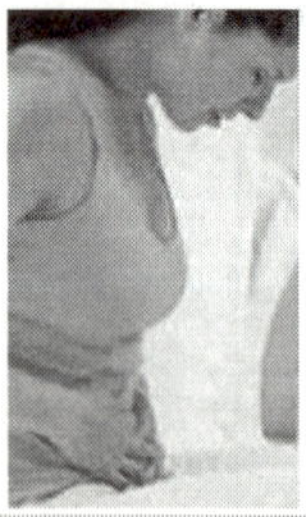

기질적 원인이 없는 경우를 1차성 생리불순 자궁내막증, 자궁 선근종, 자궁근종, 폐쇄성 월경곤란증 등의 기질적 원인으로 인한 경우를 2차성 생리불순이라 한다. 통증은 하복부를 중심으로 허리와 대퇴부까지 방사된다.

직장, 회음부, 외생식기 통증(Pain in the Rectum, Perineum and External Genitalia)	
장골하복신경통 (neuralgia of illiohypogastric, illio-inguinal or genito-femoral nerves) 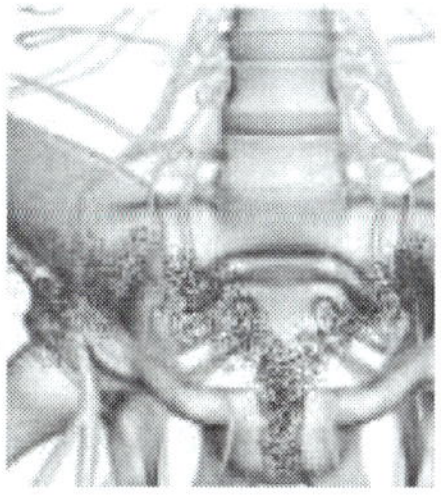	장골하복부나 서혜부의 수술에 기인한 신경손상으로 인하여 발생하는 타는 듯 하거나 칼로 베는 듯 한 또는 신경분포 영역을 따라 방사하는 양상의 통증증후군. 통증은 수술직후 발생하나 드물지 않게 수개월 혹은 수년이 지나서 발생하기도 하며 특별한 외상사나 수술사가 없이 발생하기도 한다. 통증은 치골부위의 정중선을 따라 방사되거나 측둔부쪽으로도 방사된다. 고관절을 강제로 펴거나 기침을 하거나 재채기를 하거나 성교행위 등으로 통증이 심해진다.
천골부위 종양 침습 (tumour infiltration of the sacrum and sacral nerves) 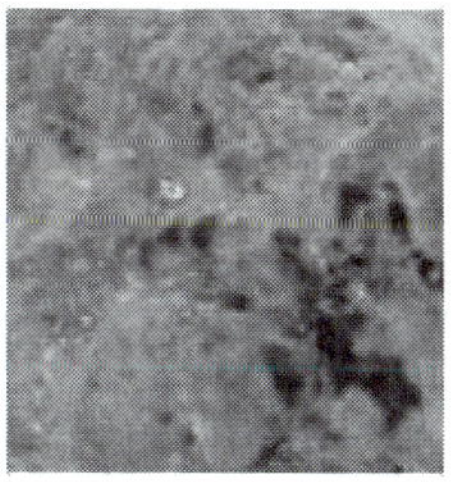	직장과 회음부의 종양으로 인한 천골부위의 타는 듯한 느낌의 박동성을 동반하는 둔한 통증.
심인성 직장, 회음부, 생식기 통증(rectal, perineal and genital pain of psychological origin) 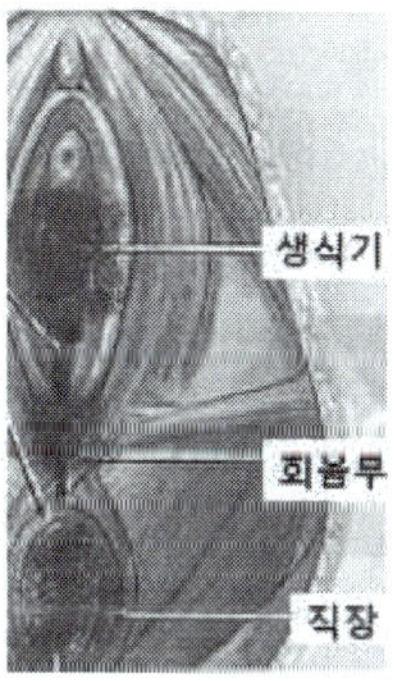	심각한 우울증이나 정신분열증 등 정신신경학적 환자의 약 10%에서 직장, 회음부, 생식기 통증을 느낀다.

등과 허리의 신경학적 통증(Backache and Pain of Neurological Origin in Trunk and Back)

추간판 탈출
(prolapsed intervertebral disc)

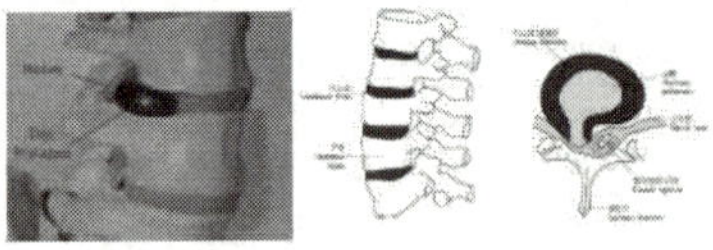

요추 디스크에 퇴행성 변화가 생긴 후 모종의 원인에 의하여 섬유환이 부분 또는 완전 파열됨과 동시에 수핵이 탈출된다. 이 돌출물이 신경근이나 척수를 압박하므로서 산생되는 신경증상을 요추간판 탈출증이라 한다

급성 대상포진
(acute herpes zoster)

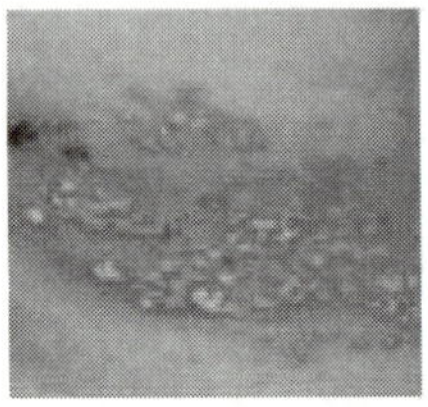

수두 바이러스가 보통 소아기에 수두를 일으킨 뒤 몸속에 잠복상태로 존재하고 있다가 다시 활성화되면서 발생하는 질병. 수일 사이에 피부발진과 특징적인 물집 형태의 증상이 나타나고 국소 통증이 동반된 다. 대상포진은 젊은 사람에서는 드물게 나타나고 대개는 면역력이 떨어지는 60세 이상의 성인에게서 발병한다.

대상포진 후 신경통
(post-herpetic neuralgia)

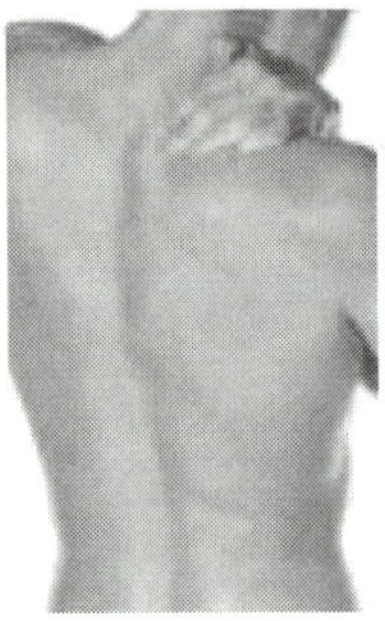

대상포진 후 신경통은 대상포진 후유증으로 대상포진 후에 발생하는 만성 통증 증후군. 급성으로 생긴 피부 발적이 사라져도 통증이 지속되거나 대상포진이 생겼던 부위에 통증이 다시 생길 수 있는데 이러한 경우 대상포진 후 신경통이라고 한다. 나이가 많을수록 발생할 확률이 높으며 수개월에서 수년 동안 지속되며, 통증은 다양하게 나타난다.
주 증상은
① 몸이 타는 듯한 통증
② 전기 감전처럼 짜릿한 통증
③ 벌레가 기어가는 듯한 이상감각
④ 통각과민
⑤ 피부소양감 등이다.

척수내 종양(intraspinal tumour)

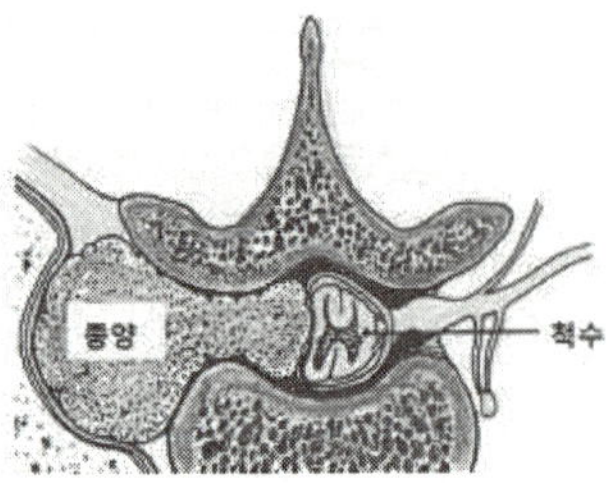

척수와 그 주변조직에서 발생하여 척수나 신경근을 압박하는 종양. 호발부위는 흉추, 요추 · 경추 · 천추의 순이며, 양성 대 악성의 비율운 7:3 정도이며. 악성의 대부분은 유방암 · 전립선암 등에서 전이된 경우기 많다. 증상은 통증으로 시작되어 지각장애 · 운동마비 · 대소변 장애로 진행한다.
성상세포종(Astrocytoma)
뇌질피복세포종(상의세포종, Ependymoma)
신경섬유종(Neurofibroma)
지방종(Lipoma)
유피낭종(Dermoid)
신경아세포종(Neuroblastoma)
혈관모세포종(Hemangioblastoma)

요추골절 (fracture of lumbar vertebrae) 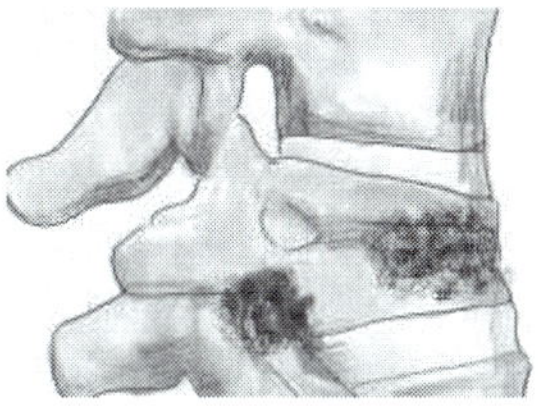	요추골절로 인한 신경근의 압박과 손상성 염증에 의한 통증
경막외 농양(epidural abscess) 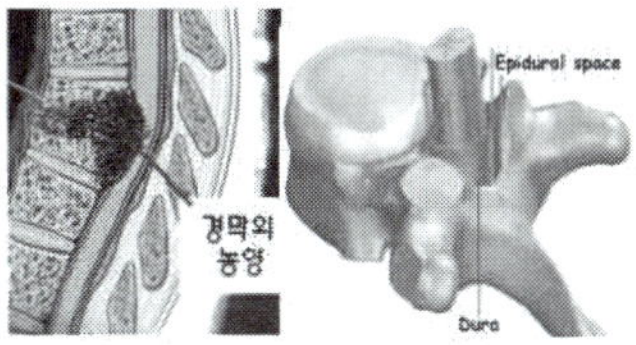	경막외 농양은 두 개와 척추의 뼈와 경막사이에 형성되는 농양을 포함하는 염증으로 드물지만 잠재적으로 생명을 위협하는 조기발견과 즉각적인 처치가 필요한 질환이다.
척추종양(vertebral tumour) 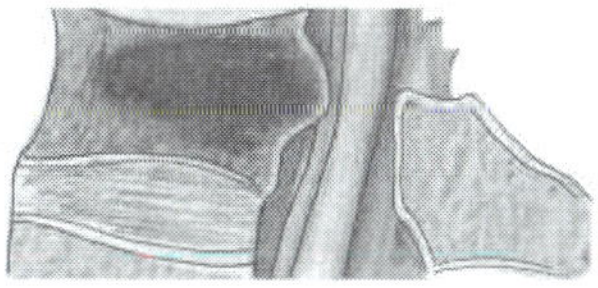	척추추체와 경막외의 종양침습으로 인한 척추중심부와 하 요추부의 방사성 통증. 통증은 둔통이며 앉거나 눕는 동작에 의해서 악화되며 일어서면 완화된다. 기침이나 재채기, 긴장에 의해서 악화된다.
매독(syphilis) 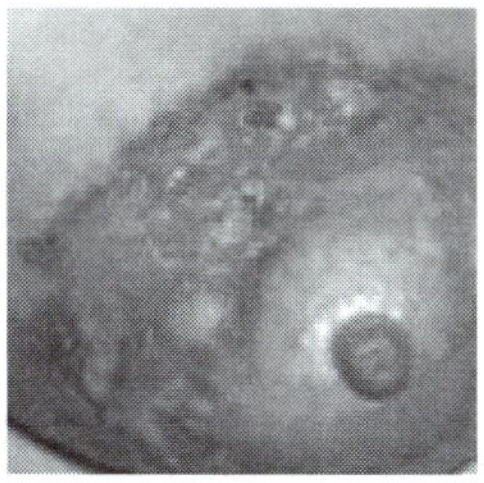	성적피부접촉에 의한 매독균 트레포네마 팔리듐균(Treponema pallidum)에 의한 감염으로 발병한다. 피부궤양은 성기 부위, 질, 항문, 직장 등에 잘 발생하지만 입술, 구강 내에도 발생할 수 있다. 매독균은 임신한 여성에게서 태아로 수직감염 된다. 무통성 궤양이 특징이며 1기 매독의 특징이며 감염 후 10~90일 사이에 발병하여 3~6주후 자연적으로 증상이 사라지며 잠복기로 들어간다. 수주간의 잠복기를 지난 후 발진과 점막병변의 2기 매독이 나타나며 이때 두통, 인후통, 근육통, 체중감소, 발열이 수반되며 특징적으로 눌러도 아프지 않은 림프절 부종이 나타난다. 이후 중추신경계와 내부장기 손상을 일으키는 3기 매독으로 이환된다.
뇌수막염과 지주막염 (meningitis and arachnoiditis) 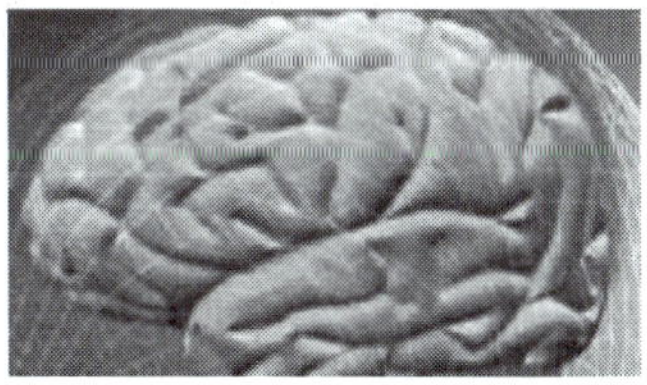	뇌수막은 경질막(dura meter)–지주막(거미막, arachnoid)–연질막(pia meter)의 3개층으로 구성되며 뇌수막염은 지주막과 연질막 사이(지주막하공간, subarachnoid space)의 염증을 말한다. 염증이 발생하는 가장 흔한 원인은 지주막 밑 공간에 바이러스나 세균이 침투하여 발생하는 수막염이다, 뇌수막은 척수로 연장되므로, 보다 정확하게는 뇌척수막이라고 부르기도 한다. 증상은 급성 고열(38도 이상), 두통, 오한이다.

<table>
<tr><td>암성 수막증
(meningeal carcinomatosis)
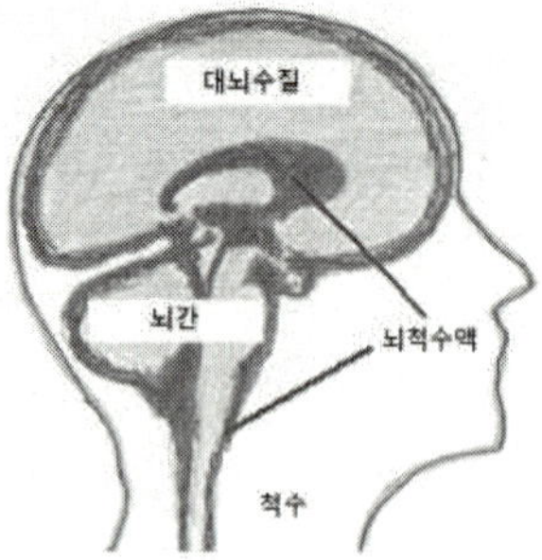
</td><td>수막과 신경근에 침입한 종양에 의해 다리로 방사되는 하요부와 엉덩이의 둔하게 쑤시는 통증. 통증의 정도가 심하며 마목감과 이상감각을 동반한다. 암성수막환자의 2/3 가 요추와 엉덩이의 통증을 호소한다. 암성수막염 환자의 절반이 두통과 정신적 변화를 나타낸다. 환자의 2/3은 물체가 흐리거나 이중으로 보이는 시각장애를 나타낸다.</td></tr>
<tr><td>요천신경총의 종양침습
(tumour infiltration of the lumbosacral plexus)
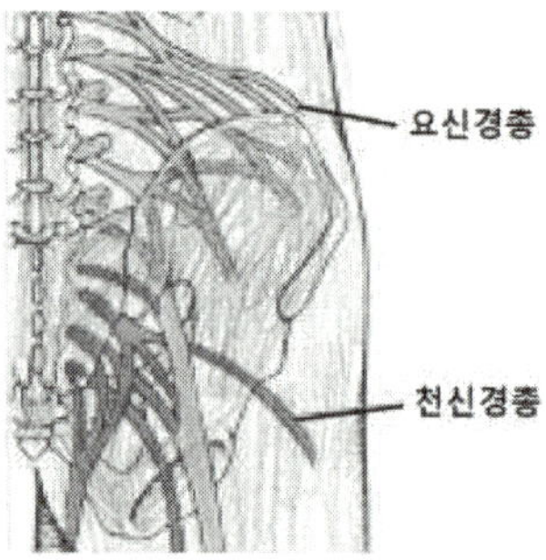
</td><td>요천추주위의 종양의 침습에 의한 하지로 방사되는 요부와 둔부의 점차로 심해지는 통증. 국소통증은 쑤시며 작열감과 압박감을 수반한다. 경련성의 신경총 연관통이 나타난다. 상요추신경총의 침습은 대퇴전면과 사타구니 쪽으로 통증을 생산한다. L5-S1신경총은 대퇴후부에서 뒤꿈치까지 방사통을 나타낸다. 통증은 밤에 더 심해지며 고관절을 움직임으로서 악화된다.</td></tr>
</table>

요배부의 근골격계 통증(Back Pain of the Musculoskeletal Origin)

골자, 골극(osteophyte) 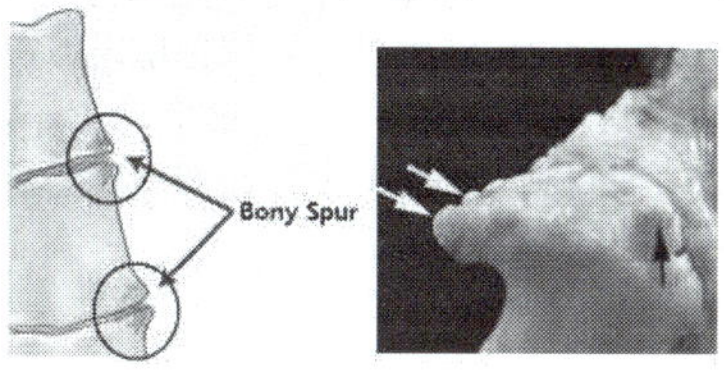 	40세 이상의 중 노년층에 다견되는 증상으로 여성에 비해 남성에 다견되는 골자에 의해 발생되는 증상으로 비대성척추염, 증생성척추염, 척추골성 관절염, 노년성척추염 등으로 불린다. 병정초기에는 요부강경과 산통이 있으며 후기에는 오래 서있거나 앉아있을 수 없음.
요추분리증(lumbar spondylolysis) 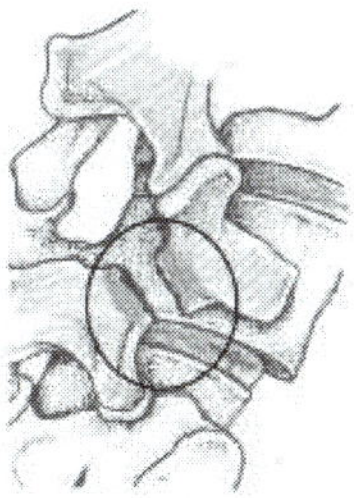	관절 간 협부에 선천적 결함이 있거나 외상이나 과격한 운동(체조, 무술, 축구, 레슬링, 다이빙)으로 생긴 피로 골절 등으로 상관절 돌기와 하관절 돌기 사이에 있는 관절 간의 좁아진 부위(협부)가 분리된 상태. 5번 요추에 가장 많이 발생하며 요통은 손상 시에 급성으로 나타나며 시간이 지남에 따라 차츰 사라진다. 통증의 양상은 깊고 하지로 내려가는 방사통과 간헐성 신경성파행이 나타날 수 있다.
척추협착증(spinal stenosis) 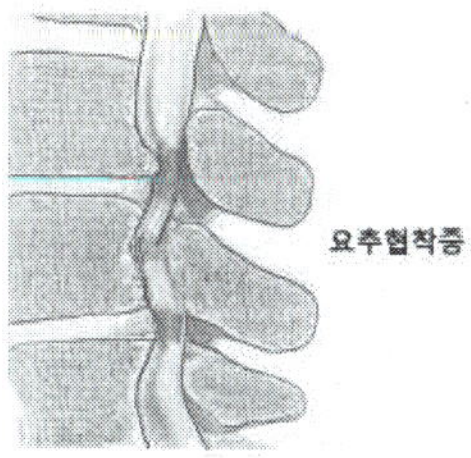 	다양한 원인으로 척추관 자체가 좁아지거나 척추신경이 빠져나오는 추간공이 좁아지는 질환으로 다리에서 발까지 무겁고 운동능력저하와 함께 나타나는 요추부와 엉덩이의 만성적이며 때로는 무척 심해지는 통증. 간헐성 신경성 파행증상이 특징적으로 나타난다.
천추화 또는 요추화(이행분절) [sacralization or lumbarization (transitional vertebra)] 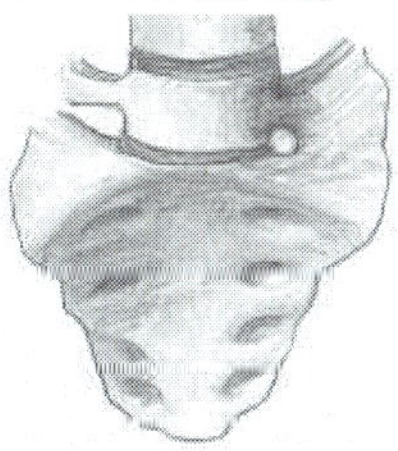	요추의 천추화 또는 요추화된 천추를 말하며 일측의 요추의 횡돌기가 비정상적으로 비대해져 천골과 가관절을 형성하거나 융합된 경우를 말한다. 후관절 굴성이나 추간판탈출증의 원인이 되기도 한다. 일반적으로는 증상이 없으나 때로 확산성 통증을 유발 할 수도 있다.
비정상적 관절면(척추후관절 굴성) [abdominal articular facets (facet tropism)] 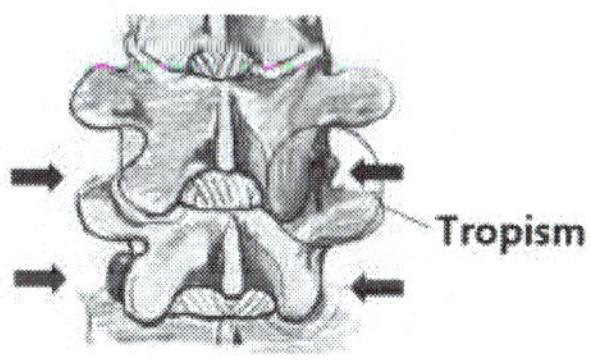 	요추간 또는 요천추간의 후 관절면이 비정상적 각도의 시상면(sagital plane:수평방향단면)을 형성하고 있는 경우를 말함. 이와 같은 비정상적 관절면의 형성은 요추 불안정을 유도하여 관상면(coronal plane: 수직방향단면)으로의 회선 시(rotation)에 디스크의 후방 섬유륜 쪽으로 압력을 가중시켜 추간판 탈출증의 원인이 되기도 한다. 이를 베르토로티 증후군(Bertolotti's syndrome)이라고 한다. 관련 통증의 양상은 정확한 위치를 알기 어려우며 깊고 엉덩이 쪽으로 방사통이 나타날 수도 있다

급성 요추부 염좌 (acute low back strain) 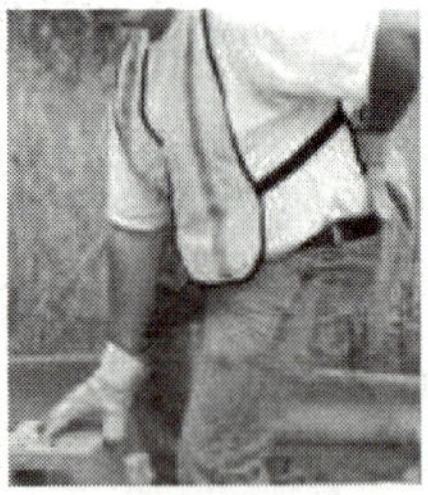	물건을 들거나 하는 등의 갑작스런 하중부하로 인한 요추부의 미미한 외상성 손상에 기인한 급성통증으로 둔한 통증, 쥐어짜는 듯한 통증 또는 칼로 베는 듯한 통증양상을 나타내는 상태. 통증은 엉덩이와 대퇴후측으로 방사된다. 때때로 사타구니나 고환, 경골부위까지 통증이 확산되기도 한다.
반복성 요추 염좌 (recurrent low back strain) 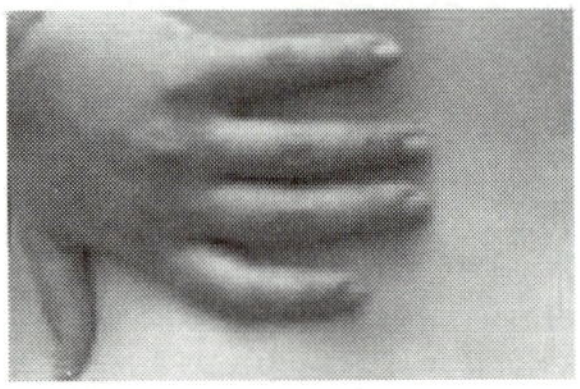	기간 반복되는 부적절한 자세와 움직임 또는 앉거나 서있는 자세와 관련된 약하거나 중등도 강도의 둔한통증 또는 타는 듯한 요추부의 통증. 통증은 요추부와 엉덩이, 대퇴 후측으로 방사되며 드물게는 사타구니나 고환이나 정강이쪽까지 내려간다. 척추의 구조적 불안정으로 추측하고 있으나 정확한 병리기전은 알려져 있지 않다.
외상성, 급성요추통증 (trauma, acute) 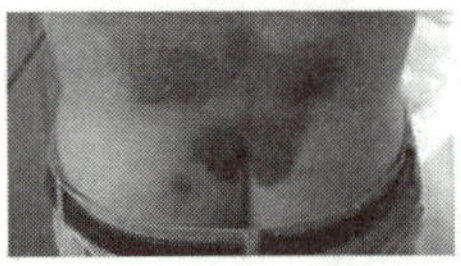 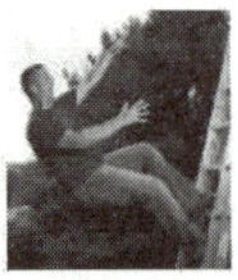	교통사고나 추락 등에 의하여 골절, 탈구, 관절, 인대, 건의 손상등과 관련된 근경련을 동반한 요추부의 통증으로 일반적으로 심한 통증이며 손상의 수위에 따라 옆구리와 다리 쪽으로도 방사된다.
만성 역학적 요통(chronic mechanical low back pain) 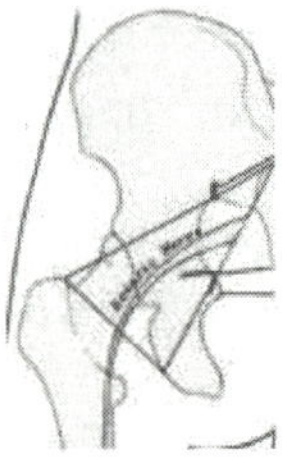	정확한 병인은 알려져 있지 않으며 요추의 구조적 문제로 추정되며 앉거나 서는 동작 또는 굽힌 상태에서 허리를 펴는 등의 자세변환 시 발생하는 요추부의 통증. 통증은 둔하거나 타는 듯 하거나, 쥐어짜듯 하거나 하는 양상이며 옆구리나 엉덩이 다리 복부 쪽으로 방사된다. 때로는 통증이 사타구니나 고환, 회음부, 정강이쪽에 맨 처음 나타나기도 한다.
추간판 탈출 (prolapsed disc lesion) 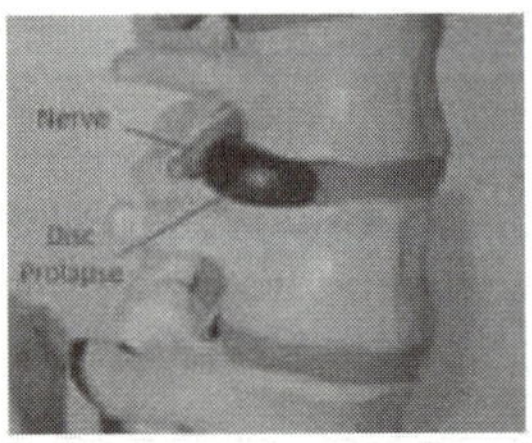	요추디스크에 퇴행성 변화가 생긴 후 급만성 손상에 의하여 디스크섬유환이 부분 또는 완전 파열 됨과 동시에 수핵이 탈출된 상태로서 이 돌출물이 신경근이나 척수(주로 마미신경)를 압박함으로서 산생되는 신경증상을 말함. 요통과 방사통, 운동제한, 척추측만, 마목감등의 감각이상, 환지온도하강, 근육위축 등의 증상이 동반된다.

<table>
<tr>
<td>마미신경 손상
(cauda equina lesion)
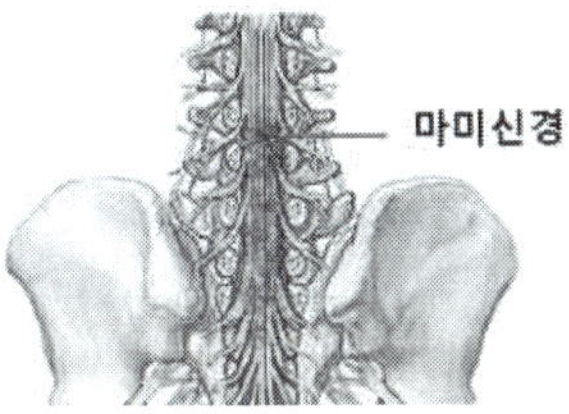
</td>
<td>제2요추 이하의 말의 꼬리를 모양으로 생긴 척수신경근을 미미신경이라하며 추간판 탈출증 또는 종양 등으로 마미신경이 압박받아 산생되는 증상을 마미증후군이라 한다. 방광과 하복신경에 영향을 주므로 각종 감각장애와 운동장애가 발생한다. 소변횟수가 잦아지며 대소변 장애와 발기부전 등. 엉덩이 부위의 따끔거리듯 찌르는 감각이나 감각소실 등이 나타나며 하지근력약화와 감각소실 등이 나타난다. 통증은 요부와 둔부, 회음부와 대퇴부와 종아리에 나타난다. 대소변 장애가 나타나는 경우 비침습적 치료로는 호전을 기대하기 어려우므로 외과적 처치가 우선된다</td>
</tr>
<tr>
<td>강직성 척추염
(ankylosing spodylitis)
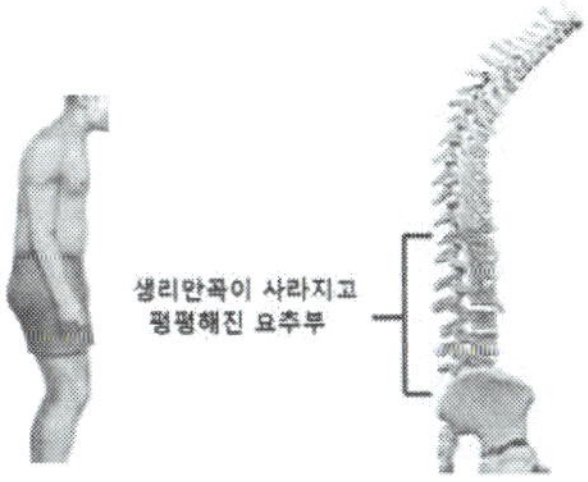
</td>
<td>강직성 척추염은 원인불명의 관절강직을 주 증상으로하는 엉덩이의 천장관절과 척추관절을 특징적으로 침범하는 만성염증성 질환이다. 인대나 힘줄이 뼈에 붙는 부위에 염증이 생기는 골부착부 염증이 특징적이며, 관절 외에도 눈, 위장관계, 폐, 심장, 신장, 전립선 등 다른 장기도 침범할 수 있다. 과거에 이 질환은 남성에게서 주로 발생하는 질환으로 알려져 있었지만, 최근에는 여성 환자의 비율도 증가하고 있다. 강직성 척추염 환자들의 90% 이상에서 HLA-B27이 양성으로 나타나나 건강한 사람의 5%에서도 HLA-B27이 발견되므로 유전적 요인으로만 강직성 척추염의 원인을 모두 설명할 수는 없으며, 세균 감염, 외상, 과로 등의 환경적 요인이 영향을 준다고 생각되고 있다. 20-40대에 주로 발병하며 요추의 천장관절 부위의 염증이 가장 특징적인 소견으로 통증이 3개월 이상 지속된다. 통증양상은 기상 시에 강직감과 함께 심하다가 운동 후 완화된다. 엉덩이 양측에 대칭적 통증이 나타나며 무릎이나 발목, 족저, 족근, 흉골 등에 골부착염의 증상이 나타난다. 척추통증이 주 증상이나 척추 증상 없이 기타 부위의 통증이 초기증상으로 나타날 수도 있다. 적절한 운동으로 척추의 유연성을 유지하는 것이 가장 중요하다.</td>
</tr>
<tr>
<td>요방형근 증후군
(quadratus lumborum syndrome)
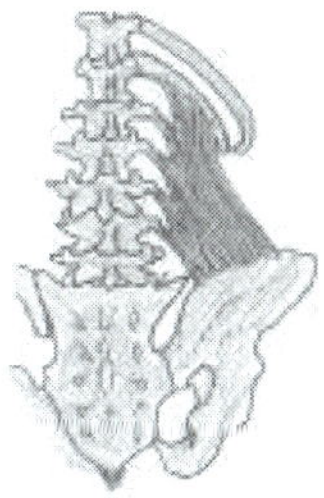</td>
<td>요부방형근의 심부나 표재조직으로부터 유발되는 둔한 통증. 통증은 자세나 움직임과 관련되어 나타난다. 옆구리 통증(stitch in the side)으로 표현되기도 한다. 걸을 때, 침대에서 몸을 비틀 때나 허리를 구부릴 때, 의자에서 일어날 때. 숨을 깊이 들어마실 때 통증이 나타나며, 휴식을 취할 때 통증이 더 심해지기도 한다.</td>
</tr>
<tr>
<td>엉덩이 증후군(gliteal syndrome)
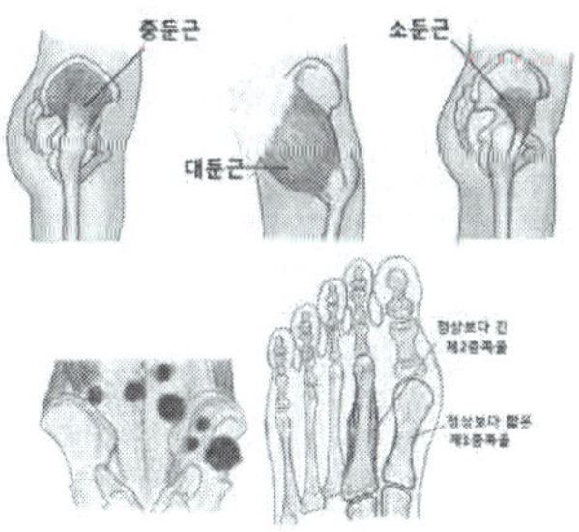
</td>
<td>대둔근, 중둔근, 소둔근의 3개 둔부근육 중 하나에 있는 발통점으로부터 나타나는 근막통. 관련 근육에 따라 나타나는 증상의 양상이 다르다.
① 대둔근 연관통: 엉덩이와 미골의 어느부위에도 나타날 수 있다.
② 중둔근 연관통: 천추골 내측, 장골능 측면, 엉덩이아래쪽과 대퇴후측상부. 가끔 종아리까지 통증이 내려 감. 기성 좌골 신경통의 양상을 띔.
③ 소둔근 연관통: 엉덩이 아래쪽과 대퇴후측 그리고 드물게 종아리까지 나타난다.
④ 중족골증후군(metatarsalgia: due to long second and short first metartasal bone)에 의하여 악화되며 고착화된다. 이러한 발가락의 형태는 엉덩이근육에 영향을 주며 특히 중둔근에 영향이 크다.</td>
</tr>
</table>

내장 기인성 요배부 통증(Back pain of Visceral Origin)

직장 종양
(carcinoma of the rectum)

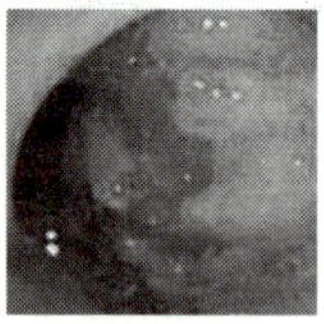

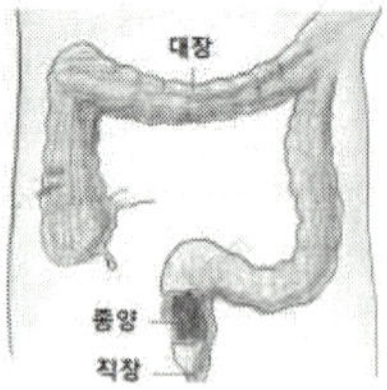

직장의 악성종양으로 인한 통증. 주로 직장 S상 결장의 병소로 인하여 하복부와 회음부위에 통증이 발생한다. 선진국의 중년층 이상에서 발생하는 가장 보편적인 질환이나 드물게 청년층이나 아동에게서도 발생한다. 배변습관변화와 철결핍성 빈혈과도 연관되어 있다. 통증의 가장 큰 원인은 복창으로 인한 정체와 연관되어 있으며 드물게 장벽의 미란이 원인이 된다. 통증은 영구적이며 지속성이다

신경기인성 발과 다리의 통증(Local syndromes in the Leg or Foot Pain of Neurological Origin)

족부대퇴 피신경증(lateral femoral cutaneous neuropathy)

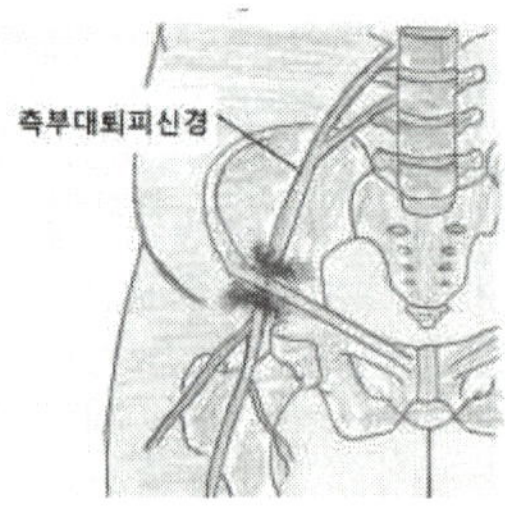

측부대퇴피신경의 신경분포구역의 감각감퇴와 이상감각. 중년의 나이와 남성유병률이 약간 더 높으며 비만, 임신, 서혜부 외상, 당뇨 등과 연관되어 있다. 대퇴 전측상부의 타는 듯하며 따끔거리고 쑤시는 통증과 마목감과 감각과민 또는 모호한 불편감등의 이상감각이 나타난다. 때때로 측부대퇴신경이 서혜인대 아래의 장골근막부위를 통과함으로서 통증이 나타난다.

폐쇄 신경통(obtulator neuralgia)

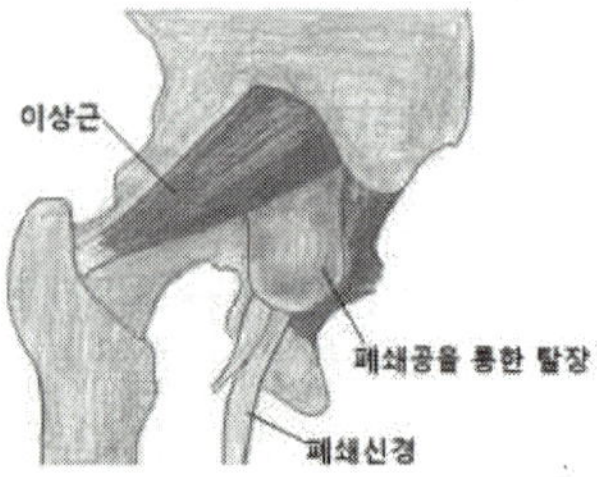

폐쇄신경 분포구역을 따라 사타구니와 대퇴내측에서 무릎까지 나타나는 단측성의 통증. 대퇴내측의 감각상실과 대퇴외전근의 약화와 위축을 동반하며 적절히 처치하지 않을 경우 증상이 영구적으로 남는다. 패쇄 탈장이 있을 경우 복내압의 증가에 따라 통증이 증가하며 치골염이 있을 경우 걷거나 엉덩이의 움직임에 의하여 관련 통증이 증가한다. 폐쇄관을 따라 압통이 있다.

대퇴 신경통(femoral neuralgia)

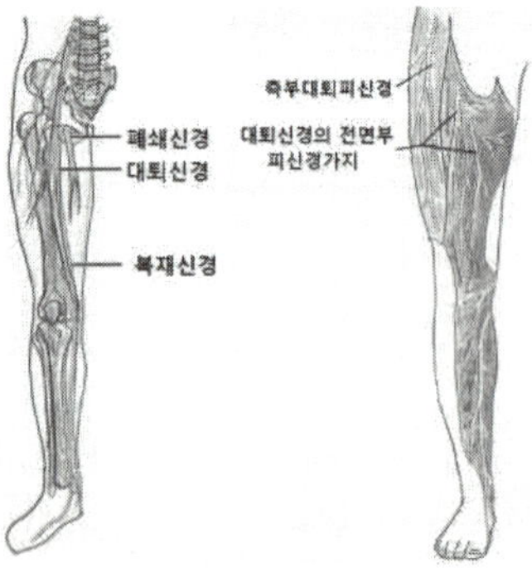

대퇴부탈장(femoral hernia)과 복재신경(saphenous nerve) 손상에 의한 대퇴신경분포구역인 대퇴전면부와 다리와 발의 내측의 지속적인 쑤시는 통증. 대퇴사두근과 봉공근 그리고 관련 고관절 굴곡근의 약화와 감각상실을 동반한다. 대퇴부 탈장으로 인한 경우에는 복내압 증가에 따라 통증이 증가하며 복재신경 손상에 의한 경우에는 국소통증과 함께 무릎과 다리의 감각상실이 발생한다.

<table>
<tr><td>좌골 신경통(sciatica neuralgia)
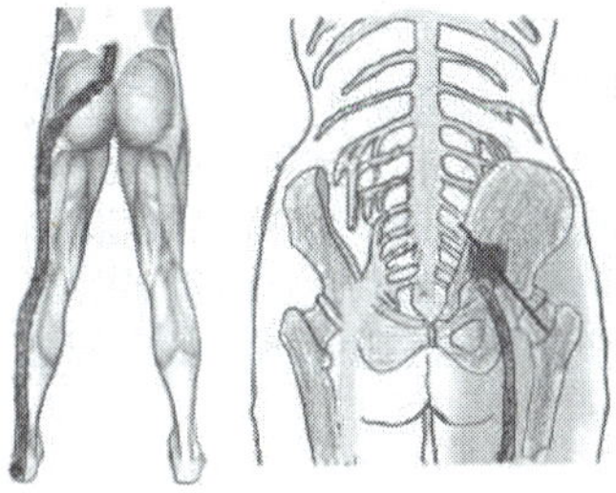</td><td>좌골신경은 L4,L5,S1,S2,S3의 신경근이 엉덩이에서 합쳐져 인체에서 가장 굵은 신경이 된다. 통증의 구체적 원인은 알려져 있지 않으며 주로 이상근에 의한 좌골신경의 압박으로 각종 신경증상이 발생한다. 근육의 약화와 위축 반사반응 및 감각상실 등이 발생한다. 찌르는 듯한 만성 통증과 함께 신경손상부위의 압통이 나타난다. 복압증가(재채기, 기침)시 둔부통과 좌골신경 방사통이 증가한다.</td></tr>
<tr><td>발가락사이의 신경통(중족골 통증)[interdigital neuralgia of the foot(Morton's metatarsalgia)]
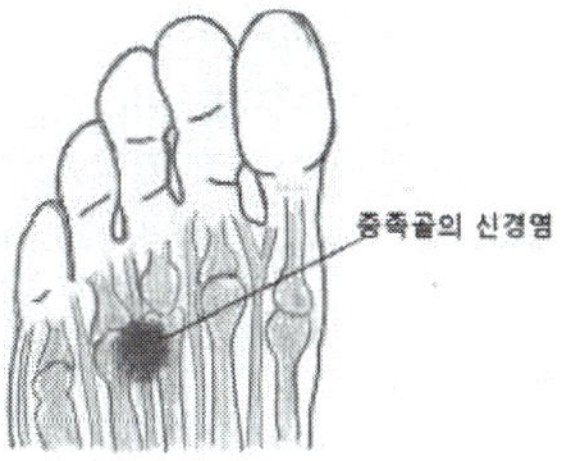
</td><td>발가락 사이의 신경과 횡형 중족골간 인대의 압박 또는 신경종에 의하여 발생하며 제 3번과 4번 중족골두에 생기는 가끔 찌르는 듯하며 쑤시는 통증으로 운동하거나 밤에 심해지며 통증은 걷거나 하중부하에 의해 심해지고 휴식 후 사라진다. 중족골두 촉지시 국소압통이 생긴다. 인접 발가락의 표면에 감각저하가 생긴다.</td></tr>
<tr><td>주사후 통증(injection neuropathy)
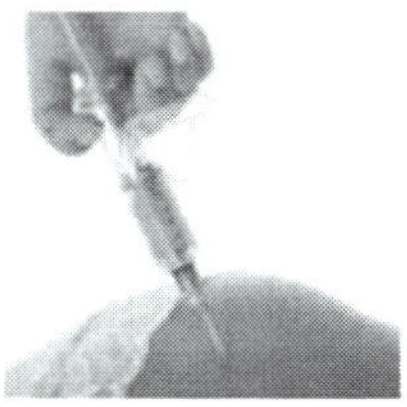</td><td>둔부근육주사에 의한 좌골신경 손상성 통증</td></tr>
<tr><td>다리통증 및 발가락운동 증후군 (painfullegs and moving toes)
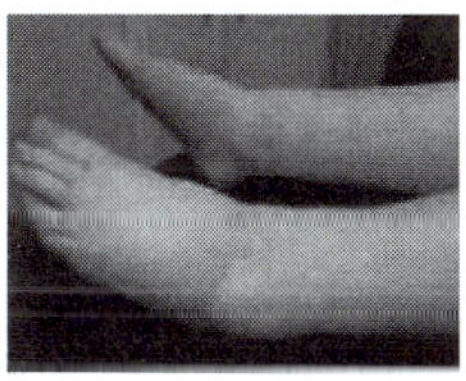</td><td>원인불명의 신경을 갉아먹는 듯한, 쑤시고, 뒤틀리는 다리의 통증과 자신의 의사와 관계없이 움직이는 발가락이 주 증상인 질병. 통증과 발가락의 움직임과는 역학적 연관성이 나타나지 않는다. 말초신경근이나 척수의 병변이 관찰되나 병리기전은 알려져 있지 않다.</td></tr>
<tr><td>고관절 전이성 질환 (metastatic disease)
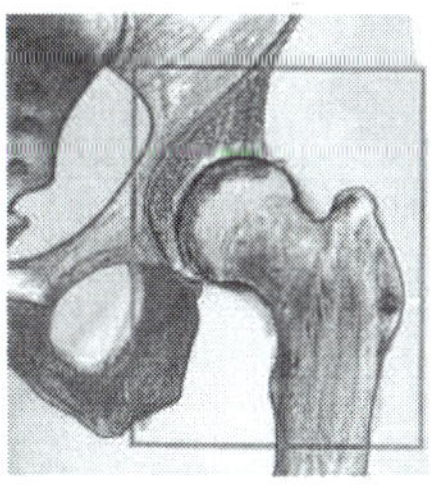</td><td>관골구와 대퇴골두 등 뼈의 종양 침습에 의한 서혜부와 대퇴골내전자를 포함한 고관절과 대퇴부위의 통증. 엉덩이와 대퇴내측과 무릎으로 방사되고 쑤시는 박동성의 통증. 통증은 고관절의 움직임에 의해서 심해지며 하중부하에 의하여 특별히 더 심해진다.</td></tr>
</table>

둔부, 대퇴의 근골격계 통증증후군(Pain Syndromes of Hip and Thigh of Musculoskeletal Origin)	
좌골 점액낭염(ischial bursitis) 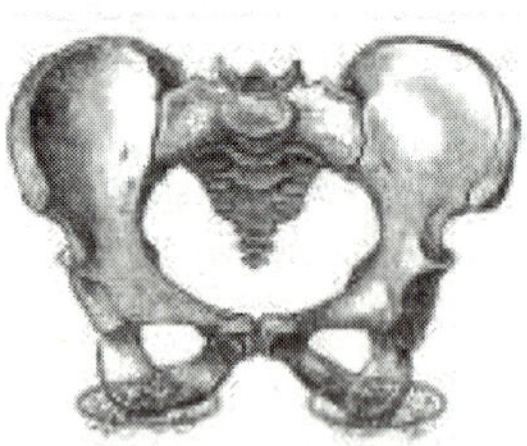	흔하지 않은 증상으로 좌골 점액낭의 염증으로 인한 강하고 날카롭고 쑤시는 엉덩이 부위의 통증으로 앉거나 누우면 심해진다. 좌골 신경부위를 따라 통증이 나타나기도 하며 강직성척추염이나 류마치스관절염 또는 라이터증후군(Reiter's syndrome)과 같은 질환의 이차성 증후로 나타나기도 한다. 통증은 수주에서 수개월간 계속된다. 좌골결절부위의 심부 압통이 있다
대퇴골 대전자 점액낭염 (trochanteric bursitis) 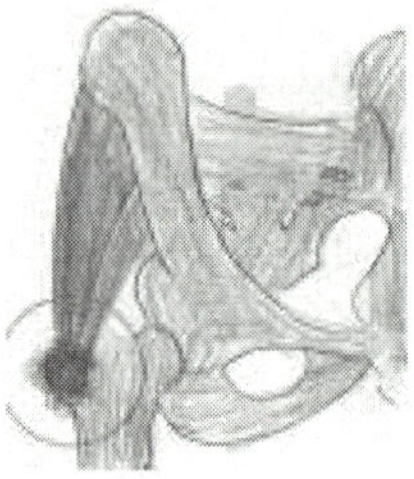	반복적 손상이나 류마치스 관절염에 의한 대퇴골 대전자 활액낭의 염증으로 무릎까지 방사되기도 하는 엉덩이와 대퇴상측부의 통증으로 40세 이상에서 발견되는 상견질환이다. 환측으로 잠을 잘 수 없으며 약간의 엉덩이의 뻣뻣한 느낌이 동반되기도 하나 움직이면 곧 사라진다. 무릎을 편 상태에서 등을 굽혔다 펼 경우와 계단을 오를 때 통증이 심해진다. 통상적으로 대퇴골 대전자의 후상부 2.54cm에 압통이 있다.
고관절염(osteoarthritis of the hip) 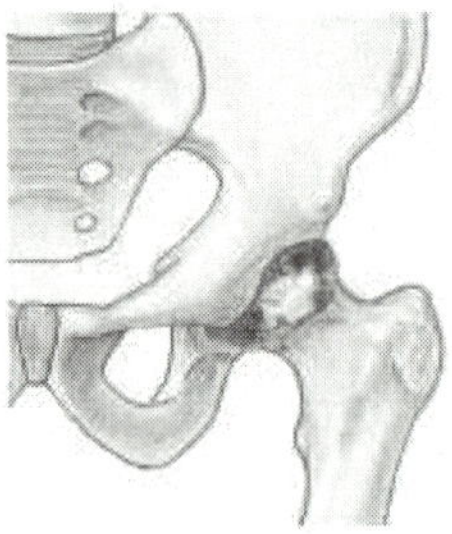	고관절의 퇴행성 골관절염에 의한 통증으로 때로는 서혜부의 심부 압통과 엉덩이와 대퇴부의 통증을 동반한다. 고관절의 움직임에 의하여 통증이 발생하며 이러한 이유로 고관절의 운동범위가 차츰 줄어든다.

다리의 근골격계 증후군(Musculoskeletal Syndromes of the leg)

척추 협착증(spinal stenosis)

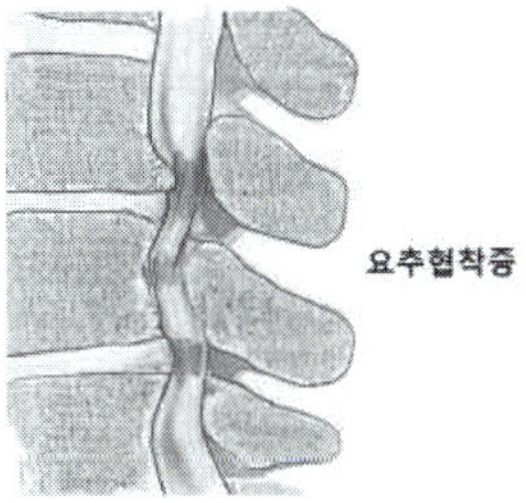

다양한 원인으로 척추관 자체가 좁아지거나 척추신경이 빠져나오는 추간공이 좁아지는 질환으로 다리에서 발까지 무겁고 운동능력저하와 함께 나타나는 요추부와 엉덩이 의 만성적이며 때로는 무척 심해지는 통증. 간헐성 신경성 파행증상이 특징적으로 나타난다.

슬관절염
(osteoarthritis of the knee)

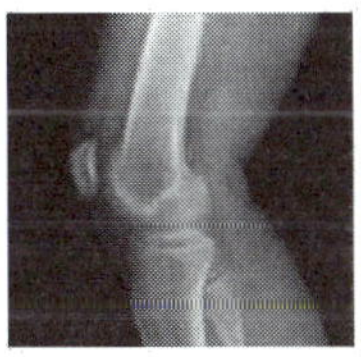

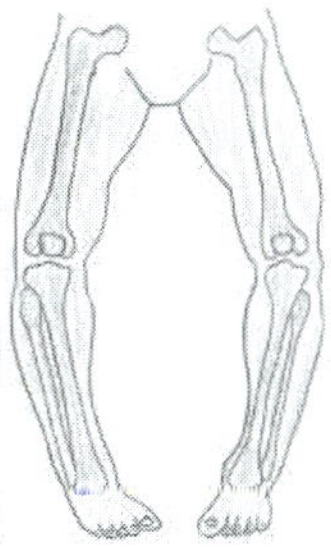

주로 55세 이상에서 발생하는 무릎관절의 퇴행성 변화에 의한 통증. 전신증상은 없으며 활동에 의해 심해지며 저녁에 잠자기 전 더욱 통증이 심해짐. 부종 및 슬관절의 내반슬(bowleg) 변형이 일어난다.

야간 경련(night cramps)

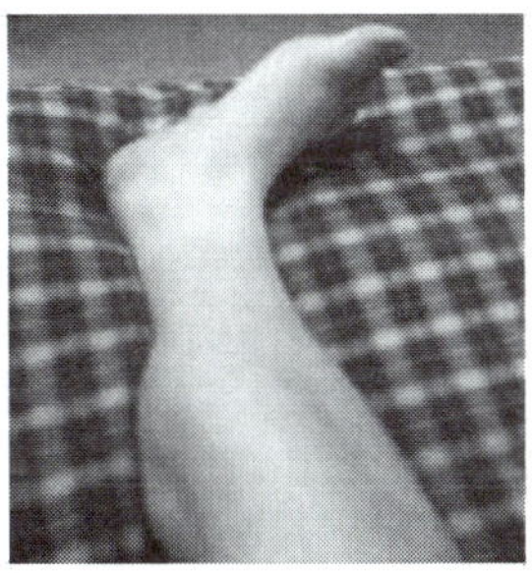

야간 수면 중이나 수면 전에 종아리에서 발생하는 심한 경련성 통증으로 주기성 군집성으로 나타난다. 노인이나 아동에게 주로 나타나나 전 연령층에서 발병한다. 콘크리트 바닥에 서있거나 걸음으로서 통증이 악화되며 무릎이나 발목의 갑작스런 배측 굴곡에 의하여 증상이 발현된다. 걷거나 다리운동 또는 다리를 들어 올리거나 종아리신전에 의하여 통증이 감경된다. Vit E의 섭취도 도움이 된다.

족저 근막염(plantar facilities)

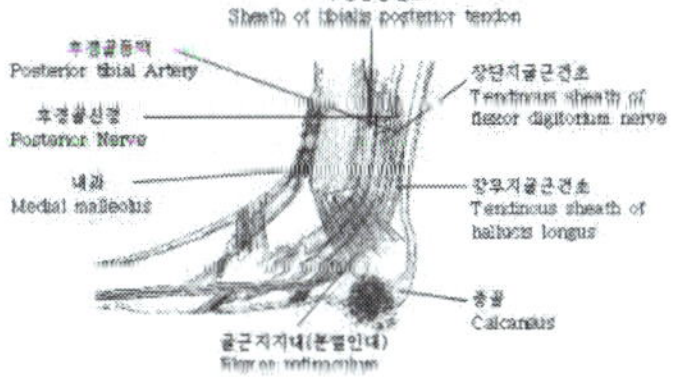

족저건막의 염증에 의한 발의 통증. 아침에 기상 후 걷기 시작할 때 통증이 가장 심하며 걸을 때마다 발뒤꿈치에 찌르고 타는 듯한 통증이 나타남. 만성의 경우 종골부위에 골자(osteophyte)가 나타나기도 함.

Chapter
V

만성통증의 동양의학적 분류

동양의학의 통증 분류(Classification of pain in the traditional chinese medicine)

Classification	Nature of pain	Aetiology
터질듯한 통증 (distending pain)	severe distension, mild pain and moving from place to place	기의 정체(qi stagnation)
찌르는 통증 (pricking pain)	pricking pain, sharp in nature and fixed	혈의 정체(stagnation of blood)
무거운 통증 (weighty pain)	pain with a heavy sensation	습의 정체(damp blocking)
경련성 통증 (colicky pain)	colicky pain	담석과 같은 유형물에 의한 기의 정체 (abrupt obstruction of the qi by substantial pathogenic factors)
땡기는 통증 (pulling pain)	spasmodic in nature and short in duration	간장애(disorders of the liver)
타는듯한 통증 (burning pain)	pain with a burning sensation and preference for coolness often occurs in the hypochondriac regions on both sides epigastric regions	실열이나 음허 (Invasion of the collaterals by pathogenic fire and heat or yin deficiency)
차가운 통증 (cold pain)	pain with a cold sensation and preference for warmth often occurs in the head, lumbar, epigastric and abdominal regions	열부족, 한기에 의한 통증 (caused by pathogenic cold blocking the collaterals or lack of warmth and nourishment in the internal organs and channels due to deficiency of energy)
둔한 통증 (dull pain)	pain is not severe. It is bearable lingering and may last for a long time	허증 (cold syndromes of deficiency type)
텅빈듯한 통증 (hollow pain)	pain with a hollow sensation	혈허 (caused by deficiency of blood leading to empties of vessels)

통증의 성질에 의한 동양의학적 분류(한글로 번역할 경우 내용이 너무 길어져 원문으로 기술함)

脹痛(창통)	肝鬱氣滯, 肝陽上亢, 感受風熱, 痰食內停
刺痛(자통)	瘀血阻滯, 濕熱蘊積, 火熱熏灼 及 寒熱外感
冷痛(냉통)	寒邪凝滯, 陽氣虛衰
灼痛(작통)	瘀血阻滯, 濕熱蘊積, 火熱熏灼 及 寒熱外感
絞痛(교통)	砂石阻滯, 瘀血阻絡, 蛔蟲穿搖
掣痛(체통)	抽掣感, 痰飮, 瘀血
割痛(할통)	疼痛如 刀割般, 熱灼, 瘀血阻滯
急痛(급통)	拘急, 攣急感. 寒邪阻滯, 經脈拘攣
牽引痛(견인통)	一處疼痛直接引達另一處, 牽引到較遠的部位, 牽引痛程度輕
放射痛(방사통)	一處疼痛放射到另一處, 向外擴散, 放散到隣近組織, 放射痛程度重
游走痛(유주통)	游走不定, 行痺, 氣機鬱滯
痠痛(산통)	酸楚不適感, 濕著肌表, 氣血不足, 瘀滯, 精氣虧損
緊痛(긴통)	緊束之感
重痛(중통)	痛有沉重 或 重着之感, 濕邪困阻
隱痛(은통)	時隱時現, 陰血虧損, 陽氣不足⇒經脈失養
錦痛(금통)	錦錦不休, 持續不斷 陽氣虛衰
空痛(공통)	空虛感
墜痛(추통)	下墜感, 肝鬱氣滯, 中氣下陷
懸痛(현통)	懸弔感. 痰,癖之氣內注所致, 多見于胸脇部
鈍痛(둔통)	疼痛不甚, 有厚鈍, 遲鈍感. 風寒濕痺, 瘀血之輕証
劈痛(벽통)	刀劈斧砍
麻痛(마통)	痲木感. 痰, 濕
辣痛(랄통)	辛辣感
澁痛(삽통)	澀滯, 乾澁感. 火熱
煩痛(번통)	煩熱感. 陰血虧損, 邪氣乘侵
滿痛(만통)	滿脹疼痛
乾痛(건통)	乾燥疼痛
跳痛(도통)	跳動感. 瘡瘍

통증의 성질에 의한 동양의학적 분류

1. 脹痛(창통)	肝鬱氣滯, 肝陽上亢, 感受風熱, 痰食內停
頭部	肝陽上亢, 肝火上炎, 感受風熱
胃脘	肝氣犯胃, 飮食停滯
小腹	濕熱下注
脇肋	肝鬱氣滯, 痰飮內停
胸部	肝氣鬱結, 熱邪壅閉
腰部	氣機鬱滯, 濕熱下注
乳房	肝鬱氣滯, 痰氣閉阻
牙齒	感受風熱, 胃火上攻
睛珠	肝陽上亢, 肝火上冲, 痰濕上逆, 多見于 綠內障

2. 刺痛(자통)	瘀血阻滯, 濕熱蘊積, 火熱熏灼 及 寒熱外感
目部	心肝火毒
莖中	心經火熱下移于小腸
小腹	濕熱下注, 砂石阻滯
咽喉	外感風熱, 風寒, 濕熱上攻, 鬱火結于咽喉

3. 冷痛(냉통)	寒邪凝滯, 陽氣虛衰
胃脘	寒邪犯胃, 脾胃虛寒
大腹	外寒直中, 脾腎陽虛
小腹	腎陽虛衰
少腹	寒滯肝脉
腰部	寒濕下注
四肢	痛痺, 脾腎陽衰, 陰寒內盛
陰股	寒濕侵淫

4. 灼痛(작통)	鬱熱內蘊, 痰熱內阻, 濕熱蘊積 및 陰虛火旺
面部	痰熱閉阻
舌頭	臟腑實熱, 陰虛火旺
胃脘	肝胃鬱熱
陰部	肝經濕熱下注
指或趾	灼痛難忍者, 爲火毒蘊結 – 脫疽

5. 絞痛(교통)	砂石阻滯, 瘀血阻絡, 蛔蟲穿搖
腰部 或 小腹部	砂石阻滯, 石淋
胸部	心血瘀阻之 眞心痛
莖中	瘀血阻滯
腹中	蛔蟲內搖, 蛔蟲性腸梗阻

6. 掣痛(련통)	抽掣感, 痰飮, 瘀血
面部	寒痰阻絡
耳內	氣血瘀阻
陰股	寒濕侵淫
骨節体痛	風濕外侵 – 甘草附子湯

7. 割痛(할통)	疼痛如 刀割般, 熱灼, 瘀血阻滯
面部	痰熱閉阻
胸部	心血瘀阻
陰部	濕熱壅滯, 氣血閉阻

8. 急痛(급통)	拘急, 攣急感. 寒邪阻滯, 經脉拘攣
大腹	寒邪內積
小腹	砂石阻滯, 下焦蓄血, 腎陽虛衰
小腿	寒濕, 濕熱, 阻于經脉, 熱邪傷津, 絡脉失養

9. 牽引痛(견인통)	一處疼痛直接引達另一處, 牽引到較遠的部位, 牽引痛程度輕
頭痛牽連項背	風寒中于足太陽經
牙痛牽引頭腦	胃火上攻
或連及脣舌頰腮	
肩痛連及臂, 背	痺証
面痛連及頭角	肝火上犯
胸痛連及兩脇	結胸
脇痛牽連胃脘	肝鬱氣滯
下引少腹, 陰氣	寒滯肝脉
少腹痛連睾丸	寒滯肝脉
腰痛牽連背	寒濕侵犯太陽, 腎精虧損
連脊疼痛	寒濕侵犯少陰經

10. 放射痛(방사통)	一處疼痛放射到另一處, 向外擴散, 放散到隣近組織, 放射痛程度重
胸痛極烈, 向肩臂放射	胸陽不振, 痰濁內阻
左側胸部極痛,向肩部或 左臂內側放射	心血瘀阻, 見于 眞心痛
小腹部有放射性疼痛	砂石阻滯
※ 扭傷性頸項痛, 亦常向背部放射	

11. 游走痛(유주통)	游走不定, 行痺, 氣機鬱滯
四肢, 肩部游走	行痺
脇腹	氣機鬱滯

12. 痠痛(산통)	酸楚不適感, 濕著肌表, 氣血不足, 瘀滯, 精氣虧損
全身	濕著肌表
四肢	風濕留著, 氣血虛弱
臂部	痰濕留注
背部	氣血瘀滯
腰部	寒濕下注, 腎精虧損

13. 緊痛(긴통)	緊束之感
頭部	外感風寒

14. 重痛(중통)	痛有沉重 或 重着之感, 濕邪困阻
頭部, 如物蒙裹	濕邪上蒙, 困阻頭竅
腰部, 如系重物	寒濕困阻
四肢	少陰虛衰, 水氣不和 – 眞武湯

15. 隱痛(은통)	時隱時現, 陰血虧損, 陽氣不足⇒經脉失養
頭部	陰血虧損
胸部	心氣虛弱
脇部	肝陰不足
胃脘部	胃陰不足, 脾胃陽虛
牙齒	虛火上搖, 氣血虧虛
肩,腰	風寒濕痺之 輕証

16. 錦痛(금통)	錦錦不休, 持續不斷 陽氣虛衰
頭痛	中氣虛弱, 淸陽不升
腹痛	脾陽虛衰, 臟腑失煦
腰痛	腎氣虛衰, 肌部失充

17. 空痛(공통)	空虛感
頭部	腎精虧虛, 中氣衰弱

18. 墜痛(추통)	下墜感, 肝鬱氣滯, 中氣下陷
小腹	氣機鬱滯, 中氣下陷
少腹牽引睾丸下墜疼痛	寒凝肝脉
一側睾丸墜脹疼痛	肝鬱氣滯(偏墜疝)

19. 懸痛(현통)	懸弔感. 痰,癖之氣內注所致, 多見于胸脇部
胸部	心氣虛弱, 痰濁內停 – 胸痺
脇部	癖氣流注脇肋 – 懸痺

20. 鈍痛(둔통)	疼痛不甚, 有厚鈍, 遲鈍感. 風寒濕痺, 瘀血之輕証
腰, 肩	寒濕腰痛, 風寒肩痛 및 瘀血 初期者

21. 劈痛(벽통)	刀劈斧砍.
頭部	火毒蘊結 – 瘟疫

22. 麻痛(마통)	麻木感. 痰, 濕
舌頭	痰火上攻
兩側陰股疼痛麻木	濕熱浸淫
胃脘	肝胃鬱熱

23. 辣痛(랄통)	辛辣感
舌頭	肺火熏灼
胃脘	肝胃鬱熱

24. 澁痛(삽통)	澀滯, 乾澁感. 火熱
尿道	濕熱下注, 下焦瘀血, 肝鬱氣滯
眼部	外感風熱, 或 肝火上攻

25. 煩痛(번통)	煩熱感. 陰血虧損, 邪氣乘侵
四肢骨節	風濕留着關節, 氣血凝澁
胃脘	陰津虧損, 胃絡失濡

26. 滿痛(만통)	滿脹疼痛
腹部	燥屎內結 – 陽明腑實証
脇下滿痛	肝氣鬱滯, 或 土壅木鬱
心下至少腹硬滿疼痛不可近	大結胸証

27. 乾痛(건통)	乾燥疼痛
咽喉部	陰虛火旺, 氣陰兩虛

28. 跳痛(도통)	跳動感. 瘡瘍
瘡瘍有跳痛	熱盛肉腐(化膿)
耳內	外感風熱邪毒, 或 肝膽熱毒上攻

Chapter Ⅵ

다양한 동양의 대체요법

내용이 너무 광범위하여 간략한 소개만을 기술함

대체의학(Alternative therapy)

현대 의학적 접근법을 제외한 모든 치료법이나 예방법을 통틀어서 일컫는 말로 민간요법, 한의학, 건강식품, 기공, 요가, 단식요법, 척추요법, 환경요법 등이 모두 대체의학에 속한다.

서구의 대체의학

서구에서 대체의학은 오랫동안 동양사상에 바탕을 둔 사이비 의술로 취급되어 왔으나, 1972년 미국 닉슨대통령의 중국 방문 시 마취 약재 없이 침으로 마취하여 뇌수술을 하는 장면을 참관하게 된 것이 서구사회가 동양의학에 관심을 갖게 된 계기가 되었으며 90년대 들어서는 현대의학의 한계를 극복하는 대안의학으로 연구되기 시작하였다.

미국에서는 1991년 미(美) 국립보건원(National Institutes of Health; NIH) 산하에 대체의학실(Office of Alternative Medicine; OAM)이 설립되었다.

미국 국립보건원에서 지정하는 대체의학의 분야는 다음과 같이 일곱 가지이다

① 심신 치료법(Mind-Body Interventions): 최면, 바이오피드백, 명상, 요가, 기공, 이완요법 등
② 생체전자기장 치료법(Bio-electro-magnetics Applications in Medicine): 경피 신경자극 등
③ 체계를 갖춘 대체의학(Alternative Systems of Medical Practice): 중국의학, 인도의학, 동종요법 등
④ 손을 사용하는 치료법(각종 도수치료, Manual Healing Methods): 마사지, 지압, 경혈마사지, 카이로프랙틱 등)
⑤ 약물 치료법(Pharmacological and Biological Treatments): 상어연골제품, 벌침[봉독] 등
⑥ 약초 치료법(Herbal Medicine): 인삼, 식물 추출물, 한약재 등
⑦ 식이와 영양 요법(Diet and Nutrition in the Prevention and Treatment): 영양 및 다이어트요법

우리나라의 대체의학

우리나라의 대체요법관련 종사자 중에는 한의사를 비롯한 다수의 의료관련 인력도 있지만 대부분이 전문적 의학 지식이 없는 구성원들로서 이들의 체계적 교육이 필요한 실정이다.

이상과 같은 대체의학이라고 일컬어지는 대부분은 그 사상적 배경과 치료 방법이 동양의학에 기초를 두고 있다.

서구의 대체의학은 대부분 동양의학을 수입하여 개량한 것이거나, 동양의학의 원리에서 발상법을 얻은 것들이다.

국내 제도권의 대체의학은 자생의학을 발전시킨 것이라기보다는 구미의 것을 다시 수입한 것이 대부분이며, 예로서 중국의 추나 요법에서 파생된 서양의 카이로프랙틱(chiropractic), 중국의 송침요법에서 파생된 IMS(internal muscular stimulation), 중국의 정체관념에서 발전된 홍채학(Iridology), 수지침 등을 들 수 있다.

1 침구요법鍼灸療法 (Acupunture)

(1) 한구침법限區針法

침을 놓는 부위에 따라 구분. 전통의학의 정체관념整體觀念에서 그 원리를 찾을 수 있음.

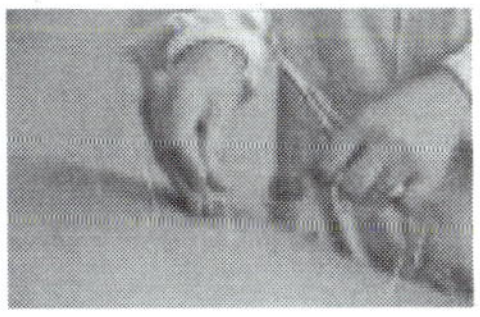

체침요법體針療法

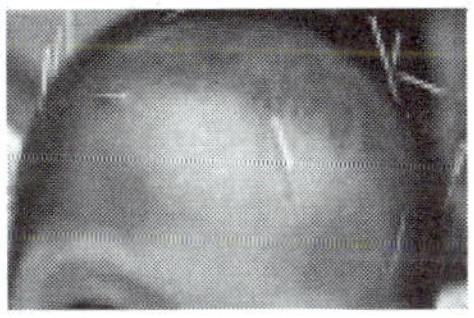

두침요법頭針療法

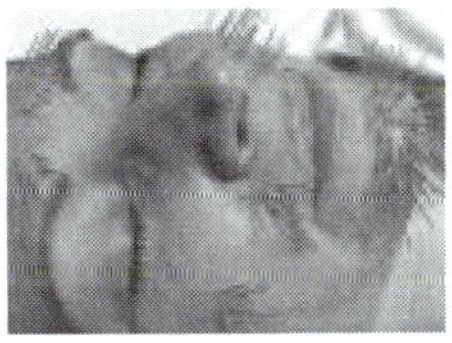

면침요법面針療法

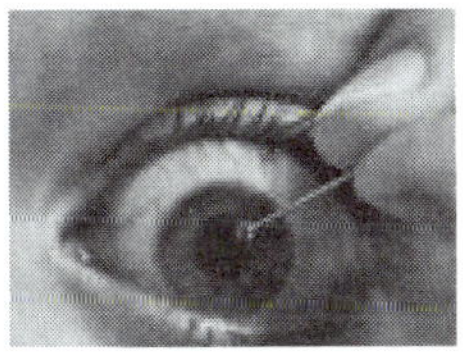

안침요법眼針療法

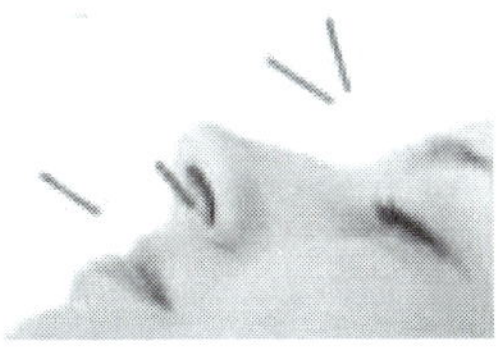

비침요법鼻針療法

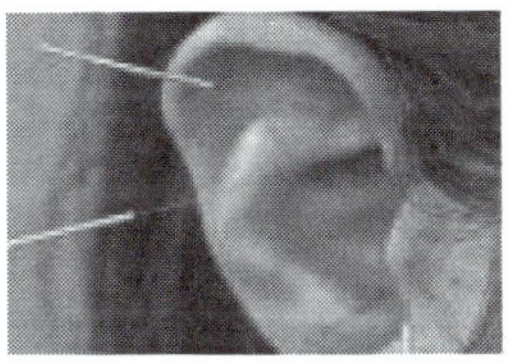

이침요법耳針療法

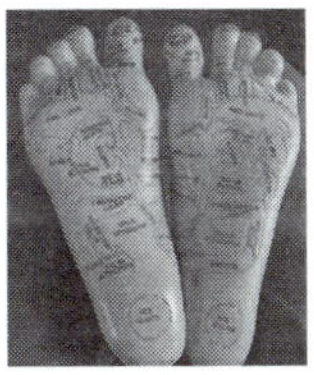

족침요법足針療法

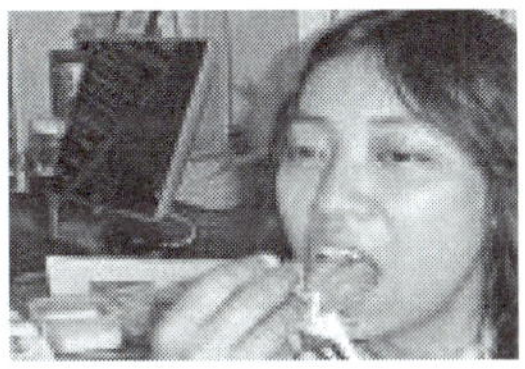

설침요법舌針療法

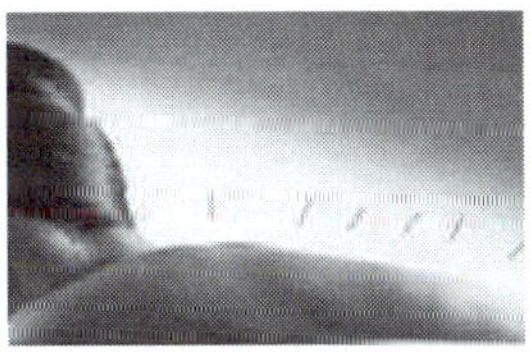

척배침요법脊背針療法

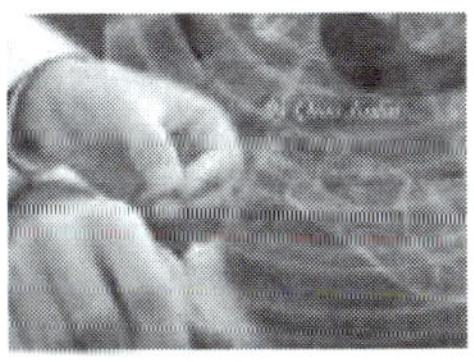

수침요법手針療法

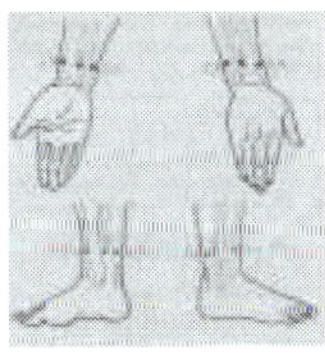

완과침요법腕踝針療法

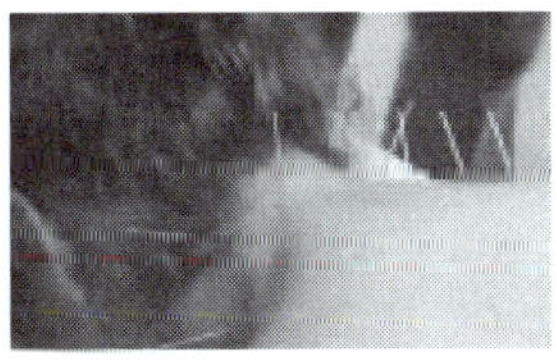

경구침요법頸區針療法

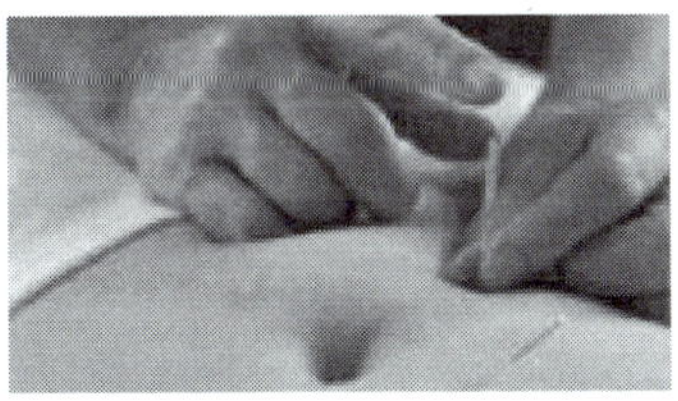

복구침요법腹區針療法

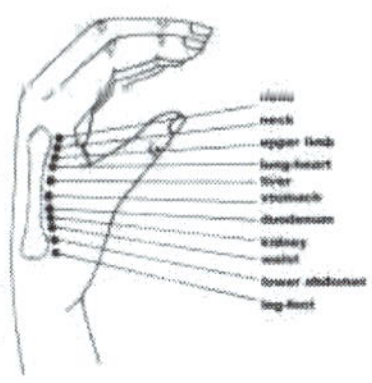

제이장골측구침요법第二掌骨側區針療法

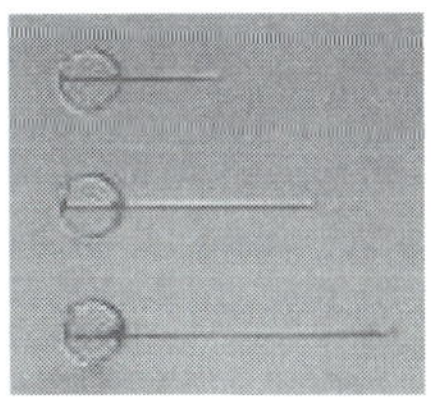

피내침요법皮內針療法

(2) 제침요법諸針療法: 자입하는 침의 종류에 따라 구분 함

♣ 온침요법溫針療法

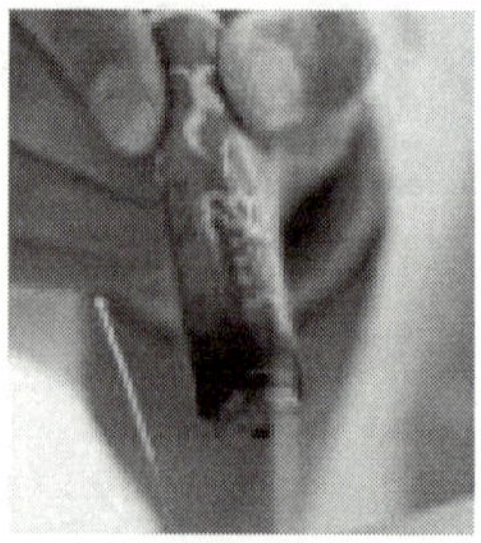

침針을 체표體表에 꽂은 후 침 머리에 쑥을 놓고 불을 붙여 따뜻한 기운이 침신針身을 통하여 체내로 들어가서 질병을 치료케 하는 방법

응용범위: 견관절주위염肩關節周圍炎, 굉골외상과염肱骨外上髁炎, 건초염腱鞘炎, 자궁하수子宮下垂, 위하수胃下垂, 만성설사慢性泄瀉, 슬관절염膝關節炎, 요부손상성염증要部損傷性炎症 등

♣ 화침요법火針療法

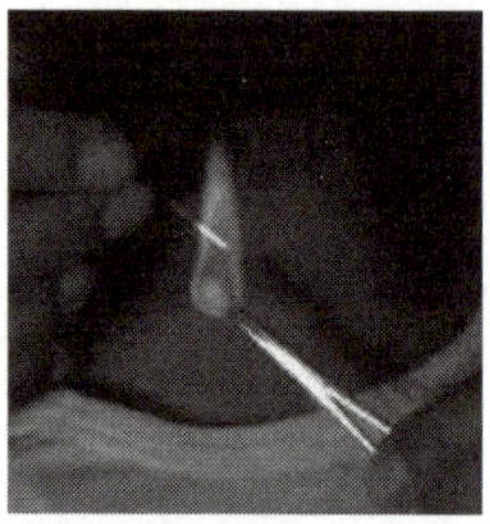

침첨針尖을 불에 달구어 체내 자입刺入하는 방법

응용범위: 위완통胃腕痛, 위하수胃下垂, 설사泄瀉, 탈항脫肛, 양위陽痿, 생리통生理痛, 풍진風疹, 관절통關節痛

색소반점色素斑點, 노인반점老人斑點, 백선풍白癬風, 결핵성임파결염結核性淋巴結炎, 완선頑癬, 화농성골수염化膿性骨髓炎

♣ 거침요법巨針療法

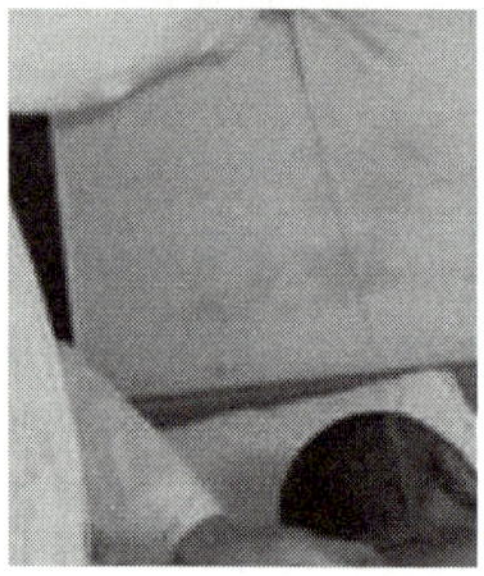

특별히 제작된 굵고(0.5~1 mm) 긴(8~30 cm)침을 사용하는 침법

응용범위: 각종 관절통증, 중풍반신불수中風半身不遂, 탄환

♣ 칠성침요법七星針療法

여러 개의 짧은 침이 한 묶음으로 되어 있는 특수特殊 침針으로서 체내에 유침留針해 두지 않고 얕게 빠르게 찌르는 침법針法(두드리는 침법)

5개의 침針이 한 묶음으로 된 것을 매화침梅花針,

7개의 침針이 한 묶음으로 된 것을 칠성침七星針,

18개의 침針이 한 묶음으로 된 것을 나한침羅漢針이라 한다.

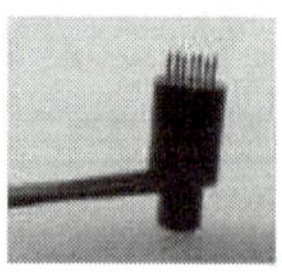

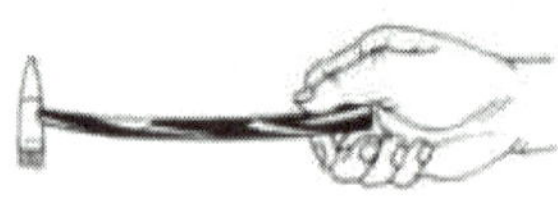

응용범위: 두통頭痛, 척배통脊背痛, 협늑통脇肋痛, 담마진蕁麻疹, 신경성피염神經性皮炎, 테니스엘보

♣ 삼릉침요법三棱針療法

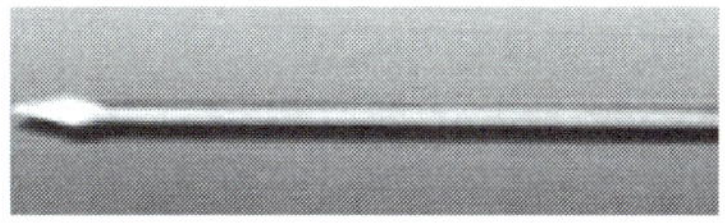

세 개의 모서리가 있는 침으로 혈위穴位에 상처傷處를 내어 출혈出血케 하는 침법

점자点刺법, 도자挑刺법, 총자叢刺법, 산자散刺법, 사혈瀉血법 등이 있음

응용범위: 발열發熱, 고혈압高血壓, 중풍설강中風舌强, 두통頭痛, 현훈眩暈, 급성토사急性吐瀉, 목적종통目赤腫痛, 소아감적小兒疳積, 백일해百日咳, 편도선염扁桃腺炎, 사지종통四肢腫痛, 마목痲木, 뱀에게 물린데

♣ 도침요법陶針療法

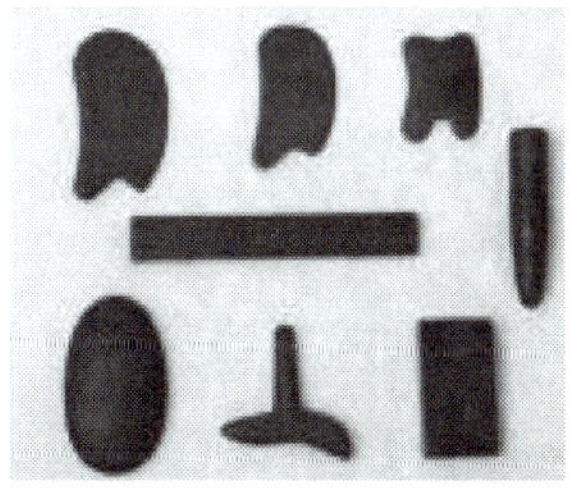

중국의 남방南方지역에서 발전發展하여 현재 까지도 널리 사용되는 침법으로 도자기 조각을 침으로 사용하며 일반 침과는 다른 자체 침법과 적용부위가 있음

응용범위: 설사泄瀉, 곽란癨亂, 뇨폐尿閉, 유뇨遺尿, 옹저癰疽, 이하선염耳下腺炎, 소아탄환小兒癱瘓 등

♣ 망침요법芒針療法

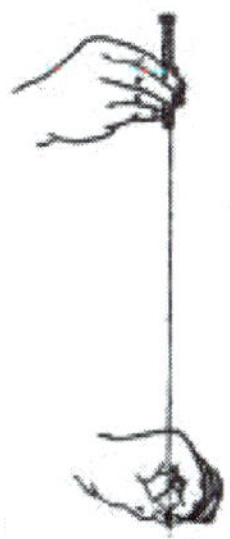

특별히 제작된 탄력성이 좋은 가늘고 긴 침을 사용하는 침법

응용범위: 중풍中風, 협심증狹心症, 전립선비대前列腺肥大, 위하수胃下垂, 경부임파결핵頸部淋巴結核, 비염鼻炎 등

♣ 시침요법鍉針療法

고대古代 9침針중 하나로서 추침推針이라고도 하며 침끝이 둥근 침으로 찌르는 침이 아니라 압력壓力을 가하여 누르는 침법針法

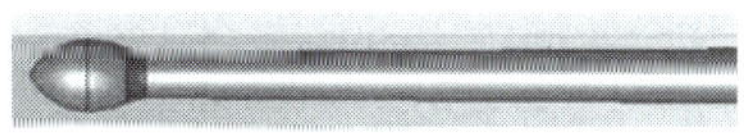

응용범위: 위통胃痛, 복통腹痛, 복사腹瀉, 소화불량消化不良, 구토嘔吐, 신경관능증神經官能症, 소혈관류小血管瘤, 사마귀, 반전斑點, 항열肛裂 등

♣ 호침요법毫針療法

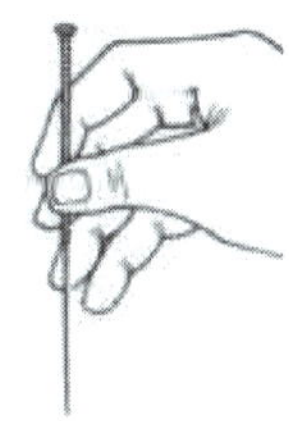

고대 구침九針중 하나로서 마치 호모(毫毛솜털)와 같이 가늘다고 하여 호침毫針이라 하며 임상臨床에서 가장 많이 사용하는 침針

♣ 조침요법粗針療法

거침巨針요법과 같음

♣ 소관침요법小寬針療法

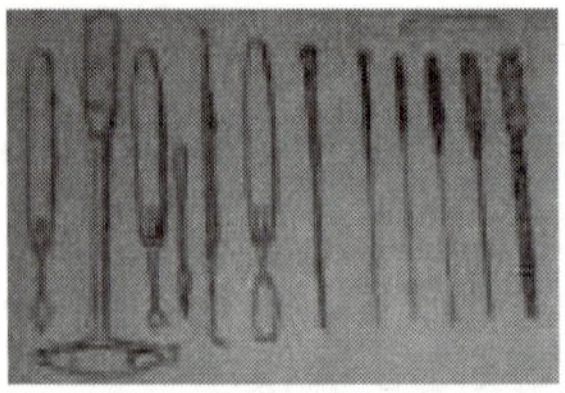

길이, 두께, 넓이가 각각 다른 6종種의 칼劍 모양의 침을 사용하여 치료하는 방법

취혈取穴수가 2~3곳으로 적은 것이 특징이며 연속連續치료가 필요하지 않으며 환자의 체질體質이나 병정病情에 따라 7~15일에 1차 치료하며, 3차 치료를 1개 료정療程으로 한다.

♣ 칠침요법漆針療法

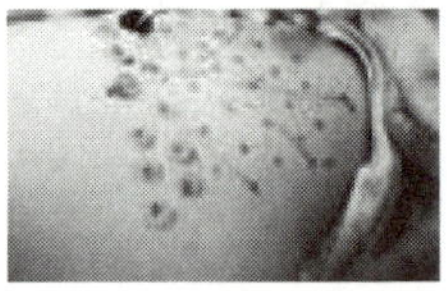

피부皮膚상에 모종의 약물藥物을 올려놓은 후, 약을 올려놓은 자리에 점자点刺하여 질병을 치료

♣ 봉침요법蜂針療法

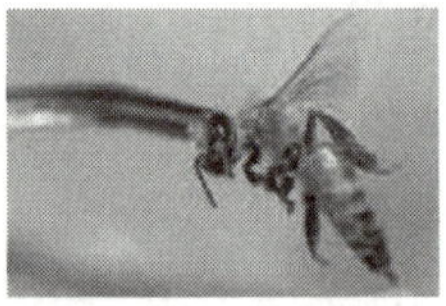

벌침을 이용하여 질병을 치료

♣ 전침요법電針療法

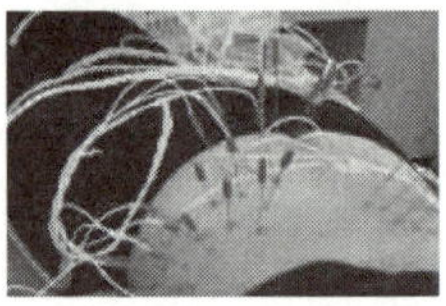

침針을 자입刺入하여 득기得氣한 후 미량微量의 전류電流를 흘려보내 침針과 전기電氣의 종합작용으로 질병을 치료

♣ 종침요법鬃針療法

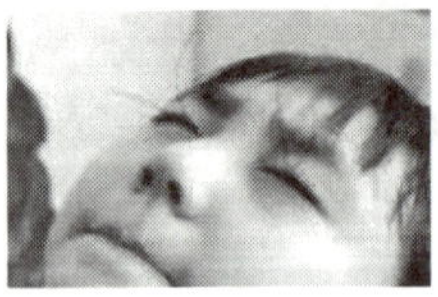

종鬃은 돼지의 목털을 지칭指稱함

약 75 kg 좌우의 돼지 목털을 세척洗滌한 후 고압살균高壓殺菌하여 사용하며 루낭염泪囊炎 등 안眼 질환疾患에 사용

♣ 곤침요법棍針療法

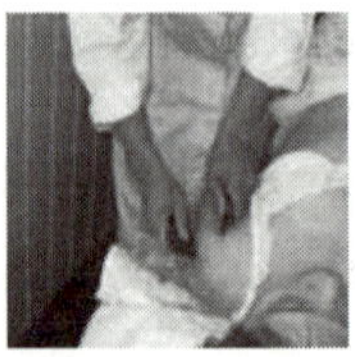

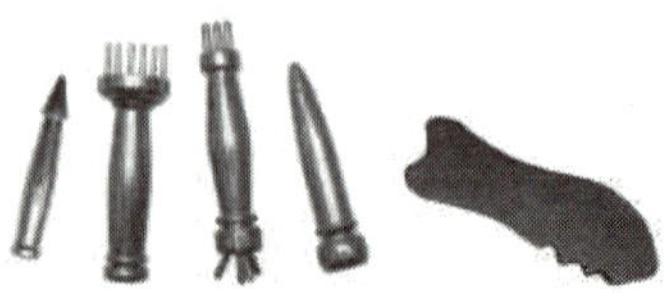

초기初期에는 목질木質로 제작 되었다가 이후 소뿔 또는 소료塑料(흙으로 만든) 제품으로 제작製作. 전체길이는 6.5 cm이며 두頭, 병柄, 미尾 3부분部分으로 구성構成되어 있음

(3) 침자법針刺法(침을 찌르는 방법)에 따라 구분

♣ 점자요법点刺療法

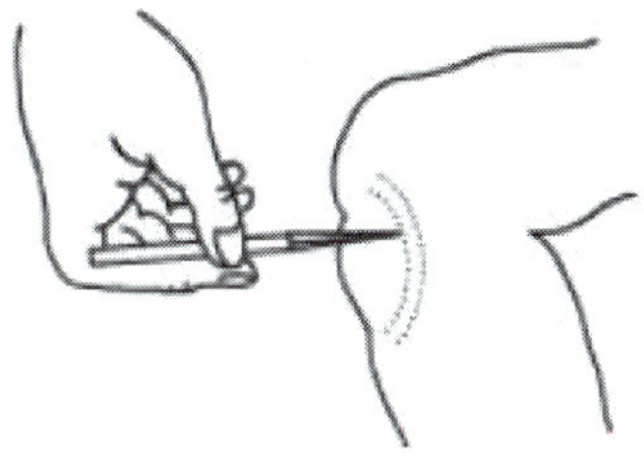

모자毛刺요법 또는 쾌속快速천자淺刺요법 이라고도 하며 예리한 침을 사용하여 인체피부표면이나 관절주위, 척추脊椎양방兩方에 경자輕刺, 점자点刺, 쾌자快刺를 하는 침법

다침천자多針淺刺와 단침천자單針淺刺의 두 가지 방법으로 나누어짐

임상응용: 발열發熱, 치통齒痛, 인후통咽喉痛, 협통脇痛, 복통腹痛, 관절통關節痛, 소아마비후유증小兒痲痺後遺症, 임파관염淋巴管炎, 완선頑癬, 옹독癰毒, 건초낭종腱鞘囊腫

♣ 할치요법割治療法

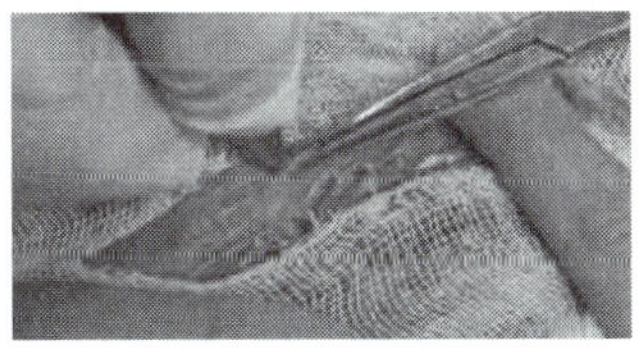

할지割脂요법이라고도 하며 일정한 혈위穴位 또는 부위의 피부皮膚를 절개切開하여 피하지방층을 드러나게 하여 자극刺戟을 주는 일종의 치료방법

임상응용: 기관지천식, 만성기관지염, 만성위염, 위궤양, 위신경관능증胃神經官能症, 신경관능증神經官能症, 경부임파결핵頸部淋巴結核, 두통頭痛, 담도회충증膽道蛔蟲症, 암종동통癌腫疼痛

♣ 도치요법挑治療法

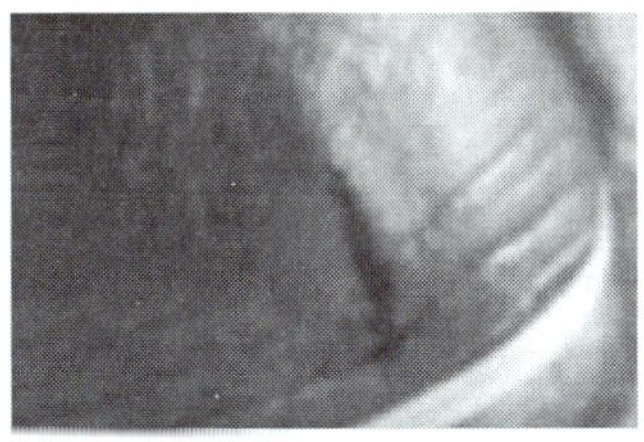

도침挑針요법 또는 절근截根법이라고도 하며 일정부위 또는 특정부위에 삼릉침三稜針 또는 예리한 침을 사용하여 피하 섬유조직을 절개切開하고 주변에 압壓을 가하여 출혈出血케 하는 치료방법

임상응용: 어지럼증, 두통頭痛, 상호흡도上呼吸道 감염感染, 발열發熱, 결막염結膜炎, 시신경視神經 혹은 안저眼底 출혈出血, 소아감적小兒疳積, 소아소화불량, 신경관능증神經官能症, 급만성 인후염咽喉炎, 편도선염扁桃腺炎

생리통生理痛, 생리불순, 방광염膀胱炎, 급만성 위염胃炎, 위 십이지장궤양, 위경련, 흉통胸痛, 늑간신경통肋間神經痛, 관절염關節炎, 근육마비筋肉痲痺, 신경통, 내치內痔출혈, 맥립종麥粒腫, 경부임파결핵頸部淋巴結核

♣ 자락발관요법刺絡拔罐療法

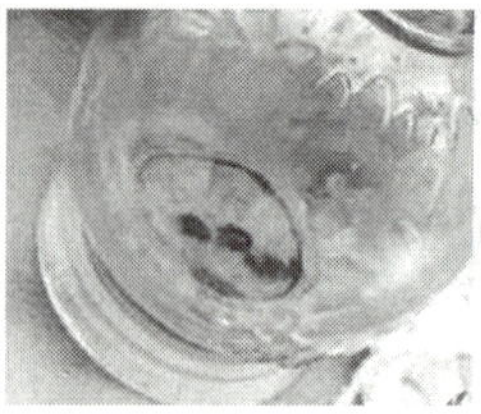

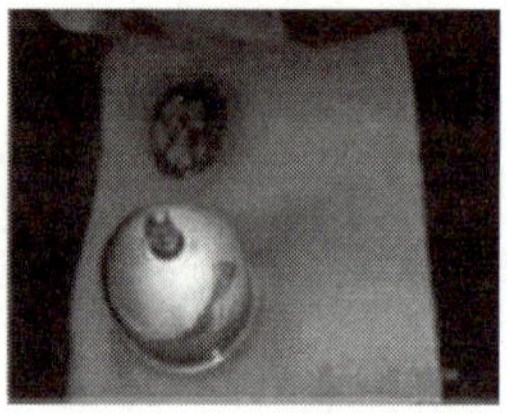

피부 환처患處에 피부 침으로 고자叩刺(두드리는 것) 한 후 부항附缸으로 출혈出血시키는 치료방법

임상응용: 두통頭痛, 편두통偏頭痛, 협통脇痛, 불면증不眠症, 위장병胃腸病, 생리통生理痛, 테니스엘보

♣ 폄렴요법砭鐮療法

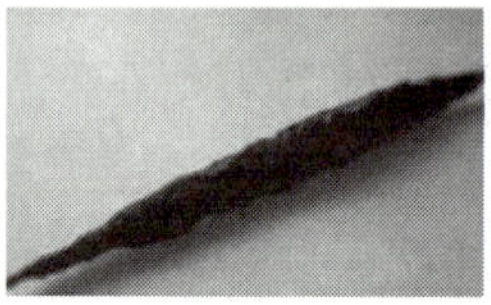

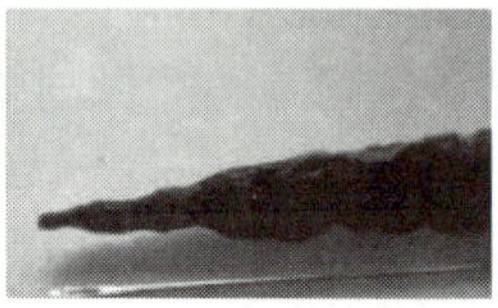

비침飛針이라고도 하며 날카로운 돌침을 사용하여 환부患部에 상처傷處를 내어 출혈出血과 함께 체내體內의 사열邪熱 등 나쁜 기운이 외부로 빠져나가게 하는 것

임상응용: 하지단독下肢丹毒, 홍사정紅絲疔(급성 임파관염), 사안斜眼, 검련염瞼練炎

(4) 여러종류의 뜸요법(Moxibustion)

♣ 맥립구요법麥粒灸療法

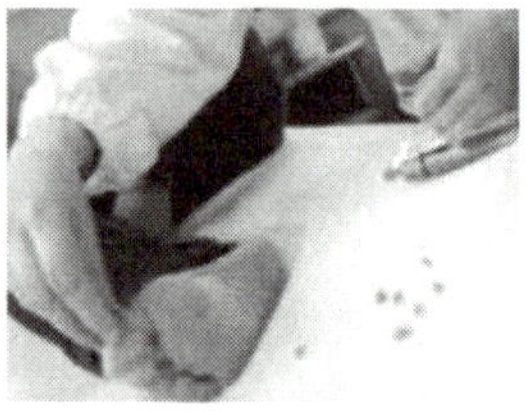

보리알 크기의 쑥뜸을 체표에 올려놓고 불을 붙여 질병을 치료하는 방법

임상응용: 기혈氣血허약虛弱, 현훈眩暈, 소아발육불량小兒發育不良, 테니스엘보, 피부사마귀

♣ 파흔구요법疤痕灸療法

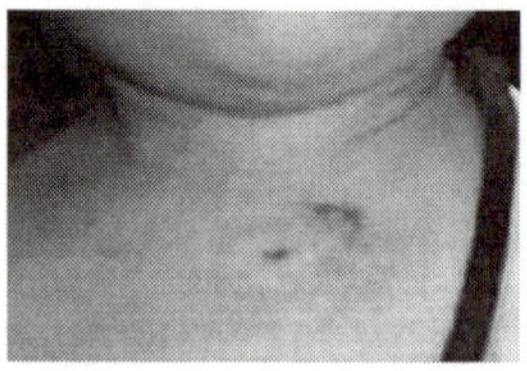

콩 또는 대추씨 크기의 뜸을 체표에 올려놓고 불을 붙여 약한 화상火傷을 인위적으로 만들어 화상부위에 화농化膿을 만들어 질병을 치료하는 방법

임상응용: 천식, 만성위장병, 체질허약, 발육장애, 류마치스성관절염, 갑상선염

♣ 격강구요법隔姜灸療法

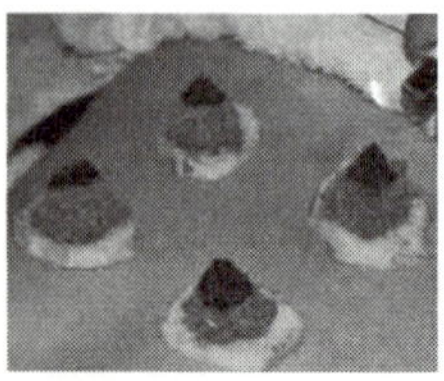

피부와 쑥뜸사이에 생강生薑조각을 놓고 뜸을 떠서 치료하는 방법

임상응용: 구토, 설사, 위병, 복통, 자궁탈수, 유정遺精, 양위陽痿, 조설早泄, 당뇨병, 장경색腸梗塞, 변비便秘, 족저농종증足低膿腫症(발바닥 곪을 때)

♣ 격산구요법隔蒜灸療法

피부와 쑥뜸사이에 마늘조각 또는 마늘을 다져서 만든 마늘 떡을 올려놓고 뜸을 떠서 질병을 치료하는 방법

임상응용: 만성모낭염慢性毛囊炎, 급성유선염急性乳腺炎, 류마치성관절염, 각막궤양角膜潰瘍

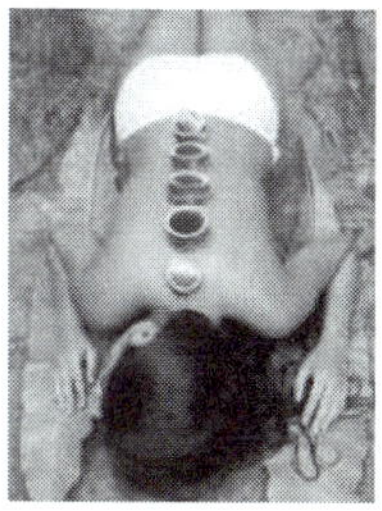

♣ 약병구요법藥餠灸療法

부자附子 또는 두시豆豉와 같은 약재(약떡)를 피부일정 부위에 놓고서 그 위에 쑥뜸을 떠서 질병을 치료하는 방법

임상응용: 옹저癰疽초기 혹은 궤양潰瘍이 장기간 아물지 않을 때 양위陽痿, 조설早泄, 창저발배瘡疽發背(등에 궤양이 생길 때), 궤양潰瘍의 색깔이 어두울 때

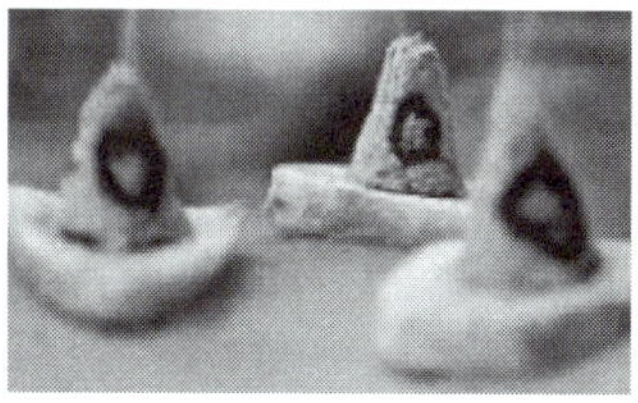

♣ 애조구요법艾條灸療法

약쑥을 막대 형태로 만들어 환부 근처에 갖다대어 열熱과 연기煙氣로 자극하여 질병을 치료하는 방법

임상응용: 태위부정胎位不正, 대상포진帶狀疱疹

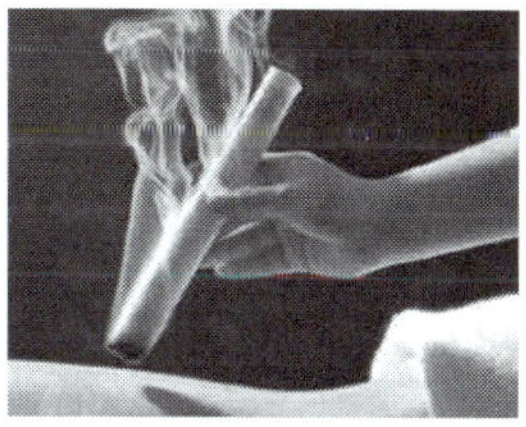

♣ 뇌화침구요법雷火鍼灸療法

뇌화 신침神針요법이라고도 하며 쑥에 침향, 목향, 유향, 인진, 강활, 건강, 천산갑 등의 약재를 넣고 막대형태로 조성하여 열과 연기로 질병을 치료하는 방법

거풍去風, 산한散寒, 이습利濕, 통락通絡

임상응용: 관절염關節炎, 복통腹痛

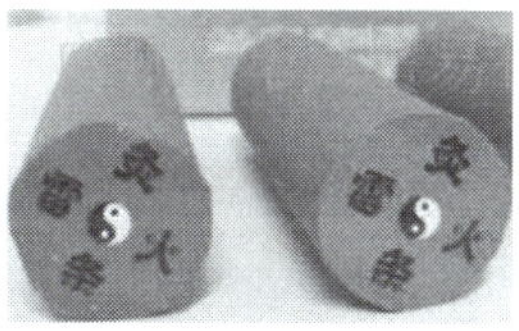

♣ 태을침구요법太乙鍼灸療法

태을 신침神針 요법이라고도 하며 쑥에 유향, 몰약, 천산갑, 유황, 웅황, 백지, 전갈, 송향, 계지, 두충, 지각, 조각, 세신, 천궁, 독활, 사향 등의 약재를 함께 넣어 막대 형태로 만들어 열과 연기로 질병을 치료하는 방법

소산어혈消散瘀血, 거제한사去除寒邪, 동통완해疼痛緩解

임상응용: 풍한습비風寒濕痺, 위증痿症, 허한증虛寒症, 생리통生理痛

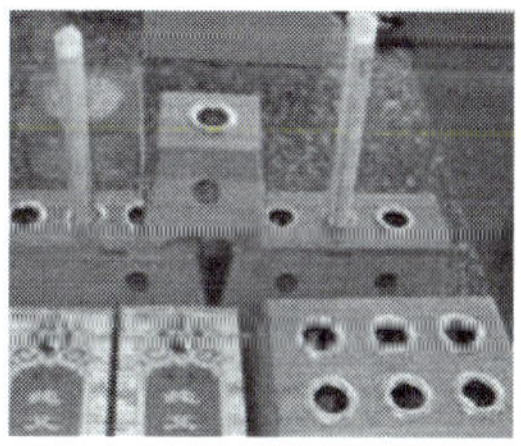

♣ 사향단구요법麝香丹灸療法

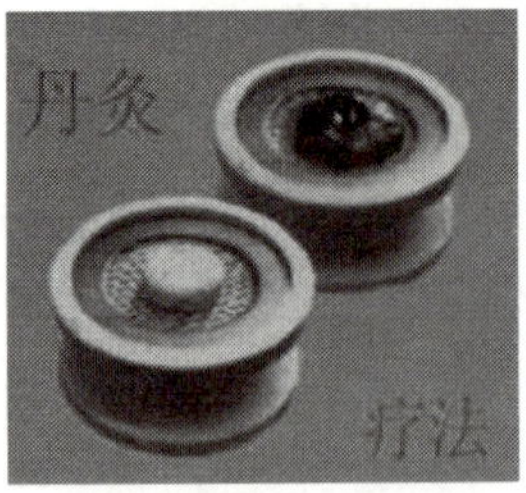

사향麝香과 유황硫黃을 일정 비례比例로 배합配合하여 구灸를 만든 후 피부 상에서 연소시켜 일정의 치료효과를 얻는 것

임상응용: 요추간판 돌출증, 둔상피신경손상臀上皮神經損傷, 신경성피염神經性皮炎 등

♣ 절구요법切灸療法

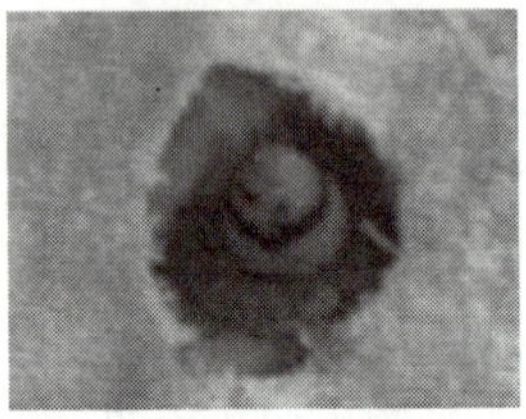

수술방법을 통하여 환부患部의 각화조직角化組織을 절제切除한 후 그 위에 구灸를 하여 환부患部가 빨리 회복回復되도록 하는 방법

임상응용: 티눈

♣ 약납구요법藥蠟灸療法

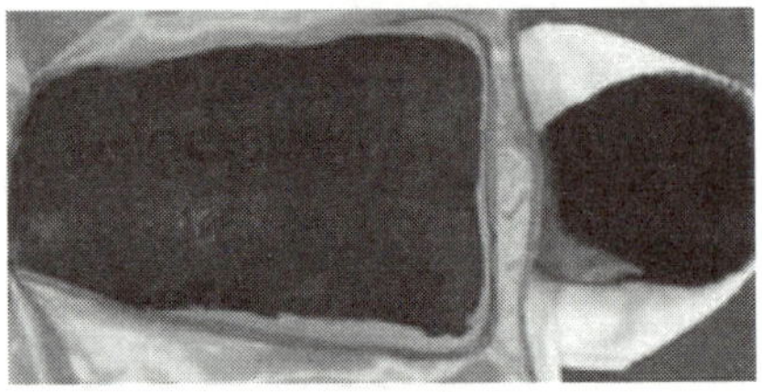

납(초)의 열력熱力을 이용하여 약물藥物을 인체내부로 깊이 침투浸透시키는 방법

임상응용: 관절통關節痛을 비롯한 각종통증 치료에 응용

♣ 포구요법鋪灸療法

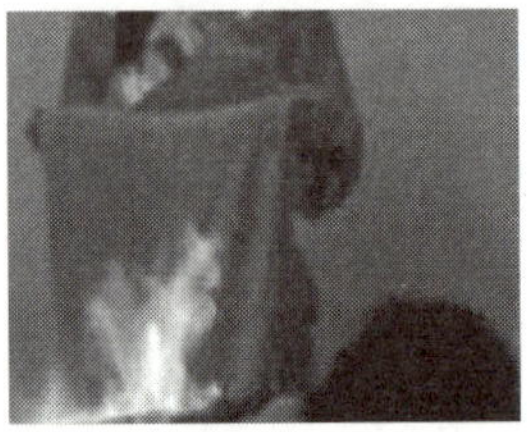

환처患處나 혈위穴位에 시구施灸할 물질을 깔아놓고 가열加熱하여 약력藥力이 인체 내부로 침투浸透되게 하는 방법

임상응용: 기관지 천식, 류마치스성관절염, 만성간염慢性肝炎 등에 적용

(5) 여러종류의 부항요법(Cupping)

♣ 발관요법拔罐療法

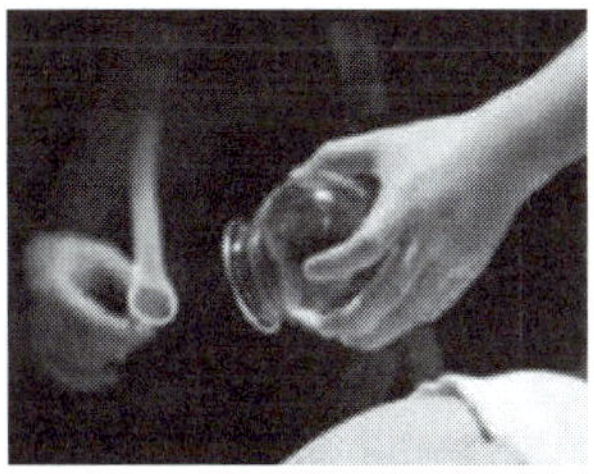

대나무통, 유리관, 도자기관, 철鐵관 등을 사용하여 그 안에 불을 붙인 후 피부에 갖다대면 일시적인 진공眞空상태가 형성되어 대나무 통이 피부를 빨아들여 국부를 울혈鬱血상태로 만들게 된다.

이러한 인위적人爲的인 울혈현상鬱血現想을 이용하여 질병을 치료하는 방법

임상응용: 관절염, 복통, 위병, 소화불량, 두통, 고혈압, 감기, 효천, 생리통, 소아백일해, 테니스 엘보, 연조직軟組織 손상, 목적종통目赤腫痛, 맥립종麥粒腫, 단독丹毒

♣ 주관요법走罐療法

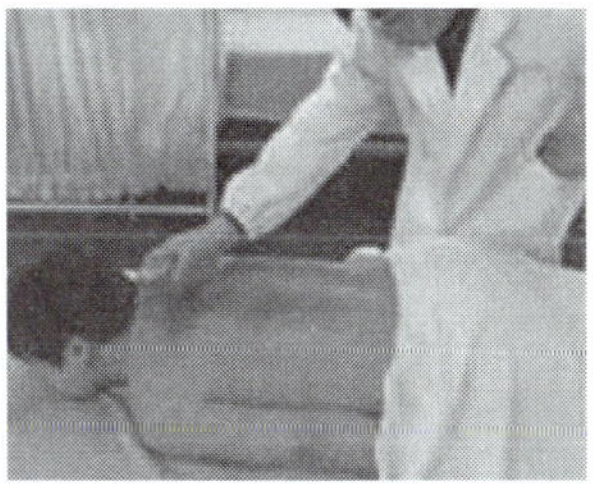

부항附缸을 뜨기 전에 국부局部에 윤활유를 바른 후 부항을 대고 진공상태로 만든 후 손으로 부항을 반복적으로 밀어서 국부의 울혈상태를 일으켜 질병을 치료하는 방법

임상응용: 견관절주위염肩關節周圍炎, 요기노손腰肌勞損, 배부노손背部勞損, 대퇴외측피신경염大腿外側皮神經炎

♣ 화관요법火罐療法

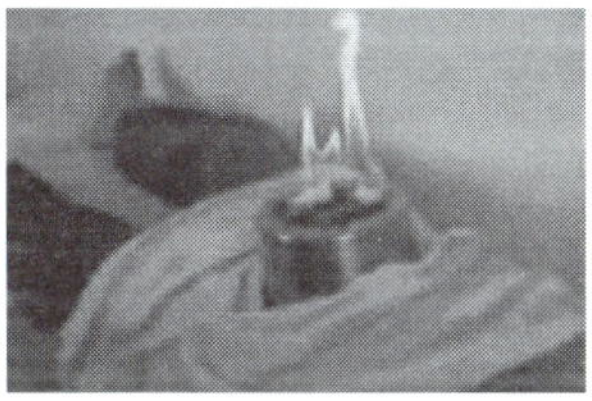

연소燃燒시 화염火焰의 열력熱力을 이용하여 관罐의 내부를 진공상태로 만들어 그 압력으로 피부를 빨아내어 울혈鬱血상태를 만들어 질병을 치료

투화投火법, 섬화閃火법, 첩면貼棉법, 적주滴酒법, 가화架火법, 현화懸火법 등의 방법이 있다.

임상응용: 기관지 천식, 암증동통癌症疼痛, 루관瘻管, 급성요유상急性腰扭傷, 소아기관지염小兒氣管支炎 등의 치료에 사용

♣ 침관요법針罐療法

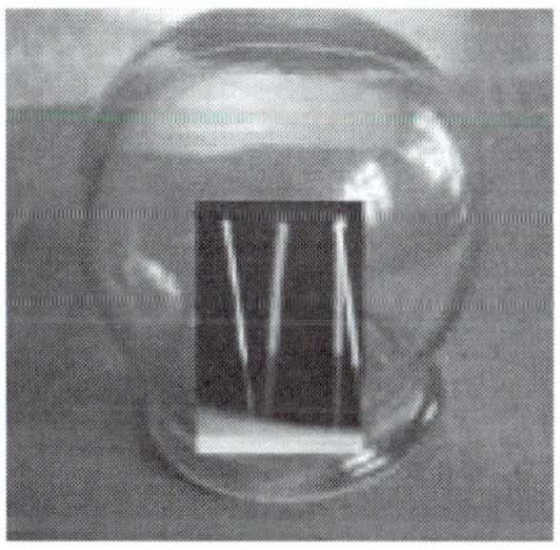

침을 일정부위에 자입刺入한 후 자극刺戟을 가하여 침針감感을 느끼게 하후 침을 자입刺入 한 부위 또는 침을 제거除去한 자리에 부항附缸을 하여 질병을 치료

유침留針발관법, 침후針后발관법이 있다.

임상응용: 감기感氣, 좌골신경통坐骨神經痛, 대하帶下병, 소아복사小兒腹瀉

♣ 자락발관요법刺絡撥罐療法

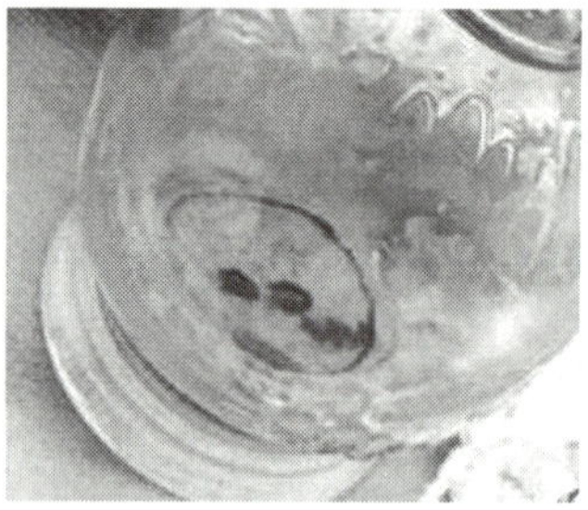

삼릉三稜침 등으로 국부局部 자혈刺血을 한 후 그 자리에 발관撥罐을 하여 재차 방혈防血시키는 것

임상응용: 급만성急慢性 연조직손상軟組織損傷, 단독丹毒, 신경쇠약神經衰弱, 위장신경관능증胃腸神經官能症 등

♣ 약관요법藥罐療法

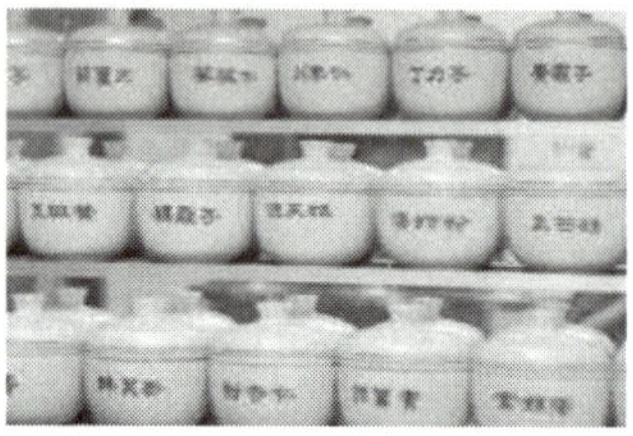

중약中藥과 발관撥罐의 효능效能을 함께 갖는 종합綜合 치료 방법

발관撥罐할 자리에 약액藥液이나 약분말藥粉末, 약藥조각 등을 바르거나 놓은 후 발관撥罐함

임상응용: 경추頸椎병, 요기노손腰肌勞損, 천식喘息, TMJ

♣ 추기관요법抽氣罐療法

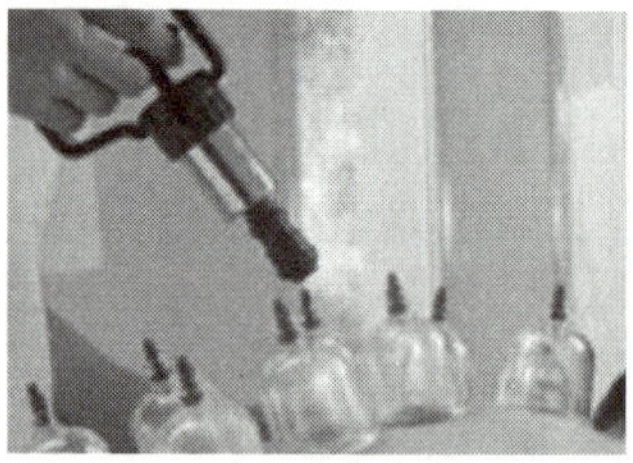

관罐내 공기를 직접 빨아내어 진공상태를 만드는 방법

임상응용: 위통胃痛, 임신구토妊娠嘔吐

♣ 섬관요법閃罐療法

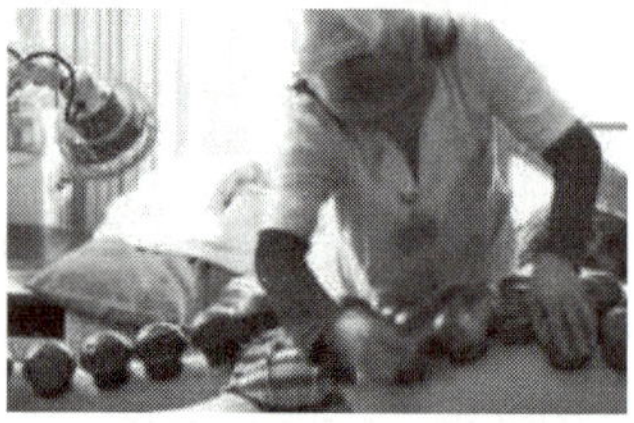

반복적인 섬화閃火법을 사용하여 국부局部를 붉게 충혈充血시키는 것

지속적인 자극刺戟을 주어 국부局部마비麻痺 등에 사용

임상응용: 복창腹脹, 안면신경마비顏面神經麻痺

(6) 특수 침요법

♣ 맥충전침요법脈冲電針療法

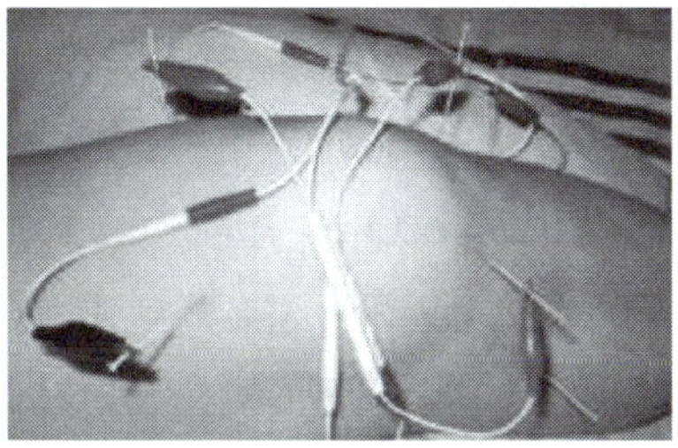

고대의 침자요법의 기초하에 피부에 호毫침을 자입한 후 일정한 약한 전류 맥파를 흘려보내 질병을 치료하는 방법

임상응용: 급성간염, 급성 세균성이질, 감기, 기관지염, 기관지 천식, 위하수, 급성위장염, 견관절 주위염, 쇼크, 불면증, 부정맥, 갑상선 기능 항진증, 위, 십이지궤양, 요통, 탈항, 위천공, 뇨저류, 낙침落枕, 건초염, 생리통, 자궁하수, 분만유도, 태위교정, 급성유선염, 유즙부족, 원발성 삼차 신경통, 뇌혈관의외 후유증, 면신경염, 좌골신경통, 주기 성 탄탄癱瘓, 다발성주위신경염, 메니에르씨 종합증, 치통, 급성화농성중이염, 가성근시, 색맹, 안근육마비, 야뇨증

♣ 성전침요법聲電針療法

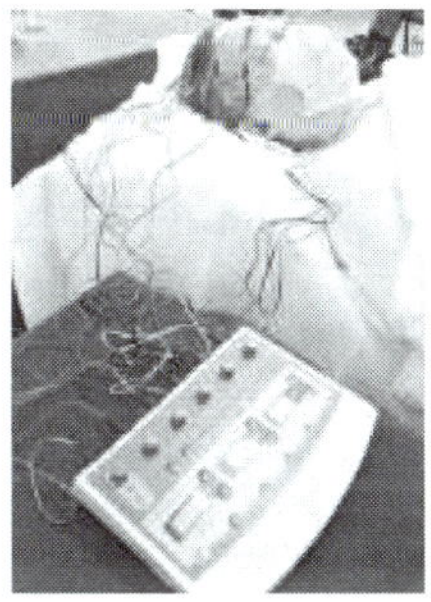

호침사법毫針刺法의 기초하에 가청可聽주파周波수의 전류를 흘려보내 질병을 치료하는 방법

맥충전침요법에 비하여 자극刺戟이 강하다.

임상응용: 삼차신경통, 편두통, 신경쇠약, 견관절주위염, 정신분열증, 뇌출혈 후유증, 뻰데, 좌골 신경통

♣ 혈위전극요법穴位電極療法

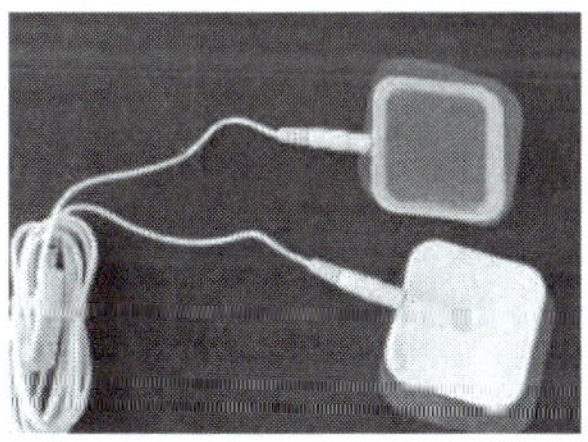

경락부위에 젖은 매개체媒介體를 놓고 직접 전류電流를 흘려보내 질병을 치료하는 방법

임상응용: 원발성고혈압, 단순성변비, 기관지효천, 위염, 담낭염, 담결석, 낙침, 급성 난미염, 원발성 삼차신경통, 좌골신경통, 면 신경염, 뇌출혈후유증, 생리통, 동창

♣ 냉침냉구유법冷針冷灸療法

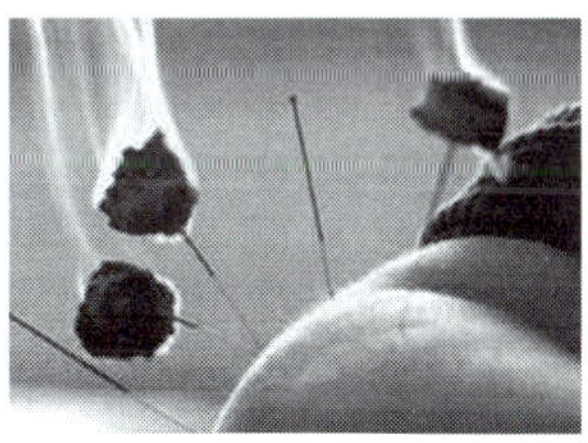

금속성의 침을 끝 부분을 차갑게 하여(0~10℃)의 온도로 하여 인체에 자입. 이후 침 머리에 뜸을 뜨는 형식의 냉 자극 방법의 치료법

임상응용: 천식, 만성 신염, 당뇨병, 갑상선기능 항진증, 삼차신경통

♣ 미파침요법微波針療法

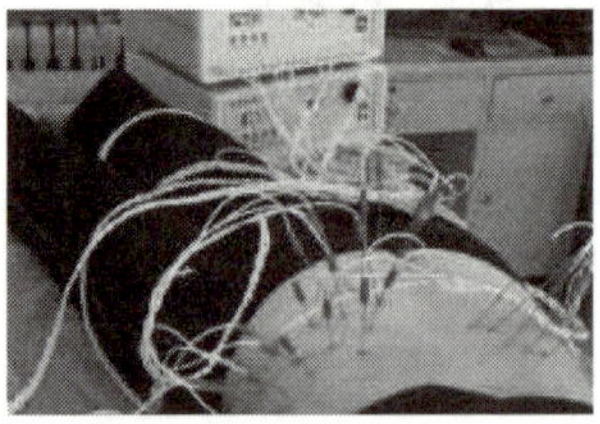

특별히 고빈율高頻率의 전류를 흘려 질병을 치료

임상응용: 고혈압, 관절염, 대상포진, 견관절주위염

♣ 격광침요법激光針療法

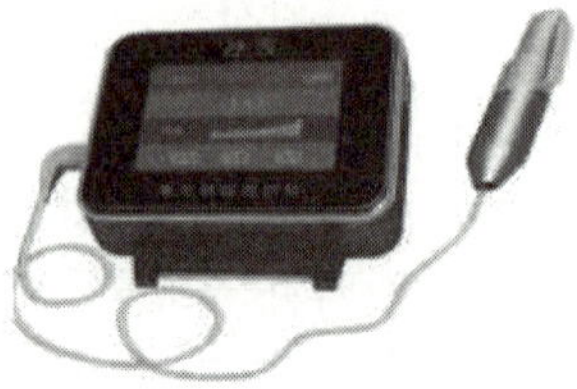

레이저를 이용하여 치료하는 방법

임상응용: 백혈구감소증, 소아기관지폐렴, 경추병, 만성분강염, 태위부정, 신경쇠약, 기관지효천, 전립선염, 영유아복통설사, 야뇨증, 대상포진帶狀疱疹, 저도低度근시近視

♣ 수침요법水針療法

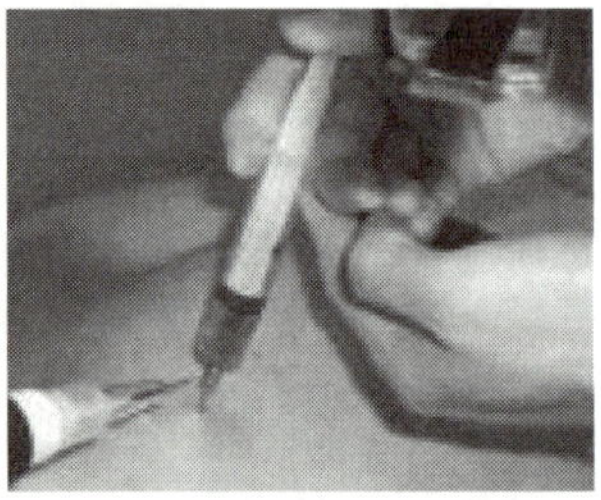

혈위주사요법, 또는 약침藥針요법이라고도 하며 유관수혈有關兪穴에 약물을 주입하여 치료하는 방법

임상응용: 좌골신경통, 늑간肋間 신경통, 뇌출혈후유증, 위증痿症, 딸꾹질, 위하수, 유정遺精, 양위陽痿, 불사정不射精, 효천, 급만성기관염

♣ 혈위매선요법穴位埋線療法

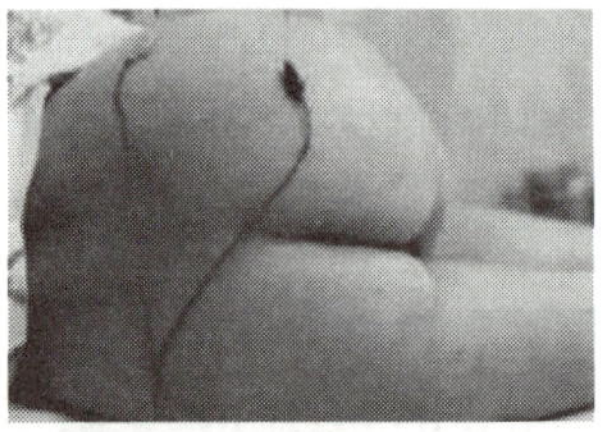

특정 혈위에 양장선羊腸線을 매입하여 지속적인 자극刺戟을 주어 질병을 치료하는 방법

임상응용: 효천, 신경성피염, 위통, 복사, 유뇨遺尿, 면 신경마비, 간질, 요퇴통, 척수회질염후유증脊髓灰質炎後遺症, 신경관능증神經官能症

♣ 자장약이자도입요법磁場藥離子導入療法

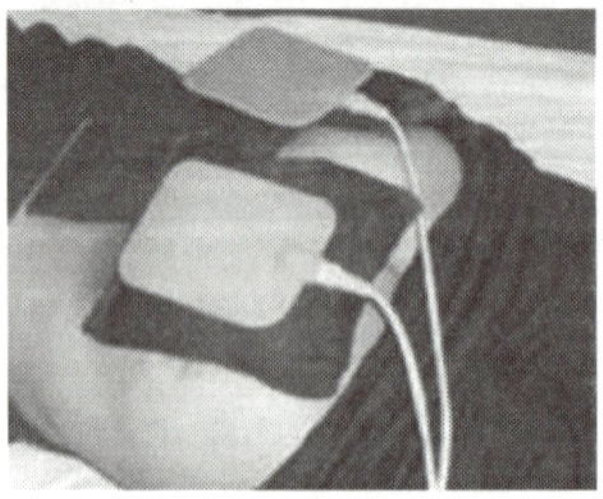

체표의 일정혈위에 거즈를 덮고 이 위에 약물을 적셔놓고 자장磁場을 흘려보내 약물藥物과 자기장磁氣場의 상호작용에 의해 질병을 치료하는 방법

임상응용: 해수咳嗽천식喘息, 설사泄瀉

♣ 자장부첩혈위요법磁場敷貼穴位療法

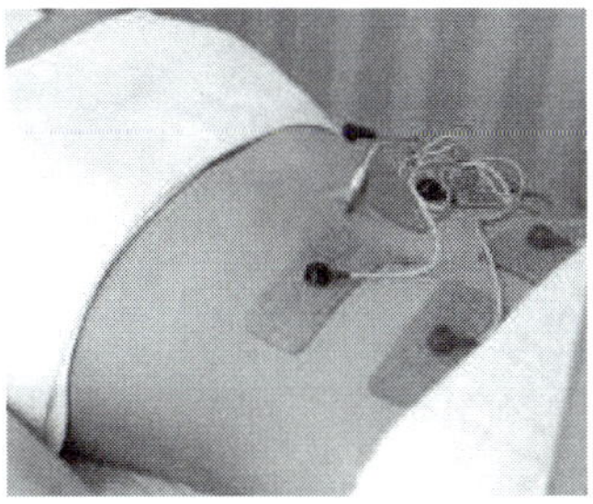

자침磁針요법이라고도 하며 호침毫針대신 자장磁場을 흘려보내 질병을 치료 하는 방법

임상응용: 기관지염, 고혈압, 전립선염, 영유아복통설사, 위염, 소화성궤양, 장점연, 세균성이질, 관절염, 류마치스성관절염, 좌골신경통, 당뇨병, 낙침, 동창, 생리불순, 생리통, 소아야뇨증, 대상포진, 치통

♣ 직류전약이자도입요법直流電藥離子導入療法

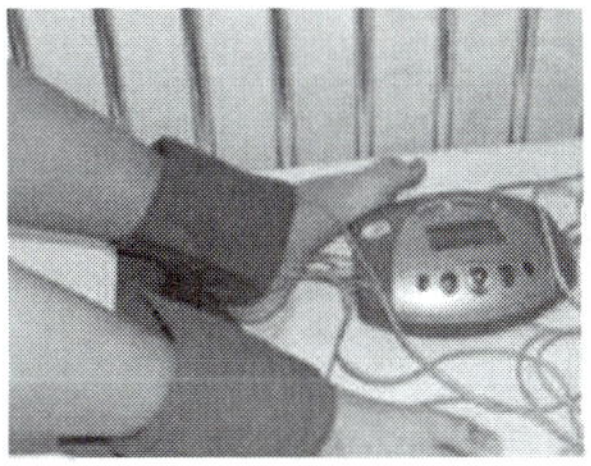

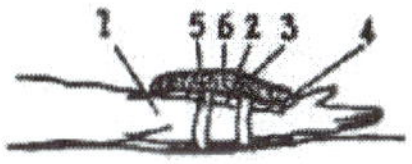

체표일정부위에 약물을 올려놓고 직류전기를 흘려보냄으로서 약물의 효과와 혈위 자극의 효과를 동시에 기대하는 치료법

임상응용: 골질증생骨質增生, 관절통, 신경쇠약, 급·만성 인후염, 장점연, 만성慢性분강염盆腔炎, 맥관염脈管炎, 백내장白內障

(7) 기타 침구 및 외치요법

♣ 점혈요법点穴療法

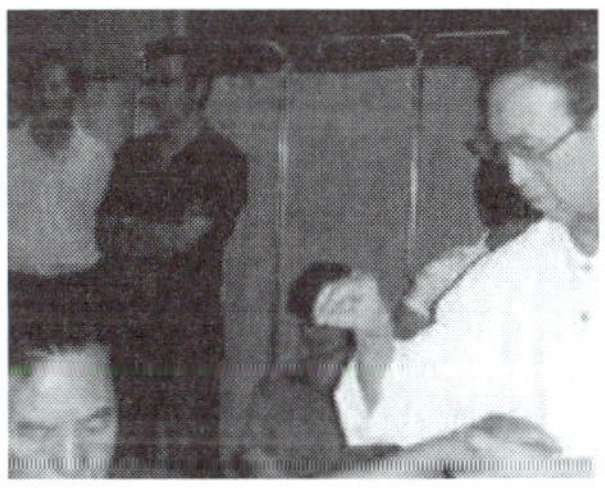

체표혈위와 특정자극선상에 점点, 안按, 박拍, 겹掐(손가락으로 두드림), 고叩, 추捶(채찍으로 때림) 등 부동不同의 수법을 사용하여 인체의 기능을 정상으로 회복시키는 치료법

임상응용: 급성요기노손急性腰肌勞損, 소관절문란小關節紊亂, 척수회백질염, 뇌염후유증, 뇌성마비腦性麻痺

♣ 이압요법耳壓療法

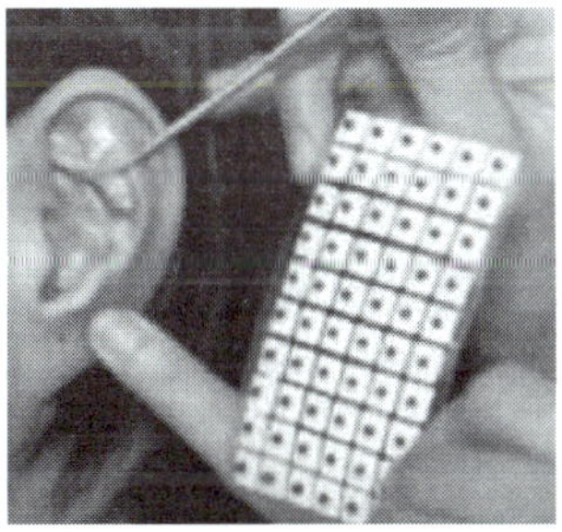

이혈耳穴부위에 과립상약물顆粒狀藥物 또는 자석磁石 등을 부착하여 자극을 줌으로서 질병을 치료하는 방법

임상응용: 근시안, 담석증, 불면증, 노인성 만성 기관지염

♣이혈첩고요법耳穴貼膏療法

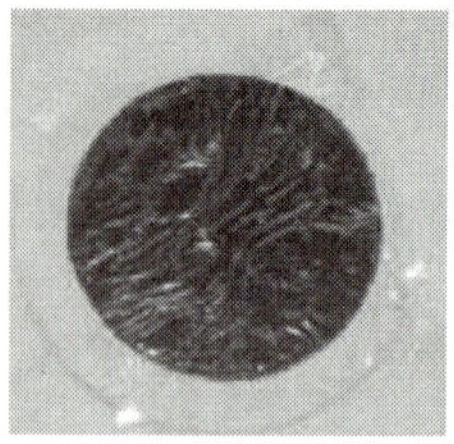

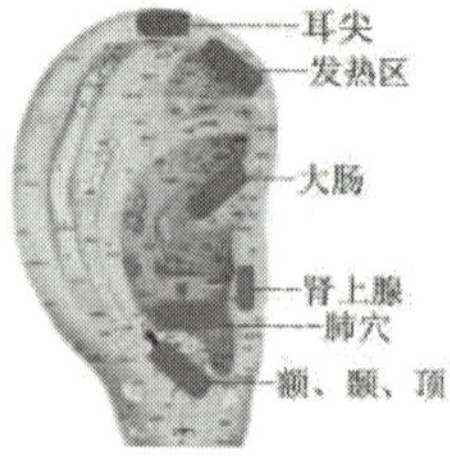

각종 연고軟膏의 약성藥性작용으로 귀의 일정 혈위를 자극하여 질병을 치료하는 방법

임상응용: 감기, 십이지장궤양, 효천, 기관지염, 복통설사, 변비, 치질, 간염회복기, 담낭염, 식욕부진, 소화불량, 고혈압, 부정맥, 흉통, 유뇨, 뇨로감염, 불면증, 뇌진탕후유증, 좌골신경통, 좌창痤瘡, 동창凍瘡

♣이혈모압요법耳穴模壓療法

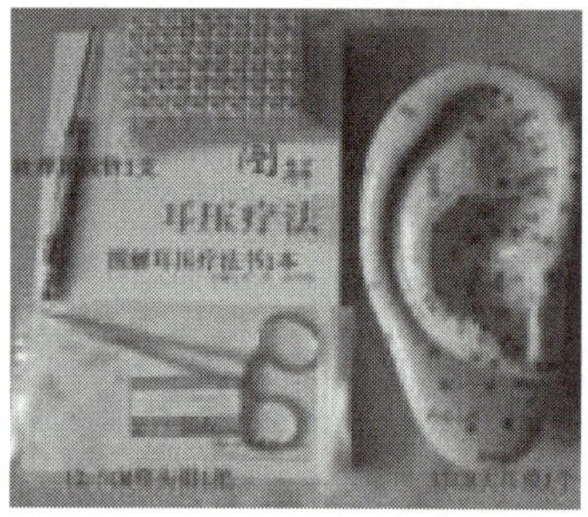

환자의 귀와 같은 모형을 만들어 혈자리를 뚫어놓고 이곳으로 각종 자극성 물질을 주입하여 안압하는 방법 등으로 질병을 치료하는 방법

임상응용: 효천, 백선풍, 소아다동증小兒多動症, 담낭염, 담석증, 근시안, 신경관능증, 위염, 위궤양, 비염, 면부색소침착, 고혈압, 변비, 복통설사, 심동과속心動過速, 딸꾹질 세균성이질, 구토, 단순성비만, 유뇨, 뇨빈尿頻, 뇨급尿急, 뇨통尿痛, 백혈구 감소, 약물반응, 수혈수액반응, 금연, 암癌증동통, 안면근육경련

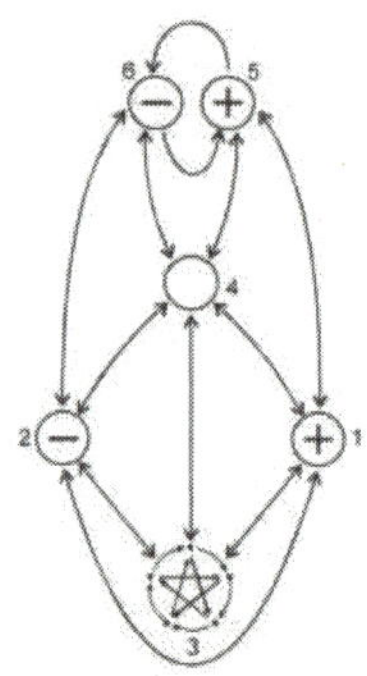

♣순경감전요법循經感傳療法

경락감전현상經絡感電現想을 인위적으로 일으켜 침구치료의 효과를 높이는 일종의 방법

임상응용: 각종급성발작, 각종통증, 관심병(관상동맥경화증), 효천

♣침자마취요법針刺痲醉療法

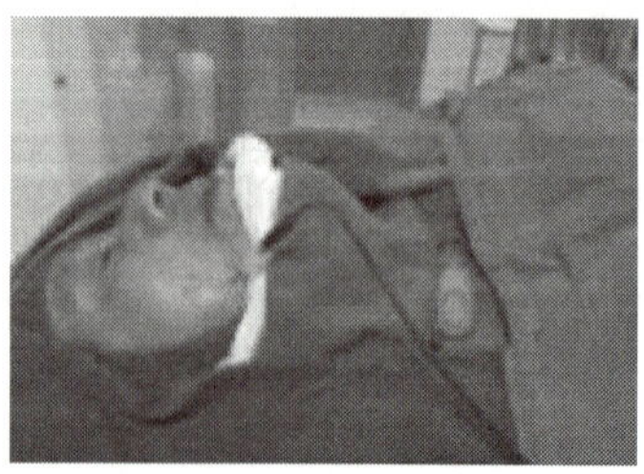

수술을 위한 침에 의한 마취법

임상응용: 뇌수술, 시망막박리視網膜剝離술, 사시斜視교정술, 백내장수술, 안구절제술, 공막단축鞏膜短縮술, 누낭泪囊절제술, 이하선종류耳下腺腫瘤절제술, 비부鼻部수술, 흉부胸部수술, 복부腹部수술, 요배부腰背部수술, 사지四肢부수술

♣ 약위요법藥熨療法

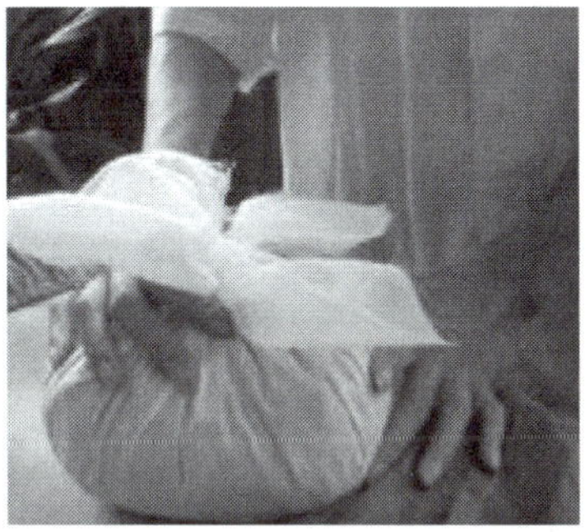

약물藥物에 열을 가해 그것으로 환부를 문지르는 방법.

작용: 주리소통奏里疏通, 경맥조화經脈調和, 기혈운행氣血運行

제제방법

- 약대: 약물을 파쇄하거나 분말로 만들어 일정규격의 약봉지에 넣어 사용
- 약병: 약물을 분말로 만든 후 환자의 병정에 따라 밀가루 반죽, 물, 술, 식초 등과 혼합하여 크기와 두께가 다양한 약떡의 형태로 만들어서 사용
- 약고: 약물을 극히 미세한 분말로 만들어 이당, 또는 황초(발효식초) 등과 섞어 고약의 형태로 만들어 사용

조작방법

- 초위법: 약재를 열을 가하여 약간 볶아진 상태로 약봉지에 넣어 환부에 문지르는 방법. 볶을 때 술 또는 식초를 넣기도 함. 시간은 20~40분 정도 문지름
- 증자위법: 약재를 찐 상태로 약 봉지에 넣어 문지르는 방법. 시간은 초위법과 같음
- 첩위법: 약재를 연고상태로 환부에 붙인 후 가열기구를 이용하여 문지르는 방법
- 위두위법: 약주머니, 약떡, 고약 등의 형태로 환부에 올려놓은 후 두꺼운 천을 올려놓고 다리미나 뜨거운 물주머니, 물주전자 등을 사용하여 문지르는 방법

임상응용

- 견관절주위염
  천오, 초오 각 25g, 백지, 강황, 방풍 각 15g, 낙석 등 60g 갈아서 분말로 만든 후 식초와 술을 적당량 넣고 쪄서 견배부에 문지른다.
  매일 1~3회, 매차 30~45분 정도
- 월경이상(생리통, 폐경)
  향부, 도인 각 30g, 원호, 당귀, 소목 각 15g, 천초 10g 갈아서 황주(발효주)를 넣고 볶아서 약주머니에 넣어서 아랫배 양측을 문지른다.
- 산후복통
  애엽(약쑥)을 찧어서 배꼽에 붙인 후 수건을 올려놓고 통증이 사라질 때까지 다리미로 문지른다.
- 자궁하수
  오배자 12g, 유황, 오적골 각 30g, 갈아서 배꼽에 붙인 후 수건을 덮고 매일 2~3차 매차 30분 정도를 문지른다.
- 류마치스성 관절염, 좌골 신경통
  건강, 계지, 천오, 생부자 각 15g, 유향, 몰약, 강황, 천궁, 적작약 각 10g 해동피, 인동 등 각 20g 곱게 갈아서 20×15 cm 크기의 약 주머니에 넣어서 약 25분 정도 찐 후 꺼내어서 온도가 40~45℃ 정도로 떨어진 후 환부에 문지른다. 약 주머니가 식으면 즉시 교체하고 매일 1~2차, 매차 30~50분 정도 치료한다.

• 골질骨質 증생증增生症

천오, 초오, 천궁, 창출, 원호, 우슬 각 등분

분말로 하여 약 주머니에 넣은 후 끓여서 환부에 문지른다.

식으면 뜨거운 것으로 교체하여 매일 2~3차, 매차 30분 정도 치료한다.

• 불면증

제반하 12g, 주복령, 진피, 담성, 석창포, 원지, 담죽엽, 각 9g, 지실 6g, 자감초 4.5g 끓여서 즙을 짜서 거즈에 적셔서 양눈에 따뜻하게 문지른다.

매일 잠자기 전 15~30분 정도.

• 위통, 복통

천초, 공정향, 오수유, 세신을 같은 양을 분말로 하여 배꼽에 놓고 소금 250g을 볶아서 약 주머니에 넣은 후 뜨겁게 문지른다.

소금주머니가 식으면 뜨거운 것으로 교체하여 재차 시도하며 통증이 극심하거나 식은땀을 흘리는 경우 명치부위와, 단전을 중심으로 한 아랫배, 그리고 흉추 10, 11, 12를 중심으로 척추양측 부위를 문지른다.

• 감기초기 증상

창출, 강활 각 30g, 고반 10g, 3약을 분말로 하여 볶아서 총백 3응큼을 갈아서 섞어서 배꼽주위에 뜨겁게 문지른다.

해수, 천식, 자소자, 백개자, 래복자를 같은 양을 볶아서 앞가슴과 등을 뜨겁게 문지른다.

♣ 열부요법熱敷療法

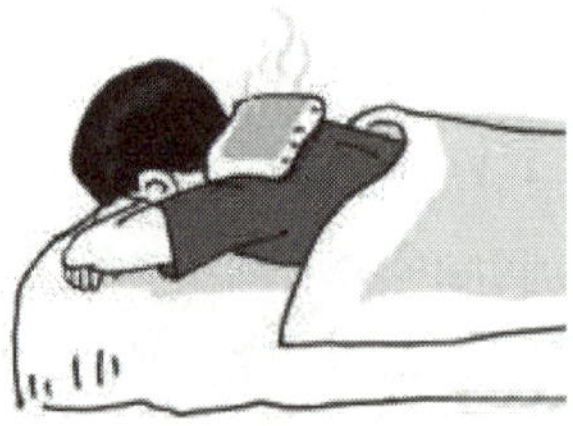

발열물체를 인체의 환부 또는 특정부위에 올려놓고 질병을 예방하거나 치료하는 방법

수열부법水熱敷法, 초열부법醋熱敷法, 강열부법姜熱敷法, 총열부법葱熱敷法, 염열부법鹽熱敷法, 사열부법沙熱敷法, 증병열부법蒸餅熱敷法, 철말열부법鐵末熱敷法, 전열부법磚熱敷法 등이 있음

♣ 위인요법熨引療法

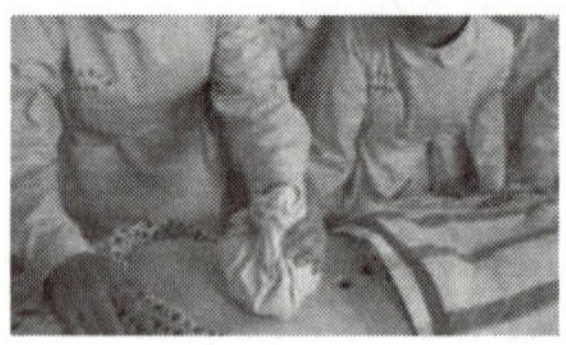

열부법熱敷法의 범주에 속하는 치료법으로서 인체에 특별히 제조된 일종의 다리미를 이용하여 열을 가하여 질병을 치료

♣ 열홍요법熱烘療法

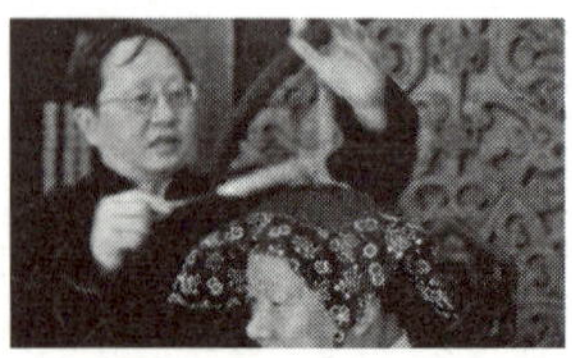

약력藥力과 열홍熱烘의 작용을 이용하여 피부주리를 소통시키고 맥락을 조화시키고 기혈氣血을 통창通暢시켜 질병을 치료하는 방법

피부에 적당한 약을 바르고 적외선赤外線과 같은 열기구를 쪼여서 약과 열이 인체로 침투되어 질병을 치료하도록 하는 방법

♣ 부첩요법敷貼療法

약물을 피부에 붙여서 질병을 치료

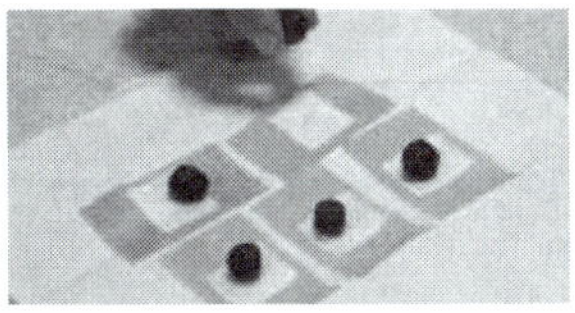

♣ 박첩요법薄貼療法

고약요법이라고도 함

약물을 고약의 형태로 만들어 붙이는 것

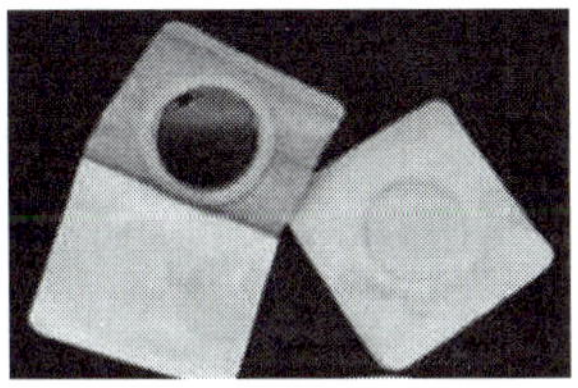

♣ 약고요법藥膏療法

외용약고 즉, 약고, 유고, 연고 등을 피부를 통하여 흡수케 함으로서 기혈을 소통시키고 외사外邪를 제거하는 일종의 치료법

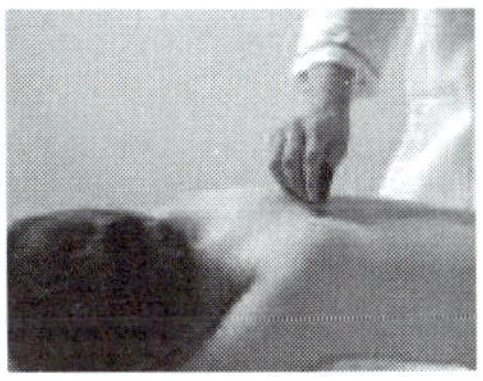

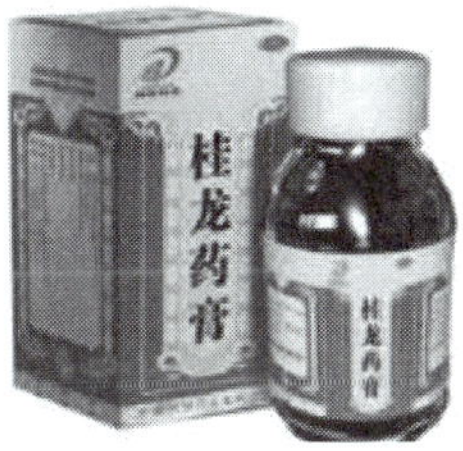

♣ 고위요법箍圍療法

고위약箍圍藥의 재독截毒, 속독束毒, 발독拔毒작용을 이용하여 청열소종清熱消腫, 산어정통散瘀定痛, 온경화담溫經化痰 등의 치료효과를 갖는 일종의 부첩敷貼요법

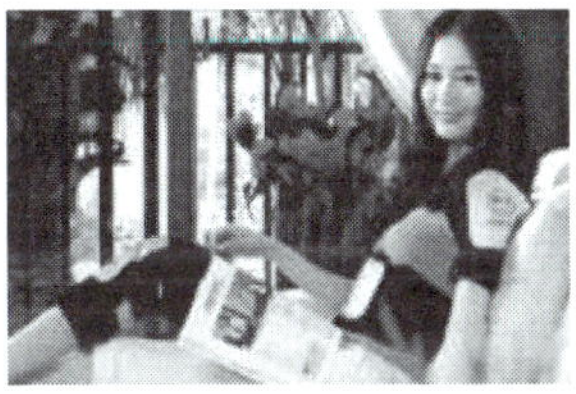

♣ 습부요법濕敷療法

약액藥液을 함유한 사포첩紗布沾을 환부에 붙여 질병을 치료하는 방법

지혈止血, 소종消腫, 발독拔毒, 지양止痒 등의 목적으로 사용

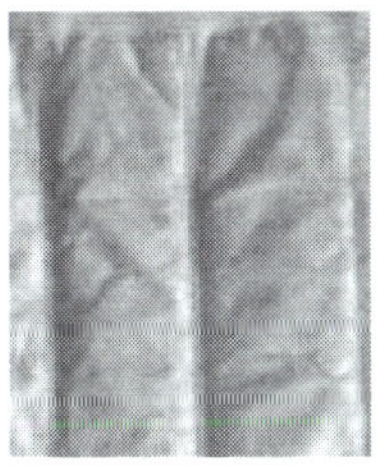

♣ 부제요법敷臍療法

약물藥物을 배꼽에 붙여 질병을 치료하는 방법

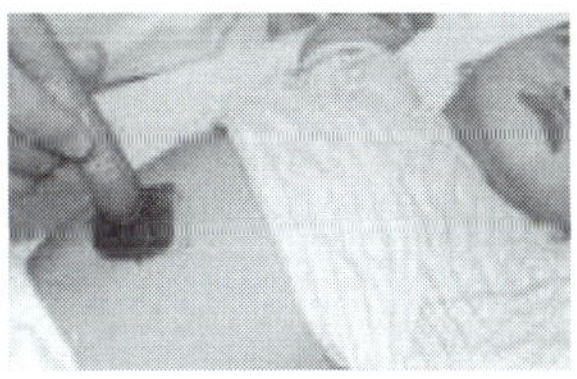

♣ 추찰요법推擦療法

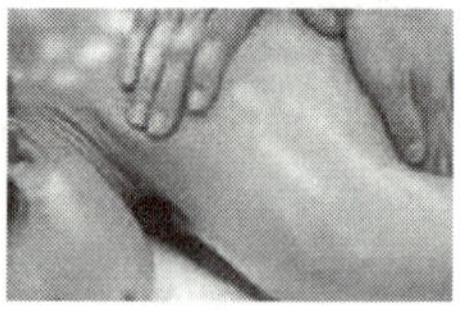

약물藥物과 함께 추推, 찰擦, 날捏, 제提 등의 수기手技요법을 병행하여 질병을 치료

♣ 찰약요법擦藥療法

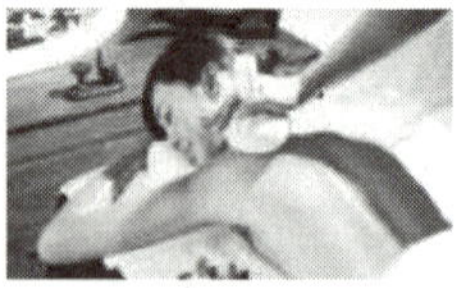

머리카락 뭉치에 약액藥液 또는 약주藥酒 등을 적셔서 환부患部를 계속 문질러서 삼출액滲出液이 배어나오도록 한 후 그 위에 연고軟膏를 바르는 방법

♣ 훈세요법熏洗療法

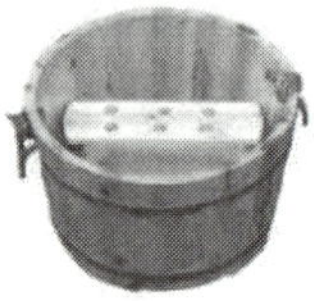

약물을 끓일 때 발생하는 열 증기를 이용하여 환부에 쏘인 후 약액으로 환부를 씻어내는 방법

♣ 훈증요법熏蒸療法

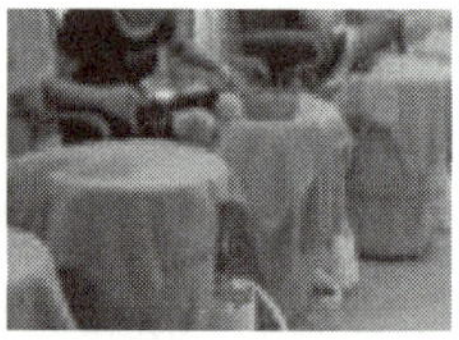

약물을 끓인 열증기를 환부에 쏘이는 방법

♣ 충세요법冲洗療法

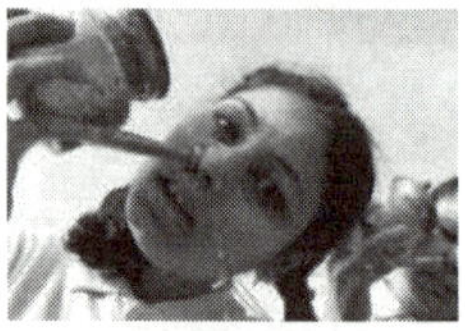

약물을 이용하여 환부를 반복적으로 씻어 내는 방법

♣ 약통요법藥筒療法

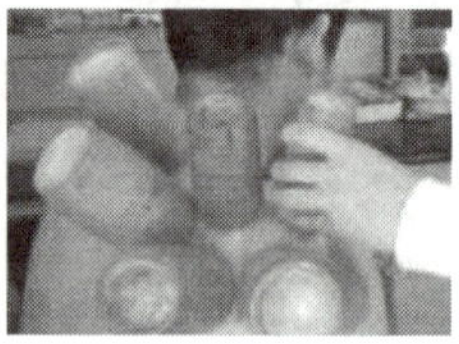

약물藥物과 죽통竹筒을 동시에 끓여서 온도가 상승했을 때 바로 환부患部에 올려놓아 약물藥物과 죽통竹筒의 흡인력吸引力을 함께 사용하여 농액膿液 독수毒水를 빨아내는 방법

♣ 신등조요법神燈照療法

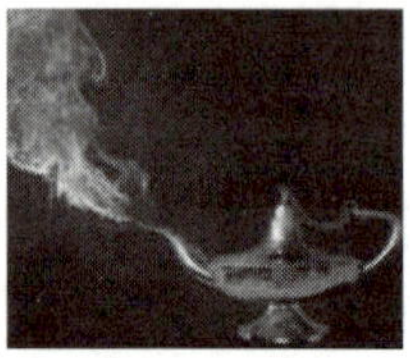

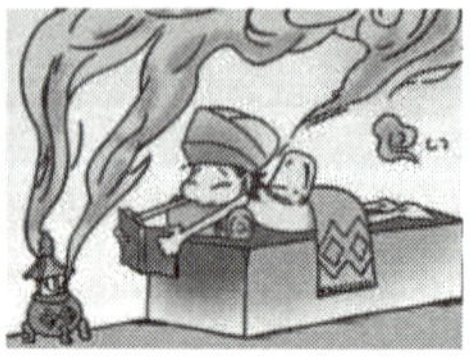

등잔불의 빛과 연기를 이용하여 질병을 치료하는 방법

♣ 점안요법点眼療法

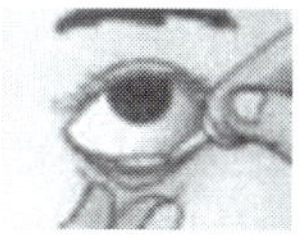

부은 것을 가라앉히거나, 눈꼽을 없애거나, 가려움증과 통증을 없애거나, 눈의 막이 낀 것을 제거하는 약물을 눈에 직접 주입 하는 방법

♣ 금침발장요법金針撥障療法

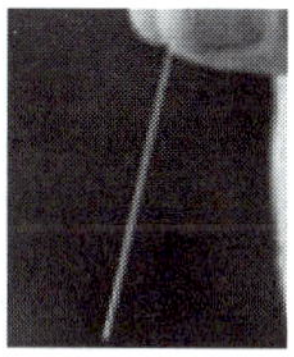

백내장 수술 후 시력회복의 일종방법

♣ 취이요법吹耳療法

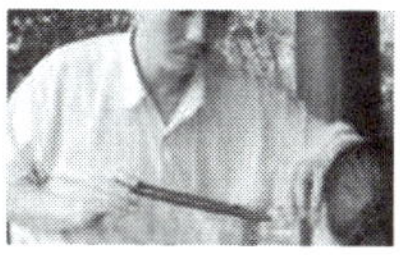

극히 미세한 분말粉末상의 약재藥材를 외이도外耳道 또는 고막鼓膜상에 불어 넣어 귀의 질환을 치료

♣ 적이요법滴耳療法

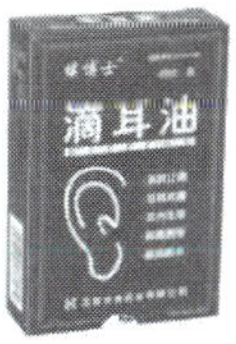

약액을 귀속으로 흘려 넣어 질환을 치료

♣ 색비요법塞鼻療法

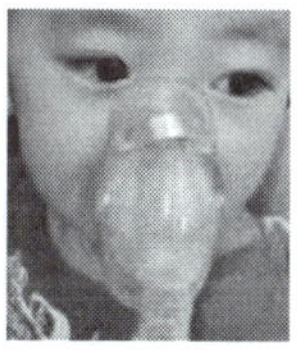

환丸, 산散, 고膏 등의 형태의 약물을 코속에 주입하여 비강鼻腔을 통하여 약물藥物이 흡수되어 질병을 치료케 하는 방법

♣ 취비요법吹鼻療法

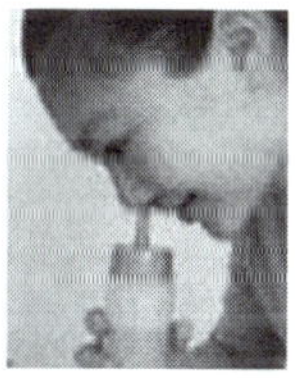

미세微細한 분말末상의 약물藥物을 가는 관管이나 분무기噴霧器 등을 통하여 코속으로 분무噴霧하여 비점막흡수鼻粘膜吸收를 통하여 질병을 치료하는 방법

♣ 축비요법蓄鼻療法

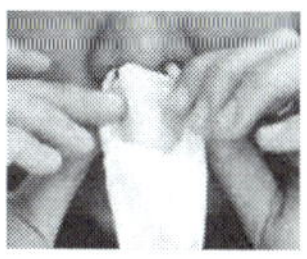

미세微細분말粉末상의 약물藥物을 직접 흡입吸入케 하여 약물藥物이 비점막鼻粘膜에 직접直接 작용作用케 하는 치료법으로 흡약요법吸藥療法이라고도 함

♣ 취체요법取嚏療法

약물藥物로 비鼻점막粘膜을 자극하여 인위적人爲的인 재채기를 유도하여 병사病邪를 제거하는 방법

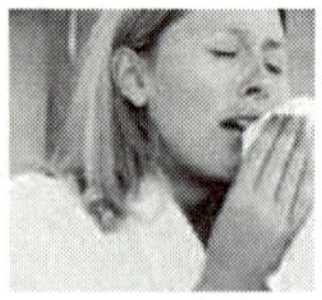

♣ 함수요법含漱療法

약액藥液을 입안에 머금고 구강口腔, 인부咽部의 질병을 치료하는 방법
현대의 가글링에 해당

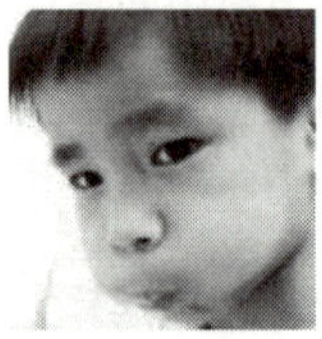

♣ 분무요법噴霧療法

분무기를 이용하여 약액을 호흡도에 분사하여 질병을 치료

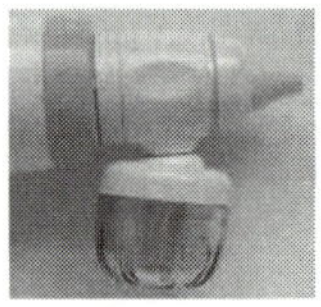

♣ 취후요법吹喉療法

분말약재를 인후부에 불어넣어 편도염 등을 치료
화타가 많이 사용한 방법

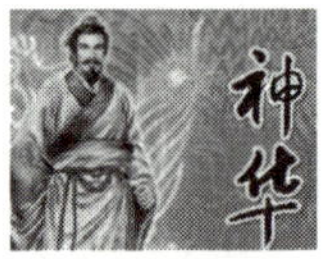

♣ 인부도약요법咽部涂藥療法

인후부에 직접 약을 바르는 방법

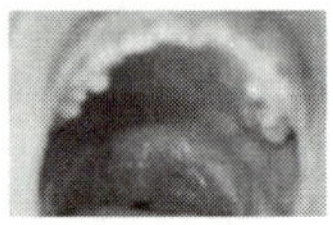

♣ 관장요법灌腸療法

약액을 항문으로 주입하여 장 점막 흡수를 통하여 질병을 치료

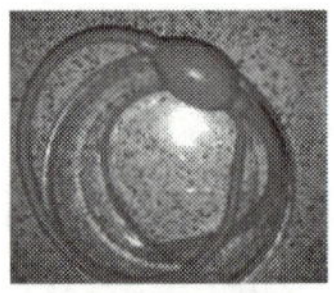

♣ 약전요법藥栓療法

좌약坐藥요법이라고도 하며 장원형長圓形의 고형固形의 약재를 항문肛門 또는 음도陰道에 삽입插入하여 질병을 치료

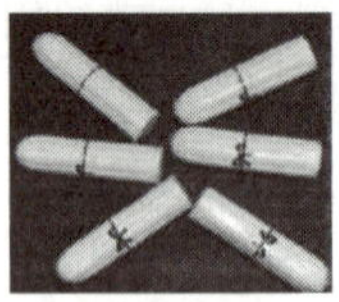

♣ 삽약요법插藥療法

고치정枯痔釘요법이라고도 하며 조습燥濕수렴收斂작용과 부식괴사腐蝕塊死작용이 있는 약물藥物을 정상釘狀의 형태로 만들어 치핵痔核에 삽입插入하여 치핵痔核을 괴사塊死, 탈락脫落시켜 치료하는 방법

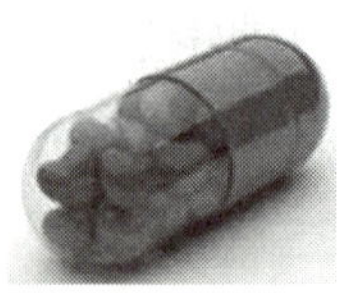

♣ 약선요법藥線療法

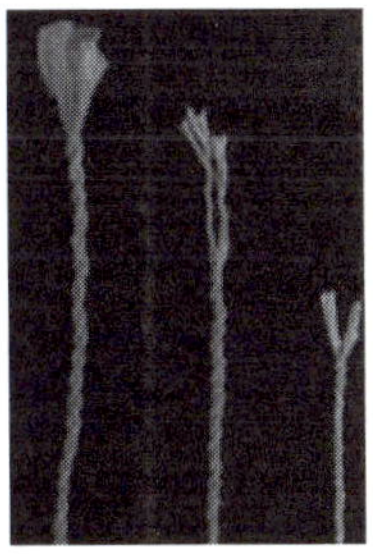
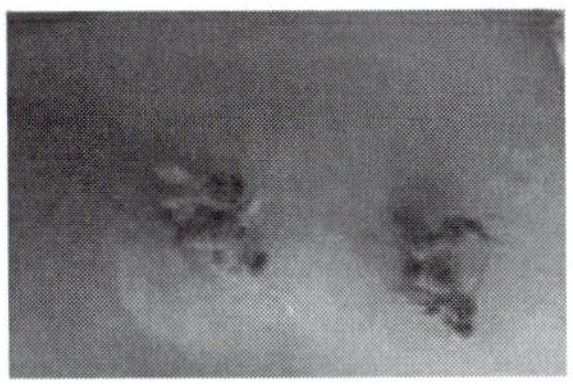

상피지桑皮紙, 사면지絲綿紙 등을 이용하여 약재藥材를 묶은 후 병변 부위에 삽입

병변 부위가 깊어 배농排膿이 곤란한 경우 본 방법을 사용하여 약물의 치료작용과 함께 괴사조직이 약선藥線에 들러붙게 만들어서 제거除去하는 방법

♣ 타선요법拖線療法

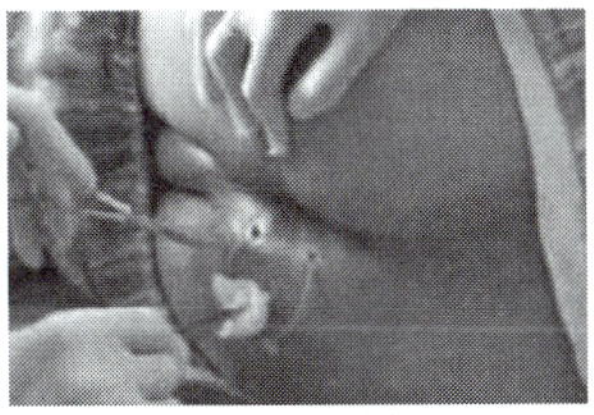

비교적 굵은 실을 치루痔漏병변부위의 루관漏管에 통과시켜 농膿을 배출해 내는 방법

♣ 괘선요법挂線療法

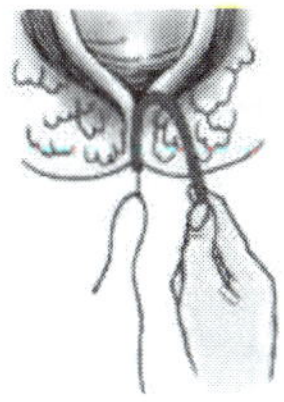

치루 조직 등에 실을 걸어서 질병을 치료

♣ 고치요법枯痔療法

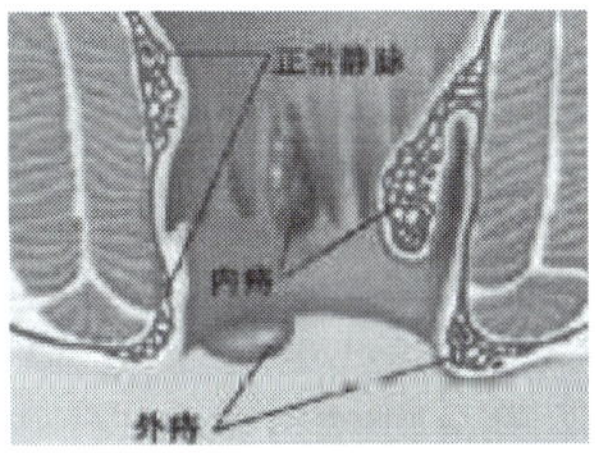

치질치료의 방법으로 부식腐蝕고탈枯脫, 조습燥濕수렴收斂 작용이 있는 약물을 내치핵內痔核의 병변부위에 발라서 병변조직이 응고성凝固性괴사塊死, 위축萎縮, 탈락脫落 등을 일으켜 치질이 치료되도록 하는 방법

♣ 치핵경화요법痔核硬化療法

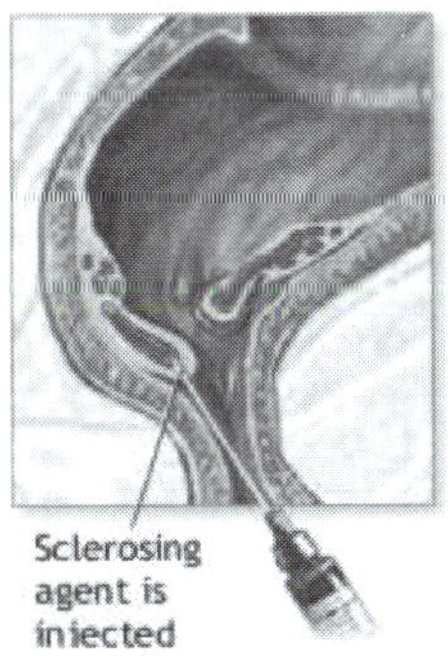

경화위축硬化萎縮제 또는 괴사탈락塊死脫落제 등의 약물을 치핵痔核내에 수입注入하여 내치경화위축內痔硬化萎縮 또는 괴사탈락塊死脫落게 하여 지핵痔核을 치료케 하는 방법

♣ 결찰요법結扎療法

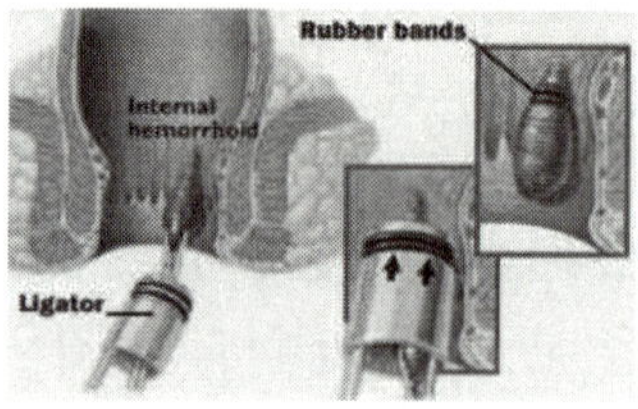

전찰요법纏扎療法이라고도 하며 선線으로 병변부위를 묶어 경락經絡이 막히고 기혈氣血이 불통不通되게 하여 점차적으로 괴사塊死탈락脫落되게 하고 이후 새살이 돋게 하여 질병을 치료

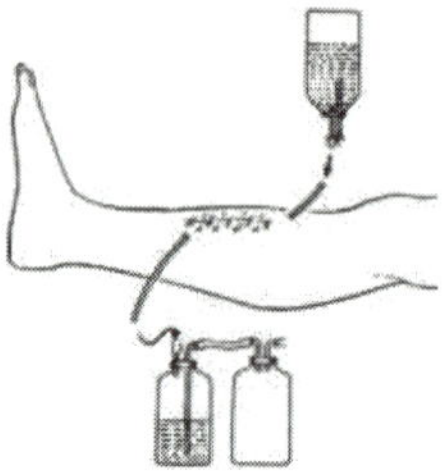

♣ 인류요법引流療法

금속으로 만든 파이프를 농양 부위의 구멍에 삽입하여 농액을 배출케 하는 방법

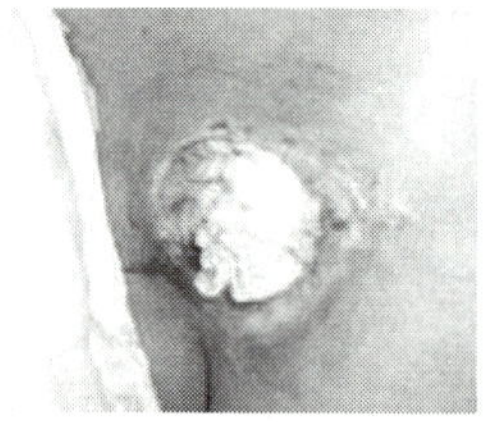

♣ 점면압박요법墊棉壓迫療法

궤양潰瘍부위에 솜을 깔고 압박壓迫을 가하여 배농排膿을 도와주고 배농排膿된 후의 빈 공간과 새살과의 접합接合을 용이容易하게 하여주는 방법

♣ 전박요법纏縛療法

붕대繃帶로 하지下肢를 얽어매는 방법으로 하지下肢만성궤양慢性潰瘍이나 정맥곡장靜脈曲張 등에 사용

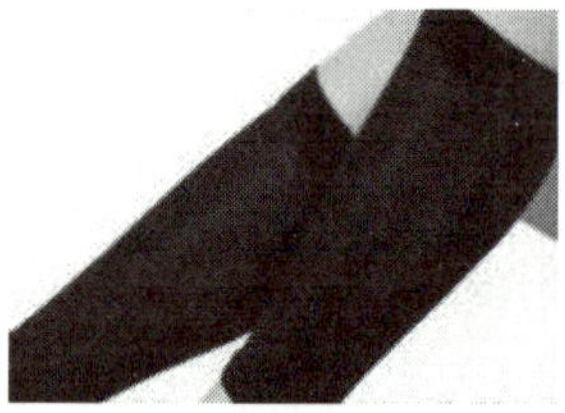

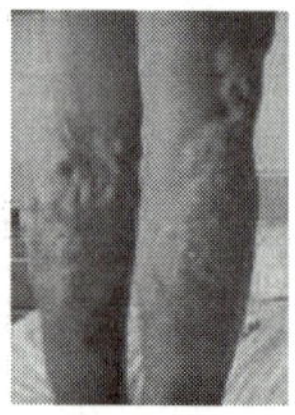

♣ 절개요법切開療法

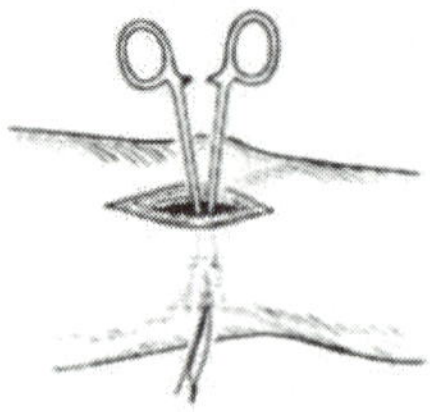

상처를 절개하여 병변病變부위部位를 잘라내거나 배농排膿시키는 방법

♣ 방혈요법防血療法

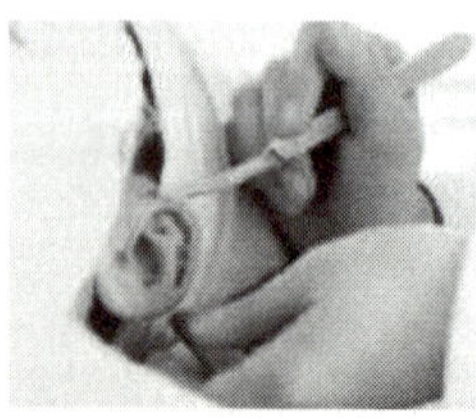

침자방혈요법針刺防血療法이라고도 하며 침이나 칼등의 도구를 이용 소량少量의 혈액血液을 방출放出시켜 질병을 치료하는 방법

♣ 발포요법發泡療法

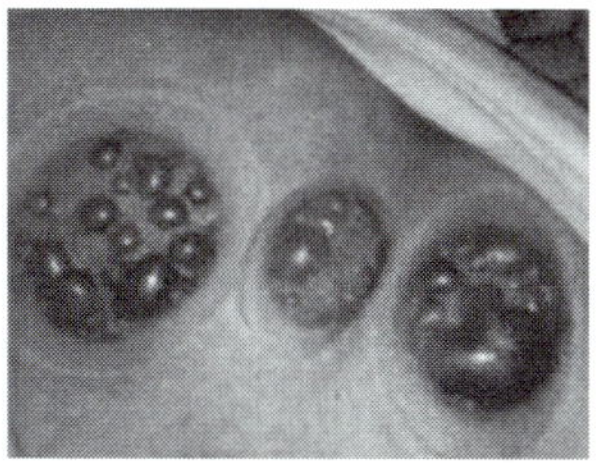

천구요법天灸療法 이라고도 하며 피부에 발포發泡를 일으키는 특정 약물을 일정혈위一定穴位나 특정부위에 놓고 발포發泡를 일으켜 질병을 치료하는 방법

♣ 도찰화관요법刀扎火罐療法

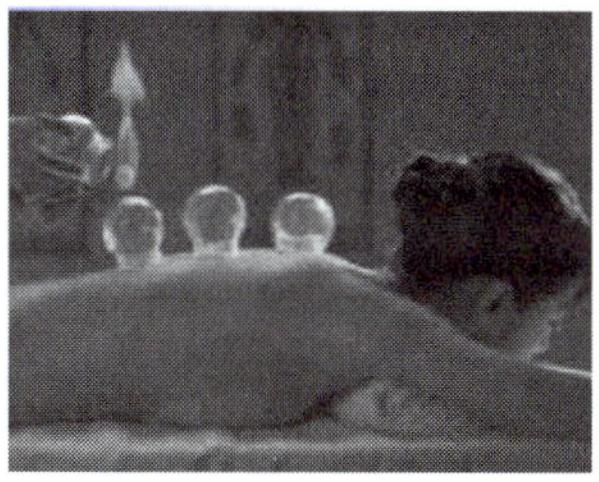

전통적인 자락刺絡, 방혈防血, 화관火罐 등 요법療法의 기초 상에서 연조직손상軟組織損傷 등을 치료治療하는 일종一種의 치료법治療法으로 소미도小眉刀 등을 사용하여 병변부위病變部位의 출혈出血을 일으킨 후 재차 화관火罐을 이용하여 발독거사撥毒去邪독을 빨아내고 사기를 제거除去하는 방법

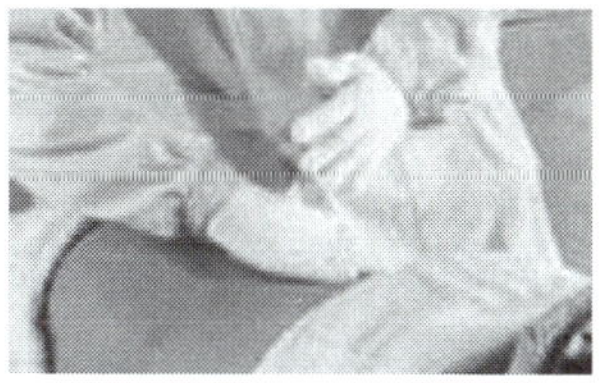

♣ 화락요법火烙療法

금속제 다리미로 환부를 지지는 방법

♣ 할락요법割烙療法

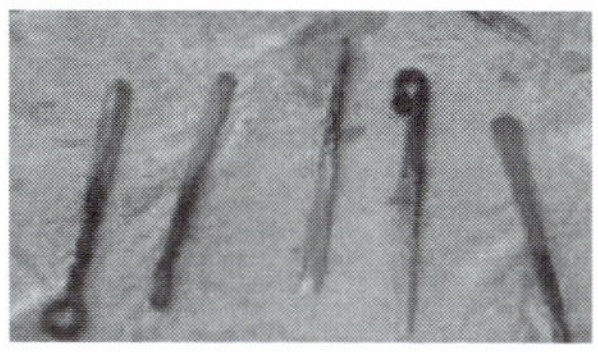

환부患部를 일차 절개切開한 후 그 부분에 다리미로 지지는 방법

재생능력을 상실한 조직을 제거하고 지혈止血을 하고자 하는 목적의 치료법

♣ 소식요법燒蝕療法

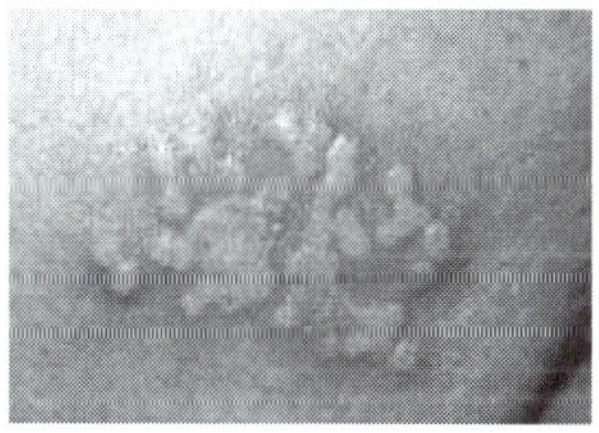

점작요법点灼療法이라고도 하며 부식성腐蝕性의 약물藥物을 병변 부위에 붙이거나 적셔서 병변부위를 부식腐蝕시키는 방법

♣ 정복요법整復療法

수법手法이나 기계器械를 사용하여 정상위치에서 이탈離脫된 근골筋骨의 위치를 바로 잡아주는 것

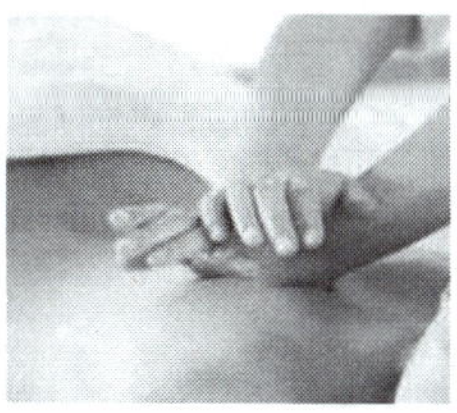

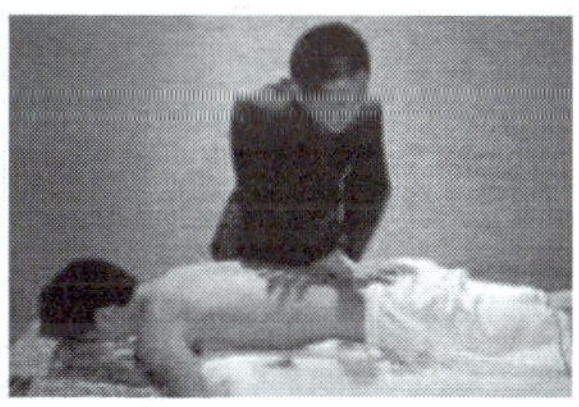

♣ 포찰고정요법包扎固定療法

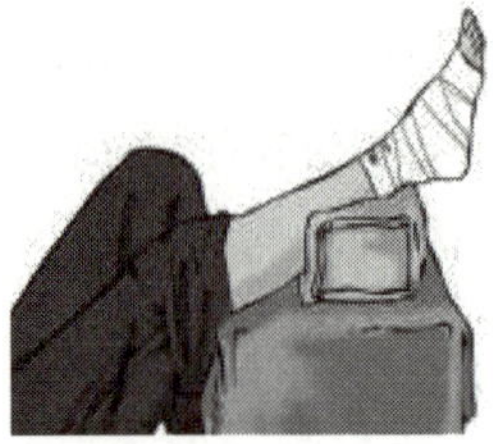

붕대繃帶 등을 이용하여 손상損傷된 환지患肢 쇄골鎖骨, 늑골골절肋骨骨折의 국부局部, 탈위정복후脫位整復后의 관절關節 등을 일정위치에 고정하여 연조직軟組織 손상損傷을 회복回復시키는 방법

♣ 협판고정요법夾板固定療法

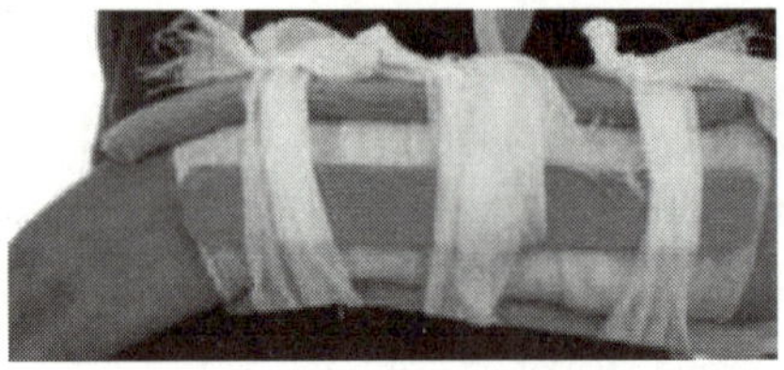

고정판固定板과 붕대繃帶를 이용하여 골절骨折부위를 고정固定시켜 회복回復을 도와주는 방법

♣ 촬사요법撮痧療法

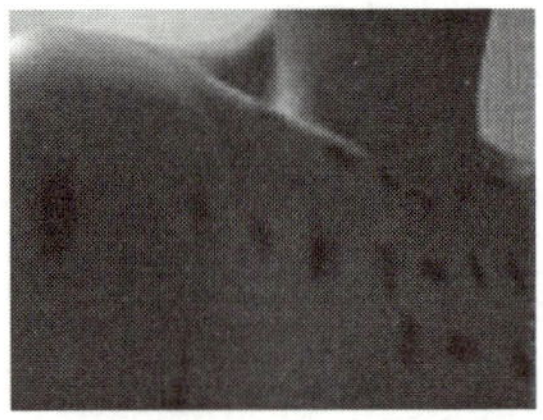

조사抓痧요법療法, 날사捏痧요법療法이라고도 하며 환자患者의 일정부위나 혈위穴位를 손가락을 이용하여 집어올려 (꼬집어) 감람상橄欖狀의 충혈充血, 반점斑點(어혈)을 일으키게 만들어서 질병을 치료하는 방법

괄사요법刮痧療法과 같은 효과가 있다.

♣ 괄사요법刮痧療法

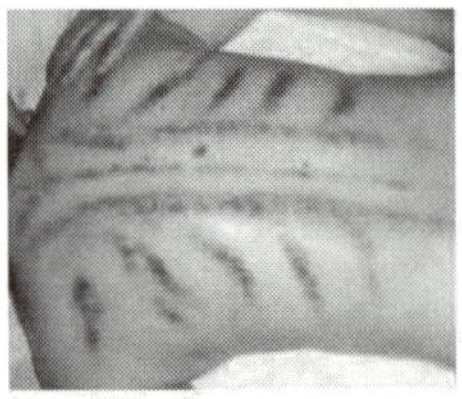

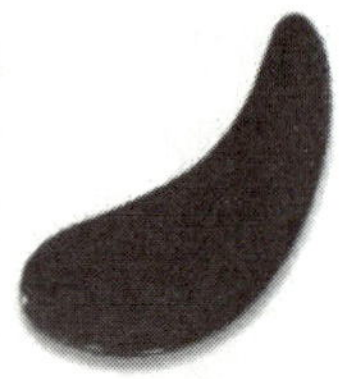

매끄러운 대나무판, 도자기조각, 동전, 유리, 머리카락, 과기름, 또는 물을 이용하여 위에서 아래로 안에서 바깥쪽으로 반복적으로 긁어서 질병을 치료하는 방법

주로 더위 먹었을 때, 감기, 위장도 질환에 사용

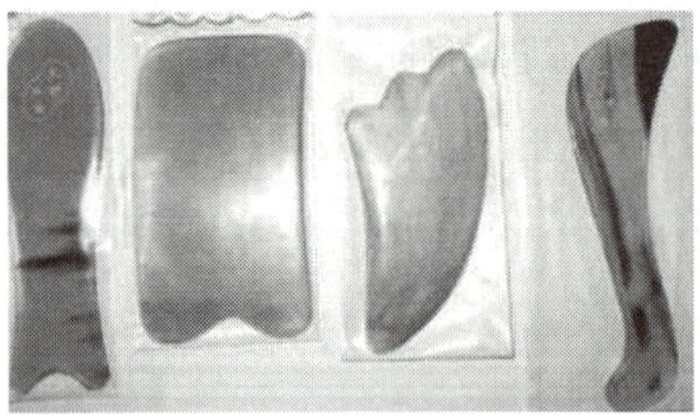

♣ 소아구강도자요법小兒口腔桃刺療法

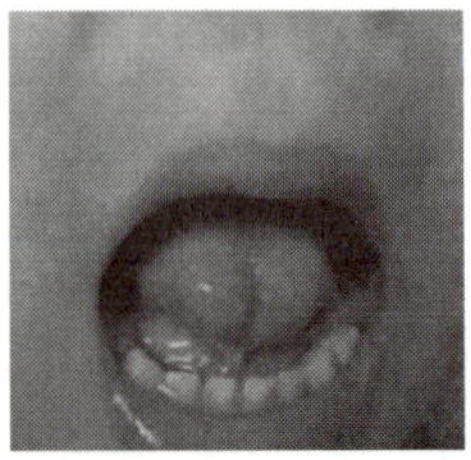

소아구강小兒口腔 내 백색과립白色顆粒이 생겼을 때 침針으로 신속迅速히 도파挑破하거나 구강口腔내 질환이 생겼을 때 설하계대舌下系帶를 도자挑刺하여 질환疾患을 치료하는 방법

♣ 소아체정지압요법小兒蒂丁指壓療法

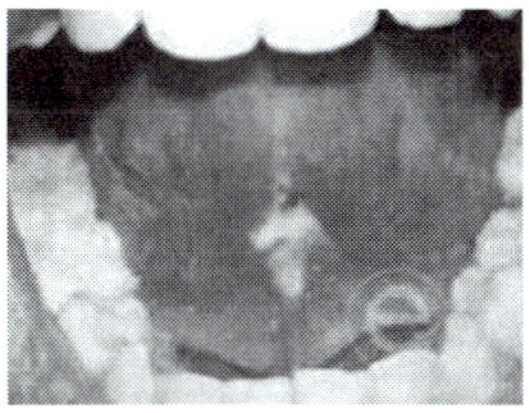

체정蒂丁이라 함은 환아患兒의 설근부舌根部(회염연골부위會厭軟骨部位에 해당)에 발생發生하는 높게 융기隆起되는 일종의 병리病理반응점反應点으로 정주丁珠, 화정火丁이라고도 한다.

그 형성원인으로는 태화胎火, 또는 감사感邪가 심화心火를 일으켜 설근부舌根部에 모인 것으로 보며 소아나 유아가 구토를 멈추지 않거나 젖을 자주 토할 때에 체정蒂丁 부위를 압박壓迫하여 치료한다.

♣ 소아할장요법小兒割掌療法

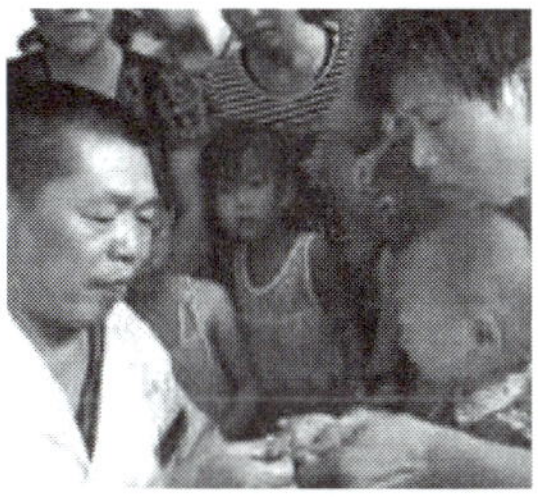

할지割脂요법 이라고도 하며 소아의 손바닥을 예리한 도구로 절개切開하여 소량의 피하지방을 적취摘取하는 방법

소아小兒중증감적重症疳積(먹지 않아 마르는 증상), 또는 효천哮喘 등에 사용

♣ 소아침도요법小兒針挑療法

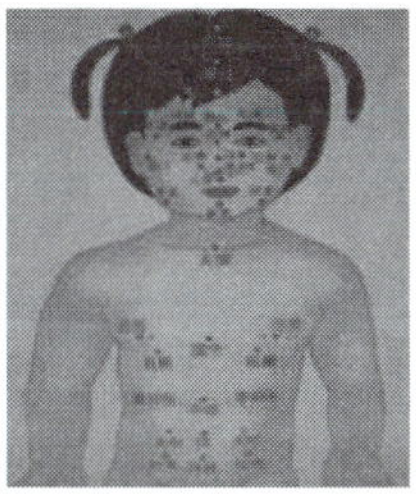

도사봉법挑四縫法, 도감적법挑疳積法이라고도 하며 삼릉침三稜針과 같은 예리한 도구를 이용하여 소아의 특정부위나 혈위穴位 피층皮層을 도파挑破하여 피하지방을 취출取出해 내는 소아小兒감적疳積의 일종 외치外治 방법

♣ 색음도요법塞陰道療法

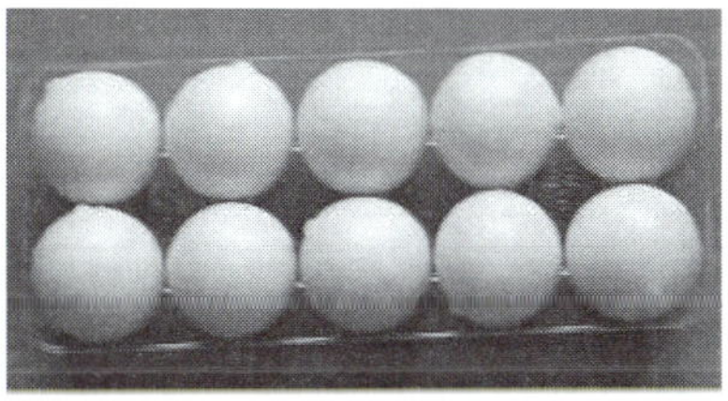

환약丸藥, 정제錠劑 등을 질膣내에 삽입插入하여 부인과 질환을 치료

2 내복류 內服類

♣ 탕제요법 湯劑療法

탕액湯液요법이라고도 하며 물에 끓여서 거품을 걷어내고 복용하는 방법

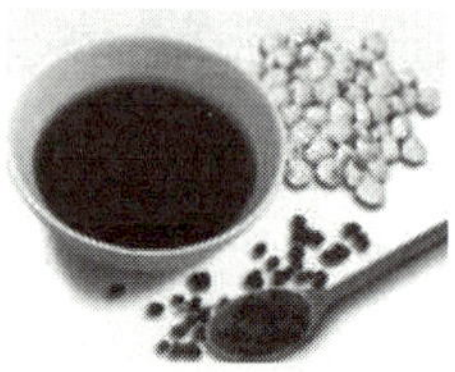

♣ 환제요법 丸劑療法

藥材를 곱게 갈아서 꿀, 물, 밀가루 등의 부형賦形제제를 이용하여 圓形의 고체固體상으로 만들어 복용하는 방법

주로 만성질환에 사용

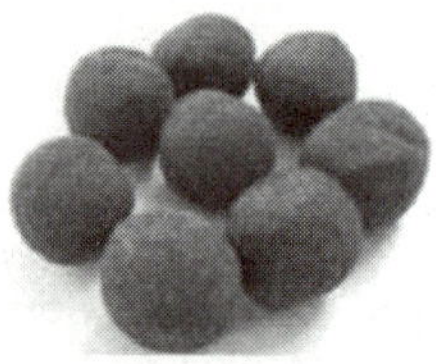

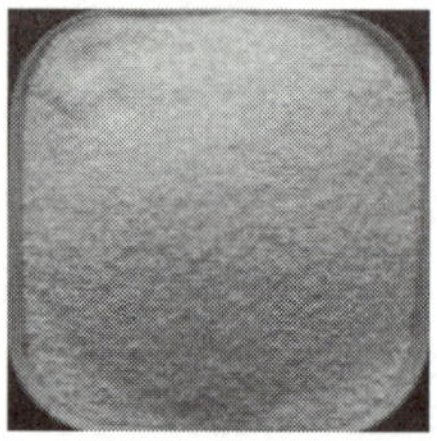

♣ 산제요법 散劑療法

약재藥材를 갈아서 가루형태 자체로 복용服用, 또는 외용外用

♣ 고자약요법 膏滋藥療法

고방膏方, 또는 내복전고內服煎膏라고도 하며 약재에 물을 가하여 끓인 후 거품을 걷어내고 약액藥液을 농축濃縮하여 빙당氷糖이나, 꿀 등을 보제補劑로 사용하여 고상膏狀형태로 만든 것

노인老人들의 자보강장滋補强壯에 주로 사용

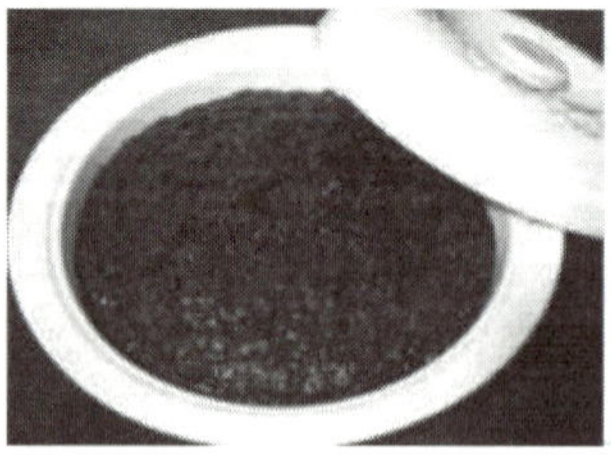

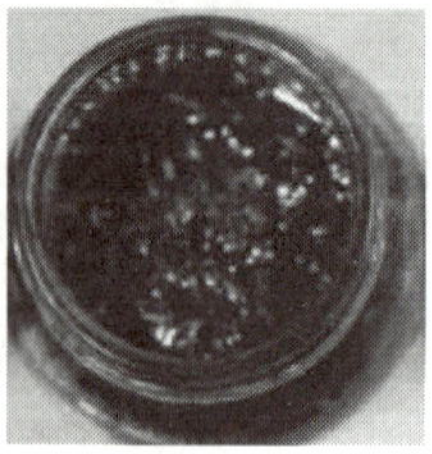

♣ 단제요법丹劑療法

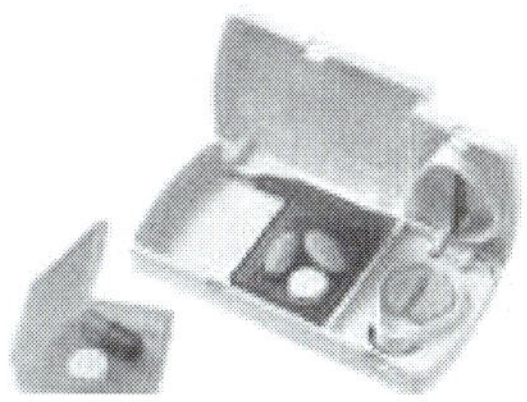

광물鑛物류 약물藥物로부터 고온高溫조건하의 제련製鍊과정을 거쳐 결정結晶형상의 무기화합물을 얻어 환제丸劑, 산제散劑, 정제錠劑 등의 형태로 만드는 것

주로 외과外科질환의 치료에 사용

♣ 인공주기요법人工週期療法

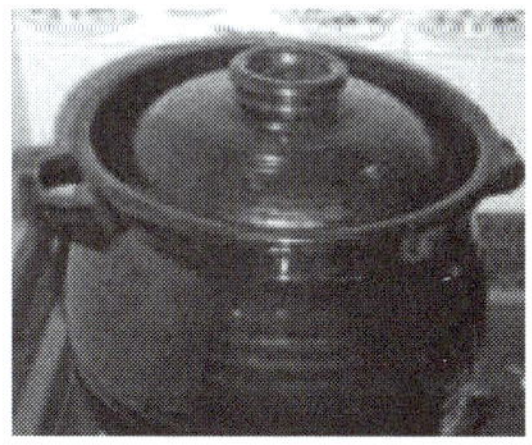

중국의학의 장부학설臟腑學說과 변증이론辨證理論을 현대의학의 월경신경月經神經 내분비조절학설內分泌調節學說과 결합結合하여 중약中藥으로 월경月經주기週期를 조절하는 방법

♣ 기무흡입요법氣霧吸入療法

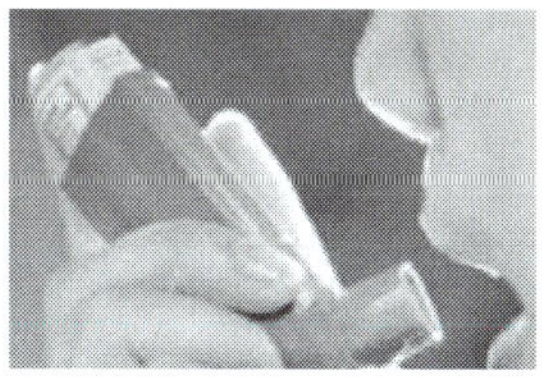

중약증기中藥蒸氣 또는 분무제噴霧劑를 호흡도呼吸道를 통하여 흡입吸入하여 질병을 치료하는 방법 구비口鼻, 인후부咽喉部의 국부성局部性 질환에 사용

♣ 소아마약요법小兒磨藥療法

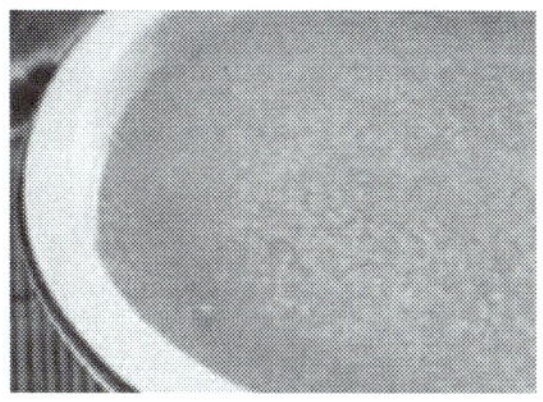

중약中藥을 물, 식초食醋, 술 등에 섞어 갈아서 복용服用시키는 방법. 산제散劑와 탕제湯劑의 특점特點을 배합配合한 방법

♣ 최토요법催吐療法

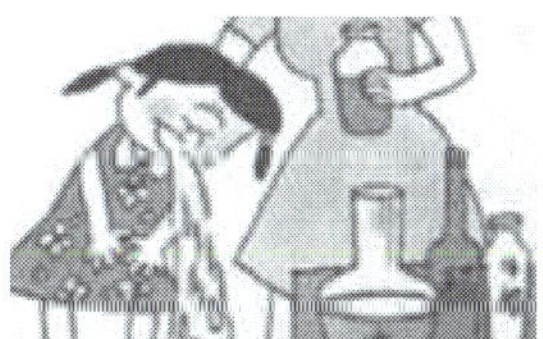

최토催吐약을 복용하거나 인후부咽喉部를 자극刺戟하여 구토嘔吐를 유도하는 방법

♣ 도창요법倒倉療法

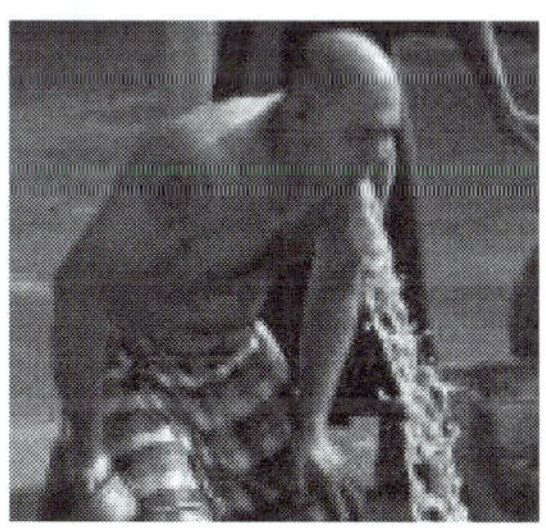

대량의 도창제倒倉劑를 복용하여 인위적으로 구토嘔吐와 설사泄瀉, 소변小便을 통하여 위胃와 장腸을 씻어내는 방법

위장胃腸적체積滯, 만성慢性장염腸炎, 결장염結腸炎, 급성急性간염肝炎, 방광膀胱결석結石, 소화消化불량不良 등에 사용

♣ 약물마취요법藥物麻醉療法

마취麻醉약효藥效가 있는 약물藥物을 사용하여 외과外科 수술手術에 사용하거나 관절염關節炎, 외상外傷, 좌골신경통坐骨神經痛, 소아경풍小兒驚風, 정신분열증精神分裂症, 천식喘息, 만성기관지염慢性氣管支炎, 복통설사腹痛泄瀉 등에 사용

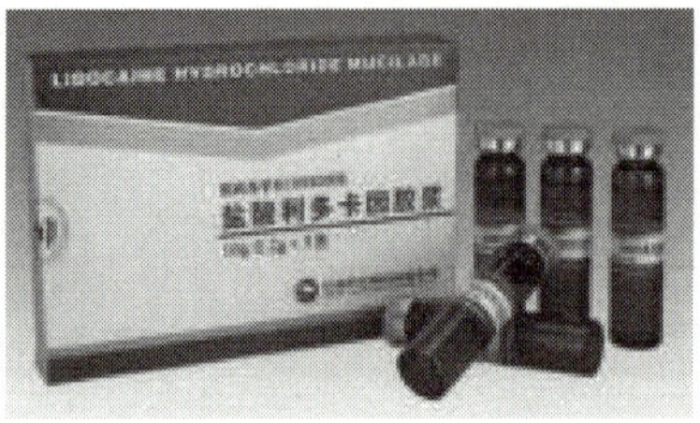

♣ 충제요법冲劑療法

중약재中藥材를 가공 후 적당량의 보료輔料 혼합混合제를 섞어 과립顆粒상이나 괴塊상으로 제조하여 물과 함께 복용하는 방법으로 치료효과가 신속迅速하며 복용이 간편簡便한 탕제湯劑와 당장糖漿제의 장점을 함께 가지고 있다.

감기, 협심증狹心症, 만성慢性신부전腎不全, 미용美容 등에 사용

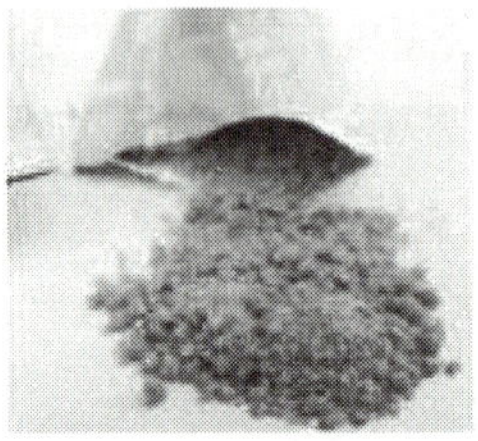

♣ 주제요법酒劑療法

약주藥酒요법이라고도 하며 술을 용매溶媒로 하여 약재의 유효성분을 용출溶出시켜 복용

허한虛寒성, 또는 노년老年성 질환疾患에 사용

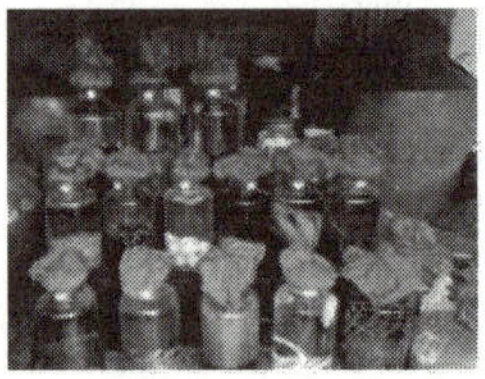

♣ 초제요법醋劑療法

식초食醋 또는 식초食醋와 약물藥物을 결합結合시켜 질병疾病을 치료治療하는 방법

효천, 폐화농증, 협심증, 동맥경화, 빈혈 등에 사용

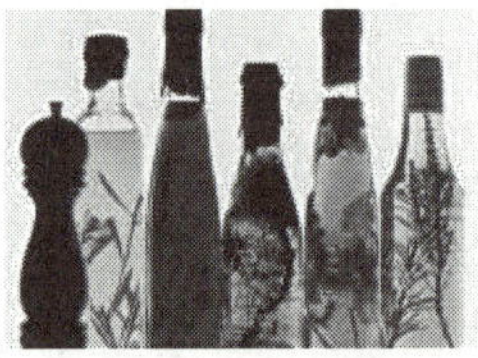

♣ 다제요법茶劑療法

약차藥茶요법이라고 함

치료효과가 있는 약재藥材를 다려서 복용

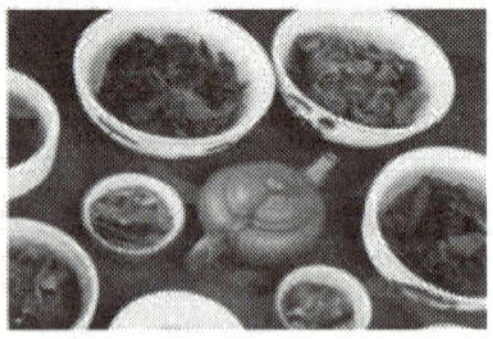

♣ 정제요법錠劑療法

약을 미세微細분말粉末로 만든 후 다시 고형固形으로 제조

용도에 따라 여러 가지 형상形狀으로 만들며 내복內服 및 외용外用 함께 사용

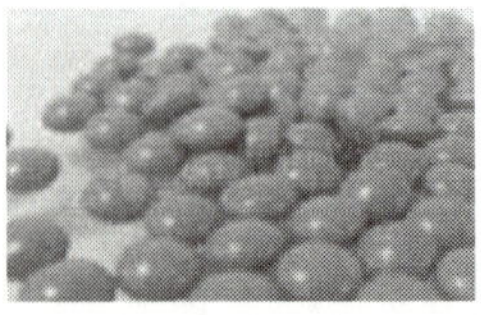

♣ 유제요법油劑療法

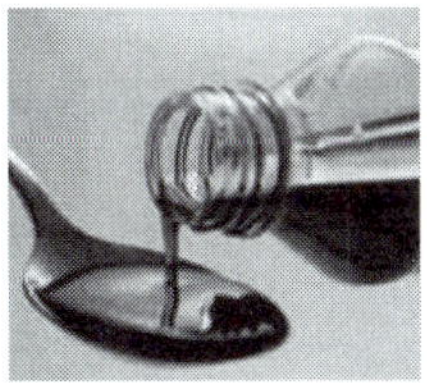

유油성분이 있는 약재를 압착壓搾, 또는 증발蒸發시켜 유효성분을 추출抽出하여 사용

화상火傷, 감기感氣, 만성慢性 기관지염氣管支炎 등에 사용

♣ 로제요법露劑療法

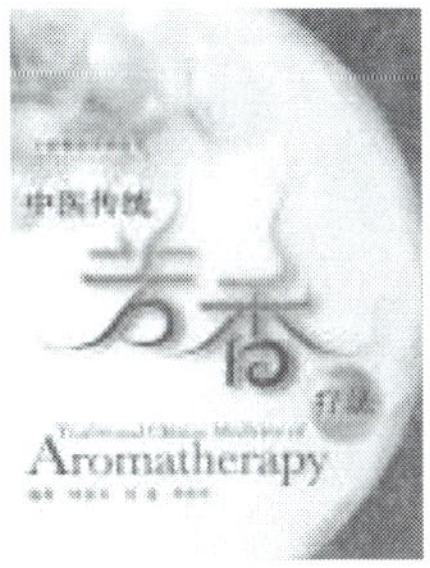

방향수제芳香水劑라고도 하며 증류蒸溜를 통하여 유효성분의 방향수芳香水용액溶液을 얻는 것

기관지염氣管支炎, 감기感氣, 소아小兒상호흡도上呼吸道 감염感染, 만성慢性기관지염氣管支炎, 고지혈증高脂血症, 만성신염慢性腎炎 등에 사용

♣ 유제요법乳劑療法

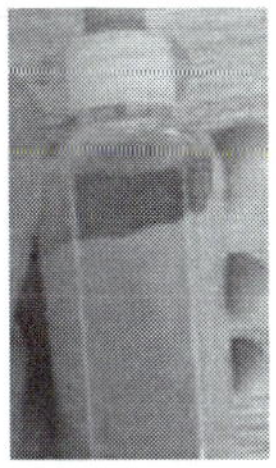

현탁액懸濁液 상태의 액체液體 제제를 말하며 수포유형水包油型(hydrophilic)과 유포수형油包水型(hydrophobic)의 형태로 나뉘며 내복內服용으로는 수포유형水包油型이 주로 쓰인다.

♣ 당장제요법糖漿劑療法

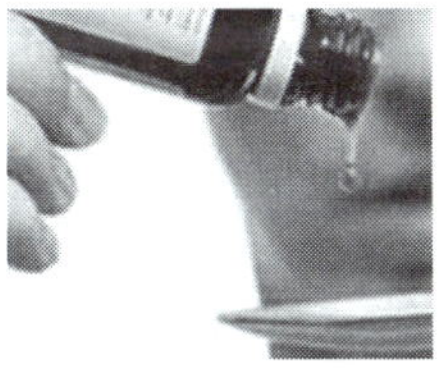

중약中藥을 방향芳香성의 고高농도濃度 설탕수용액에 용해溶解시키거나 혼합混合시킨것

당糖의 보간保肝작용으로 간肝질환 치료 등에 사용

♣ 교낭제요법膠囊劑療法

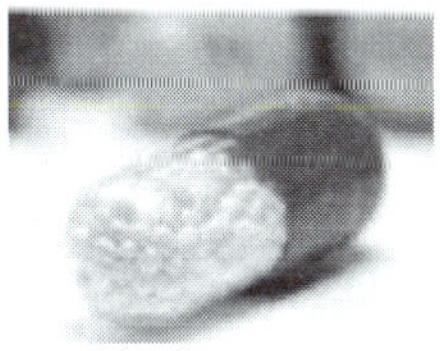

약물藥物을 보료補料와 함께 과립顆粒상으로 만든 후 교낭膠囊에 넣어서 복용

경질硬質과 연질軟質교낭膠囊으로 나뉘며 구口복용과 직장直腸삽입插入용이 있다.

♣ 흡입제요법吸入劑療法

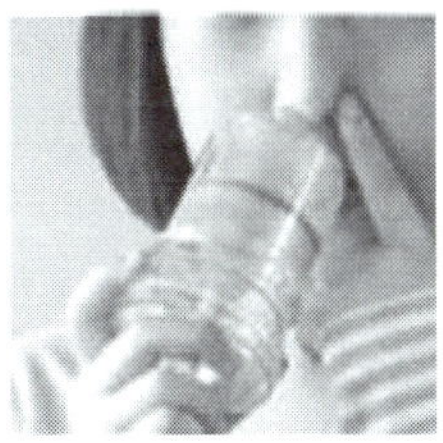

약물藥物의 용액溶液이나 극세極細분말粉末을 기화氣化기, 분무기噴霧器 등을 이용하여 흡입吸入하는 방법

호흡기 질환 또는 협심증狹心症 등에 사용

♣ 사독요법蛇毒療法

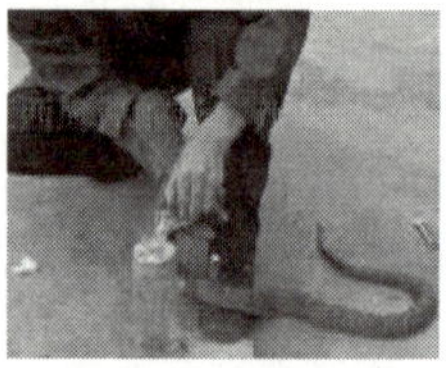

사독의 약리藥理 성분成分을 이용하여 질병을 치료
관절염, 암癌으로 인한 통증, 두통, 좌골坐骨 신경통神經痛 등에 사용

♣ 갈독요법蝎毒療法

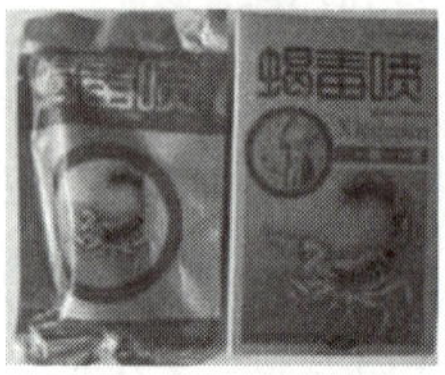

전갈의 약리작용을 이용
진통鎭痛, 항암抗癌, 항경련抗痙攣 등의 작용이 있음

♣ 곡제요법曲劑療法

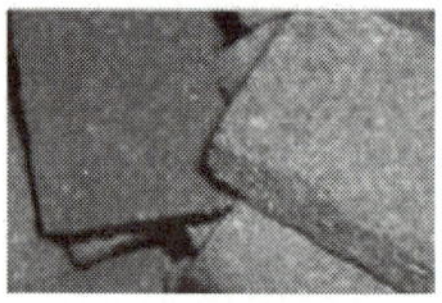

약재藥材를 분쇄分碎하여 밀가루와 섞은 후 적당한 온도와 습도濕度하에서 자연발효自然醱酵시켜 효모酵母를 생산하여 고체固體제제로 만든 것
주로 소화제消化劑로 사용

3 식료류 食療類 (Supplements)

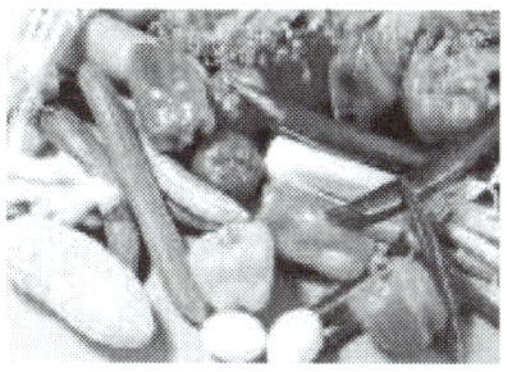

♣ 식물요법食物療法

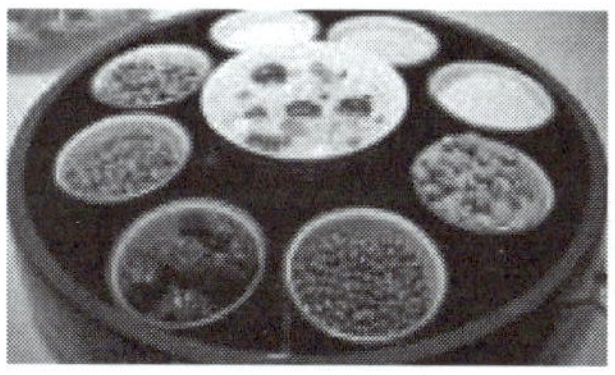

♣ 약선요법藥膳療法

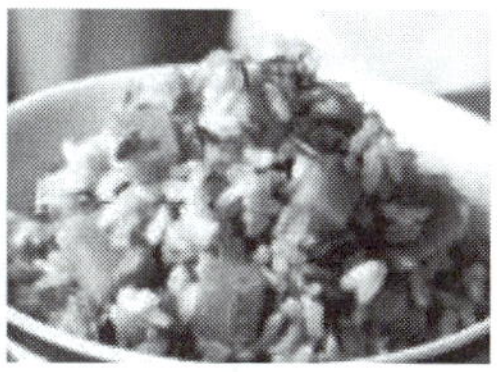

♣ 약반요법藥飯療法

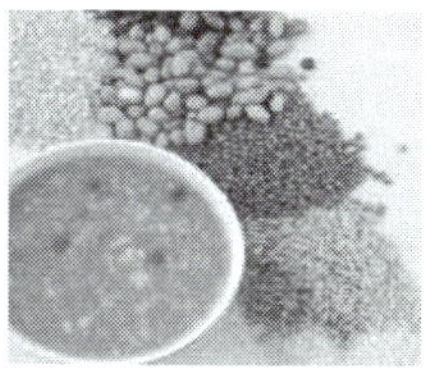

♣ 약죽요법藥粥療法

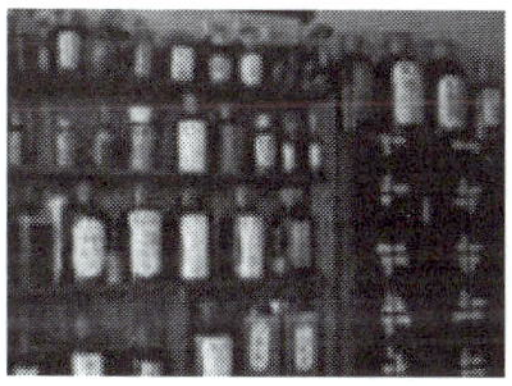

♣ 약주요법藥酒療法

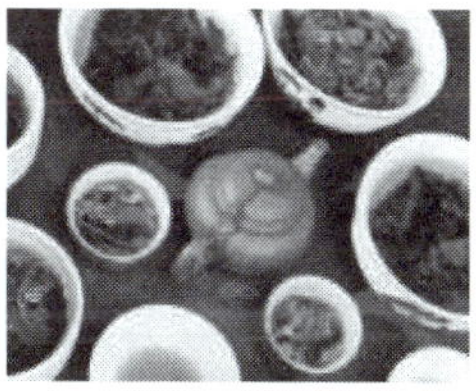

♣ 약다요법藥茶療法

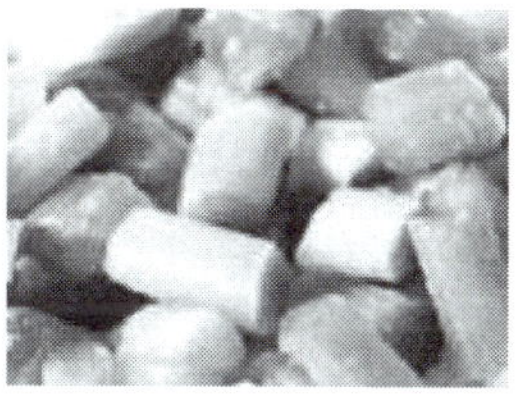

♣ 약당요법藥糖療法

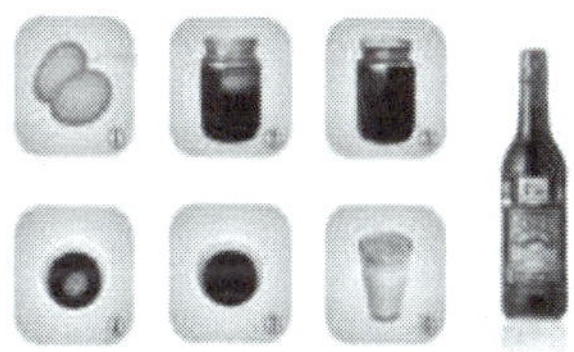

♣ 약단요법藥蛋療法

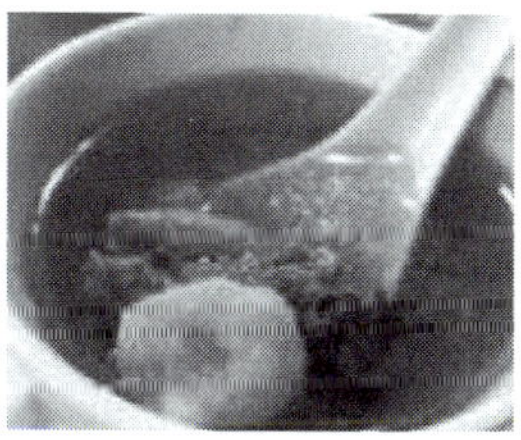

♣ 약갱요법藥羹療法

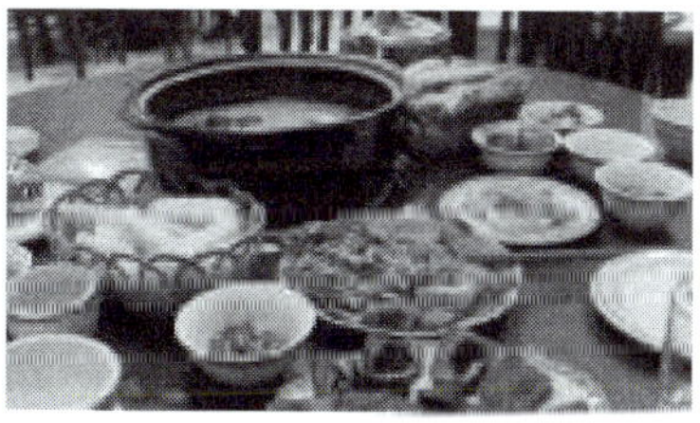

♣ 장기요법臟器療法

4 기공류 氣功類 (QI-GONG)

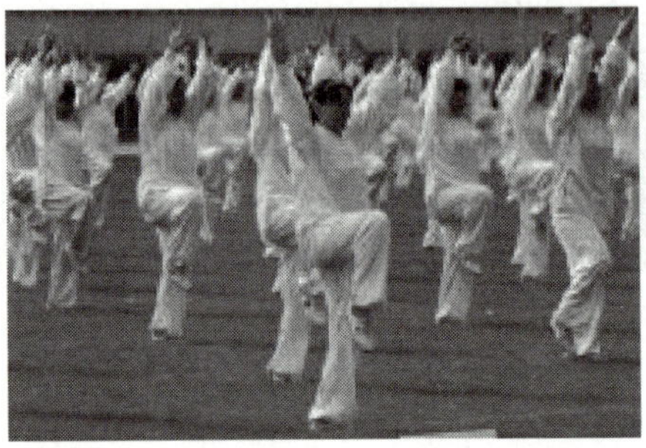

- 식기요법食氣療法
- 태식요법胎息療法
- 복기요법服氣療法
- 행기요법行氣療法
- 육자기결요법六字氣訣療法
- 호흡정공요법呼吸靜功療法
- 수공요법睡功療法
- 주식요법凋息療法
- 지관요법止觀療法
- 송정요법松靜療法
- 관공요법觀空療法
- 황제내시요법黃帝內視療法
- 복일월광요법服日月光療法
- 허정요법虛靜療法
- 수일요법守一療法
- 존상피역요법存想避疫療法
- 화신좌망요법化身坐忘療法
- 복자소요법服紫霄療法
- 영인요법影人療法
- 일칭금요법一秤金療法

- 동파건신요법東坡建身療法
- 인시자정좌요법因是子靜坐療法
- 소주천요법小周天療法
- 의기공요법意氣功療法
- 진기운행요법眞氣運行療法
- 내양요법內養療法
- 무생경도인요법無生經導引療法
- 규중인요법規中引療法
- 유진선생내기공요법幼眞先生內氣功療法
- 팽조도인요법彭祖導引療法
- 소요자도인요법逍遙子導引療法
- 왕자교도인요법王子喬導引療法
- 영검자도인요법靈劍子導引療法
- 영검자도인자오기료법靈劍子導引子午記療法
- 적송자도인요법赤松子導引療法
- 령선생도인요법寧先生導引療法
- 현감도인요법玄鑒導引療法
- 노자안마요법老子按摩療法
- 천축국안마요법天竺國按摩療法
- 주신안마요법周身按摩療法
- 박격장부요법拍擊臟腑療法
- 오장도인요법五臟導引療法
- 고정요법固精療法
- 제항요법提肛療法
- 태극내공요법太極內功療法
- 노인도인요법老人導引療法
- 이십사기도인자공요법二十四氣導引坐功療法
- 분행외공요법分行外功療法
- 참춘요법站樁療法
- 포기요법布氣療法

5 체료류 體療類 (Exercising)

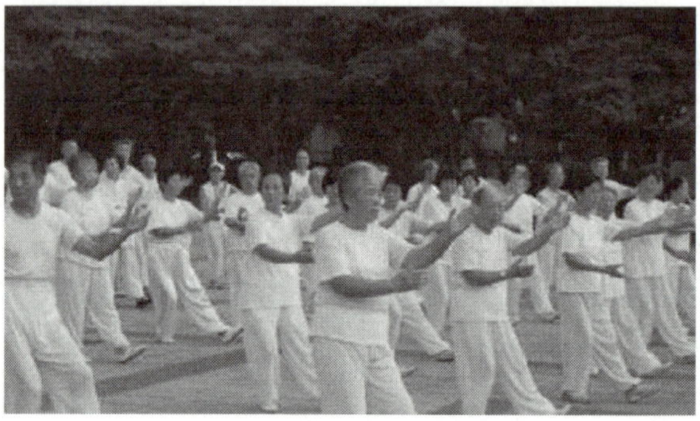

- 오금희요법五禽戲療法
- 이근경건신요법易筋經健身療法
- 팔단금요법八段錦療法
- 십이단금요법十二段錦療法
- 십육단금요법十六段錦療法
- 태극권보건요법太極拳保健療法
- 이십공식요법二十功式療法
- 련공십팔법보건요법練功十八法保健療法
- 소림내공요법少林內功療法
- 대조수요법大調手療法
- 체공요법體功療法

6 정지조치류 情志調治類 (Mind control)

♣ 언어개도요법 言語開導療法

환자의 병정病情과 심리心理상태, 정서장애情緖障碍 등을 환자患者와의 대화對話를 통하여 파악把握하고 심리적心理的 치병인소致病因素를 제거除去해 나가는 일종의 심리치료방법

♣ 이정변기요법 移精變氣療法

이정이성移精理性요법이라고도 하며 의사가 각종방법을 이용하여 환자의 정신精神의식意識활동을 변화시켜 질병을 치료하는 방법

♣ 정지상승요법 情志相勝療法

음양陰陽오행五行학설의 상생相生, 상극相剋, 상승相乘, 상모相侮의 이론에 입각하여 질병을 일으키는 내인內因인 칠정七情 – 노怒, 희喜, 사思, 우優, 비悲, 공恐, 경驚과 해당 장부臟腑와의 상호相互관계 노상간怒傷肝, 희상심喜傷心, 우상폐優傷肺, 공상신恐傷腎, 사상비思傷脾에 오행이론을 적용하여 칠정七情을 조절함으로서 질병을 치료하는 심리요법

즉,

노승사怒乘思	목승토木乘土
사승공경思乘恐驚	토승수土乘水
공승희恐乘喜	수승화水乘火
희승비우喜乘悲優	화승금火乘金
비승노悲乘怒	금승목金乘木의 원리原理가 적용된다.

♣ 의시요법 意示療法

암시暗示요법이라고도 하며 의사가 말이나 행동을 통하여 환자가 무형無形의 암시를 받도록하여 질병을 치료하는 일종의 심리요법

자아自我의시법(자기암시)과 타他의 시법이 있으며 주로 심인성心因性질환, 기능機能성 질환 등의 치료시 약물이나, 침구요법의 보조치료방법으로 사용되어 치료효과를 제고提高시키는 방법

♣ 의시입면요법 意示入眠療法

위기衛氣가 이십오도주재오매二十五度主宰寤寐의 이론理論에 따라 장부경락臟腑經絡을 주야晝夜로 순행循

行한다는 것에 연관지어 존상存想, 의수意守 등의 자아암시自我暗示와 안마按摩 등의 방법을 이용하여 수면睡眠을 유도하여 불면증不眠症을 치료하는 심리치료방법

존상입매법存想入寐法, 조종입매법操縱入寐法 묵념송정입매법默念松靜入寐法 마용천법摩涌泉法 등의 방법이 있다.

♣ 순의요법順意療法

환자의 의식意識에 순종順從하며, 심신心身요구를 만족시켜 심인성 질병을 치료하는 심리요법

♣ 격정요법激情療法

의사가 의도적으로 환자의 정서情緒상태를 자극하여 격정激情(일종의 폭발暴發식의 강렬强烈하고 순간적인 정서情緒반응)을 유발誘發하여 질병을 치료하는 방법

격노激怒법, 경공驚恐법, 수욕羞辱법 등이 있다.

♣ 환경적응요법環境適應療法

음양오행陰陽五行의 이론에 입각하여 자연自然환경과 사회社會 환경 등에 능동적으로 협조하고 피동적으로 적응해 나감으로서 각종 열성劣性자극을 피하고 인체의 음양평형陰陽平衡과 기혈소통氣血疏通 유지함으로서 질병을 치료하는 방법

7 방사조섭류 房事調攝類 (Sex therapy)

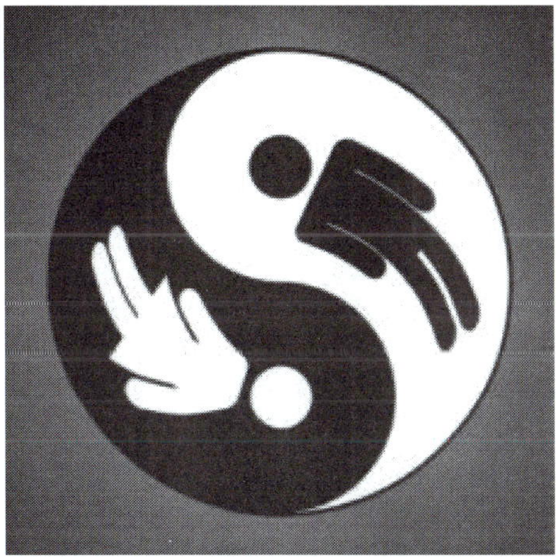

방사위생요법房事衛生療法

성性생활중의 위생에 관한 지침을 정함으로서, 잘못된 성생활로 인하여 발생할 수 있는 질병을 예방코자 하는 것

방사양생요법房事養生療法

소신調神, 노인導引, 토납吐納 등의 방법을 통하여 남녀 방사房事 활동을 조절하여 신체를 건강하게 하고 질병을 예방하는 것

방사자아안마요법房事自我按摩療法

자아안마를 통하여 성 기능 장애를 치료하는 방법

종자찬육요법種子贊育療法

각종요법을 통하여 불임不姙을 치료하는 것

8 잡치류雜治類 (Others)

♣ 습니요법濕泥療法

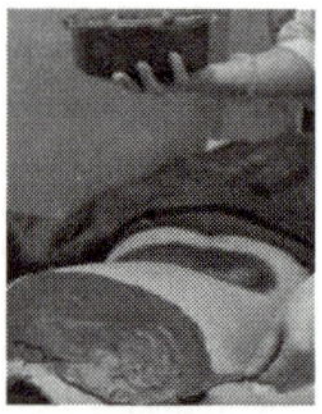

젖은 진흙이나 진흙과 약을 섞어 몸에 발라 질병을 치료하는 방법

♣ 열납요법熱蠟療法

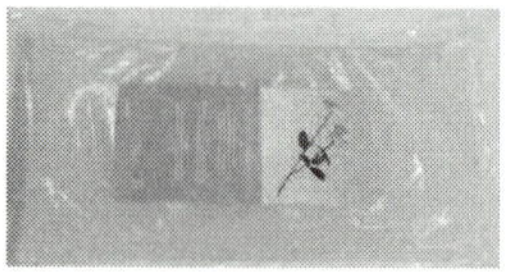

액체상태 또는 반고체 상태의 초를 바르거나 열부熱敷의 방법 등을 통하여 질병을 치료

♣ 목욕요법沐浴療法

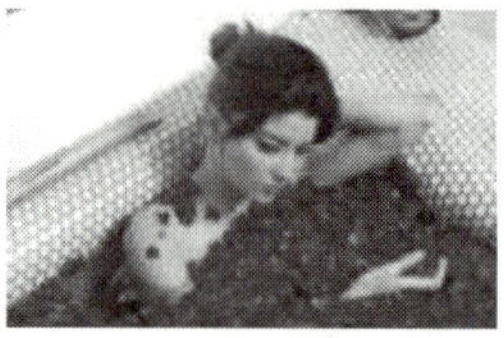

물이나 약액藥液 등에 몸을 담구어서 질병을 치료

♣ 광천요법鑛泉療法

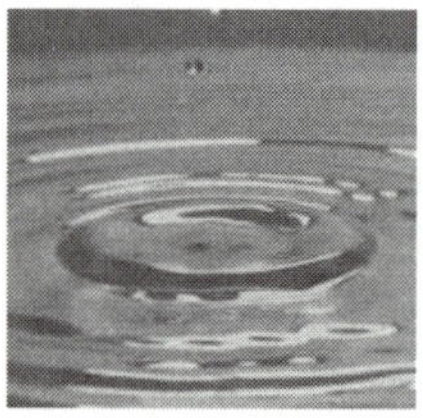

광천수鑛泉水를 내복內服하거나 외용外用하므로서 질병을 치료

단순천單純泉, 탄산천炭酸泉, 나트륨천泉, 식염천食鹽泉, 유산염천硫酸鹽泉, 철천鐵泉, 명반천明礬泉, 유황천硫黃泉, 산성천酸性泉, 방사능천放射能泉 등이 있으며 목욕沐浴, 음용飮用, 함수含漱, 분무흡입법噴霧吸入法 등의 방법을 통하여 질병을 치료

♣ 일광욕요법日光浴療法

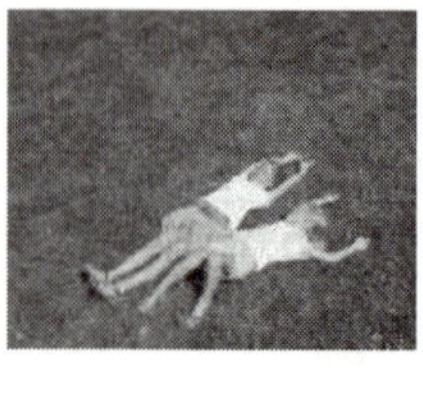

일광日光조사照射를 통하여 질병을 치료

구루병佝僂病, 만성복막염慢性腹膜炎, 만성흉막염慢性胸膜炎, 풍습風濕 및 류풍습성관절염類風濕性關節炎, 만성기관염慢性氣管炎, 골결핵骨結核, 비반肥胖증, 소아강신건체小兒康身建体, 보건양생保健養生 등에 사용

♣ 사욕요법砂浴療法

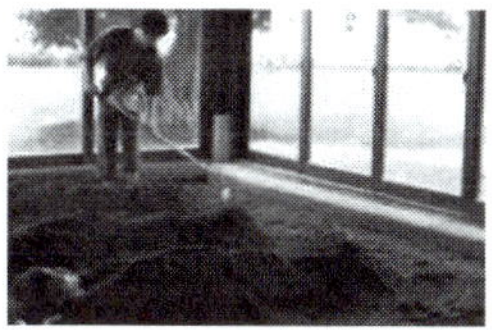

모래의 열전도熱傳導와 기계작용器械作用을 통하여 질병을 치료

♣ 음악요법音樂療法

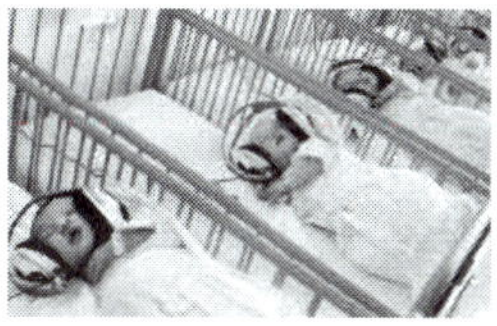

음악의 선율旋律, 절주節奏, 절박節拍, 속도速度, 역도力度, 음구音區, 음색音色, 화성和聲, 복조複調, 조식調式 및 가사歌詞내용內容 등을 통하여 칠정七情에 영향을 주어 장부臟腑기능을 조절하여 질병을 치료하는 방법

♣ 가음요법歌吟療法

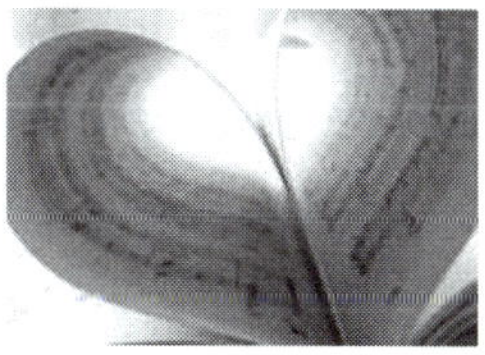

노래를 부르거나 시조時調를 읊거나 하여 질병을 예방하거나 치료

가음歌吟의 효과效果는 3가지로 요약할 수 있음

- 인후咽喉부, 구口치齒설舌순脣 및 면부面部, 흉복胸腹부 등의 장기臟器와 그 조직組織을 단련團練하여 장기臟器의 기능機能성 질병을 예방하거나 치료
- 폐활량肺活量을 증대시켜 기도氣道 련축攣縮에 의한 호흡곤란 등을 예방치료
- 칠정七情을 조절하여 질병을 예방치료

♣ 무도요법舞蹈療法

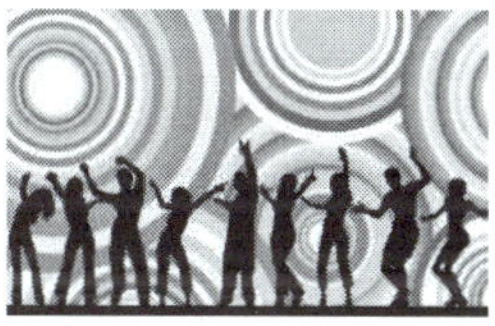

직접 무도활동을 하거나 무도를 감상感想함으로서 질병을 치료

♣ 소두요법梳頭療法

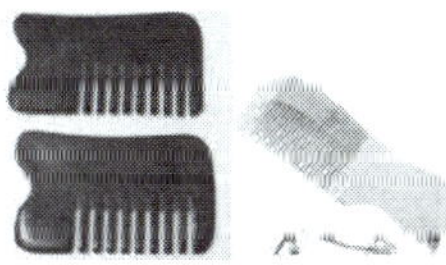

나무로 된 빗으로 머리를 빗어 질병을 예방치료

염료染料와 금속金屬제품은 사용하지 않는다.

♣ 차면요법搓面療法

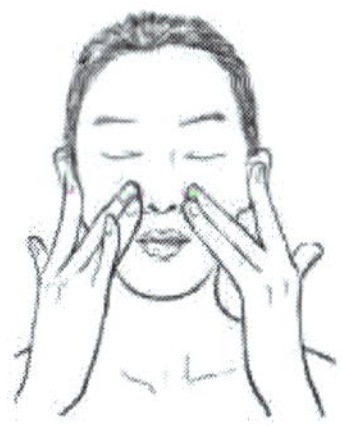

찰면擦面요법이라고도 하며 약하게 얼굴을 문질러서 질병을 치료

♣ 쇄아요법刷牙療法

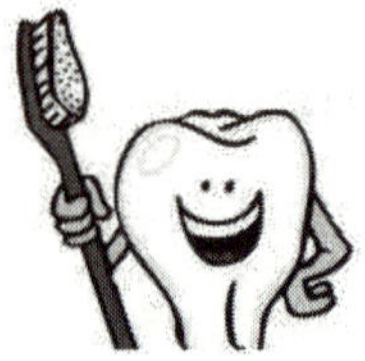

칫솔질을 통하여 구강질환을 예방

♣ 고치요법叩齒療法

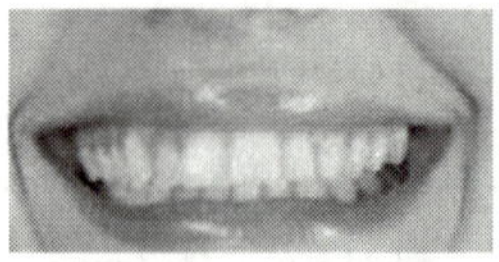

상하이빨을 규칙적으로 부딪혀서 단련鍛鍊시킴으로서 질병을 치료

♣ 소유요법梳乳療法

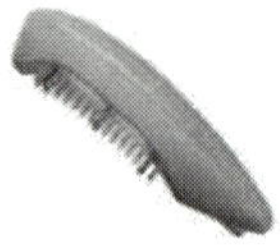

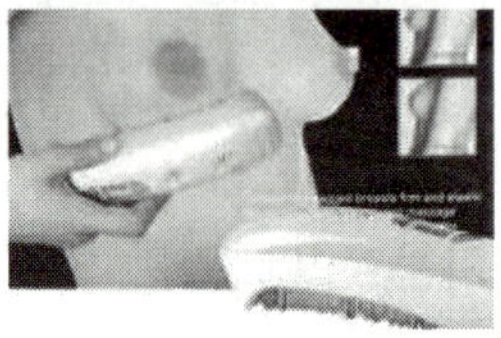

나무로 된 빗으로 유방乳房을 쓸어주어 유방질병을 치료

특히 유선염乳腺炎에 효과가 탁월卓越

♣ 세족요법洗足療法

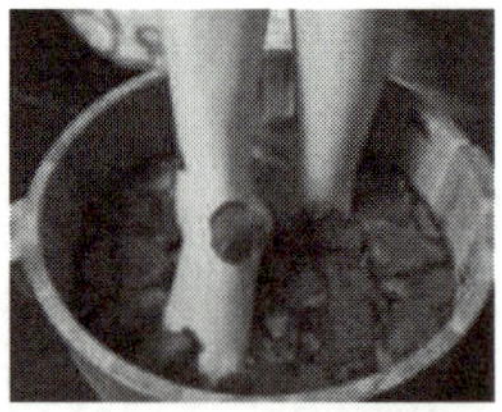

약액藥液으로 발을 씻어주어 질병을 치료

고혈압高血壓, 불면증不眠症, 간비종대肝脾腫大, 조루早漏, 몽정夢精, 소아복통설사, 급성急性결막염結膜炎, 족근통足根痛 및 족완과足腕踝관절염, 맥관염脈管炎, 완고성 슬膝관절 마목동통痲木疼痛, 족부타박상足部打撲傷, 족부염증足部炎症, 족부동상足部凍傷, 무좀, 치통齒痛, 소아유뇨小兒遺尿, 생리통生理痛, 태위부정胎位不正 등에 사용

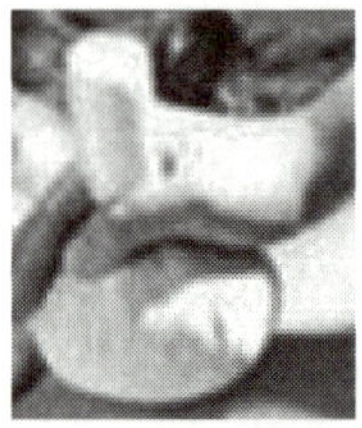

♣ 악약요법握藥療法

약물藥物을 손에 쥐고 있음으로서 질병을 치료

♣ 약침요법藥針療法

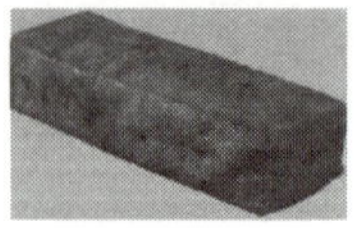

약재藥材를 베게 속에 넣어서 베고 잠으로서 질병을 치료

♣ 약의요법藥衣療法

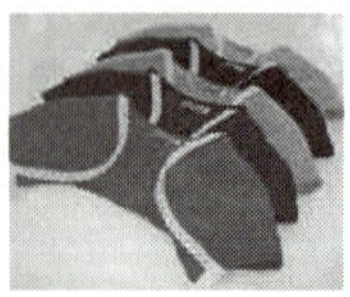

약재를 의복衣服이나 모자 속에 넣어둠으로서 질병을 예방치료

♣ 약탑약피요법藥榻藥被療法

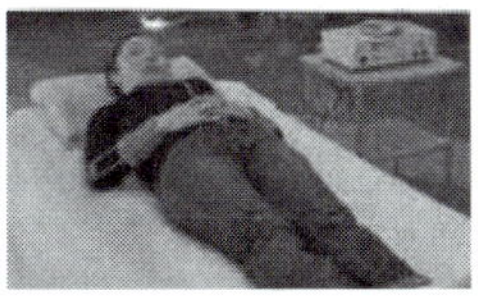

침대나 이불 속에 약재를 넣어서 질병을 예방치료

♣ 약대요법藥帶療法

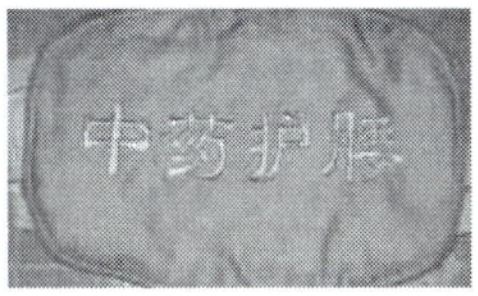

약재를 허리띠에 넣어 두르고 있음으로 질병을 예방치료

♣ 연훈요법烟薰療法

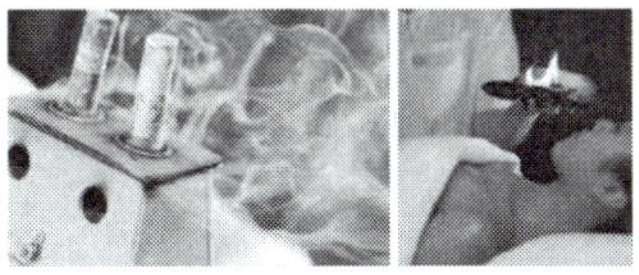

약재를 태운 연기로 질병을 예방치료

♣ 향패요법香佩療法

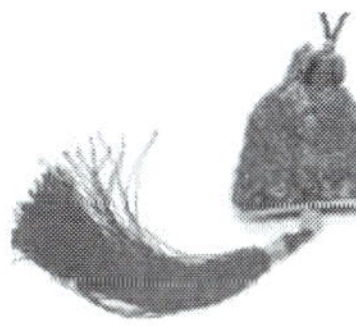

방향성 약물을 주머니에 넣어서 차고 질병을 치료

♣ 소아향패요법小兒香佩療法

소아의 앞가슴에 향패를 달아주어 질병을 예방치료
오늘날의 아로마 목걸이

♣ 흡인요법吸引療法

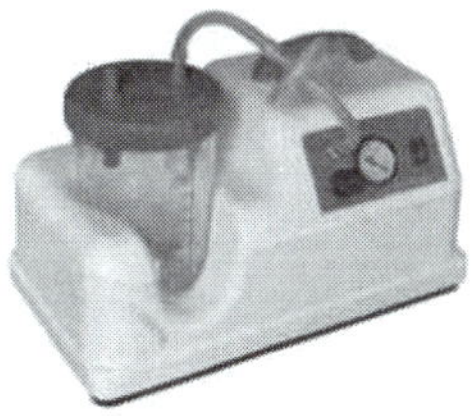

입이나 거머리, 의료 기기 등을 이용하여 환부患部를 빨아내어 질병을 치료

♣ 타등초요법打熔草療法

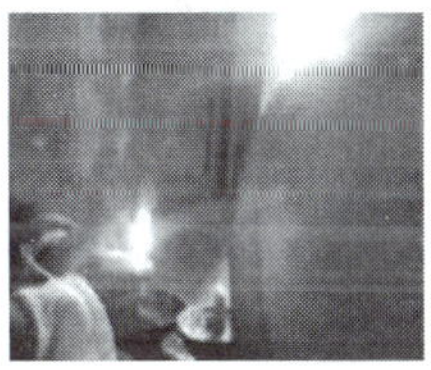

폭暴등화燈火 요법이라고도 하며 등심초燈心草 잠마유蘸麻油를 이용하여 일정 혈위穴位나 부위에 점연点燃시켜 등燈을 터뜨려 질병을 치료

♣ 사화요법爵火療法

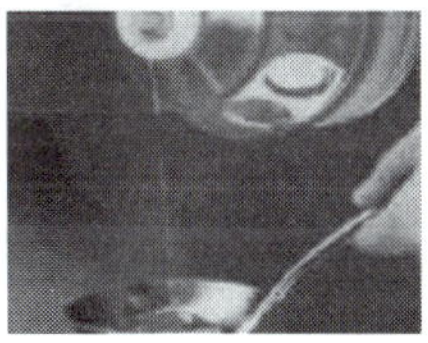

내외內外병치幷治의 종합치료법으로 구灸법이나 고약膏藥을 붙이거나 한 상태에서 약재藥材를 섭취하거나 약주藥酒를 마시거나 하여 질병을 치료하는 방법

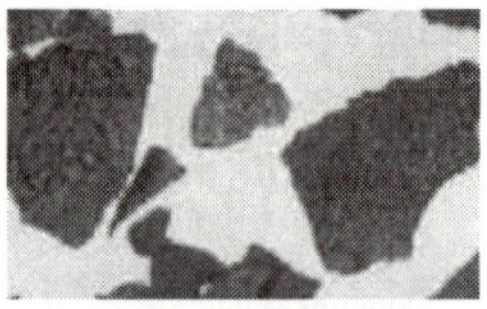

♣ 철락요법鐵落療法

쇠를 붉게 달구어 외층外層이 산화酸化되어 떨어져 나온 산화철酸化鐵을 이용하여 질병을 치료

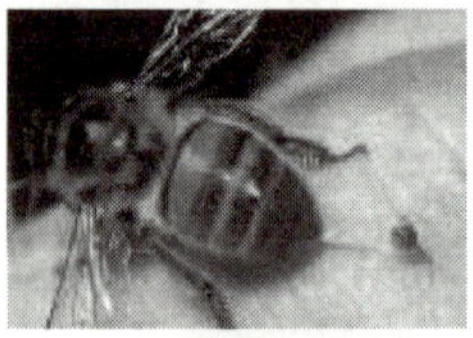

♣ 봉독요법蜂毒療法

벌의 독毒을 이용하여 질병을 치료하는 방법

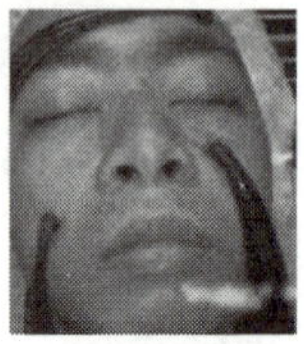

♣ 기침요법蜞針療法

거머리를 이용하여 환부患部를 빨아내어 질병을 치료

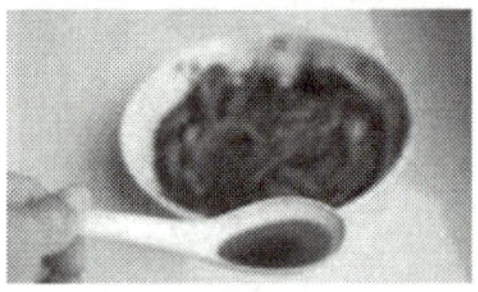

♣ 선혈요법鱔血療法

두렁허리(작은 뱀장어일종) 피血나 고약膏藥을 발라 질병을 치료하는 방법

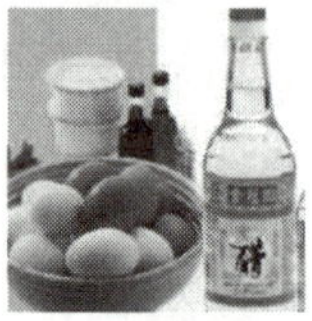

♣ 초단요법醋蛋療法

계란을 식초食醋에 담구어 복용함으로서 질병을 예방치료

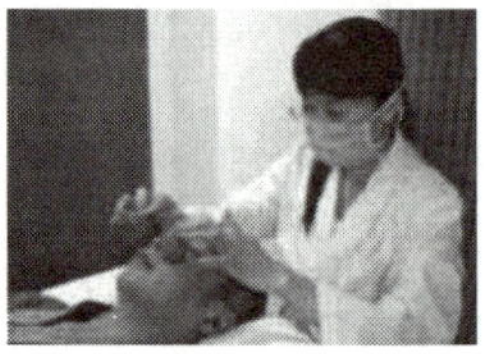

♣ 단곤요법蛋滾療法

계란을 환자신체의 관절關節부위에 굴림으로서 질병을 치료

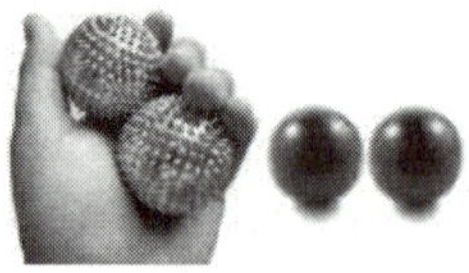

♣ 구마요법球摩療法

보건구保健球요법이라고도 하며 보건구를 이용하여 손가락, 손바닥, 손목, 팔꿈치 등의 관절과 근육을 운동시킴으로서 질병을 예방치료

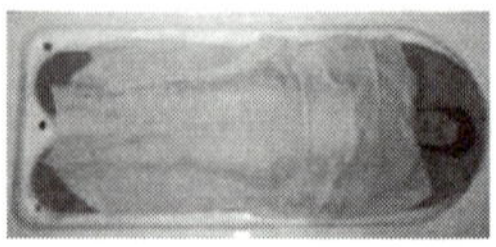

♣ 증기요법蒸氣療法

약물藥物 수증기水蒸氣를 환부患部에 쏘여서 질병을 치료

♣ 약념요법藥捻療法

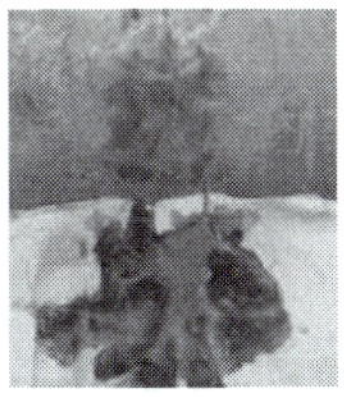

아물지 않은 구멍에 삽입插入, 예例로서 치루痔漏질환의 루관漏管에 삽입插入하여 농膿이 밖으로 흘러나오게 하고 상처부위가 부식腐蝕되게 하여 새살을 빨리 돋게 하는 방법

♣ 약기요법藥氣療法

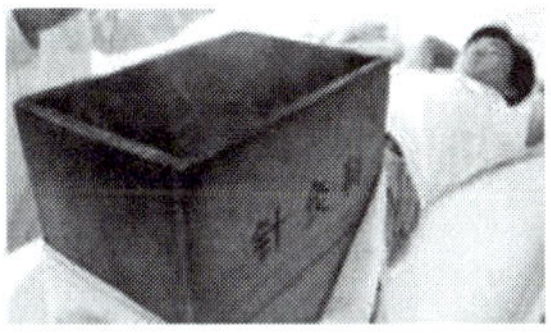

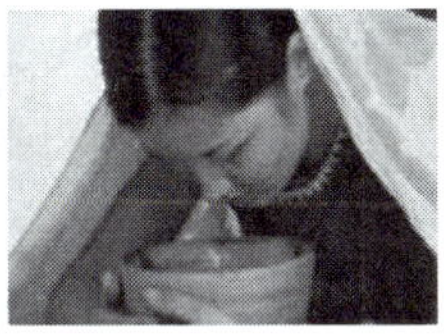

Aroma therapy

♣ 중약이자투입요법中藥離子透入療法

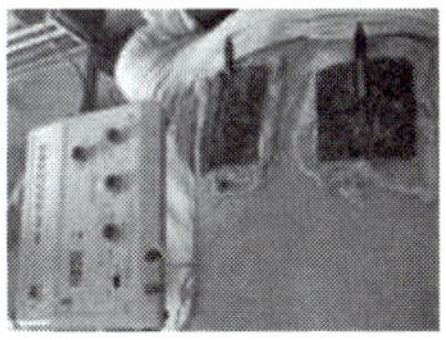

직류直流전류電流가 통하는 약물藥物이자離子를 피부에 통과시켜 점막粘膜을 통하여 인체 내로 약성분을 주입注入시켜 질병을 치료하는 방법

♣ 제요법臍療法

약물을 배꼽에 붙이거나 모종의 물리적 자극刺戟을 배꼽부위에 가하여 질병을 치료하는 방법 약물부제藥物敷臍요법, 애구제艾灸臍요법, 발제拔臍요법 등이 있다.

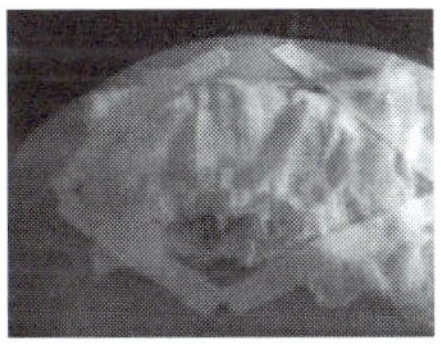

약물부제藥物敷臍요법

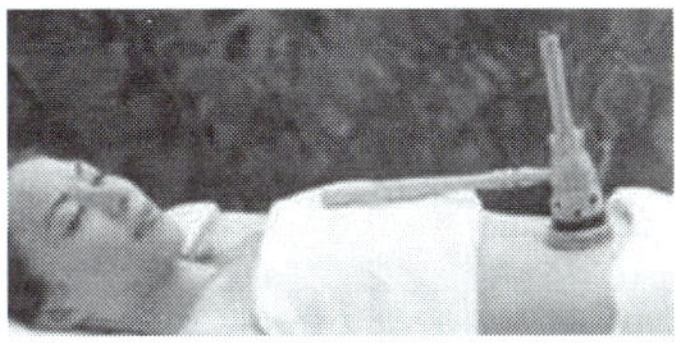

애구제艾灸臍요법

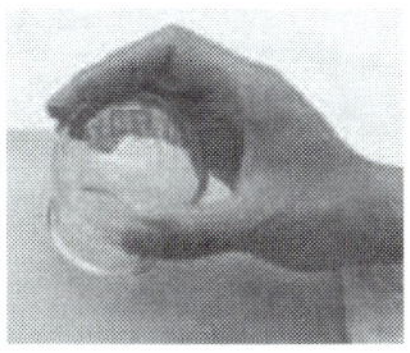

발제拔臍요법

♣ 시간요법時間療法

시간에 따라 인체의 생리生理, 병리病理적 변화가 나타나는 특징을 이용하여 질병을 치료

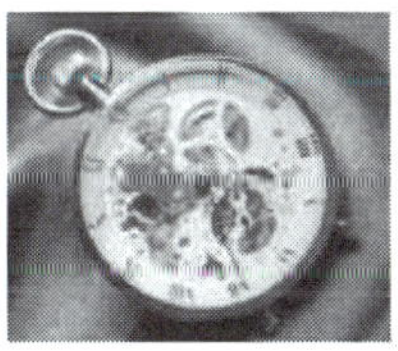

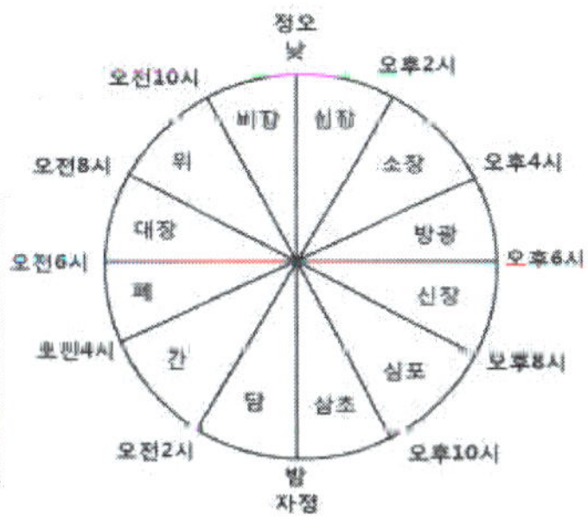

Chapter Ⅶ

실버 마사지 (Silver massage)

: 노년 보건을 위한 자가 마사지 (Self massage)

주의

본 마사지는 일상 중 건강보조 요법으로 활용하며 전적으로 질병의 치료법으로 적용되어서는 안된다.

번호	제목	방법	적응증
1	Press-kneading 두피 문지르기 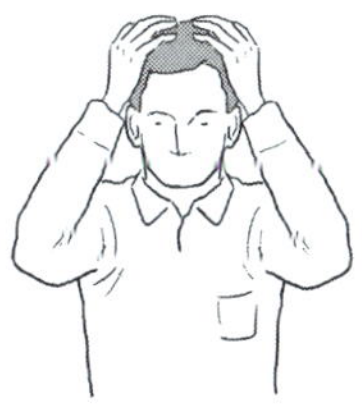	열손가락 끝에 힘을 준 후 앞머리부위 (머리털 나는 곳)에서 정수리 방향으로 문질러준다	두통 고혈압 불면증
2	Combing 미리 쓸어주기 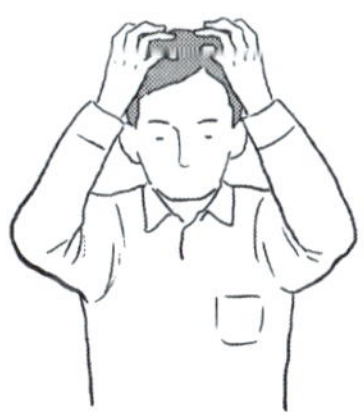	열손가락을 약간 구부린 후 손가락 끝 지문 부위를 두피에 접촉시킨 후 앞머리 나는 곳(전발제)에서 뒤쪽을 향하여 빗질하듯이 10-20 회 쓸어준다	흰머리 두통 어지럼증 피로

번호	제목	방법	적응증
3	Tapping 머리 두드리기 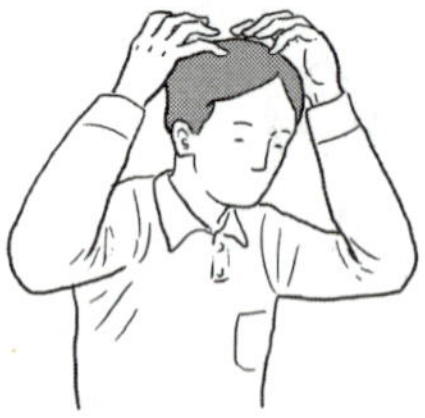	열손가락을 벌리고 약간 구부린 상태에서, 손목관절의 힘을 뺀 후, 손가락 끝으로 30–50 회 머리를 두드린다. 두드리는 힘은 중간 정도이다	어지럼증 두통 머리와 눈의 피로
4	Wiping 앞이마 문질러 펴주기 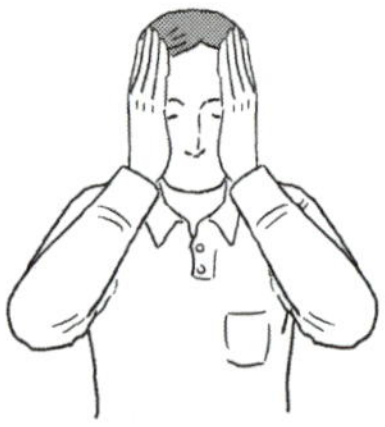	식지, 중지, 무명지의 지면을 사용하여 앞이마를 양옆으로 문지르며 펴준다. 문지를 때 국부에서 열이 나도록 함. 좌우교대로 20 회 실시.	피부노화 안면통증 구안와사 안면신경 경련
5	Pinching 눈썹 꼬집어주기 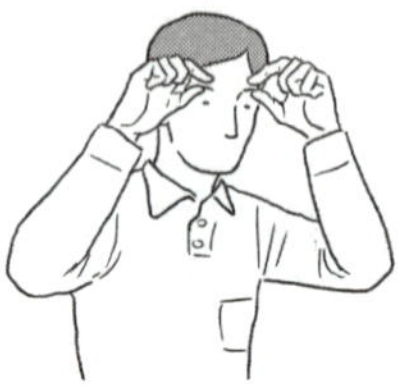	엄지와 식지를 사용하여 눈썹 가운데부위를 피부가 붉어지도록 꼬집어준다	두통 코막힘 감기 불면 안구피로
6	Rubbing 얼굴 비벼주기 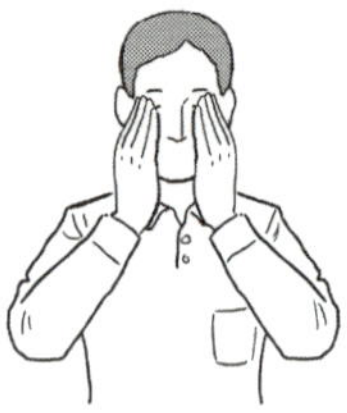	양손을 비벼서 열이 나게 한 후 이마에서 눈썹, 눈, 코, 광대뼈를 통과 아래 입가 쪽으로 얼굴전체에서 열감을 느낄 정도로 쓸어준다	피부노화 안면통증 구안와사 안면신경 경련
7	Wiping 관자놀이 문질러 펴주기 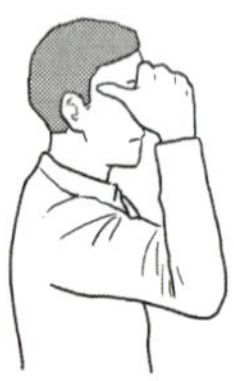	양손 엄지 지문 면으로 관자놀이부위에서 뒤쪽을 향하여 시큰거릴 정도로 30회 정도 문지르며 펴준다	편두통 두창(頭脹) 건망 불면

번호	제목	방법	적응증
8	Kneading 손가락으로 눈썹 문지르기 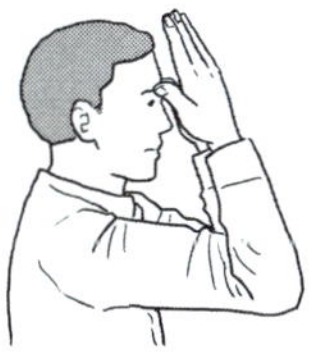	양손엄지의 지문면으로 양 눈썹의 안쪽 움푹 파인 곳(찬죽부위)을 원을 그리며 문질러 준다. 시큰거릴 정도로 시술하나 지나친 힘은 사용하지 않는다	안구피로 근시 안구 건조증 목현 (눈어지럼증)
9	Pressing 손가락으로 정명혈 눌러주기 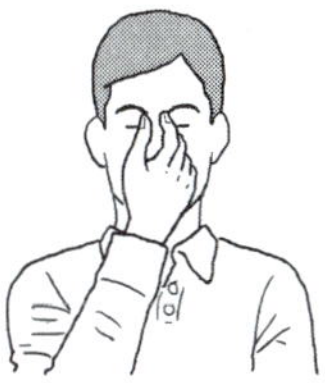	왼 손 혹은 오른 손 중 한쪽 손의 엄지와 식지를 사용하여 안구내측과 콧날 위쪽의 가운데 들어간 곳(정명혈)을 한번은 아래로 한번은 위쪽으로 시큰거릴 정도로 반복하여 눌러준다.	안구충혈 안구통증 야맹 근시 안구건조
10	Scraping 안와부 긁어주기 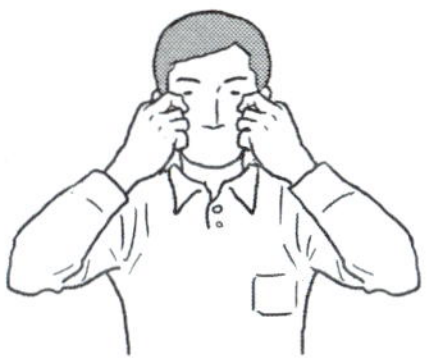	눈을 감은 상태에서 좌우 식지를 약간 구부려 약하게 주먹을 쥔 채로 식지의 내측 면을 안와부위에 대고 내측에서 외측으로 20-30차 시큰거릴 정도로 긁어준다. (처음에는 위쪽, 다음에는 아래쪽을 시술한다)	백내장 안구충혈 녹내장 안구과민
11	Press-kneading 눈아래 강하게 문지르기 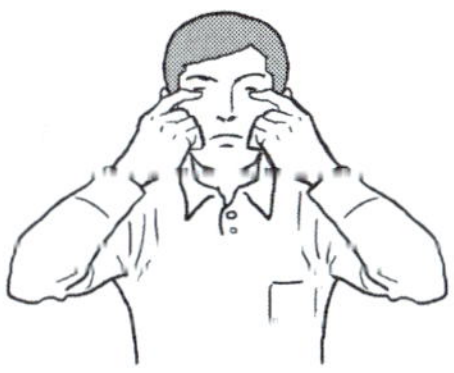	양손의 식지로 눈 아래 약 3cm부위를 뻐근해 질 정도로 강하게 문질러준다	근시 안구과민
12	Warm-ironing 안구 다림질하기 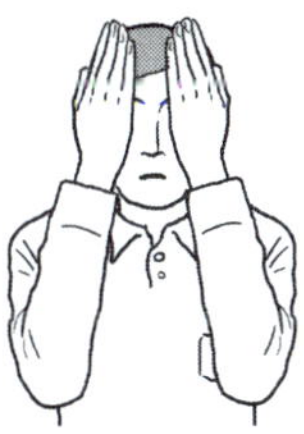	양 눈을 가볍게 감고, 양 손을 비벼서 열이 나게 한 후 장근 부위로 약 30초 정도 가볍게 누른 후, 다시 10여 차례 가볍게 다림질 하듯이 문질러 준다	백내장 안구과민 근시

번호	제목	방법	적응증
13	Circular-rubbing 눈꺼풀 비벼주기 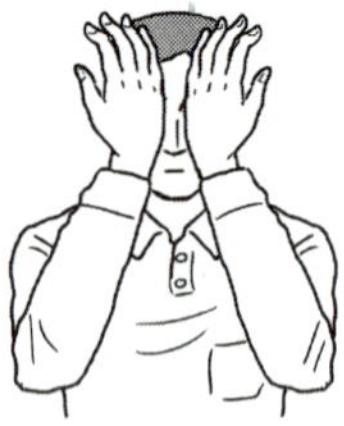	손바닥의 소어제부위 또는 엄지의 손등 면으로 눈꺼풀부위를 가볍게 돌려가며 열이 나도록 비벼준다	안구충혈 안구과민 안구질환
14	Kneading 관자놀이 문지르기 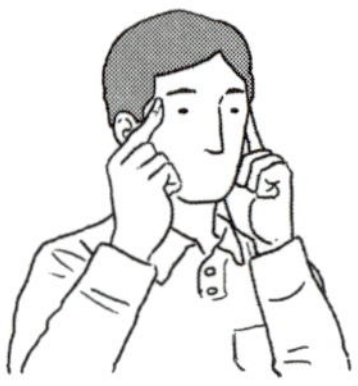	양손 식지의 손끝으로 눈썹 끝과 눈 끝의 중간에서 바깥쪽으로 약1인치 부위의 오목한 곳(태양혈)을 시큰할 정도로 둥글게 문질러 준다.	두통 감기 구안와사
15	Spinning 귀잡고 돌려주기 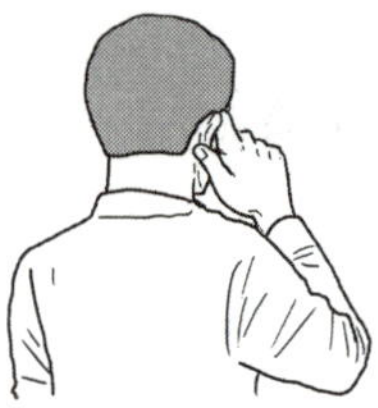	양손의 엄지와 식지로 양측 귀를 잡고 아프지 않을 정도로 20-30차 돌려준다.	중청 (귀울림) 이명 귓속 가려움
16	Press-compressing 귀 눌렀다 떼주기 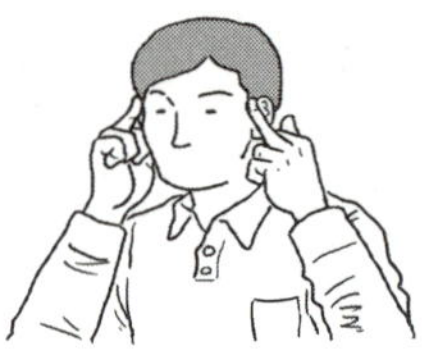	식지 또는 중지 끝으로 귀 주변의 주요부위를 부위별로 시큰거릴 정도로 약1분간씩 문지른다.	청력개선 청력상실 이명
17	Press-kneading 귀 주변 강하게 문지르기 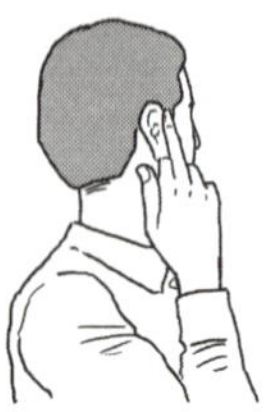	식지 또는 중지 끝으로 귀 주변의 주요부위를 부위별로 시큰거릴 정도로 약1분간씩 문지른다.	청력개선 청력상실 이명

<table>
<tr><th>번호</th><th>제목</th><th>방법</th><th>적응증</th></tr>
<tr><td>18</td><td>Circular-rubbing
귓바퀴 비벼주기
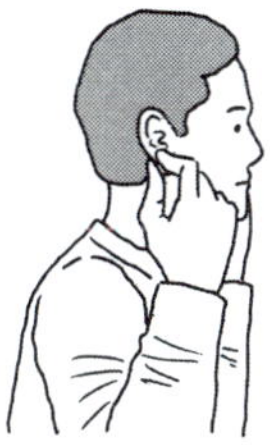</td><td>엄지 지문 면과 식지를 구부린 상태에서
식지 요측면으로
귓바퀴부위를 약하게 잡고
상하로 20-30 회 반복해서
비벼준다</td><td>얼은 귀</td></tr>
<tr><td>19</td><td>Linear-rubbing
귀 앞부분 마찰하기
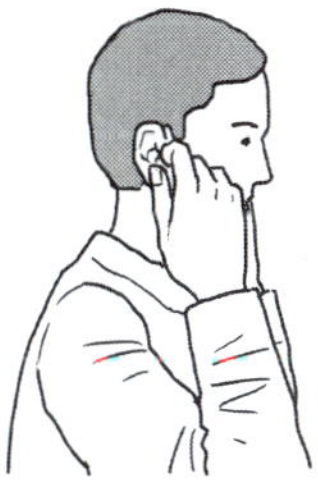</td><td>양손의 엄지 요 측과
식지의 바닥면으로
귀의 앞부분을 잡고
아래에서 위로
위에서 아래로
열이 날 때까지
약 30차
반복해서 마찰 한다</td><td>이명
청력상실</td></tr>
<tr><td>20</td><td>Pinching & Kneading
콧마루 잡고 문지르기
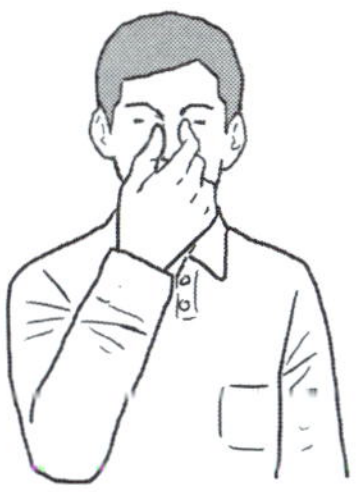</td><td>엄지와 식지의 바닥면으로 콧마루부위를
잡고
세게 문질러주면서
열감이 날 때까지
20-30회 상하 왕복해준다</td><td>비염
축농증
코막힘</td></tr>
<tr><td>21</td><td>Kneading
비순구 문지르기
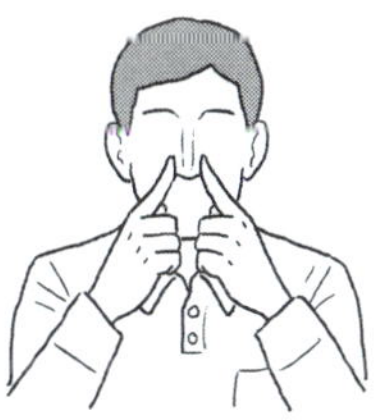</td><td>양손의 식지끝부분
또는
식지, 숭지 끝으로
콧마루 옆 부분의 고랑부위를
시큰거릴 정도로 문지른다</td><td>감기
코막힘
축농증</td></tr>
</table>

번호	제목	방법	적응증
22	Transporting 혀로 입안 문지르기 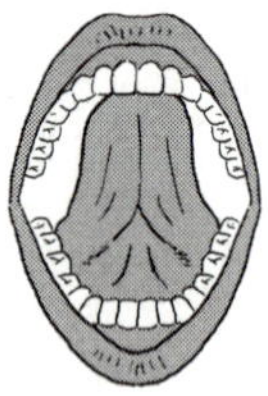	입을 약하게 다문 상태에서 혀끝으로 구강내의 입술, 이빨 등의 부위를 비비며 문질러 타액분비를 증가시킨 후, 침을 천천히 삼킨다	소화불량 치아강화
23	Tapping 이빨 맞부딪히기 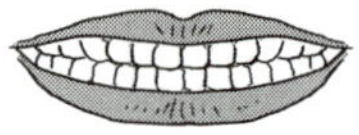	상하의 이빨을 서로 맞부딪힌다. 먼저 앞 이빨을 실시한 후 옆 이빨을 한다. 약 50회 실시한다.	잇몸강화 치통
24	Knocking 뒷덜미 두드리기 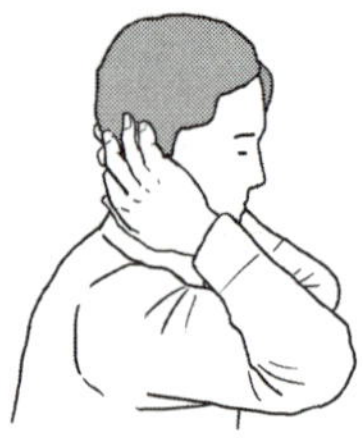	손바닥의 장근 부위를 귀 앞으로 손가락 부위를 귀 뒤 쪽 머리 쪽으로 향하게 하여 양손의 손바닥으로 귀를 덮은 상태에서 가운데 손가락으로 머리 뒤쪽을 소리가 들리도록 약 20-30차 두드려 준다	어지럼증 건망증 불면증
25	Press-kneading 뒷목 강하게 문지르기 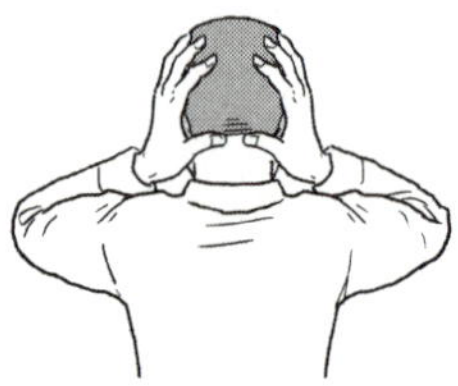	양손의 엄지끝부분으로 뒷목의 머리털 난 곳 바로 아래 쪽 부분(풍지혈)을 압력을 주어 강하게 문질러준다	감기 어지럼증 두통 뒷목 뻣뻣함 이명 청력상실 눈병 코병
26	Grasping 목 근육 집어 올리기 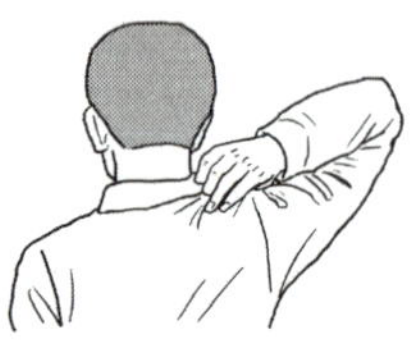	엄지와 식지, 중지를 이용하여 목주위의 큰 근육(흉쇄유돌근, 승모근 등)을 시큰거릴 정도로 잡아서 들어 올려 준다. 방향은 위에서 아래로, 힘은 처음은 약하게 점점 강하게 한다	목 뻣뻣함 목소리 잠김 쉰 목소리

번호	제목	방법	적응증
27	Linear–rubbing 옆목 비벼주기 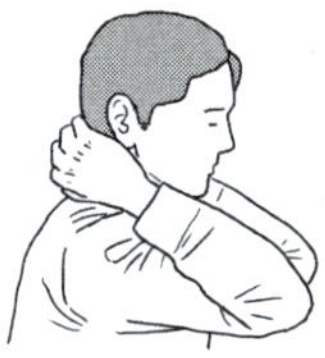	양손바닥으로 목을 옆에서 뒤로 교차 시키면서 열감이 날 때까지 마찰 한다	목 근육통 낙침 (자고일어나서 목이 안돌아 갈 때) 경추증
28	Kneading–Pushing 갑상선 문지르기 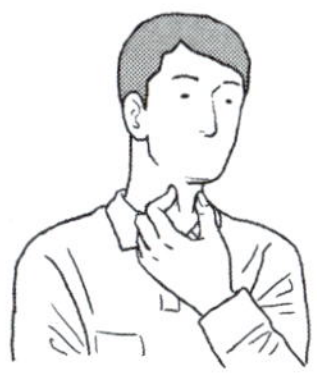	한 손의 엄지와 식지 양손가락으로 갑상연골 양측을 쥐고 상하, 전후 방향으로 1분간 문지르며 밀어준다. 입안에 침이 고이면 서서히 삼킨다.	목쉼 만성 인후염
29	Linear–rubbing 상지마찰하기 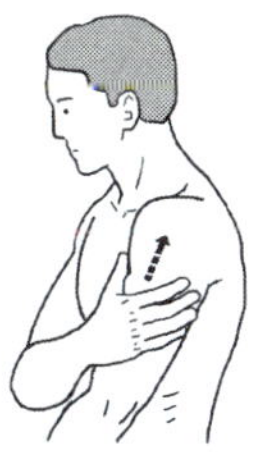	손바닥으로 상지를 열이 나도록 마찰한다, 오른 손으로 왼쪽상지를 마찰하고 왼손으로 오른쪽 상지를 마찰한다.	상지통증 활동장애 마목감
30	Shaking 팔 떨어주기 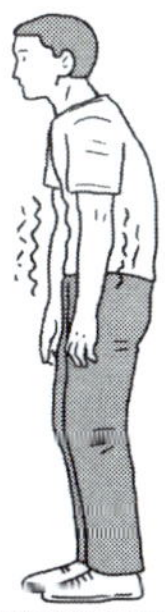	양쪽 상지를 자연스럽게 늘어뜨린 후 관절에 힘을 뺀 후 약 1분간 떨어준다	손과 팔의 경련 수지 냉감
31	Press–kneading 앞 어깨 문지르기 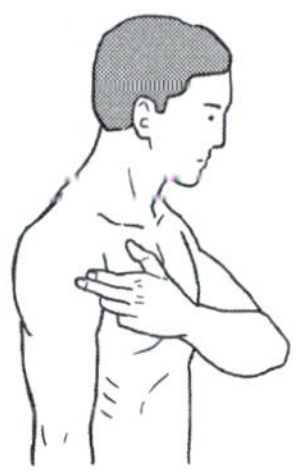	중지 혹은 엄지 끝으로 어깨 앞부분을 좌우 교차해가며 시큰거릴 정도로 문질러준다	어깨통증 상지마목감 통증

번호	제목	방법	적응증
32	Press-kneading 팔 관절 문지르기 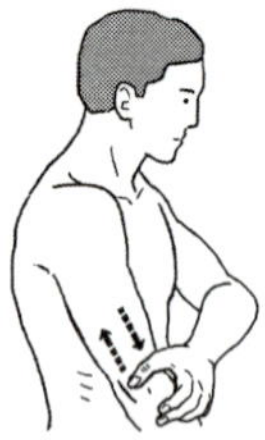	엄지 지문 면 혹은 중지 지문 면으로 견관절 주위, 주관절, 완관절 등을 교차하여 각 부위를 시큰거릴 정도로 약 1분간 문질러 준다	견관절 주위염 테니스엘보 수근관증후군
33	Grasping 팔 집어 올리기 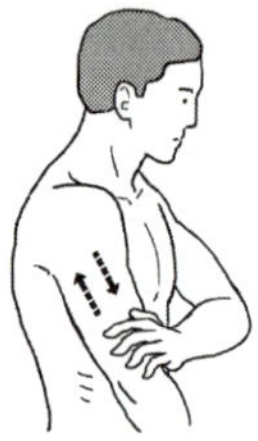	엄지와 나머지 네 손가락으로 상지의 근육을 위에서 아래로 좌우 교대로 3-5회 집어 올린다.	상지마목 상지활동장애 상지경련 및 통증
34	Knocking 주먹으로 팔 두드리기 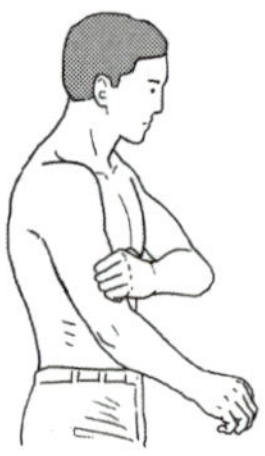	주먹을 약하게 쥔 상태에서 상지를 위에서 아래로 좌우 교대로 3-5 회 반복하여 두드려준다	상지마비 통증
35	Pushing 손바닥으로 팔 쓸어주기 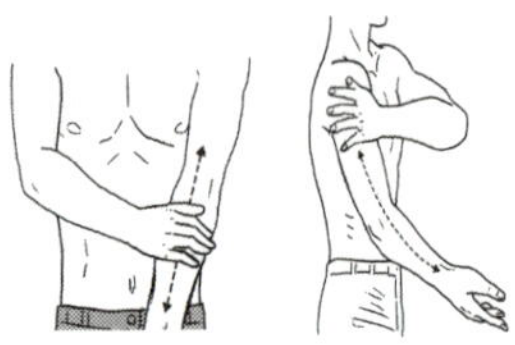	한쪽 손의 손바닥으로 어깨에서 손목부위까지 팔의 외측은 아래에서 위로 팔의 내측은 위에서 아래로 20-30차 반복해서 쓸어 올리거나 쓸어내린다.	상지 피로회복 운동기능 개선
36	Press-kneading 팔꿈치 관절(곡지혈) 강하게 문질러주기 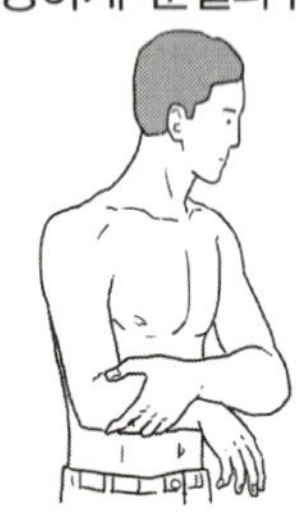	엄지 손가락 끝으로 좌우 교대로 주관절(팔꿈치 관절)부위의 곡지혈을 약 1분 정도 문질러 준다. 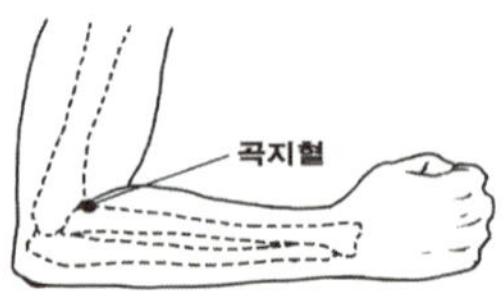 	주관절통증 주관절운동기능 고혈압

번호	제목	방법	적응증
37	Linear-rubbing 손바닥으로 어깨 마찰하기 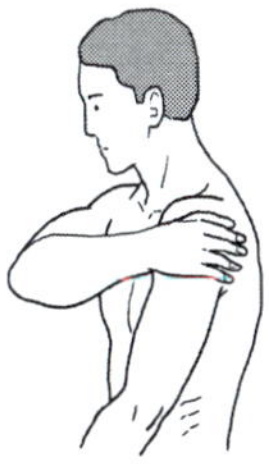	한손의 손바닥을 어깨 체표에 올린 후 상하로 왕복하여 열이 나게 마찰해준다 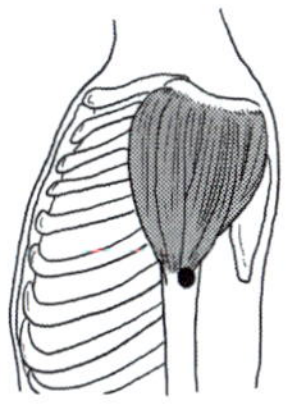	견관절주위염 견관절기능개선
38	Press-kneading 손가락으로 삼각근 아래 강하게 문지르기 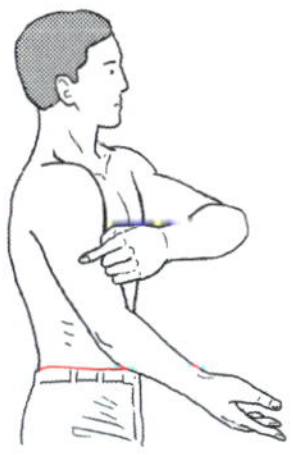	엄지 혹은 식지 끝으로 삼각근 아래를 시큰거릴 정도로 약 1분간 문질러 준다	견비통증 뒷목 뻣뻣함 견관절 활동개선
39	Plucking 손가락으로 주관절 건(tendon) 튕겨주기 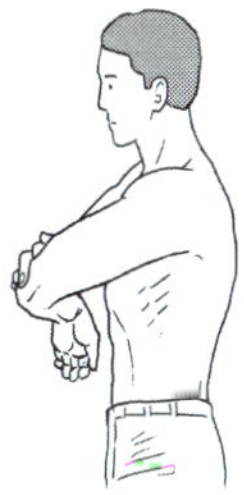	한 손의 중지 지문 면으로 주관절 내측의 건의 내 외측 부위를 시큰거릴 정도로 각각 약 1분간 지속적으로 튕겨준다	테니스엘보 팔꿈치와 아래팔의 경련
40	Linear-rubbing 손바닥으로 팔꿈치 마찰하기 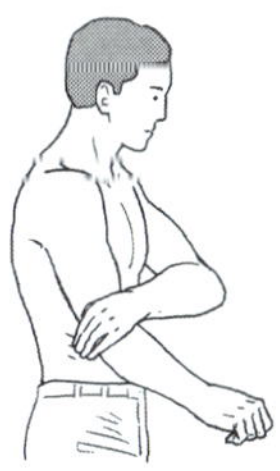	한 손바닥을 팔꿈치에 내고 상하로 약 1-3분간 열이 나도록 마찰 한다	테니스엘보 주관절운동개선

번호	제목	방법	적응증
41	Pressing-kneading 엄지로 손목 강하게 문지르기 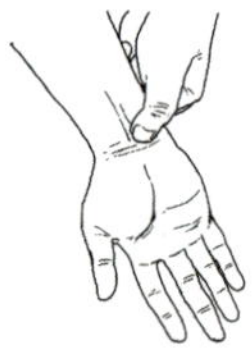	엄지 끝으로 완관절 주위를 국부에서 시큰거림을 느낄 정도로 약 3-5회 정도 반복하여 문질러준다	완관절운동개 선 손가락 마비
42	Grasping 손가락으로 합곡혈 집어 올리기 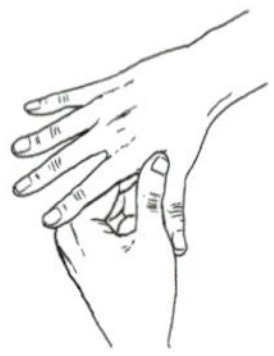	엄지와 검지 두 손가락으로 손의 합곡 부위를 잡고 시큰거릴 정도로 20-30회 정도 집어 올려준다	감기 치통 두통 열병 구안와사
43	Rotation 손목 돌려주기 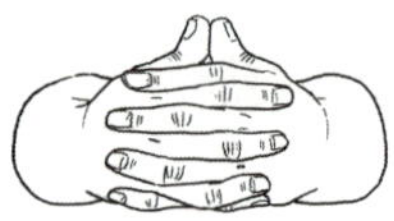	양손을 서로 깍지 끼고 15-20회 돌려 준다	손목관절 기능개선 손목관절 착위
44	Linear-rubbing 손바닥으로 손등 비벼주기 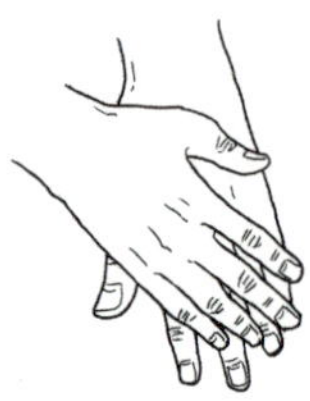	한손의 손바닥으로 다른 손의 손등을 천천히 시작하여 빠르게 약1-3분간 열이 나도록 마찰 한다	손가락마비 동상
45	Rubbing with 2palms 양손바닥 맞 비비기 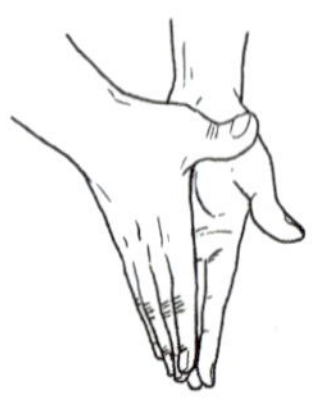	양손바닥을 천천히 시작하여 점점 빠르게 열이 나도록 마찰 한다	손바닥 다한증 손가락 감각상실

번호	제목	방법	적응증
46	Tearing-Wiping 손가락 비틀어 뽑아주기 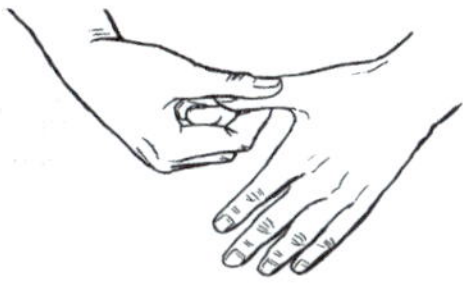	한손의 엄지 지문 면과 식지로 다른 손의 엄지를 손가락 뿌리부분에서 손끝을 향해서 비틀며 뽑아준다. 이 후 기타 손가락도 3회 정도 반복 한다	trigger finger 손가락 운동기능개선
47	Holding-Kneading 손가락 쥐고 문지르기 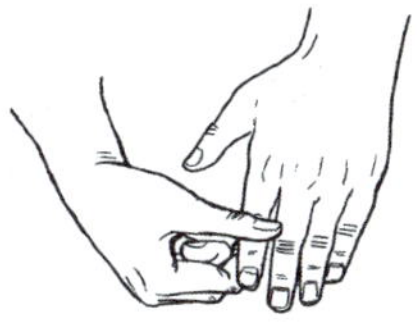	엄지와 식지의 지문 면으로 반대 측 손의 손가락을 쥐고 손가락마다 약 1분씩 돌리면서 문질러준다	손가락 운동개선 손가락 감각이상
48	Pressing-kneading 장근으로 대퇴부 강하게 문지르기 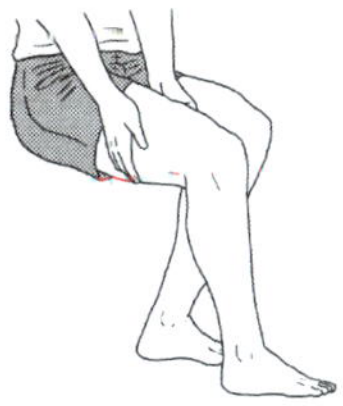	양손의 장근 부위로 대퇴 외측, 내측, 전측의 근육을 위에서 아래로 시큰거릴 정도로 문질러준다.	대퇴 근육통 감각이상
49	Rubbing 손바닥으로 다리 비벼주기 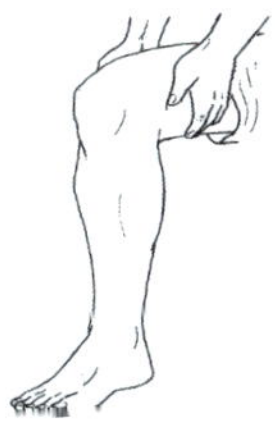	양손바닥으로 하지를 위에서 아래로 열이 날 때까지 상하내외 모두 마찰해준다	대퇴근육산통 감각이상
50	Patting & Tapping 손바닥으로 다리 두드리기 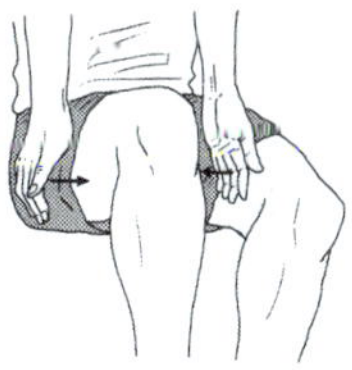	손바닥과 장근부위로 대퇴부에서 시작하여 종아리 아래 부분까지 양손으로 위에서 아래로 3-5회 반복하여 두드려준다	하지냉감 마목산통 운동장애

번호	제목	방법	적응증
51	Holding & kneading 슬개골 잡고 문지르기 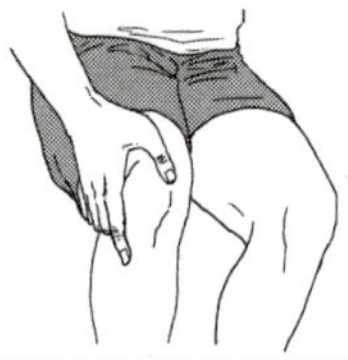	하지에 힘을 뺀 후 한손의 엄지 지문 면과 식지의 요측 면으로 슬개골을 잡고 문질러준다	슬관절통증 슬관절 운동장애
52	Grasping 종아리 쥐어주기 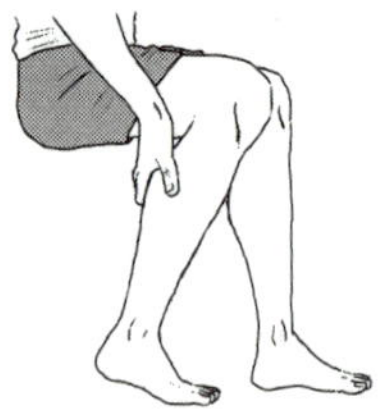	한손의 엄지와 식지, 중지로 종아리부분을 위에서 아래로 아킬레스건까지 시큰거릴 정도로 약 10회 반복하여 부드럽게 쥐어준다	하지경련 하지감각이상
53	Pressing–kneading 엄지로 무릎 혈해혈 강하게 문지르기 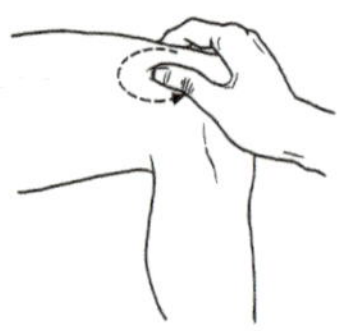	양손의 엄지로 양 무릎위의 안쪽 움푹한 부위(혈해혈)를 시큰거릴 정도로 각1분 정도 문지른다 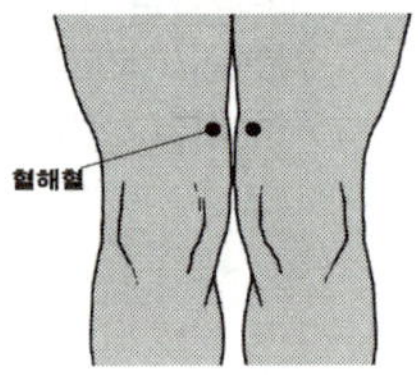	피부가려움증 월경이상 출혈증 소화불량
54	Plucking 오금 튕겨주기 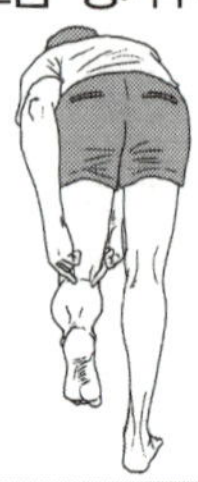	하지를 약간 구부린 상태에서 양손의 식지 또는 중지로 무릎 뒤쪽의 오금부위의 건 부위를 시큰거릴 정도로 튕겨준다	하지마비 통증 구토설사 중서(더위) 발열 요통
55	Pressing–kneading 족삼리 강하게 문지르기 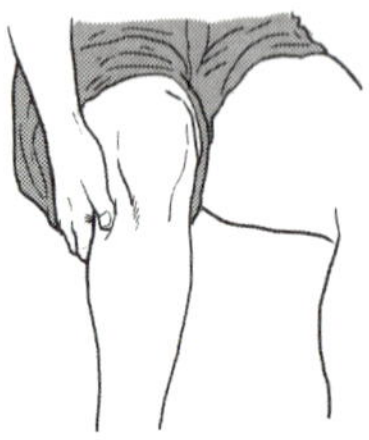	한쪽 손의 엄지 지문 면으로 족삼리 부위를 쥐고 시큰거릴 정도로 힘을 주어 약 1–3분 정도 문질러 준다. 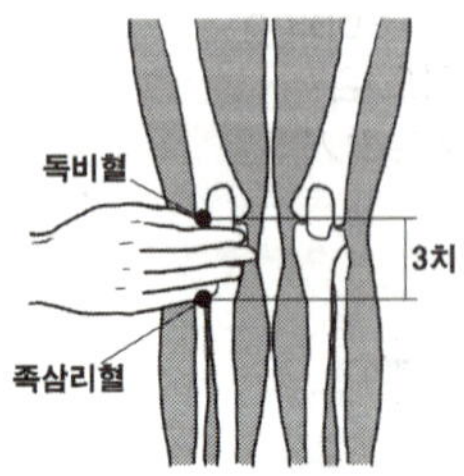	복통 위완통 소화불량 설사 변비 가스 찰 때 구토 피로

번호	제목	방법	적응증
56	Plucking 양릉천 튕겨주기 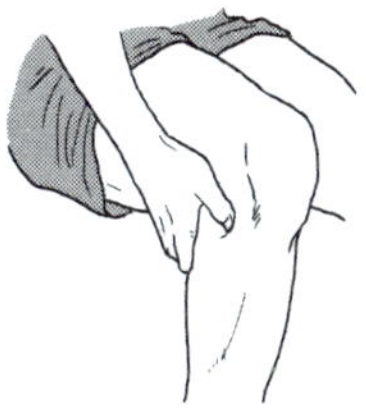	한 쪽 손의 엄지 지문면으로 비골두 아래쪽의 양릉천 부위를 시큰거림이 발끝으로 전해 질 정도로 누르면서 15–30 회 튕겨준다 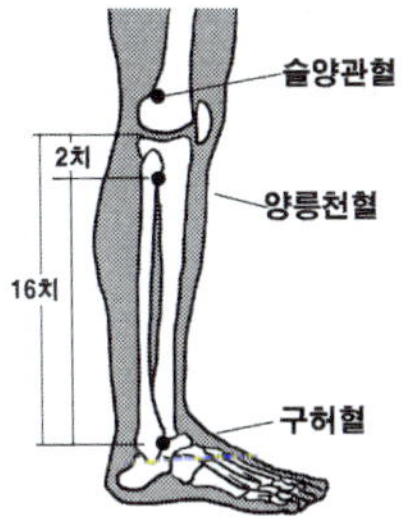	하지경련 하지통증 하지마비
57	Pressing–kneading 승산혈 강하게 문지르기 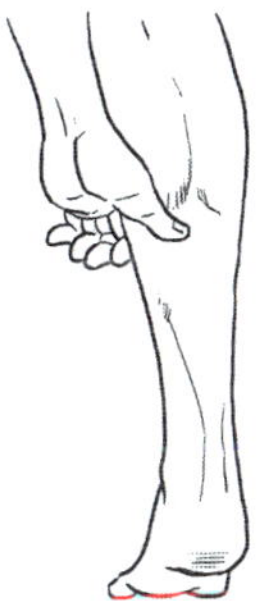	종아리에 힘을 뺀 후 양손의 엄지 끝을 이용하여 종아리 뒤쪽의 비복근 바로 아래 승산혈 부위를 시큰거리거나 찌릿한 감이 올 정도로 1–3분 정도 문질러준다 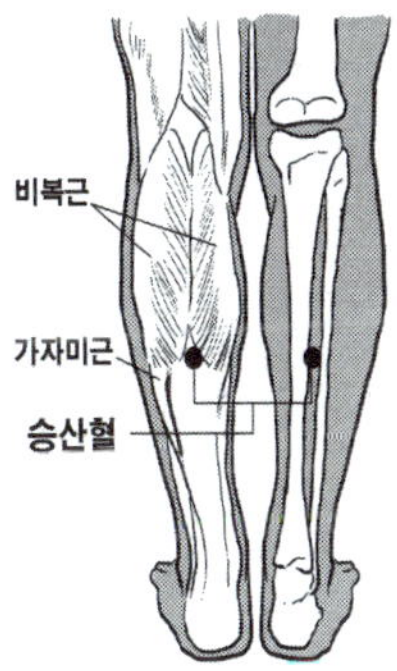	요퇴통 비복근 경련 구토설사 탈항
58	Pressing–kneading 삼음교 강하게 문지르기 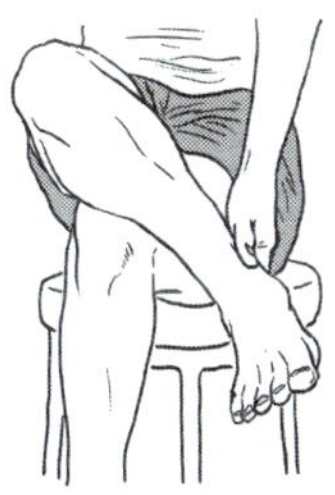	오른발을 좌측 대퇴위에 올리고 왼쪽 엄지로 삼음교 부위를 문질러준다 반대 측도 같은 방법으로 시큰거릴 정도로 약 1분간 시술한다	복창 (헛배) 복통 설사 소화불량 조루 배뇨장애 고환통증
59	Linear–rubbing 발바닥 용천혈 마찰하기 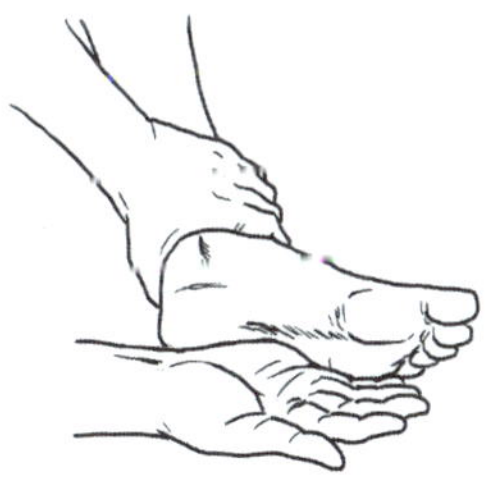	한 손의 척 측 손바닥 부위(소어제)를 발바닥에 부착시키고 용천혈 부위를 빠르게 열이 나도록 왕복마찰 시킨다 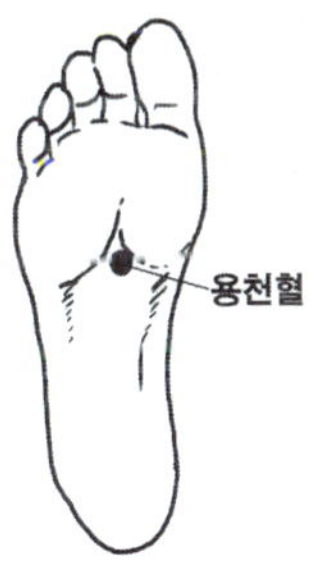	어지럼증 불면증 고혈압 가기병 족심열 (발바닥열감)

번호	제목	방법	적응증
60	Rotation 발목잡고 돌려주기 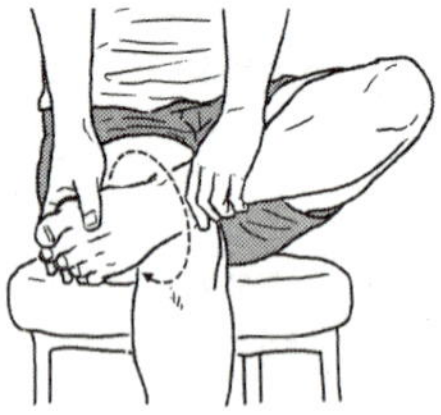	바로 앉아서 한쪽 발을 다른 쪽 무릎위에 올린상태에서 한 손으로 발목을 잡고 다른 손으로 발가락 부위를 잡아서 시계방향 또는 반대방향으로 돌려준다	발목 삐엇을때 통증 족부감각상실 생식기 냉증
61	Pressing–stretching 다리 스트레칭 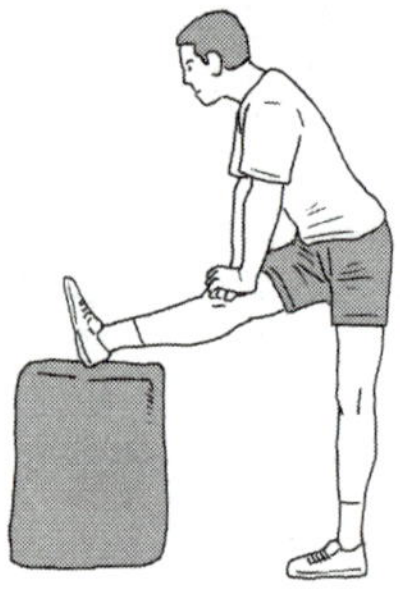	바로 서서 한쪽 다리를 높은 곳에 올려 놓고 두 손으로 무릎을 누르며 허리를 앞으로 구부려 다리를 펴준다	하지피로 하지통증 비복근 경련
62	Press–kneading 손가락으로 늑골 강하게 문질러주기 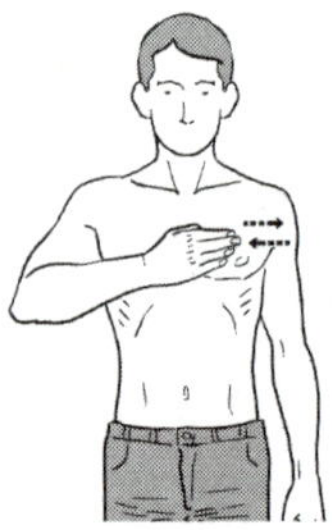	한 손의 중지 지문 면으로 쇄골 하 늑골간극을 따라 안쪽에서 바깥쪽으로 위에서 아래로 적절한 힘으로 약 3회 반복하여 시큰할 정도로 문질러 준다	가슴통증 흉민 (가슴 답답함) 해수천식
63	Grasping 대흉근 주무르기 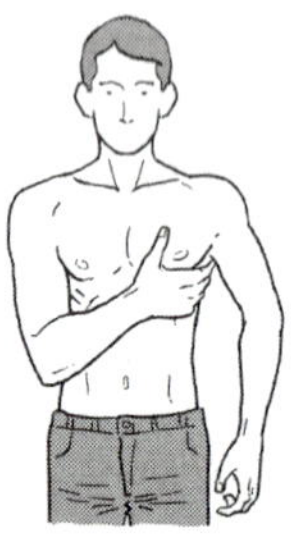	한 손의 엄지는 가슴 앞부분에 식지와 중지는 겨드랑이 아래에 두고 천천히 부드럽게 5회 정도 반복하여 주물러준다	흉창 통증 해수천식

번호	제목	방법	적응증
64	Patting 손가락으로 가슴 두드리기 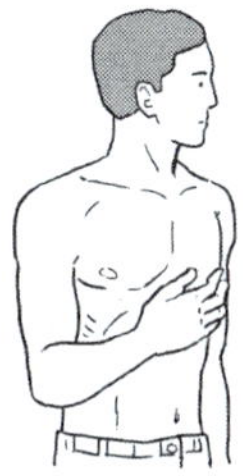	다섯 손가락을 약간 구부린 상태에서 손바닥으로 위에서 아래로 약 20 회 가슴을 두드린다. 이때 숨을 참을 필요는 없다	가슴 답답함 가슴 통증 딸꾹질 해수천식
65	Linear-rubbing 손바닥으로 가슴 마찰하기 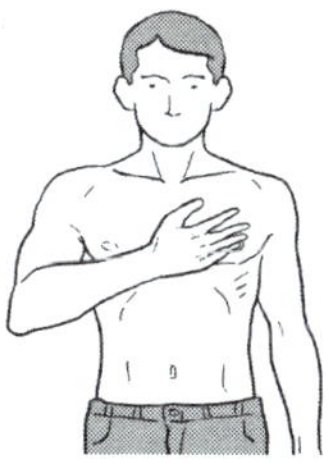	한손으로 손바닥 척 측 혹은 손바닥 전체를 가슴부위에 대고 횡으로 열이 날 때까지 마찰 한다	횡경막경련 가슴 답답함 가슴통증 해수천식
66	Kneading 검상돌기 문지르기 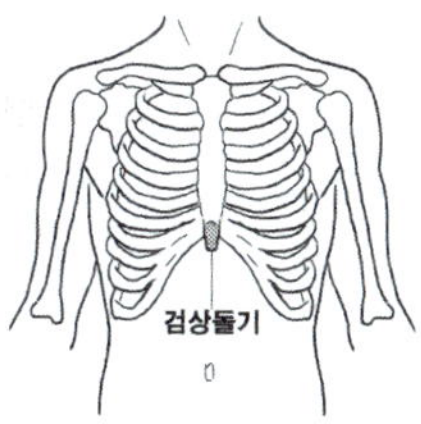	중지 끝으로 가슴 가운데 검상돌기 부위를 시큰거릴 정도로 1-2분 정도 문질러준다	가슴 답답함 딸꾹질 심계 해수천식
67	Wiping 손바닥으로 가슴 쓸어내리기 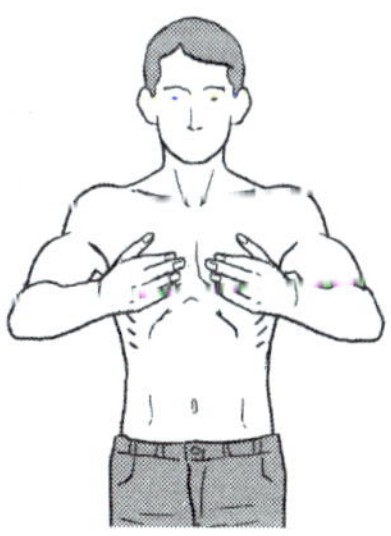	양손바닥으로 가슴부위를 위에서 아래로 20-30차 쓸어서 펴준다	딸꾹질 위산역류 메스꺼움 심계

번호	제목	방법	적응증
68	Linear-rubbing 손바닥으로 늑골 마찰하기 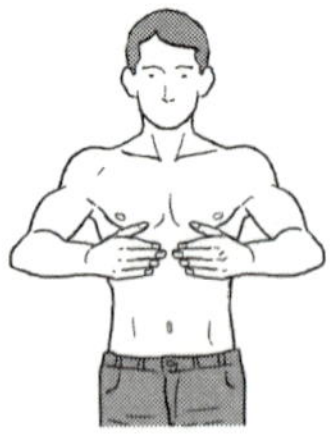	양손바닥으로 가슴아래 늑골부위를 열이 날 때까지 마찰한다.	가슴옆구리 통증 트림 간비종대
69	Press-kneading 손가락 또는 손바닥으로 배꼽주위 문질러주기 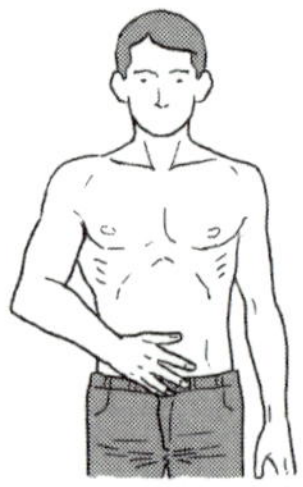	중지 끝 혹은 요 측 손바닥 혹은 장근 부위로 배꼽주변의 혈위를 약 1분 정도씩 문질러준다 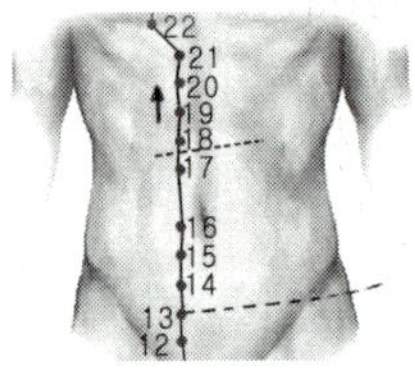	소화불량 복통 생리불순 발기불능
70	Circular-rubbing 손바닥으로 복부 둥글게 마찰하기 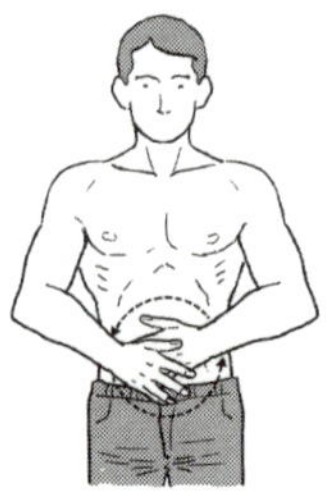	한 손 바닥으로 복부를 배꼽을 중심으로 시계방향으로 약 30회 비벼준 후, 다시 시계반대방향으로 30회 비벼준다	복통 헛배 식욕부진 변비
71	Kneading 손바닥으로 복부 문지르기 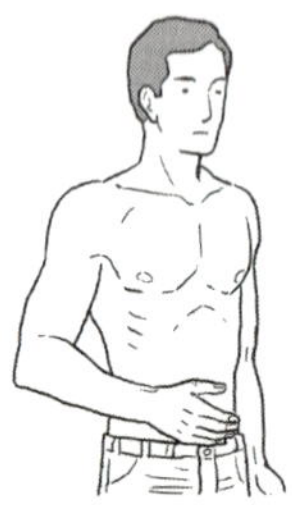	손바닥 요측 부위 혹은 장근 부위로 복부를 3-5분 시원한 느낌이 들도록 문질러준다	위완통 트림 헛배 복통 소화불량 변비 심계

번호	제목	방법	적응증
72	Linear-rubbing 배꼽 옆 아래위로 마찰하기 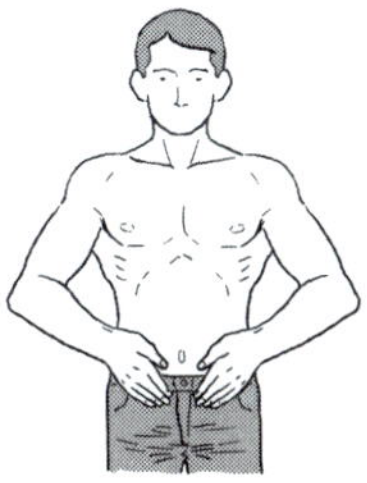	양손 손바닥 척측 부위로 배꼽 옆 약5-6cm 부위를 열이 날 때까지 상하로 왕복하여 비벼준다	복통 헛배 설사 생리불순
73	Kneading 손바닥으로 배꼽 문지르기 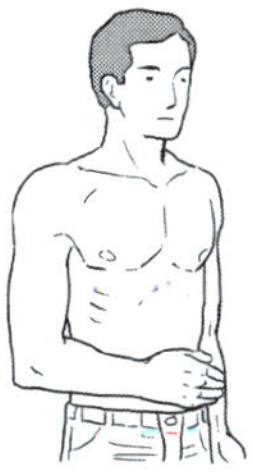	요측 손바닥 혹은 장근부로 배꼽부위를 문질러준다	이질 설사 탈항 소복창통 딜항
74	Kneading 문지르기 손바닥으로 배꼽 옆 문지르기 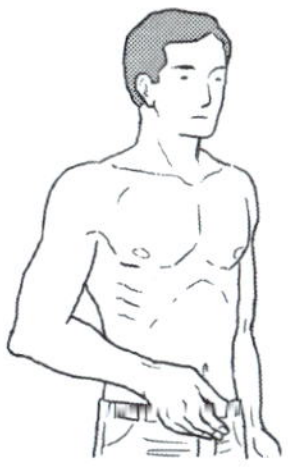	요측손바닥 혹은 장근부위로 배꼽 옆 5-6cm 부위를 약 3분간 문질러준다	복통 구토 복통설사 변비
75	Point-knocking 손가락으로 아랫배 두드리기 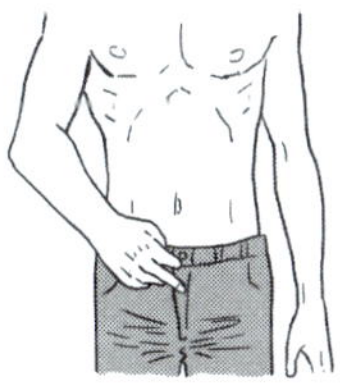	한손의 중지 끝으로 배꼽아래에서 치골까지 3cm간격으로 약 20-30차 두드려준다	조루 발기불능 생리불순

번호	제목	방법	적응증
76	Circular-rubbing 손바닥으로 하단전 마찰하기 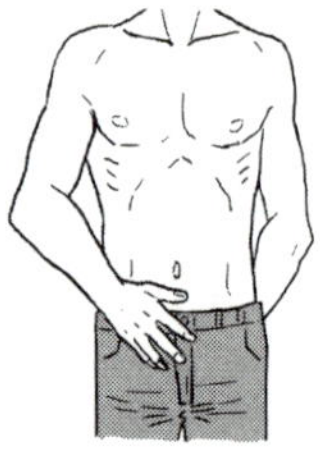	한 손바닥으로 단전부위를 비벼주며 한손으로는 고환 옆을 열이 나게 마찰해준다	조루 발기불능 단백뇨
77	Patting 손바닥으로 어깨 뒤 두드리기 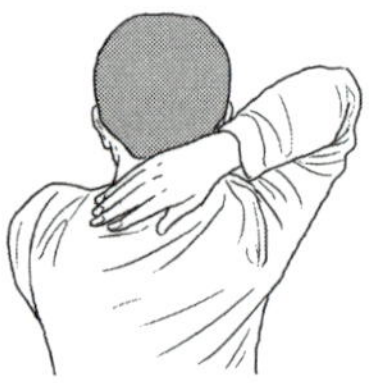	빈손바닥으로 손을 반대 측 어깨 뒤로 돌려 윗 등 쪽 부위를 좌우 교차하여 10차 두드려준다	어깨와 등의 통증 경추병 (목디스크 증상) 낙침 (자고 일어나서 목이 안돌아 갈)
78	Thumping 주먹으로 어깨 두드리기 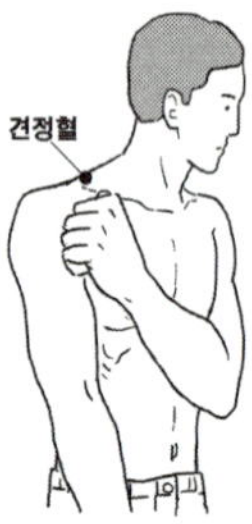	똑바로 앉거나 서서 빈 주먹을 쥐고 반대측 어깨의 견정혈 부위를 20-3차 두드려 준다	어깨와 등의 통증 협심증 천식 낙침 경추병
79	Thumping 주먹으로 허리 두드리기 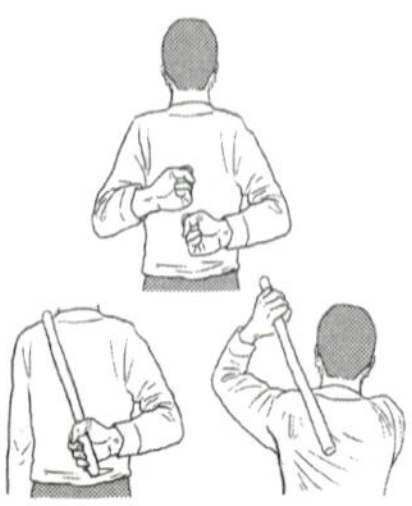	양 주먹을 쥐고 허리 뒤로 돌려 등과 허리를 5-10차 두드려 준다. 기구를 사용하여도 된다.	요배통 요저통 요퇴통

번호	제목	방법	적응증
80	Linear-rubbing 손바닥으로 허리 뒤 마찰하기 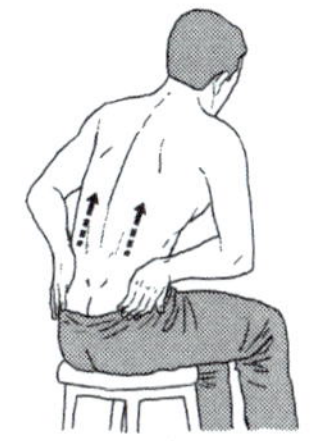	양손바닥을 제2요추 부위의 허리에 두고 엉덩이 부위로 아래위로 열이 날 때까지 마찰 한다	허리 시큰거림 변비 설사
81	Rubbing 주먹으로 허리 마찰하기 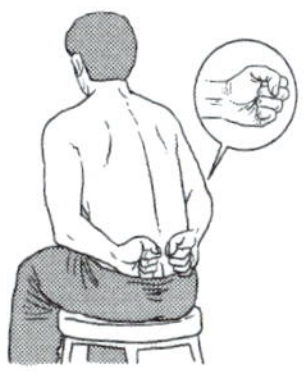	양 주먹을 쥐고 허리 뒤로 돌려 주먹의 호구부위를 허리에 대고 열이 날 때까지 아래위로 비벼준다	허리와 무릎이 시고 약할 때 조루 몽정 요통
82	Kneading 주먹으로 허리 문지르기 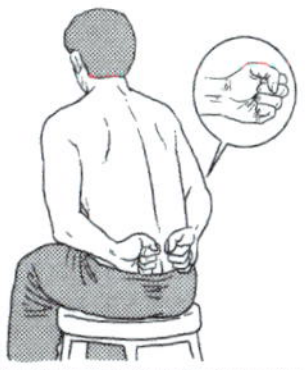	양손 주먹을 쥐고 허리 뒤로 돌려 주먹의 요안부분을 허리뒤쪽의 근육부위에 대고 시큰거릴 정도로 돌려가며 문질러준다	요부산통 생리불순 발기불능 몽정
83	Pressing-Kneading 주먹으로 허리 강하게 문지르기 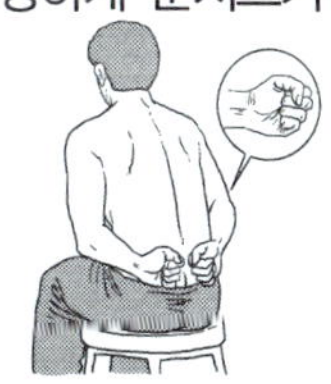	한손 주먹을 쥔 상태에서 식지 장지관절 (손가락과 손바닥사이의 관절)의 돌기처 부분으로 허리뒤쪽을 시큰 거릴 정도로 약 3분간 문질러준다	요통 몽정 탈항
84	Rubbing 손바닥으로 허리 마찰하기 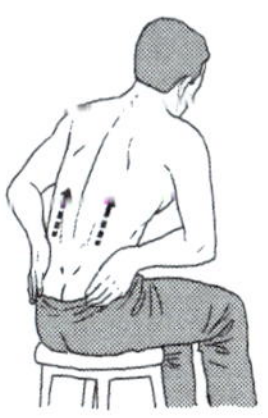	양손을 허리 뒤로 돌려 손바닥으로 허리 양측의 근육부위를 약간 누르면서 열감이 나도록 약5분간 마찰해준다	요통 유정 조루 부인과질환

번호	제목	방법	적응증
85	Rubbing 허리 뒤 비벼주기 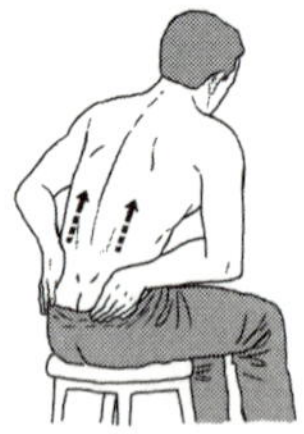	양손을 허리 뒤로 돌려 손바닥으로 허리 뒤를 열감이 나도록 약50회 비벼준다	요슬산연 (허리무릎 강화) 이명 청각상실 몽정 조루 발기불능 빈뇨 부인과질환
86	Rubbing 천골 마찰하기 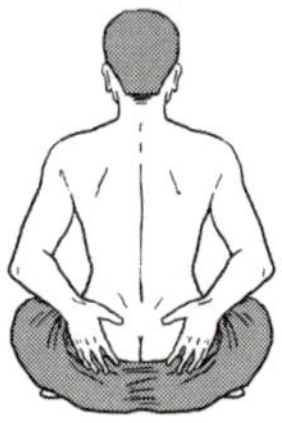	양손의 손바닥 척측부위(소지측)로 엉덩이 위쪽을 위에서 아래로 열이 나도록 약 50차 비벼준다	허리 시큰거림 변비 설사
87	Transporting 꼬리뼈 아래 비비며 문지르기 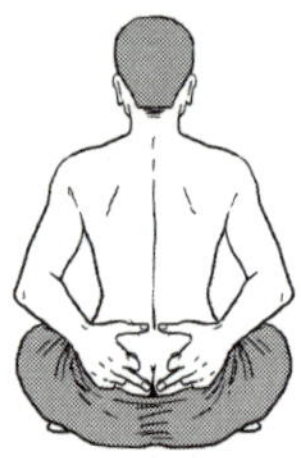	중지의 지문 면으로 항문과 꼬리뼈사이를 50-100회 비비며 문질러준다	변비 설사 치질 탈항
88	Push-Rubbing 항문 밀면서 비벼주기	매일 잠들기 전 천이나 면조각 등을 중지 끝에 감고 항문주위 또는 항문을 1-2분 밀면서 비벼준다	항문 괄약근경련 치질 변비
89	Constriction 항문 조이기	용변 후 항문을 20-30차 수축시킨다. 또는 매일 3회 매번 30회 힘을 주어 항문을 조인다	탈항
90	Inserting 항문 중지 삽입 압박	중지를 항문안쪽으로 반복해서 약 30차 밀어 준다	괄약근경련 변비 치질
91	Pushing 가슴에서 치골까지 늑골 서혜부 위에서 아래로 밀어주기	가슴아래 검상돌기 부위에서 치골부위까지 호흡에 맞춰 힘을 주어 호흡을 뱉으며 위에서 아래로 손바닥으로 30-50차 밀어준다. 다시 양손바닥으로 양 늑골부위와 서혜부와 음낭 옆 부분을 30회 밀어 준다	발기불능 조루

번호	제목	방법	적응증
92	Grasping 허벅지 서혜부 집어 올리기	엄지와 식지, 중지의 지문 면으로 양측 대퇴의 뿌리부분을 약 30회 시큰거릴 정도로 잡아서 들어 올려준다	남성기능개선 몽정 조루
93	Kneading 고환 주무르기	양손으로 양측 고환을 잡고 50차 문지르며 주물러 준다. 이 후 고환인대를 약 100회 비틀며 비벼준다	몽정 발기불능 조루
94	Rubbing with 2palms 음경 양손으로 비비기	양 손바닥으로 음경과 귀두부위를 약 100차 비벼준다. 계속하여 한손의 식지와 중지에 음경의 뿌리 부분을 끼우고 전후좌우 방향으로 각 50차 흔들어 준다	발기불능 몽정 조루

색인 (Index)

ㄱ

ㄴ

ㄷ

ㅇ

ㅈ

ㅊ

기타

박장호

•고려대학교 생명과학대학 생명공학부 졸업

•고려대학교 생명과학대학 대학원 졸업(생화학 전공)

•Royal University of America 졸업(NCCAOM: Doctor of TCM 미국연방한의사)

•한국통합건강지도회 회장

•암워커(www.armwalker.co.kr) 대표

E-mail : dunkles@naver.com

TEL : 010-5824-3377, 070-7592-7701

도수치료
질환별 임상매뉴얼

발 행 일 1판 발행 / 2007년 4월 25일(초판)
2판 발행 / 2023년 9월 1일(개정증보판)

저 자 박장호

발 행 인 김정찬

발 행 처 도서출판 정담

주 소 서울특별시 송파구 송이로17길 50-27 2층

전 화 02-443-2791

팩 스 02-430-7370

홈페이지 http://www.jdb.co.kr

등 록 제 22-135호

정 가 70,000원

ISBN 978-89-8085-875-0